HOEFBEVANGENHEID

BEGRIJPEN, GENEZEN, VOORKOMEN

Voor allen die mij op het pad van de paarden hebben (terug)gebracht.
Voor Rajette en Amaghon: "Ik wist niet beter, toen".
En, met gemengde gevoelens, voor alle paarden die geëuthanaseerd werden in het belang van de wetenschap.

HOEFBEVANGENHEID

BEGRIJPEN, GENEZEN, VOORKOMEN

REMCO SIKKEL

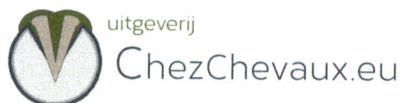

uitgeverij
ChezChevaux.eu

hoefbevangen.info

facebook.com
/remcosikkel

instagram.com
/remco_sikkel

Van dezelfde auteur:

- Antwoordenboek hoefbevangenheid : meer dan 200 vragen beantwoord (ISBN 978-94-93034-06-8)
- Hoefkatrolontsteking : begrijpen, behandelen, voorkomen (978-9-49-303402-0)
- Het PPID-boek (978-94-93034-13-6)
- In liefde loslaten : de laatste reis van je paard (978-94-93034-22-8)

De informatie in dit boek en op de bijbehorende website is nooit bedoeld als vervanging van de diagnose, de behandeling of het advies van je dierenarts, hoefverzorger, voedingsdeskundige of andere behandelaar of adviseur. Het geeft alleen een beperkt overzicht van de gangbare theorieën, diagnostische en behandelmethoden met betrekking tot hoefbevangenheid. Raadpleeg bij gezondheidsproblemen altijd een dierenarts. Noch de auteur, noch de uitgever, noch de fotografen kunnen verantwoordelijk worden gehouden voor schade die voortvloeit uit gebruik van de informatie in dit boek, op de website of op de socialemedia-accounts.

INHOUDSOPGAAF

HOOFDSTUKKEN

DIAGNOSTIEK EN PROGNOSTIEK

BEHANDELING EN PREVENTIE

LEEFOMSTANDIGHEDEN

EZELS

BRONNEN

BIJLAGEN

KADERTEKSTEN

AFBEELDINGEN

INTRODUCTIE

ANATOMIE EN HISTOLOGIE VAN DE HOEF

BESCHRIJVING

THEORIEËN EN OORZAKEN

DIAGNOSTIEK EN PROGNOSTIEK

BEHANDELING EN PREVENTIE

EZELS

VOORWOORD

In 2011 kwam de eerste druk van dit boek uit. Sindsdien heeft de wetenschap veel vooruitgang geboekt met betrekking tot hoefbevangenheid. We weten nu al zoveel meer dan zeven jaar geleden. Waar iedereen zijn pijlen in het verleden richtte op fructaan als de grote boosdoener, komen we daar nu op terug. Een gezond paard zal niet onmiddellijk hoefbevangen worden van een voorjaars-ochtend op een weiland met een hoog fructaangehalte. De aandacht gaat tegenwoordig meer uit naar de rol van de ethanoloplosbare koolhydraten (de enkel- en tweevoudige suikers). Meer en meer herkennen we hormonale problemen als meest voorkomende veroorzaker van hoefbevangenheid.

Een ander voorbeeld van voortschrijdend inzicht vinden we met betrekking tot de zogenoemde metalloproteasen. Lange tijd lag de focus op MMP-9 en MMP-2. Een verbeterde onderzoeks-methode en erkende hiaten in vorig onderzoek hebben eraan bijgedragen dat de wetenschap hier nu anders over denkt. De rol van deze enzymen in de ontwikkeling van hoefbevangenheid wordt tegenwoordig verwaarloosbaar geacht.

In navolging van wetenschappers zijn dierenartsen, hoefverzorgers en paardeneigenaren in gaan zien dat hoefbevangenheid 'slechts' een koepelterm is, die – op onmiskenbaar pijnlijke wijze – aantoont dat er ergens anders in het paardenlichaam iets niet in orde is. Het verschil tussen endo-crinopathische, SIRS-gerelateerde en traumatische hoefbevangenheid wordt ondertussen door de meeste professionele behandelaars herkend en erkend. De behandeling is hierdoor veel doelgerichter en doelmatiger geworden.

Buiten de wetenschappelijke wereld hebben er gelukkig ook de nodige veranderingen plaatsgevon-den. Als paardeneigenaar krijg je tegenwoordig waarderende blikken als je paard op hoefschoenen voorbij loopt. Moderne huisvesting in een paddock paradise, aangepast aan de natuurlijke sociale, voedsel- en bewegingsbehoefte van paarden, is allang het niveau van vreemd alternatief ontstegen. Een paard opsluiten in een stal wordt eerder als probleem dan als oplossing gezien.

Dit zijn maar drie voorbeelden van hoe kennis van de vernietigende ziekte, waar we helaas nog zo vaak mee te maken hebben, toegenomen en verbeterd is. De opzet van dit boek is om een zo volledig, correct en actueel mogelijk overzicht te geven van de huidige theorieën, diagnostische en behandelmethoden en preventieve maatregelen met betrekking tot hoefbevangenheid. Na het bestuderen van dit boek weet je in detail wat er in en om het paardenlichaam gebeurt, voor en tijdens de hoefbevangenheid. Nog belangrijker is dat je weet hoe je hoefbevangenheid en de onder-liggende kwalen kunt aanpakken. Je paard, pony of ezel weer gezond krijgen en houden, dát is waar het uiteindelijk om draait. Dit boek helpt je daarbij.

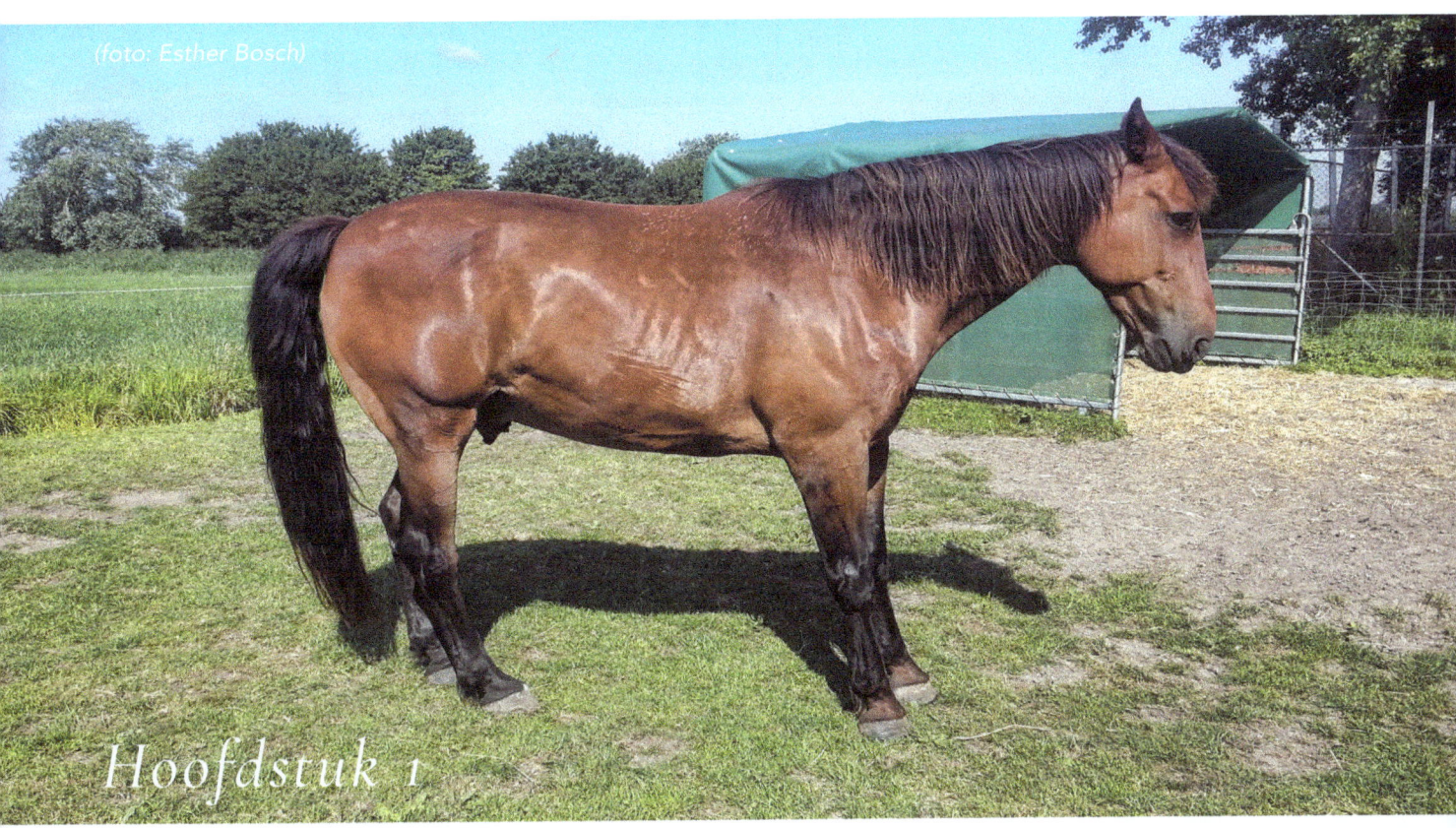

(foto: Esther Bosch)

Hoofdstuk 1

INTRODUCTIE

VOORDAT WE ONS GAAN VERDIEPEN IN ALLE ASPECTEN VAN HOEFBEVANGENHEID, ZULLEN WE IN DIT HOOFDSTUK ALLEREERST BEPALEN WAT HOEFBEVANGENHEID NU EIGENLIJK IS. WE GAAN DAARTOE NIET ALLEEN TERUG IN DE GESCHIEDENIS, MAAR KIJKEN OOK NAAR ENKELE STATISTISCHE GEGEVENS IN DE HUIDIGE TIJD. TENSLOTTE BESTEDEN WE AANDACHT AAN HET ONBETWISTBARE VERBAND TUSSEN DOMESTICATIE EN HOEFBEVANGENHEID.

DE HOEF

Zo'n 54 miljoen jaar geleden leefde er een dier zo groot als een vos. Dit dier liep op vier van de vijf tenen van zijn voorpoten en op drie van de vijf van zijn achterpoten. Deze Eohippus werd in de evolutie van het paard opgevolgd door de Mesohippus, die aan de voorbenen nog maar drie tenen had. De middelste teen van deze drie werd langer dan de buitenste twee bij de Meryhippus, die van 20 tot 10 miljoen jaar geleden op aarde rondliep. Bij zijn opvolger, de Pliohippus, zijn de buitenste tenen alleen nog als griffelbeentjes aanwezig. De Equus Caballus, ons huidige paard, ontstond vanaf een miljoen jaar geleden uit deze Pliohippus. Het volle gewicht van dit paard wordt dus gedragen door een enkele teen aan elk been: de hoef.

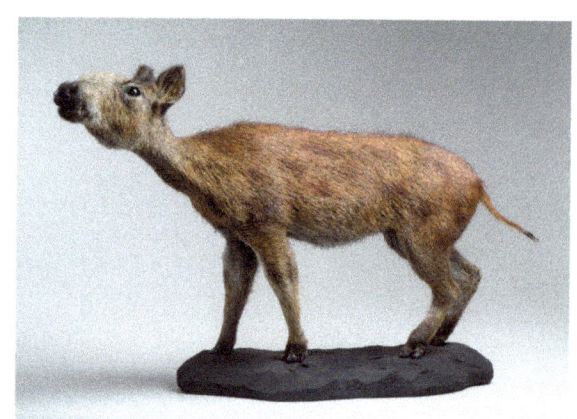

Het oerpaard Eohippus
(reconstructie en foto: Museum für Naturkunde, Berlijn)

HOEFBEVANGENHEID

In elke hoef zit een hoefbeen. Dit bot komt overeen met het laatste teenkootje in onze eigen tenen. Het hoefbeen is met de hoefwand verbonden door middel van een vernuftige structuur van dermale en epidermale lamellen (ook 'laminae' of 'plaatjes' genoemd). Deze structuur, die we de lamellenverbinding noemen, is te vergelijken met buitengewoon sterk klittenband. Raakt deze beschadigd, dan is er sprake van hoefbevangenheid.

SYMPTOOMBESTRIJDING

Hoefbevangenheid is een gecompliceerde aandoening. Veel aspecten ervan zijn nog onbekend of onbegrepen. Wetenschappelijke onderzoeken spreken elkaar regelmatig tegen. Om maar te zwijgen van dierenartsen, hoefverzorgers en voedingsdeskundigen die het vaak grondig met elkaar oneens zijn over de oorzaak of de toe te passen behandeling.

Werkelijk begrip van de ziekte is moeilijk te krijgen. Helaas is hierdoor het risico op symptoombestrijding in plaats van doelmatige behandeling en preventie groot. Veel paarden worden daardoor nog bestookt met therapeutisch hoefbeslag, stollingsremmende en pijnstillende medicijnen.

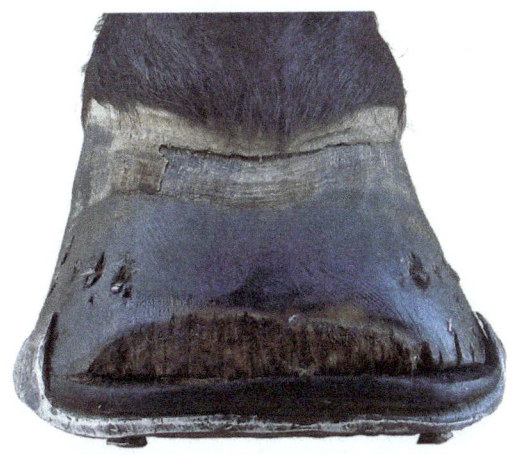

Symptoombestrijding
Hoefbeslag met rubberen zool

SYSTEMISCHE ZIEKTE

Hoefbevangenheid is geen hoefziekte, al doet de naam anders vermoeden en zijn de ernstigste -of in elk geval duidelijkste- uitingen in de hoeven te vinden. In zekere zin ís het zelfs geen ziekte, maar een manifestatie van problemen op één of meer plekken ergens anders in het paardenlichaam. 'Ergens anders' is dan een wijd begrip. Onder andere de darmen, bloedvaten en hormonale klieren zijn vaak betrokken bij het ontstaan van hoefbevangenheid. Voor de leesbaarheid hanteren we in dit boek wel de aanduiding 'ziekte'. Ziektes die het hele lichaam betreffen worden systemische ziektes genoemd. Er is geen sprake van één-op-één oorzaken en gevolgen, maar van wederzijdse beïnvloeding door verschillende factoren. Vaak is er sprake van een onderliggende kwaal, afwijking, tekort of overschot, waardoor de ziekte eerder, vaker of zwaarder toeslaat. Hoefbevangenheid als hoefziekte bestempelen betekent de aard van de kwaal niet begrijpen.

ONNATUURLIJKE LEEFOMSTANDIGHEDEN

In een groter geheel zijn het de onnatuurlijke leefomstandigheden waarin het paard verkeert die bijdragen aan het ontstaan van hoefbevangenheid. Zij maken dat de problemen kunnen ontstaan die de grondslag vormen voor deze ziekte. Met name onnatuurlijke (wijze van) voeding, huisvesting en beweging zijn hierin grote boosdoeners.

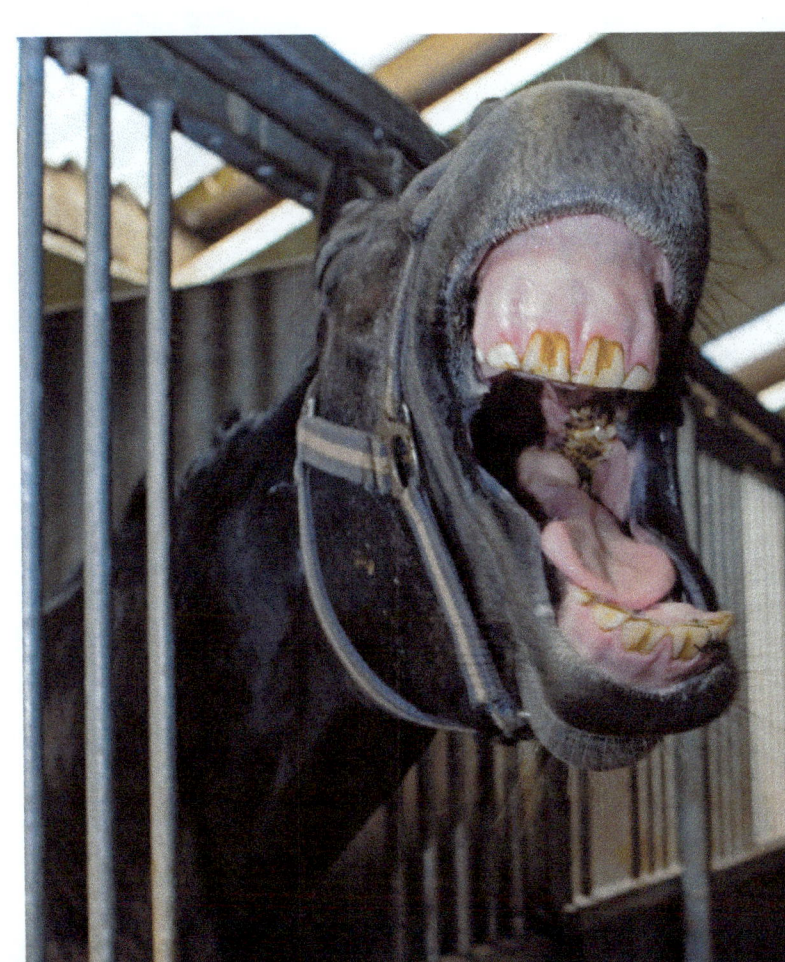

Onnatuurlijke leefomstandigheden
(foto: Justyna Furmanczyk)

NATUURLIJKE SELECTIE

Een gebrek aan natuurlijke selectie als gevolg van fokprogramma's en de afwezigheid van natuurlijke vijanden spelen ook een rol (zie kadertekst 'Lamellaire onthechting en natuurlijke selectie'). Dat laatste is misschien wel de enige omstandigheid waarin we geen verandering zouden moeten doorvoeren. Alle andere omstandigheden zijn bijna altijd voor verbetering vatbaar.

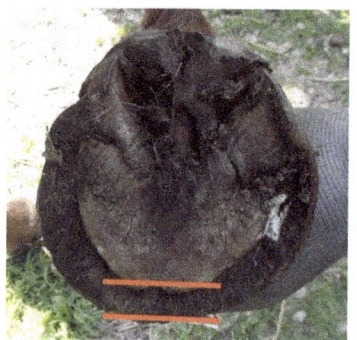 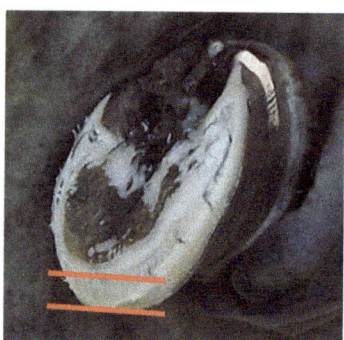

Verbrede witte lijn

LAMELLAIRE ONTHECHTING EN NATUURLIJKE SELECTIE

Het gedeeltelijk verbroken raken van de lamellenverbinding, zichtbaar als een verbrede witte lijn, heet lamellaire onthechting.

Voor het totaal wegvallen van de lamellenverbinding en het daarop volgende dalen van het hoefbeen in de hoefcapsule gebruiken we de term zinker.

Zodra er sprake is van lamellaire onthechting of een zinker wordt voortbewegen pijnlijk, moeilijk of zelfs onmogelijk. Een situatie die voor een prooidier onwenselijk is.

Vanuit evolutionair oogpunt is te verdedigen dat paarden met een lage aanleg tot het ontwikkelen van hoefbevangenheid een grotere overlevingskans hebben en zich dus vaker voortplanten.

ENKELE FEITEN

HISTORIE

Verwijzingen naar hoefbevangenheid vinden we in 445 v. Chr. in de geschriften van de Spartaanse legerofficier en paardenkenner Xenophon. De paardentrainer Kikkuli beschrijft zelfs in 1350 v. Chr. al hoe de Hettieten zorg droegen voor voedsel en water voor hun paarden, op een wijze die doet vermoeden dat dit Anatolische volk al te kampen had met hoefbevangen paarden.

De eerste onmiskenbare omschrijving van hoefbevangenheid dateert van de vroege vierde eeuw. Acute hoefbevangenheid wordt dan door de Griekse paardenarts Apsyrtus als gerstziekte beschreven. De behandeling bestond uit voedingsaanpassingen, beweging en aderlating. De eerste twee zijn nog net zo actueel als 1700 jaar geleden. Aderlaten werd tot in 1940 aanvaardbaar gevonden en daarna niet meer. Zoals je verderop in dit boek zult lezen, is er tegenwoordig weer interesse voor deze behandeling.

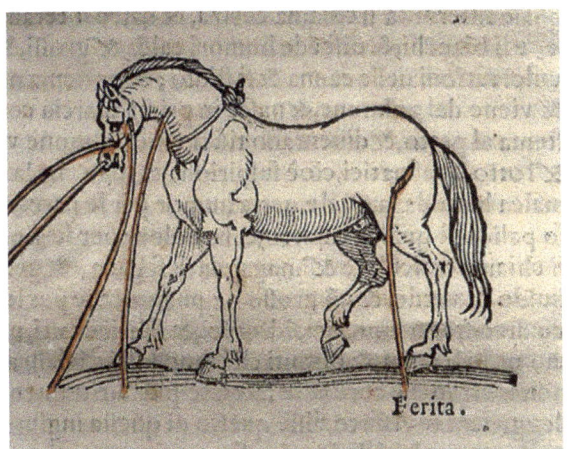

Aderlaten in vroeger tijden

De Romeinse historicus en paardenfokker Vegetius Renatus schreef in de vijfde eeuw in zijn veterinaire gids castratie van hengsten voor als alle andere behandelingen vruchteloos bleken.

GRAS

Het is pas sinds de jaren veertig van de vorige eeuw dat het verband tussen voeding en hoefbevangenheid gelegd werd. Het is echter goed mogelijk dat veranderingen in de leefomstandigheden van het gedomesticeerde paard rond die tijd hebben bijgedragen aan het significant vaker vóórkomen van deze vorm van hoefbevangenheid. Weilanden werden bijvoorbeeld vaker ingezaaid met grassoorten die meer suiker bevatten. Bovendien werd het paard meer een luxedier in plaats van een werkdier. Zo kreeg hij meer suiker dan voorheen, terwijl zijn energiebehoefte juist lager werd. Nog eens twintig jaar later wordt in nagenoeg alle literatuur gras als de boosdoener genoemd.

CIJFERS

- Na koliek is hoefbevangenheid de aandoening waarvoor de meeste paarden geëuthanaseerd worden.
- Uit verzekeringsgegevens blijkt dat 1 op de 20 aanspraken te maken heeft met hoefbevangenheid.
- Grofweg 15% van alle kreupelheidsklachten zijn te herleiden tot hoefbevangenheid.
- Een onderzoek uit 2004 gaf aan dat dierenartsen het de kwaal vonden die het eerst in aanmerking zou moeten komen voor meer onderzoek.
- Een grootschalig onderzoek uit 2010 toont aan dat merries vatbaarder zijn dan hengsten en ruinen.
- Hoefbevangenheid komt relatief vaak voor bij fokmerries. Dit kan toegeschreven worden aan hormonale veranderingen tijdens de dracht en melkgift als ook met complicaties als uier- of baarmoeder(slijmvlies)ontsteking (mastitis, endometritis) of een bacteriële infectie na het niet afkomen van de placenta na een bevalling.
- Hengsten zijn doorgaans ouder als ze de kwaal krijgen. Te weten tussen zeven en tien jaar oud in tegenstelling tot merries en ruinen die gemiddeld tussen vier en zeven jaar oud zijn als ze voor het eerst hoefbevangen raken.
- Dekhengsten lijken gevoeliger te zijn voor het ontwikkelen van hoefbevangenheid. Dit kan te wijten zijn aan de neiging van hun eigenaren om ze extreem goed te willen verzorgen. Dit verhoogt de kans op het ontstaan van hormonale problemen, zoals EMS/insulineresistentie (beide stoornissen komen verderop in dit boek uitgebreid aan de orde). Bovendien lijken dekhengsten – vooral tijdens het

dekseizoen – een hogere tolerantie voor pijn te hebben. Hierdoor is het mogelijk dat ze al in een gevorderd stadium van hoefbevangenheid verkeren, voordat ze kreupelheidsklachten vertonen.

- Pony's hebben een viermaal hogere kans op het ontwikkelen van hoefbevangenheid dan paarden, maar de effecten slaan zwaarder aan bij paarden.
- Er is een directe relatie tussen het aantal zonne-uren in een maand en het optreden van hoefbevangenheid.
- De maand mei blijkt de gevaarlijkste maand van het jaar wat betreft hoefbevangenheid.

DOMESTICATIE EN HOEFBEVANGENHEID

Wilde paarden en paardachtigen raken beduidend minder vaak hoefbevangen. Dit lijkt te wijzen op een directe relatie tussen de domesticatie van paarden en hoefbevangenheid.

De omstandigheden van (de meeste) wilde paarden met betrekking tot voeding, beweging, leefomgeving, sociale interactie én natuurlijke selectie zijn ook zoveel beter dan die van gedomesticeerde paarden dat het niet verwonderlijk is dat hoefbevangenheid een typische huispaardenkwaal of zelfs een welvaartsziekte is. In de kadertekst 'Kaimanawa-paarden' lees je hoe de uitzondering ook hier de regel op de proef stelt.

Er is bij wilde paarden nauwelijks sprake geweest van evolutionaire selectiedruk met betrekking tot hoefbevangenheid. Dit heeft tot gevolg dat herstel van hoefweefselschade bij hoefbevangenheid relatief langzaam verloopt in vergelijking met andere soorten weefselschade.

Kaimanawa-paarden
(foto: Jan-Maree Vodonovich)

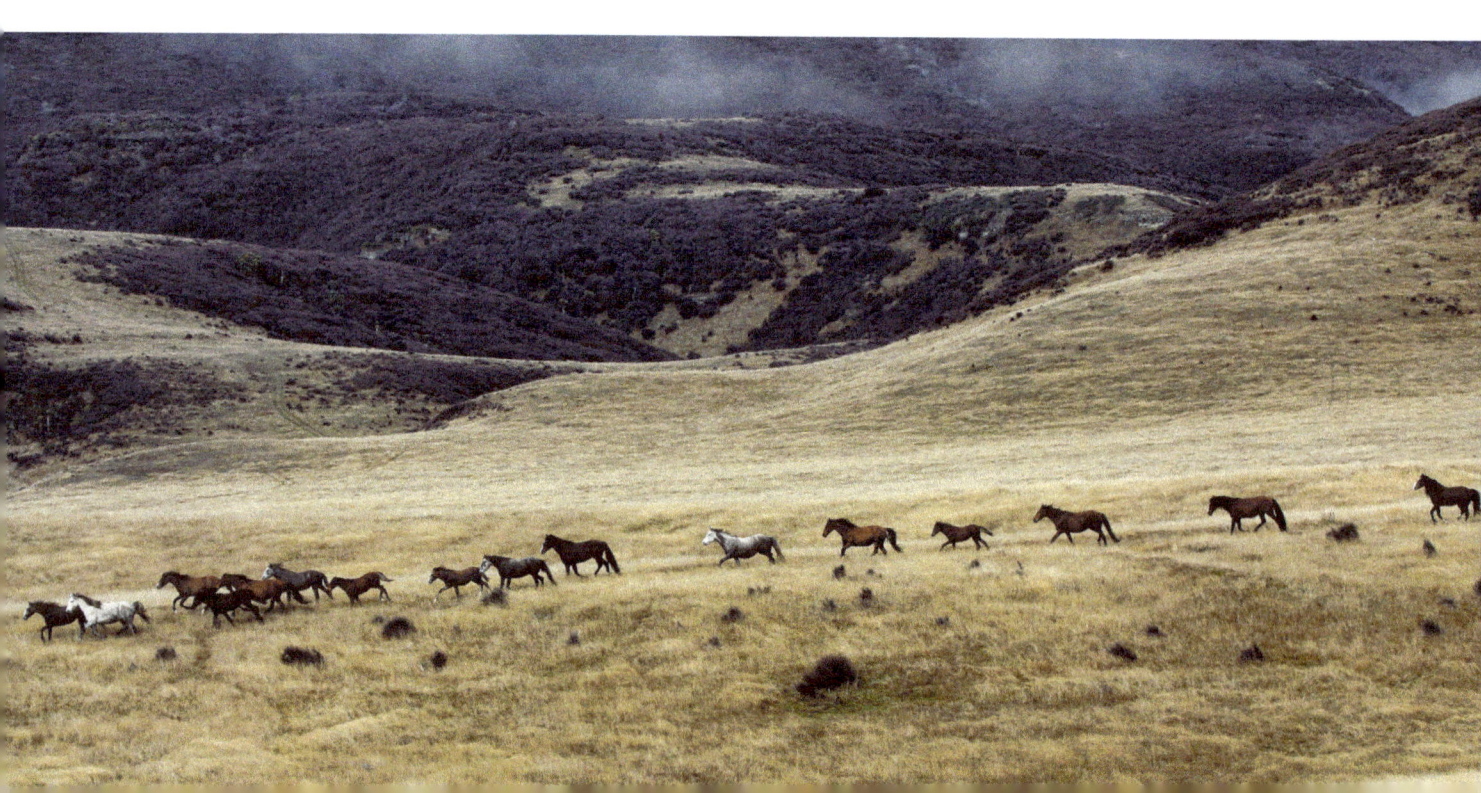

KAIMANAWA-PAARDEN

Een onderzoek onder 56 wilde Kaimanawa-paarden in Nieuw-Zeeland liet veel tekenen van hoefbevangenheid zien. Achttien paarden vertoonden de typerende laminitisringen in de hoefwand, zes paarden hadden aan minstens één hoefbeen een hoefbeendeformatie (hoedenrand) en twee paarden hadden een hoefbeenkanteling van meer dan twee graden. Lamellaire onthechting werd (als verbrede witte lijn) bij de helft waargenomen.

Mogelijke verklaringen:

- De paarden leven op een zeer zachte ondergrond.

- Klimaatomstandigheden, waardoor de koolhydraatconcentraties in het gras hoog zijn en er veel klaver groeit. Klaver zorgt voor een verhoogde stikstofafgifte en -binding. Dit werkt als een natuurlijke meststof. Daarnaast bevat klaver veel fructaan. Over koolhydraten, stikstof en fructaan later meer.

- Er is nauwelijks sprake van natuurlijke selectie, aangezien de kuddes jaarlijks bijeen worden gedreven om paarden te selecteren voor verkoop en slacht. De paarden die voor verkoop bestemd zijn, zijn doorgaans de betere paarden en hebben dus goede hoeven. Deze planten zich niet meer in de kudde voort. Hun goede hoeven of lage aanleg tot het ontwikkelen van hoefbevangenheid worden dus ook niet doorgegeven aan nakomelingen.

- Aan de basis van het ras liggen door immigranten meegebrachte welsh- en exmoorpony's die genetisch een grotere kans op hoefbevangenheid hebben.

Je zou uit deze verklaringen kunnen afleiden dat domesticatie op zichzelf niet de grote veroorzaker is; het inbreken op de natuurlijke selectie en de geforceerde basis van het ras zijn echter ook domesticatiefactoren.

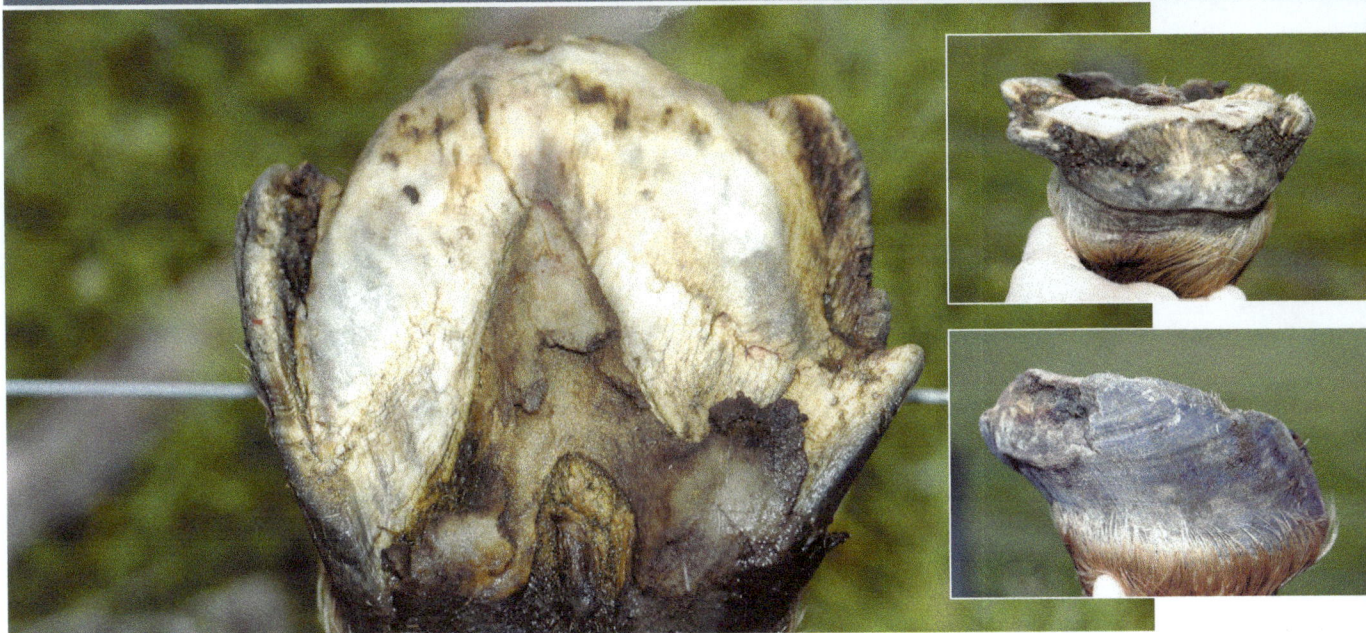

Hoeven van een Kaimanawa-paard
(foto: Brian Hampson)

(plastinaat: Christoph von Horst)

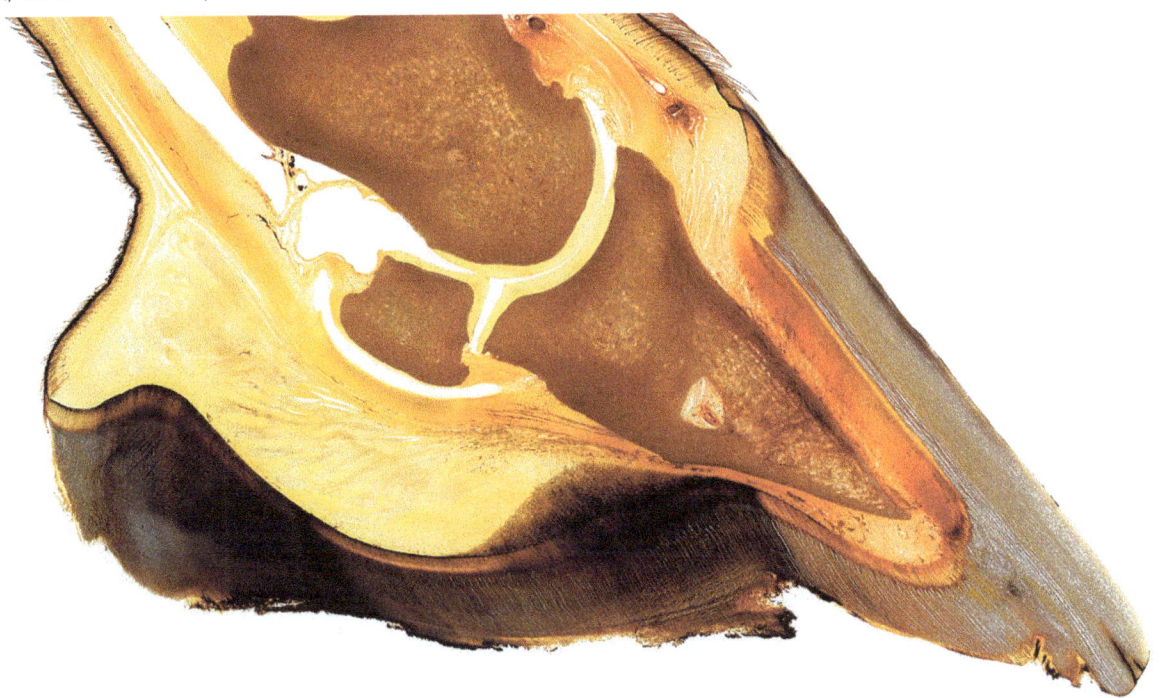

Hoofdstuk 2

ANATOMIE EN HISTOLOGIE VAN DE HOEF

ALS VLUCHTDIER IS EEN PAARD ENORM AFHANKELIJK VAN DE KWALITEIT VAN ZIJN HOEVEN. EEN PAARD DAT ZICH ALS GEVOLG VAN SLECHTE HOEVEN NIET GOED KAN VOORTBEWEGEN, IS IN HET WILD BIJ VOORBAAT EEN KORT LEVEN BESCHOREN. DE PAARDENHOEF IS DAN OOK ALS EEN BIOMECHANISCH WONDER UIT DE EVOLUTIE NAAR VOREN GEKOMEN.

OM HOEFBEVANGENHEID TE KUNNEN BEGRIJPEN IS HET NODIG EEN AANTAL EIGENSCHAPPEN VAN DE STRUCTUUR (ANATOMIE) EN WEEFSELS (HISTOLOGIE) VAN DE HOEF TE KENNEN.

Over hoefanatomie en -histologie zijn veel mooie boeken en dvd's te vinden. Daarin wordt de hoef tot in het kleinste detail beschreven. In dit hoofdstuk kijken we naar de bouw en eigenschappen van (onderdelen van) de hoef die verband houden met hoefbevangenheid. Later in dit boek komen hun functie en hun rol in het ontstaan van de ziekte terug. Om geen scheef beeld te creëren komen ook onderdelen kort aan bod die geen directe rol spelen met betrekking tot hoefbevangenheid.

Misschien is de informatie wat veel om in één keer tot je te nemen. Gebruik dit hoofdstuk dan om naar terug te bladeren als je de beschreven onderdelen verderop in dit boek tegenkomt. Bekijk ook de afbeeldingen op de pagina hiernaast nauwkeurig.

> ➤ We gebruiken in dit boek de officiële Latijnse terminologie en afgeleiden daarvan, tenzij dit de tekst nodeloos ingewikkeld zou maken. Dit is vaak het geval waar de Nederlandse termen de betekenis vanzelfsprekend in zich dragen.

ANATOMISCHE PLAATSAANDUIDINGEN

Om er zeker van te zijn dat we het onderling over hetzelfde deel van de hoef hebben, gebruiken we de volgende anatomische plaatsaanduidingen:

- Dorsaal: aan de voorzijde van de hoef
- Frontaal: voorin, ofwel naar de voorkant van het lichaam toe
- Mediaal: aan de binnenzijde
- Lateraal: aan de buitenzijde
- Palmair: de onderzijde van de voorhoef
- Plantair: de onderzijde van de achterhoef
- Pariëtaal: tot de wand behorend
- Caudaal: in de richting van de staart, ofwel naar de achterkant van het lichaam toe
- Proximaal: dichtst bij het anatomisch centrum van het lichaam
- Distaal: verst van het anatomisch centrum van het lichaam
- Dorso-proximaal: aan de voorzijde, dichtst bij het anatomisch centrum van het lichaam
- Dorso-palmair: van de voorzijde naar de onderzijde
- Cranio-dorsaal: vanaf de bovenzijde gezien
- Medio-lateraal: van de binnen- naar de buitenzijde
- Latero-mediaal: van de buiten- naar de binnenzijde
- Sagittaal: vlak dat een anatomisch geheel in een linker- en een rechterhelft verdeelt
- Collateraal: zijdelings
- Perifeer: aan de omtrek

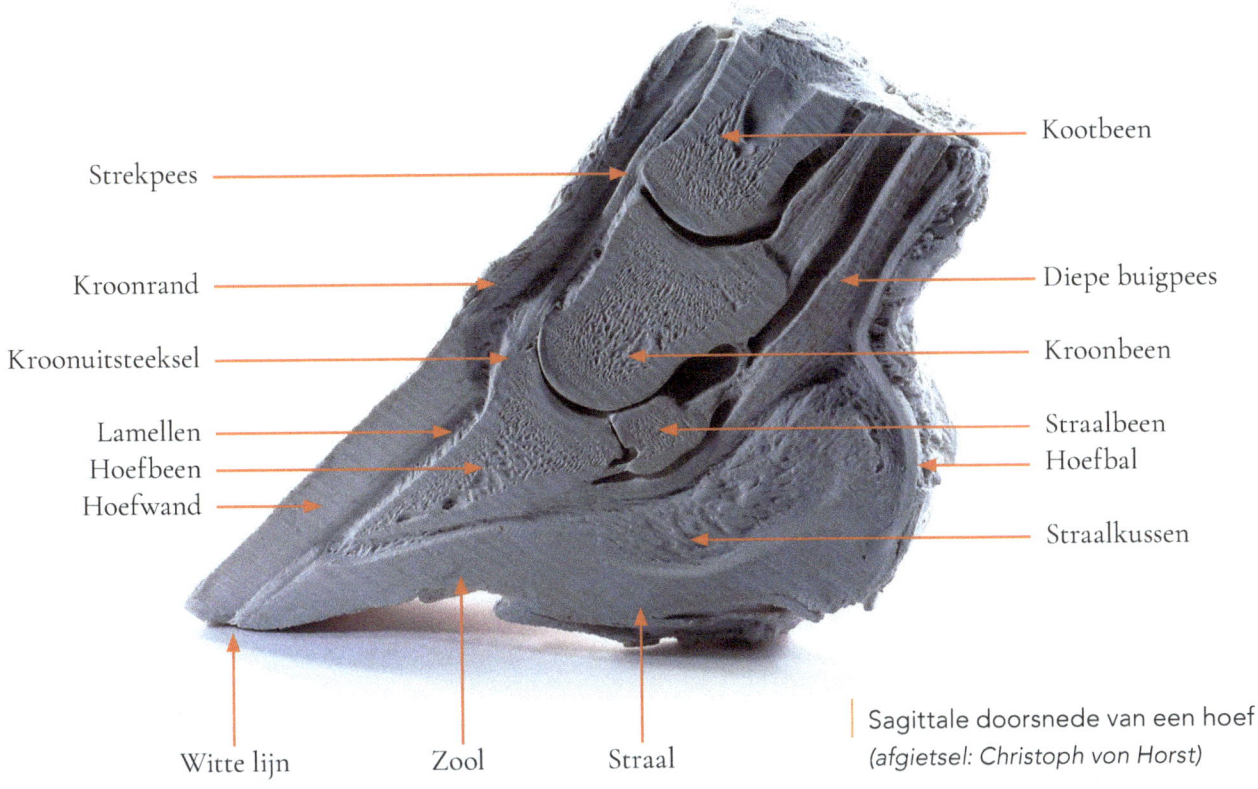

Strekpees

Kroonrand

Kroonuitsteeksel

Lamellen
Hoefbeen
Hoefwand

Kootbeen

Diepe buigpees

Kroonbeen

Straalbeen
Hoefbal

Straalkussen

Witte lijn   Zool   Straal

Sagittale doorsnede van een hoef
(afgietsel: Christoph von Horst)

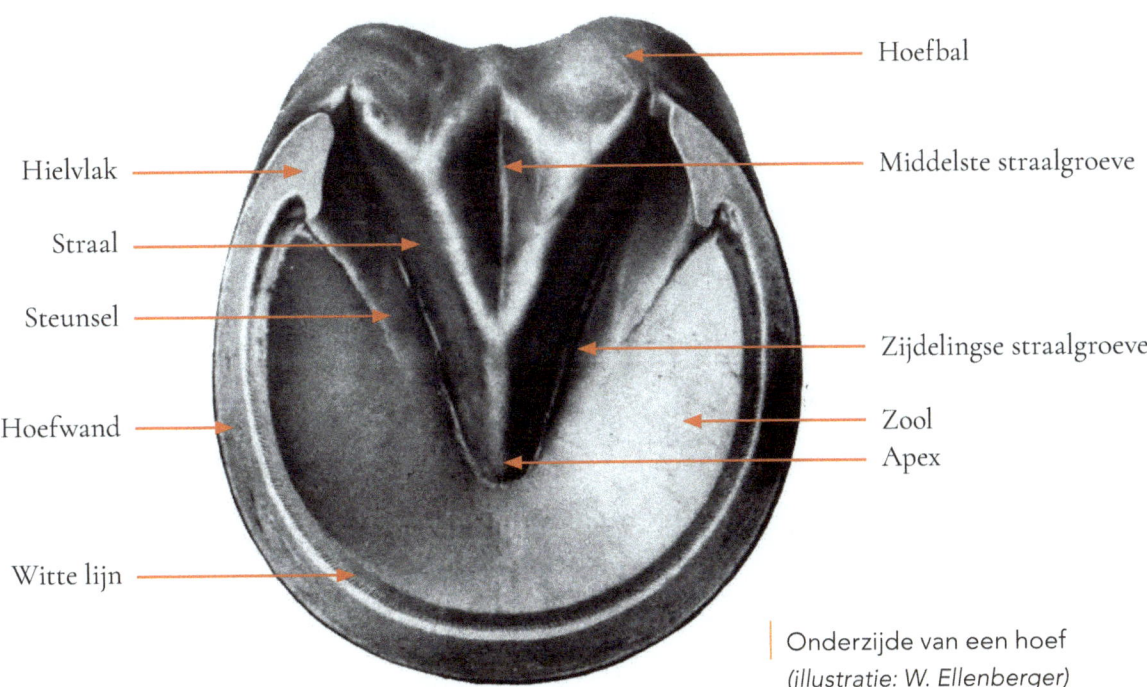

Hoefbal

Hielvlak

Straal

Steunsel

Hoefwand

Witte lijn

Middelste straalgroeve

Zijdelingse straalgroeve

Zool
Apex

Onderzijde van een hoef
(illustratie: W. Ellenberger)

DEFINITIES EN EIGENSCHAPPEN

We zullen achtereenvolgens kijken naar:
- Kroon- en hoefgewricht
- Pezen en ligamenten
- Hoefkraakbeen
- Huid en hoorn
- Zenuwen
- Bloedvatenstelsel

KROON- EN HOEFGEWRICHT

Een gewricht is een geheel van twee of meer aan elkaar verbonden botten (in de anatomie beenderen genoemd) die ten opzichte van elkaar kunnen bewegen. Dit kunnen bewegen noemt men articuleren. Een andere benaming voor gewricht is articulatie, naar de Latijnse benaming *articulus*.

De hoef bevat twee gewrichten. Deze zijn het kroon- en het hoefgewricht. Het kroongewricht wordt gevormd door het kootbeen en het kroonbeen. Het hoefgewricht is een meervoudig gewricht dat gevormd wordt door het kroonbeen, het hoefbeen en het straalbeen.

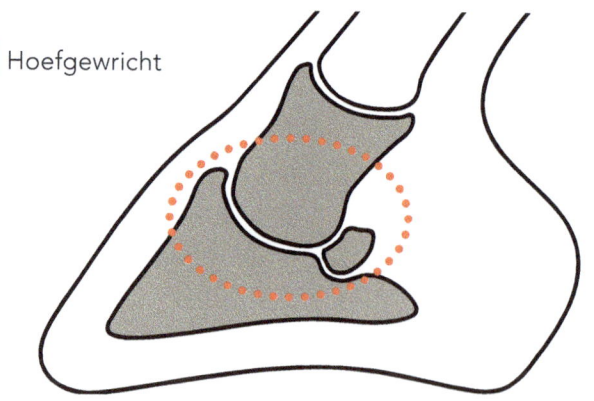

Hoefgewricht

KOOTBEEN

Het kootbeen (*phalanx proximalis*, eerste falanx, P1) is vergelijkbaar met het eerste kootje in onze vingers en tenen.

KROONBEEN

Het kroonbeen (*phalanx media*, tweede falanx, P2) is vergelijkbaar met het tweede kootje in onze vingers en tenen. Het grootse deel van dit bot is voelbaar boven de hoefwand. Het gewrichtsvlak bevindt zich in de hoefcapsule.

De hoefcapsule kun je beschouwen als de schoen van de interne voet. Hij wordt ook wel hoornschoen genoemd. We komen later in detail terug op de hoefcapsule.

HOEFBEEN

Het hoefbeen (*phalanx distalis*, derde falanx, P3) is het onderste bot in de hoef. Het is vergelijkbaar met het derde kootje in onze vingers en tenen. Het bevindt zich geheel in de hoefcapsule en is daardoor zichtbaar noch voelbaar. Het hoefbeen vormt het 'fundament' van het frontale deel van de hoef.

Het breedste deel van het hoefbeen bevindt zich recht onder het middelpunt van het hoefgewricht. Het bepaalt de plaatst waar de hoef het breedst is.

Het hoefbeen is halfrond en maanvormig vanaf de cranio-dorsale zijde bekeken wigvormig vanaf de laterale en mediale zijde bekeken. De mediale zijde is vaak iets steiler dan de laterale zijde. De palmaire/plantaire zijde heeft een welving. Het hoefbeen loopt aan de caudale zijde uit in twee hoefbeentakken.

De hoek en vorm van de voor- en zijkanten van het hoefbeen komen in een gezonde hoef overeen met de hoek en vorm van de omliggende hoefwand. Hierdoor kan het hoefbeen enorme krachten opvangen.

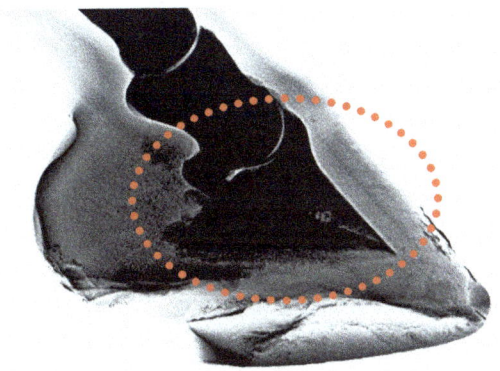

Röntgenfoto van een gezonde hoef
Het hoefbeen is omcirkeld.
(foto: Alfons Geerts)

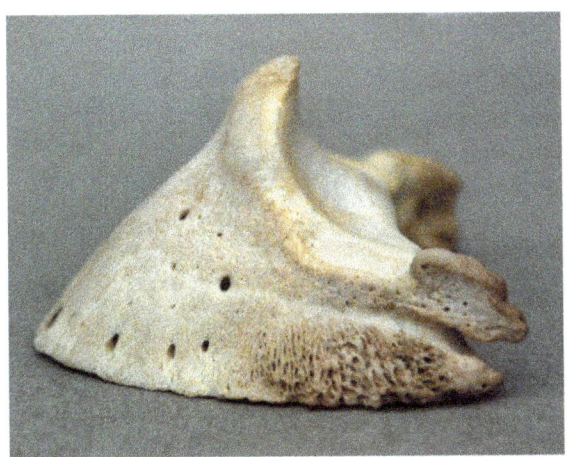

Hoefbeen
(foto: Heleen Davies)

Het hoefbeen van een achterhoef is met circa 55° iets steiler dan die van een voorhoef. Deze meet gemiddeld 45°. Belangrijker echter dan de exacte hoek, is de hoek die het hoefbeen maakt met het kroon- en kootbeen. Als deze drie botten netjes in elkaars verlengde liggen, terwijl het geheel steiler of flauwer staat dan de hier genoemde hoeken, is dat doorgaans beter dan wanneer er sprake is van een gebroken hoef-kootbeenas.

Het hoefbeen maakt een hoek tussen 2° en 5° met de ondergrond. Als het paard in beweging komt, zal het gewicht van het paard maken dat het hoefbeen het (verderop beschreven) straalkussen indrukt. Het hoefbeen kantelt hierdoor iets naar achter. Hierdoor komt het hoefbeen parallel met de ondergrond.

Net als alle andere botten is het hoefbeen levend en actief weefsel. Naast lymfevaten en zenuwvezels lopen er enorm veel voedingskanalen door het hoefbeen. Deze vasculaire foramina zorgen dat de bloedvaten het bot in en uit kunnen. Het hoefbeen is opvallend poreus.

Het oppervlak aan de pariëtale zijde van het hoefbeen heeft een ruwe textuur, waardoor de verderop beschreven wandlederhuid en dermale lamellen goed kunnen aanhechten. Ook is het hoefbeen aan de pariëtale zijde geperforeerd door de uiteinden van de vasculaire foramina waardoorheen bloedvaten komen die de hoeflederhuid en dermale lamellen van bloed voorzien.

Dorso-proximaal aan het hoefbeen bevindt zich het puntig kroonuitsteeksel (ook: leuning) waar de strekpees aanhecht.

De palmaire/plantaire zijde van het hoefbeen heeft een gladde textuur en heeft de perforaties alleen waar de hoefbeentakken gevormd worden.

STRAALBEEN

Het straalbeen (*os naviculare, os sesamoideum distale*) is een zogenoemd sesambeentje. Het distaal sesambeentje om precies te zijn. Het ligt ingesloten tussen, en articuleert met, het hoef- en het kroonbeen. De belangrijkste functie van het straalbeen is het waarborgen van een constante hoek tussen de diepe buigpees en het hoefbeen.

PEZEN EN LIGAMENTEN

Een pees is een vezelachtige bindweefselband die de verbinding vormt tussen een spier en een bot (of een andere structuur). Als de spier samentrekt wordt deze trekkracht via de pees overgebracht op het bot waar deze aan vast zit. Het bot wordt daardoor in beweging gebracht. Een pees heeft daarmee een bewegingsfunctie.

Een ligament is een vezelachtige bindweefselband die twee of meer botten, kraakbeenderen en/of pezen met elkaar verbindt. Het dient ter versteviging van het gewricht en om de (ongewenste) zijdelingse en roterende beweging daarvan te beperken. Een ligament heeft een stabilisatiefunctie. Een andere benaming voor ligament is gewrichtsband.

DIEPE BUIGPEES

De diepe buigpees hecht aan de palmaire/plantaire zijde van het hoefbeen aan een maanvormige richel. Hij loopt vanaf daar over het straalbeen, achterlangs het been, naar boven. Bovenaan gaat hij ter hoogte van de knie over in de diepe buigspier. Hij is goed voelbaar aan de achterkant van het onderbeen. Deze spier en pees zorgen samen voor het buigen van de knie, het koot-, kroon- en hoefgewricht. De hoef beweegt hierdoor naar achteren.

De diepe buigpees oefent samen met de diepe buigspier een basiskracht uit als tegenwicht voor de neerwaartse druk van het lichaam.

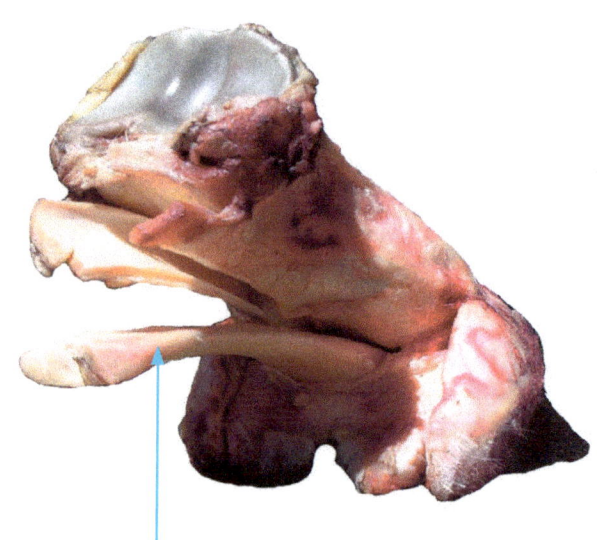

Diepe buigpees
(foto: Cheryl Henderson)

STREKPEES

De strekpees loopt aan de voorkant van het been. Hij hecht, zoals eerder gezegd, aan de dorso-proximale van het hoefbeen aan het puntig kroonuitsteeksel. Hoger in het been gaat hij over in de strekspier.

Deze spier en pees zorgen samen voor het actief strekken van de voorknie, het koot-, kroon- en hoefgewricht. Eenvoudiger gezegd maken zij dat de hoef naar voren bewogen kan worden.

De neerwaartse druk van het lichaam draagt passief bij aan de strekking van de gewrichten, zowel in stand als beweging.

DISTAAL CHECK-LIGAMENT

Het distaal check-ligament ondersteunt de diepe buigpees. Sommige anatomisten beschouwen dit ligament ten onrechte als deel van deze pees. Het hecht aan de achterkant van de voorknie en gaat halverwege het pijpbeen over in diepe buigpees.

COLLATERAAL LIGAMENT

Dit ligament hecht aan de proximale kant aan het kootbeen. Aan de distale kant is hij via aftakkingen verbonden met zowel het hoefbeen als het straalbeen.

OVERIGE PEZEN EN LIGAMENTEN

We vinden in de hoef nog een flink aantal oppervlakkige pezen en ligamenten. Het valt buiten het kader van dit boek om deze allemaal te bespreken.

HOEFKRAAKBEEN

Achter in de hoef vinden we het lateraal hoefkraakbeen. Dit ruitvormige kraakbeen hecht aan de hoefbeentakken. Het bovenste deel is goed voelbaar waar het bij de kootholte boven de hoefwand uitkomt. Het hoefkraakbeen strekt zich naar achter uit waar het de basis vormt voor de hoefballen. Aan de distale zijde raakt een deel van het kraakbeen de proximale kanten van de verderop beschreven steunsels. De rest gaat het naadloos over in het straalkussen (zie pagina 30). Naar voren toe ligt het over een deel van het hoefbeen heen.

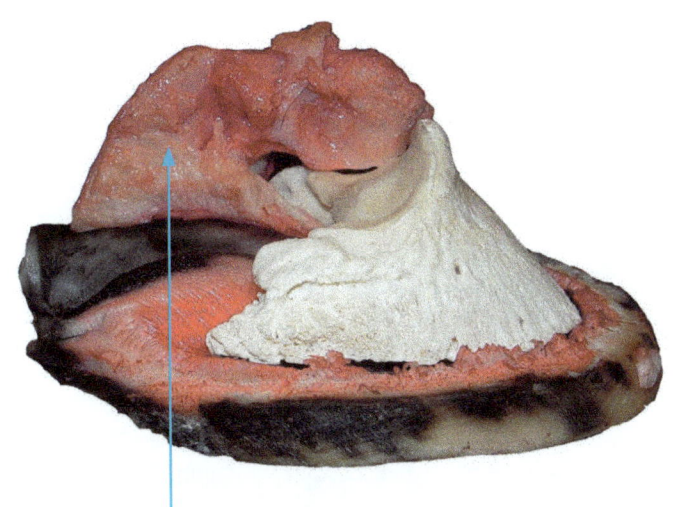

Lateraal hoefkraakbeen
(foto: Cheryl Henderson)

Het hoefkraakbeen in de voorhoeven is doorgaans dikker en langer dan in de achterhoeven. Waar het hoefbeen de basis is voor het frontale deel van de hoef, is het hoefkraakbeen dat voor het caudale deel.

De flexibiliteit van dit kraakbeen vergemak-kelijkt de beweeglijkheid van de hoef en daarmee het hoefmechanisme (zie kadertekst 'Hoefmechanisme' op pagina 36). Daarnaast zorgt het door zijn veerkracht ook voor schok- en trillingsdemping.

HUID EN HOORN

De bekleding van de tot hier beschreven interne hoef bestaat uit vier onderdelen:

- Onderhuids bindweefsel
- Hoeflederhuid
- Basale membraan
- Opperhuid

We zullen ook gedetailleerd naar de hele hoef-capsule kijken.

ONDERHUIDS BINDWEEFSEL

Het onderhuids bindweefsel (hypodermis, subcutis of subcutaan weefsel) is de onderlaag van de huid. Het maakt geen deel uit van de huid zelf. Vandaar de wetenschappelijke benamingen hypodermis (hypo=onder, dermis=lederhuid) en subcutis (sub=onder, cutis=huid). Het bestaat voornamelijk uit vet, het lijmvormend eiwit collageen en het elas-tische eiwit elastine. Het zit vol slagaderen en aderen, haarvaten, lymfevaten, sensorische en sympathische zenuwuiteinden. Het onderhuids bindweefsel verbindt de hoeflederhuid met de onderliggende weefsels. Dit zijn de strekpees, het hoefkraakbeen, de hoefballen en het hoef-been. Het straalkussen en het kroonrandkussen bestaan ook uit onderhuids bindweefsel.

STRAALKUSSEN

Het straalkussen (digitaal kussen, palmair/plantair kussen of levende straal) is een wig-vormig, elastisch onderhuids bindweefsel dat als schok- en trillingsdemper tussen de zool en de straal aan de ene kant en de pezen, botten, gewrichten en hoefkraakbeen aan de andere kant ingebed ligt. Het bestaat uit collageen, vezelkraakbeen, vet en klieren. Een gezond straalkussen is in de kootholte als een veerkrachtige massa voelbaar tussen de beide hoefkraakbeenvleugels. Ten onrechte wordt dit deel door sommigen als hoefballen benoemd.

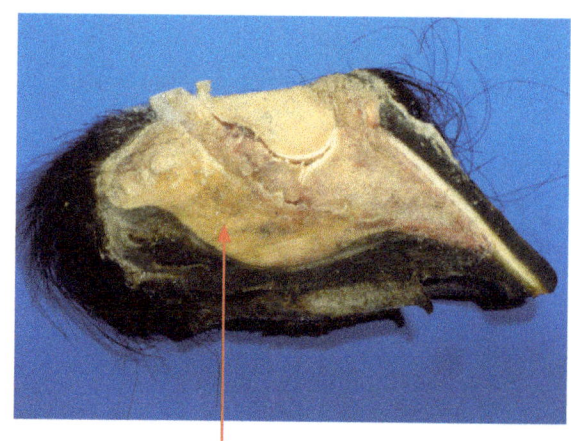

Gezond straalkussen
(foto: Ilona Kooistra)

KROONRANDKUSSEN

Het kroonrandkussen is het vetachtige bind-weefsel dat onder de huid van de kroonrand voelbaar is. Het verbindt de kroonlederhuid aan de strekpees en het hoefkraakbeen.

HOEFLEDERHUID

Het onderhuids bindweefsel van de hele hoef is bekleed met lederhuid (dermis, cutis of corium). Dit deel van de lederhuid heet hoefle-derhuid. Dit is een peesachtig weefsel. Net als het onderhuids bindweefsel is de hoeflederhuid goed doorbloed en voorzien van lymfevaten en zenuwen.

Afhankelijk van de plaats waar de hoeflederhuid zit wordt het kroon-, zoom-,
wand-, steunsel-, zool-, bal- of straallederhuid
genoemd. De hoeflederhuid produceert op
diverse plaatsen diverse typen hoornweefsel.
Zo produceert de straallederhuid straalweefsel
en de zoollederhuid zoolhoorn.

WANDLEDERHUID

Tussen het onderhuids bindweefsel op het
hoefbeen en op de buitenzijde van het hoefkraakbeen enerzijds en de hoefwand anderzijds
vinden we het deel van de hoeflederhuid dat
wandlederhuid genoemd wordt.

> ➤ Aangezien de steunsels een integraal
> onderdeel van de hoefwand zijn
> zullen we in dit boek geen onder-
> scheid maken tussen de wand- en
> de steunsellederhuid. De verderop
> besproken hoef- en steunselwand
> worden eveneens als één geheel
> beschouwd.

DERMALE LAMELLEN

De wandlederhuid produceert verticaal geori-
enteerde primaire dermale lamellen (ook:
vleeslamellen, lederhuidlamellen of leder-
huidplaatjes). De primaire dermale lamellen
zijn voorzien van haaks groeiende secondaire
dermale lamellen. De dermale lamellen zijn
rijkelijk doorbloed en voorzien de opperhuid
(lees: hoefwand) van zuurstof, hormonen, enzymen en voedingsstoffen. De afvoer van koolzuur
en afvalstoffen vindt eveneens plaats via de
dermale lamellen.

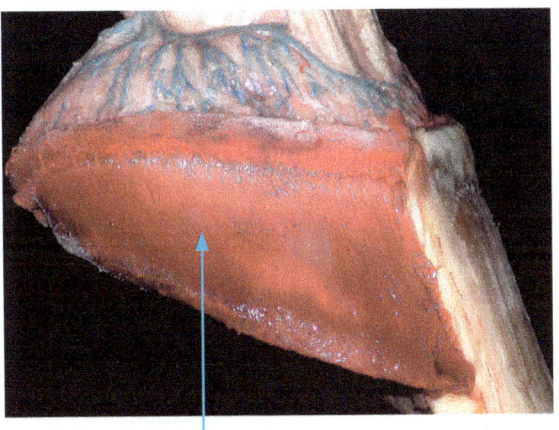

Dermale lamellen
(foto: Hasan Jerbi)

DRAADVORMIGE PAPILLEN

Vanuit de kroon-, zoom-, zool-, bal- en straallederhuid groeien draadvormige (ook: dermale)
papillen. Zij zorgen voor aanmaak van nieuwe
keratinocyten en hoornpijpjes in de hoefwand
en voor voeding van het hoornweefsel. We
komen hier straks op terug.

ZOOLLEDERHUID

De zoollederhuid produceert zoolhoorn dat
opvallend veel zachter is dan het hoorn van
de hoefwand. De zoollederhuid bevat geen
dermale lamellen.

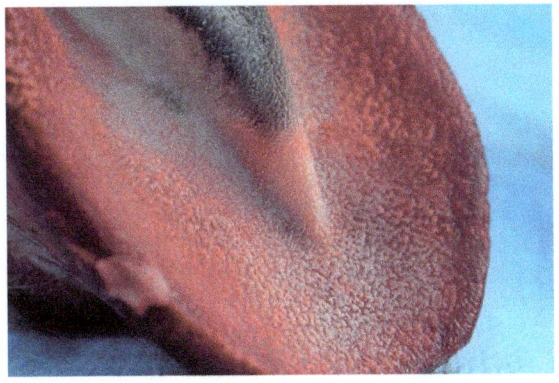

Zoollederhuid
(foto: Tanja Boeve)

BASALE MEMBRAAN

Tussen de hoeflederhuid en de opperhuid ligt het basale membraan (*membrana basalis*). Dit is een bindweefselvlies dat beide weefsels aan elkaar hecht. Het basale membraan wordt gezien als de belangrijkste schakel in de hoefstructuur. Het basale membraan is via eiwitvezels (collageen) verbonden met de hoeflederhuid.

> ➤ De draadvormige papillen en de verderop beschreven terminale papillen zijn eveneens bekleed met basaal membraan.

Naast het waarborgen van een stevige verbinding tussen de leder- en de opperhuid heeft het basale membraan ook een temperatuurregulerende functie en beïnvloedt het de uitwisseling van zuurstof, voedingsstoffen, hormonen en enzymen.

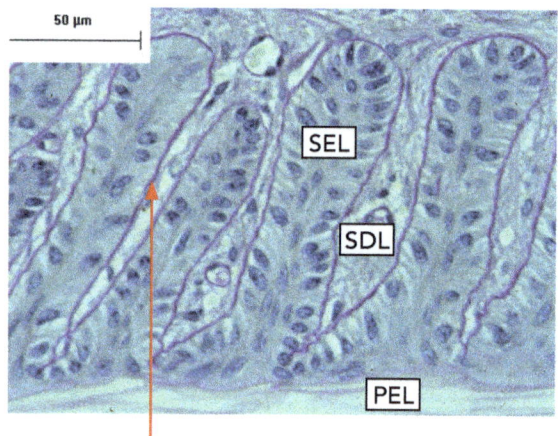

Basale membraan
SEL= secondaire epidermale lamel
PEL= primaire epidermale lamel
SDL= secondaire dermale lamel
(foto: Chris Pollitt)

EXTRACELLULAIRE MATRIX

De extracellulaire matrix (ECM) is de structuur buiten de cellen die stevigheid en steun biedt aan de cellen. Het stelt weefsels in staat weerstand te bieden aan rek- en compressiekrachten. De ECM bestaat voornamelijk uit de vezelachtige eiwitten collageen, elastine en fibronectine. Het basale membraan is een ECM.

OPPERHUID

De hele hoefcapsule bestaat uit opperhuidweefsel. Dit deel van de opperhuid (epidermis) is onderverdeeld in drie lagen:
- Grondlaag (*stratum basale*)
- Stekelcellaag (*stratum spinosum*)
- Hoornlaag (*stratum corneum*)

De grondlaag en de stekelcellaag worden samen de kiemlaag (*stratum germinativum*) genoemd.

Met betrekking tot het perioplum en de hoefballen (zie verderop, onder 'Hoefcapsule') voegen we een vierde laag toe. Dit is de korrellaag (*stratum granulosum*). Deze bevindt zich tussen de stekelcel- en de hoornlaag.

KERATINISATIE

De opperhuid wordt gevormd door een proces dat we keratinisatie (verhoorning) noemen. Aan het begin van dit proces zien we celdeling en -differentiatie, die plaatsvindt in de grondlaag. Celdifferentiatie is het proces waarbij uit relatief eenvoudige lichaamscellen nieuwe, gespecialiseerde cellen met specifieke functies voortkomen. In dit geval zijn het epitheelcellen (ook: dekweefselcellen) die zich delen en differentiëren.

KERATINOCYTEN

De gespecialiseerde epitheelcellen, keratinocyten genoemd, zitten vol vocht. De keratinocyten worden door nieuw gevormde cellen steeds verder van de grondlaag gestuwd. Hoe verder ze van de bloedvaten van de hoeflederhuid af raken, hoe minder voedingsstoffen ze nog vanuit het bloed in die hoeflederhuid krijgen. Ook verliezen ze vocht en veranderen van vorm (platter) en grootte (kleiner). Op hun weg naar beneden produceren zij het vezeleiwit keratine (hoornstof). Een keratinocyt raakt steeds meer verzadigd met keratine.

CORNEOCYTEN

Zodra de cellen in de stekelcellaag zitten stopt de celdeling. De cellen verliezen uiteindelijk hun celkern en zijn dan dood. Als de dode keratinocyten aankomen in de hoornlaag bevatten ze enkel nog keratine, vetten en vetzuren. Ze worden nu corneocyten (ook: hoorncellen) genoemd.

DESMOSOMEN, ADHERENTE JUNCTIES EN HEMIDESMOSOMEN

Desmosomen en adherente juncties zijn eiwitstructuren in het celmembraan van de keratinocyten die ervoor zorgen dat deze cellen onderling kunnen hechten. Hemidesmosomen zorgen voor hechting tussen de keratinocyten en het basale membraan.

BASALE EPITHEELCELLEN

Een basale epitheelcel (BEC) is een 'jonge' keratinocyt die zich in de grondlaag van de opperhuid bevindt. Een BEC in de opperhuid van de hoefwand wordt lamellaire basale epitheelcel (LBEC) genoemd. LBECs zijn zowel via desmosomen onderling, als via hemidesmosomen aan het basale membraan verbonden. Als één van deze verbindingen begint weg te vallen is er feitelijk sprake van hoefbevangenheid.

HOEFCAPSULE

De hoefcapsule (ook: hoornschoen) is, zoals eerder gezegd, als een schoen die om de interne voet heen zit. De hoefcapsule omvat de volgende onderdelen:

- Hoefwand
- Witte lijn
- Zool
- Straal
- Hoefballen
- Perioplum

HOEFWAND (OPBOUW)

De hoefwand is vergelijkbaar met een vingernagel. Het is de dikke hoornlaag die de kwetsbare weefsels binnenin de hoef beschermt en de hoef zijn stevigheid geeft. Daarnaast draagt het bij aan het 'dragen' van het paard. Het voorkomt hiermee dat bloedvaten aan de palmaire/plantaire zijde van de hoef beknel raken. De bovengrens voor deze draagfunctie is 20% van het lichaamsgewicht.

De hoefwand is histologisch onderverdeeld in drie lagen:

- Binnenlaag (*stratum internum*)
- Middenlaag (*stratum medium*)
- Buitenlaag (*stratum externum*)

BINNENLAAG

De binnenlaag ligt, zoals de naam al prijsgeeft, het dichtst bij de binnenkant van de hoef. Het overgrote deel van de binnenlaag wordt gevormd in het deel van de wandlederhuid dat grenst aan de kroonlederhuid. Bovenin de hoef dus. Lager in de hoef vindt wel celdeling en -differentiatie plaats in de wandlederhuid, maar deze dient voornamelijk voor herstel van beschadigde epitheelcellen. Dit proces wordt epidermale zelfvernieuwing genoemd. Komen we aan op het niveau van de zool, dan zien we de celdeling en -differentiatie weer toenemen ten behoeve van de productie van het tussen-hoorn van de witte lijn. Op pagina 39 komen we terug op de witte lijn.

Epidermale lamellen

In de binnenlaag worden 550 tot 600 primaire epidermale lamellen geproduceerd (ook: hoornlamellen of hoornplaatjes). Elke epidermale lamel is, net zoals de dermale lamellen, bedekt met 150 tot 200 secondaire epidermale lamellen. De primaire en secondaire epidermale lamellen 'grijpen' in de primaire en secondaire dermale lamellen. De verbinding van epidermale- en dermale lamellen, inclusief het basale membraan, noemen we de lamellenverbinding.

> Door de aanwezigheid van secondaire lamellen – iets wat de hoeven van evenhoevigen (koeien, schapen, geiten e.d.) bijvoorbeeld niet hebben – wordt het oppervlak, en daarmee het hechtingsvlak met de dermale lamellen, flink vergroot. Het totale oppervlak van de primaire en secondaire lamellen van een hoefwand van een KWPN-paard wordt geschat op 0,8 vierkante meter.

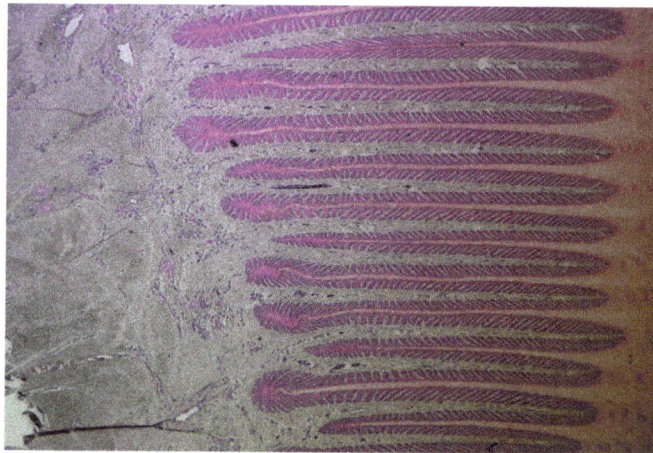

Primaire en secondaire lamellen
(foto: Brian Hampson)

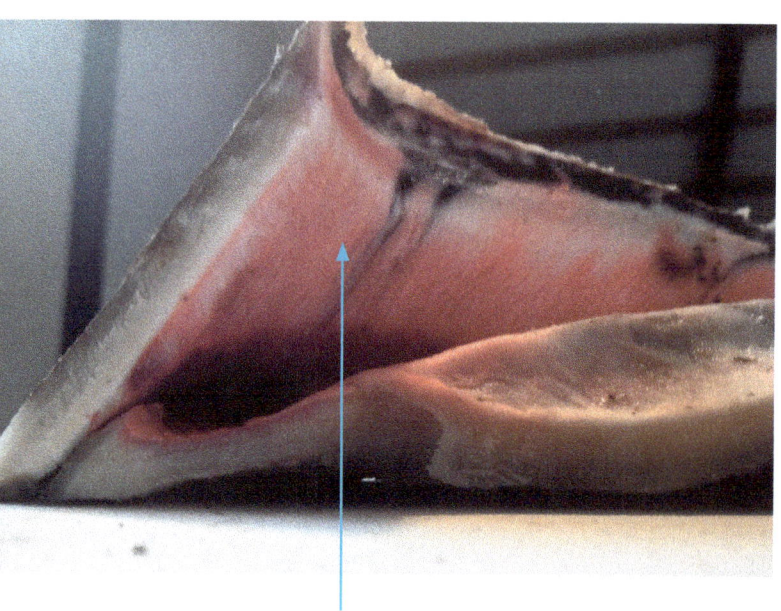

Epidermale lamellen
(foto: Klaas Feuth)

Middenlaag

Deze laag maakt het grootste deel uit van de hoefwand. Hij wordt gevormd vanuit de kroonlederhuid en bestaat uit hoornpijpjes en tussenhoornstof. Het is vooral de tussenhoornstof die stevigheid geeft aan de hoefwand.

Hoornpijpjes worden geproduceerd door celdeling en -differentiatie van de epitheelcellen (opperhuidcellen) aan de buitenzijde van de draadvormige papillen. De epitheelcellen die

DE 'GLIJDENDE' HOEFWAND

De opperhuid van het paard wordt van binnen naar buiten aange-maakt. De groei van de hoefwand vormt hier een uitzondering op. De hoefwand groeit het hele leven van het paard door, zonder dat de hechte verbinding met het hoefbeen hieronder lijdt. De hoefwand glijdt als het ware over het hoefbeen naar beneden.

Er zijn twee elkaar aanvullende theorieën over hoe dit in zijn werk gaat:

- De theorie van Dr. Chris Pollitt richt zich op de verbinding tussen de hoefwand en het hoefbeen. Onder invloed van pro-enzymen worden hemidesmosomen en de daarop aanwezige eiwitvezels afgebroken. Deze gecontroleerde afbraak en de erop volgende opbouw op celniveau zorgt dat de verbinding stevig blijft terwijl de hoefwand afgroeit.

- De theorie van Dr. Robert Bowker heeft de focus liggen op keratino-cyten in de secondaire epidermale lamellen. Door het afsterven van deze cellen raken ze los van de primaire epidermale lamellen. Door het voortdurend losraken en opnieuw aanmaken van keratinocyten kan de hoefwand afgroeien.

Vernieuwen van de hele hoefwand duurt tussen acht en vijftien maanden. Aan de hiel gaat het een stuk sneller, doordat de hoef daar korter is.

aan de basis tussen de draadvormige papillen liggen, produceren de tussenhoornstof die de hoornpijpjes bij elkaar houdt.

De middenlaag wordt verder onderverdeeld in een gepigmenteerde en een ongepigmenteerde zone (ook: laag). Deze bevinden zich respectie-velijk aan de distale- en de proximale zijde van de middenlaag. De ongepigmenteerde laag is zachter dan de gepimenteerde laag.

BUITENLAAG
Dit is een flinterdun laagje aan de buitenkant van de hoefwand. Het wordt vanuit de zoom-lederhuid gevormd en bestaat eveneens uit hoornpijpjes en tussenhoornstof.

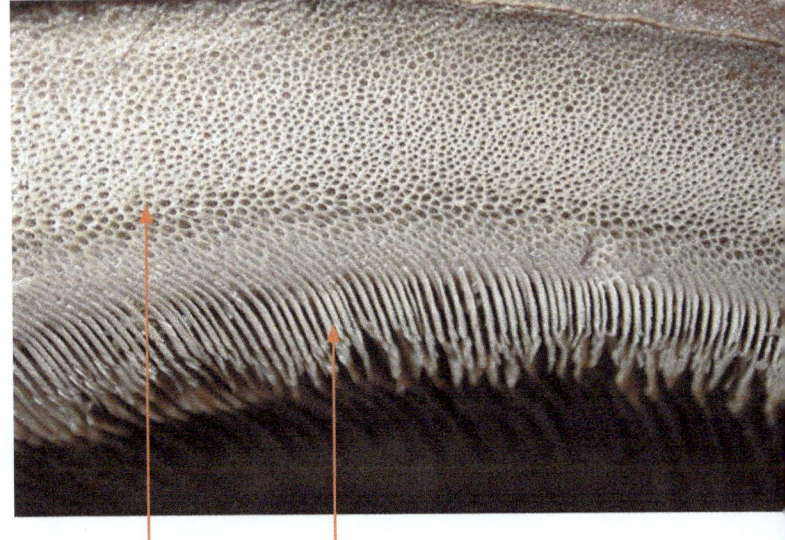

Hoornpijpjes en epidermale lamellen
(foto: Marion Ryan)

HOEFMECHANISME

Hoefmechanisme is het beurtelings uitzetten en vernauwen van de hoef. In het kader van hoefbevangenheid zijn met name bloedcirculatie en schok- en trillingsdemping belangrijke eigenschappen van het hoefmechanisme.

- Bloedcirculatie
  Het uitzetten en vernauwen zorgt voor afwisselende druk en drukverlichting, waardoor de hoef als een bloedpomp werkt, die het hart ondersteunt bij de bloedcirculatie. Een goed werkend hoefmechanisme zorgt dan ook voor een goede doorbloeding van de hoef met de daarbij behorende aanvoer van zuurstofrijk bloed vol voedingsstoffen en hormonen en afvoer van zuurstofarm bloed en afvalstoffen.

  We maken een verdeling in vier fasen:

  1. De neerwaartse druk van het gewicht van het paard maakt dat de hoefcapsule uitzet als de hoef de grond raakt.

  2. Er ontstaat een vacuüm waardoor de hoef bloed aanzuigt vanuit de aanvoerende slagaderen van het been. Het bloed- en haarvatenstelsel van de hoef, de hoeflederhuid en de poreuze holtes van het hoefbeen vullen zich met bloed.

  3. De hoefcapsule vernauwt weer zodra de hoef begint af te rollen en uiteindelijk vrij van de grond komt.

  4. Dit vernauwen maakt dat het bloed de hoefcapsule verlaat en de afvoerende aderen van het been omhoog ingaat.

- Schok- en trillingsdemping
  De massatraagheid van het bloed draagt bij aan de schok- en trillingsdemping. De klap van het landen van de hoef wordt gedeeltelijk opgevangen door de bloedmassa in de hoef. In de aderen in de kroonrand, de hielen en hogerop in het paardenbeen zitten kleppen die mede bijdragen aan de schokdempende functie van het bloed. Vergelijk dit systeem met een hydraulische schokbreker. Doordat het hoefbeen poreus is, kan het veel bloed bevatten wat de totale bloedmassa, en daarmee de schok- en trillingsdempende werking hiervan, in de hoef vergroot. Het uitzetten van de hoefcapsule neemt ook al energie uit de klap van de hoef op de grond weg. Optimaal hoefmechanisme helpt een hoefbevangen paard zo goed te bewegen als in zijn situatie mogelijk is.

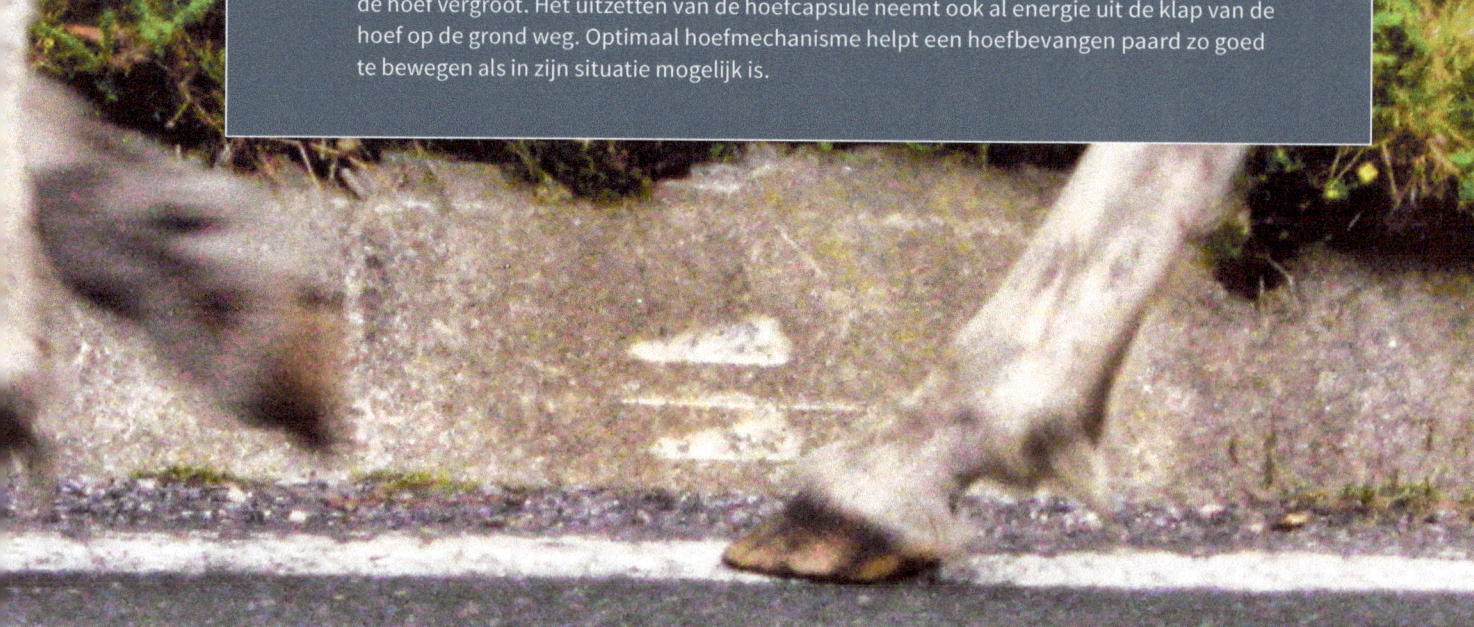

Schematische weergave van het hoefmechanisme

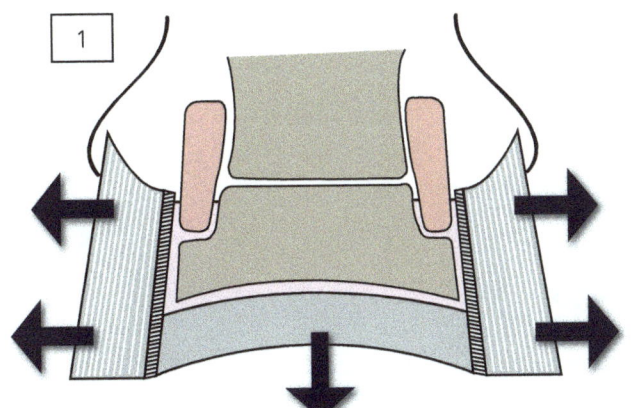

De neerwaartse druk van het gewicht van het paard maakt dat de hoefcapsule uitzet als de hoef de grond raakt.

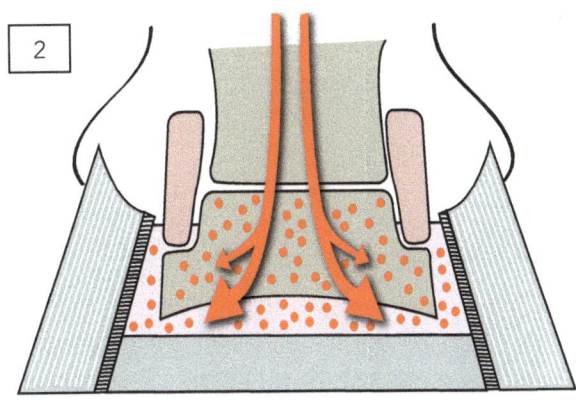

Er ontstaat een vacuüm waardoor de hoef bloed aanzuigt vanuit de aanvoerende slagaderen van het been. Het bloed- en haarvatenstelsel van de hoef, de hoeflederhuid en de poreuze holtes van het hoefbeen vullen zich met bloed.

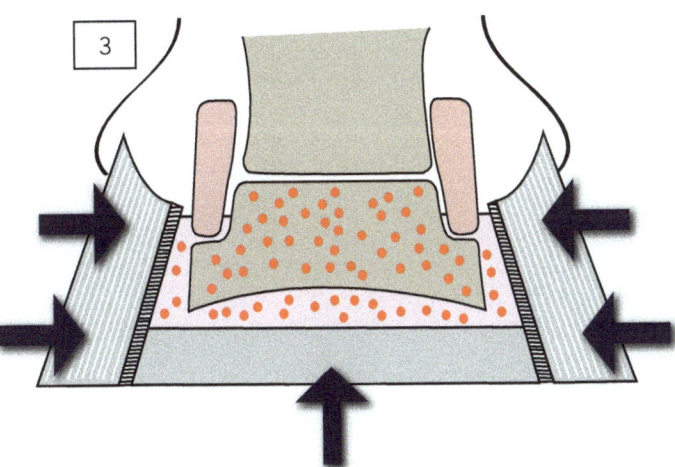

De hoefcapsule vernauwt weer zodra de hoef begint af te rollen en uiteindelijk vrij van de grond komt.

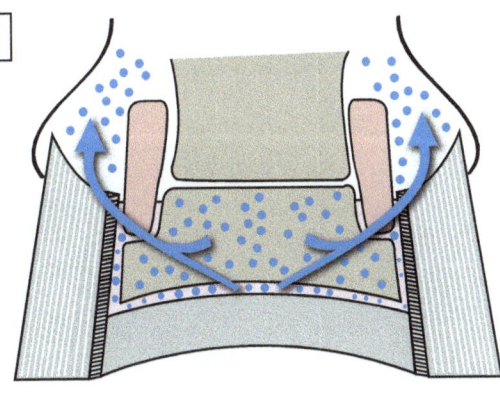

Dit vernauwen maakt dat het bloed de hoefcapsule verlaat en omhoog de afvoerende aderen van het been in gaat.

SCHOK- EN TRILLINGSDEMPING

Het is indrukwekkend hoeveel verschillende onderdelen van de hoef bijdragen aan de schok- en trillingsdemping:

- De zool en de weefsels in het hielgebied (straal, straalkussen, hoefkraakbeen en hoef-ballen) voeren een groot deel van de energie af die vrijkomt als de hoef de grond raakt.

- Zoals je net hebt gelezen in de kadertekst 'Hoefmechanisme' dragen de massatraagheid van het bloed in de hoef en het bloedvatenstelsel ook bij aan het verminderen van het effect van de impact met de grond.

- De hoefwand fungeert als een bladveer. Het aan de achterzijde open drukken van die veer kost veel energie die aan de impact met de grond onttrokken wordt.

- De hoefwand absorbeert ook verticaal kracht. Het hoornmateriaal wordt bij de impact met de grond ingedrukt. Hoe meer de hoefwand wordt ingedrukt, hoe groter de tegen-werkende drukspanning en daarmee de schokabsorptie. Een hoog vochtgehalte en een optimale elasticiteit van de hoefwand zijn hierin essentiële factoren.

- Het flinterdunne laagje hyalien kraakbeen op de gewrichtsvlakken van het hoefgewricht is hard maar elastisch. Het vermindert de trillingen die op het onderliggend bot inwerken. Bovendien zorgt het dat de druk gelijk verdeeld wordt op dat botweefsel.

- De beweeglijkheid en elasticiteit van de hoeflederhuid, de daarop aanwezige dermale lamellen en het onderhuids bindweefsel spelen een kleine, maar belangrijke rol met betrekking tot trillingsdemping.

In een gezonde hoef zijn al deze weefsels in goede conditie. Zij werken samen om schade aan de hoef en de rest van het paardenlichaam te voorkomen of te beperken.

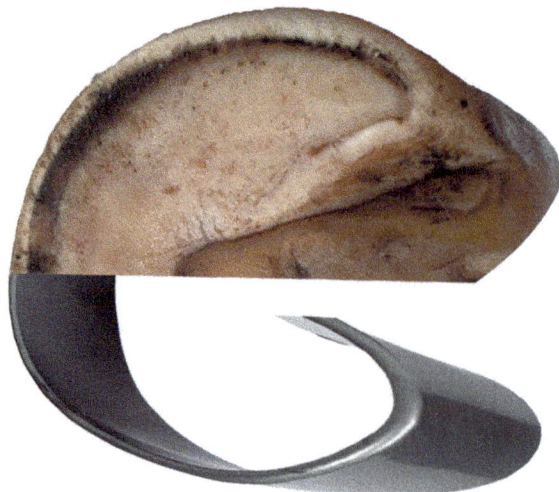

De hoefwand fungeert als een bladveer

HOEFWAND (INDELING)

Voor plaatsaanduiding op de hoefwand gebruiken we de termen steunsel, hiel, kwartier en teen.

STEUNSELS

Steunsels (*roodgekleurd op de illustratie*) zijn de achterste delen van de hoefwand die als het ware in een bochtje terug de hoef in lopen. Een andere benaming voor steunsel is verzen-omslag. De steunsels liggen evenwijdig aan de zijdelingse straalgroeven (zie pagina 41). In een gezonde hoef lopen de steunsels vanaf de hielen tot halverwege de straal. Soms zien we hier een klein barstje in de zool. Dit noemen we de steunselbarst. Door verkeerde belasting, verkeerde huisvesting of verkeerd bekappen (of een combinatie van deze drie factoren) kan er steunselmateriaal naar voren gedrukt worden. We noemen dit valse steunsels.

De steunsels spelen een belangrijke rol in het kader van het hoefmechanisme (zie kadertekst 'Hoefmechanisme' op pagina 36). Zonder steunsels zou de hoefwand, die aan de caudale zijde van de hoef niet doorverbonden is, te ver uitzetten. De steunsels dienen hier als soort bladveer om de hoefcapsule na het uitzetten weer te laten vernauwen.

HIELEN

Het deel van de hoefwand dat achterin de hoef overgaat in het steunsel heet de hiel (*groen*). Aan de buitenkant is niet exact aan te wijzen waar de hiel ophoudt en het steunsel begint. Je zou zelfs kunnen zeggen dat het achterste deel van het steunsel deel uitmaakt van de hiel.

Elke hoefwand heeft twee hielen: een mediale en een laterale hiel. Een gezonde, natuurlijk ontwikkelde hoef heeft lage, brede hielen. Beide bevinden zich zich naast het breedste deel van de straal. Een andere benaming voor hielen is verzenen. Het platte vlak aan de onderzijde van de hielen dat op de grond steunt, noemen we het hielvlak.

KWARTIEREN

Tussen de teen en de hielen vinden we de kwartieren (*oranje*). Deze zijn aan de mediale zijde van de hoef iets steiler dan aan de laterale zijde.

TEEN

Het voorste derde deel van de hoefwand is de teen (*paars*). Vergelijken we de hoef met een klok, dan is de teen het deel tussen 10 en 2 uur.

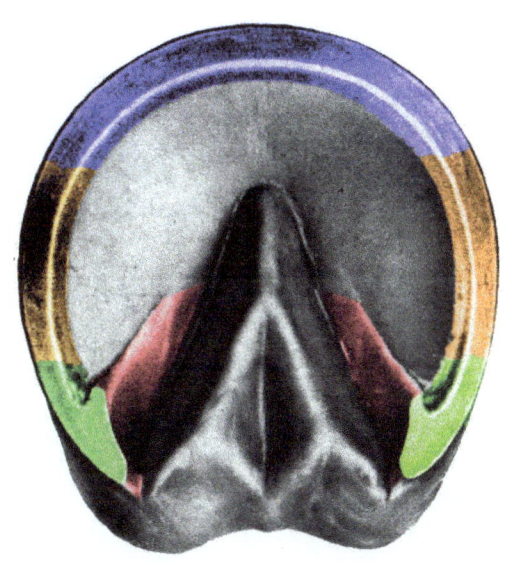

Steunsels, hielen, kwartieren en teen

WITTE LIJN

Als de afgroeiende hoefwand op het niveau van de zool aankomt zijn er voor de epidermale lamellen geen dermale lamellen meer om aan te hechten. Vanuit de dermale lamellen groeien echter terminale papillen die een zacht tussenhoorn produceren. De verbinding tussen de hoefwand en de zool bestaat uit epidermale lamellen en dit hoorn. Deze verbinding heet witte lijn en dankt het eerste deel van zijn naam aan het feit dat de epidermale lamellen ongepigmenteerd zijn.

Een gezonde, stevig aangehechte witte lijn is niet breder dan 1 à 2 millimeter. Hij is aan de onderkant van de hoef zichtbaar als een vuilgelige lijn tussen de hoefwand en de zool. Dit kwetsbare deel van de hoef is vijf keer minder sterk dan de hoefwand. De witte lijn fungeert als flexibele verbinding tussen de hoefwand en de zool ten behoeve van het hoefmechanisme.

Zool
In de ruimte binnen de witte lijn en de straal zien we de zool liggen. Het hoornweefsel van de zool is stevig en elastisch. Het biedt daarmee bescherming aan het hoefbeen.

Een gezonde zool is concaaf (hol). Deze holling representeert de natuurlijke welving van de palmaire/plantaire zijde van het hoefbeen waaraan hij bevestigd is. Het hoogste punt van de holling vinden we waar de zool de apex van de straal raakt. De holle vorm draagt bij aan het hoefmechanisme en daarmee aan een goede doorbloeding en schok- en trillingsdemping.

Straal
De straal vormt samen met de hierna beschreven hoefballen een doorlopend geheel. De haarlijn markeert de overgang tussen de straal en de hoefballen. Deze haarlijn hoort parallel met de ondergrond te lopen.

De punt van de straal wordt apex genoemd. In een onbekapte hoef lijkt deze punt van de straal vaak driehoekig en verder naar voren te liggen. De echte apex is echter rond en loopt naadloos over in de zool.

> ➤ Het breedste deel van de hoef bevindt zich precies halverwege de hoef, tussen de apex van de straal en het uiteinde van de steunsels.

Een gezonde straal is een mooie gelijkbenige driehoek die breed is aan de achterzijde. Hij neemt 2/3 van de lengte van de hoef in.

Het uitzetten van de hoefcapsule wordt mede mogelijk gemaakt doordat de straal als een uitzetverbinding fungeert. Hierdoor draagt het bij aan de schok- en trillingsdemping en aan het hoefmechanisme. De neerwaartse druk van het paardenlichaam wordt voor een groot deel opgevangen door de straal. De straal vergroot bovendien de grip op de ondergrond.

Een goed ontwikkelde straal is hard en rubberachtig. Bodemcontact vergroot de dichtheid van het straalweefsel. De buitenste laag van de straal wordt er harder door. Daarnaast is bodemcontact van groot belang voor soepele beweging. Het paard voelt met zijn straal waar het loopt.

Middelste straalgroeve
Midden op de straal vinden we de middelste straalgroeve. Deze verdeelt de straal in twee straalschenkels. Een gezonde middelste straalgroeve is breed en ondiep. In een gezonde hoef loopt de middelste straalgroeve net zo ver door als de lengte van de steunsels. Tot halverwege de straal dus. De middelste straalgroeve

STRAALCONTACT EN HOEFGROEI

Contact tussen straal en ondergrond is van invloed op de hoefgroei. Druk van de ondergrond op de straal en indirect op het onderliggende straalkussen, dragen sterk bij aan het hoef-mechanisme. Een optimaal hoefmechanisme zorgt voor een goede doorbloeding van de hoef met de daarbij behorende aan– en afvoer van respectievelijk zuurstofrijk en -arm bloed en voedings- respectievelijk afvalstoffen. Dit leidt tot een gezondere hoef met een betere groei.

fungeert als een scharnier en draagt bij aan de veerkracht, en daarmee het schok- en trillings-dempende vermogen van de straal.

ZIJDELINGSE STRAALGROEVEN

Aan weerszijden van de straal liggen de zijde-lingse straalgroeven. In een gezonde hoef lopen deze vanaf de hielen tot halverwege de straal. Net zo lang als de steunsels dus. Op de bodem van de zijdelingse straalgroeven is de overgang tussen de straalschenkels en de steunsels.

HOEFBALLEN

De hoefballen vinden we waar de hielen overgaan in de kootholte. Het is het hoornige gedeelte direct boven – en verbonden met – de hielen. Aan de palmaire/plantaire zijde van de hoef gaan ze over in de straal. De structuur van de hoefballen is gelijk aan die van een gezonde, goed gehydrateerde straal.

Zoals eerder gezegd bevat de opperhuid van de hoefballen een korrellaag. Deze zorgt ervoor dat de opperhuid hier sterker en elastischer is dan de huid van de kootholte, maar minder dan de hoefwand en straal. Door deze eigenschap fungeren de hoefballen als elastische, schok-dempende overgang tussen beide structuren. De hoefballen zijn essentieel voor het goed functioneren van het hoefmechanisme. Bovendien beschermen ze de hielen.

PERIOPLUM

Het perioplum (ook: zoomhoorn) is een onge-pigmenteerde, zachte, vettige en flexibele hoornlaag. Het is het equivalent van de nagel-riem van onze vingers. Een functie van het perioplum is het voorkomen van uitdroging van de kroonrand. De opperhuid van het perioplum bevat eveneens een korrellaag, zoals hiervoor beschreven over de huid van de hoefballen. Een tweede functie van het perioplum is dan ook het vormen van een elastische overgang tus-sen de harde hoefwand en de zachte kroonrand.

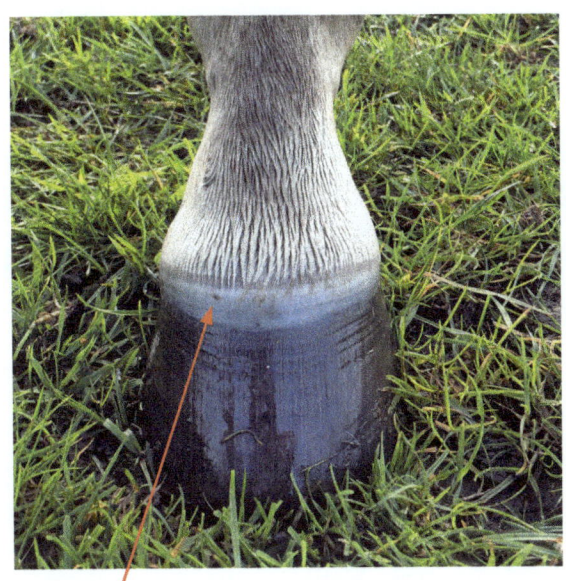

Perioplum

Net als de hoefwand groeit het perioplum gedurende het hele leven van het paard door. Het gaat over in de buitenlaag van de hoefwand, zij het dat dit uiterst dunne buitenste laagje van de wand meestal wegslijt. Hierdoor lijkt het perioplum een losse ring te zijn van circa een centimeter hoog. Ter hoogte van de hielen gaat het perioplum over in de hoefballen. Nog iets lager loopt het over in de straal.

> ➤ Niet alleen de hoefwand, de steunsels, maar ook de zool, de straal, de hoefballen en het perioplum bestaan uit hoornpijpjes en tussenhoornstof. Al is het in een andere verhouding dan in de hoefwand.

> ➤ Het is de hele palmaire/plantaire zijde van de hoef die het paard voor het grootste deel draagt. De hoefwand draagt echter ook deels mee. Deze neemt tussen de 5% en 20% van het lichaamsgewicht voor zijn rekening.

ZENUWEN

In de hoef zitten zowel bewegings- als gevoelszenuwen. De gevoelszenuwen vervullen onder ander een belangrijke rol in de pijnwaarneming, de tastzin en de waarneming van de positie van het eigen lichaam.

PROPRIOCEPTOREN

Voor de waarneming van zijn positie is de hoef voorzien van proprioceptoren. Dit zijn tastorganen in de vorm van zenuwuiteinden die vaststellen waar de eigen lichaamsdelen zich bevinden. Ze zijn belangrijk voor de voortbeweging, het evenwicht en voor het lichaamsbewustzijn. Het merendeel van de proprioceptoren van de hoef bevindt zich in het straalkussen.

BLOEDVATENSTELSEL

De hoef is voorzien van een enorm bloedvatenstelsel. Het loopt om en door de beenderen heen. Het zorgt voor aanvoer van zuurstofrijk bloed vol voedingsstoffen en lichaamseigen stoffen als hormonen en enzymen en de afvoer van koolzuurrijk bloed en afvalstoffen.

Net boven de twee proximale sesambeentjes, die zich in de kogel bevinden, splitst de grote mediale palmaire slagader zich in een mediale en een laterale tak. Deze twee slagaderen verzorgen de hoofdaanvoer van bloed naar de paardenhoef. De palmaire en laterale slagaderen (arteriën) vertakken zich enorm in een vlechtwerk van kleinere slagaderen (arteriolen) en haarvaten (capillairen) die het hoefweefsel van bloed voorzien.

De afvoer van bloed gaat via een vergelijkbaar netwerk van kleine aderen (venulen), via grotere aderen naar de mediale en laterale palmaire aderen (venen).

naar de hoef kan in meer of mindere mate worden stilgelegd. Daarmee bepalen ze mede bloeddruk in de hoef. Dit mechanisme heet *shunting* (shunt=zijspoor). Het wordt teweeggebracht door gladde spieren die worden bestuurd door het autonome zenuwstelsel.

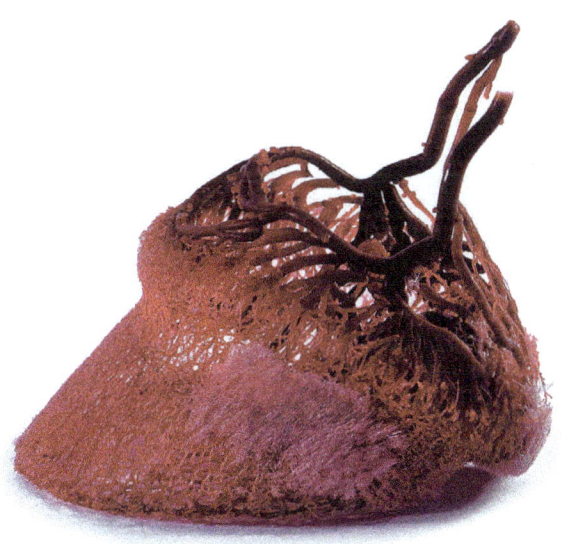

Preparaat van de bloedvaten van een hoef
*Haarvaten zijn verwijderd, behalve aan
de zijkant.*
(preparaat: Christoph von Horst)

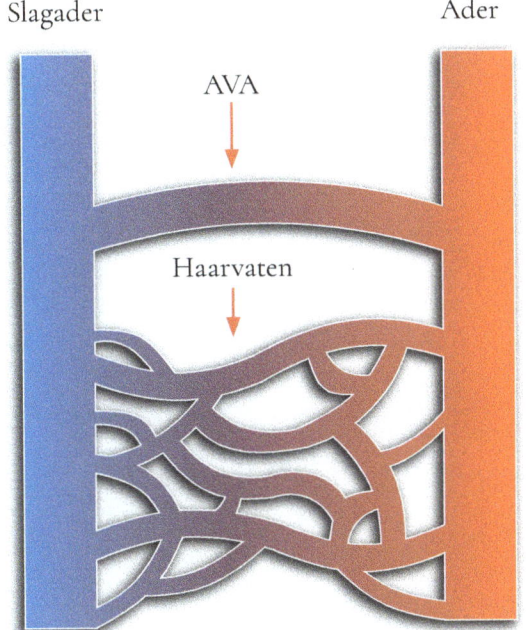

Schematische weergave
van een arterioveneuze anastomose

ANASTOMOSEN

Aftakkingen van de slagaderen zijn onderling verbonden om zodoende 'ringen' rondom de botten te vormen. Deze vaatverbindingen heten anastomosen. Alle doorbloede onderdelen van de hoef worden dankzij de hierboven genoemde vertakkingen (arteriolen en capillairen) en anastomosen langs verschillende zijden gevoed. Anastomosen moeten niet verward worden met arterioveneuze anastomosen.

ARTERIOVENEUZE ANASTOMOSEN

Arterioveneuze anastomosen (ook: shunts of AVA's) zijn korte, directe verbindingen tussen slagaderen en aderen. Deze zijn doorgaans gesloten en openen zich zodra er behoefte is aan temperatuurregulatie. De bloedtoevoer

MICROCIRCULATIE

De bloedsomloop door het netwerk van arteriolen, capillairen, venulen en arterioveneuze anastomosen wordt microcirculatie genoemd. Het microvaatnetwerk staat onder invloed van het autonome zenuwstelsel, de hormonen adrenaline, noradrenaline en dopamine (catecholamines) en lokaal vrijgekomen stoffen, bijvoorbeeld in het geval van een verminderde of onderbroken doorbloeding (ischemie) of ontstekingen.

DIFFUSIE

Diffusie is een vorm van passief transport waarbij een stof zich verplaatst van een plaats met een hoge concentratie van deze stof naar een plaats met een lage concentratie.

De lamellaire basale epitheelcellen die verant-woordelijk zijn voor de lamellaire aanhechting (zie pagina 33, onder 'Basale epitheelcellen') vinden we aan de avasculaire (=geen bloedvaten bevattende), epidermale zijde van het basale membraan. Zuurstof, hormonen, enzymen en voedingsstoffen bereiken deze basale cel-len via diffusie, door het basale membraan, vanuit de haarvaten in de dermale lamellen. Koolzuur en afvalstoffen verlaten de cellen in tegengestelde richting.

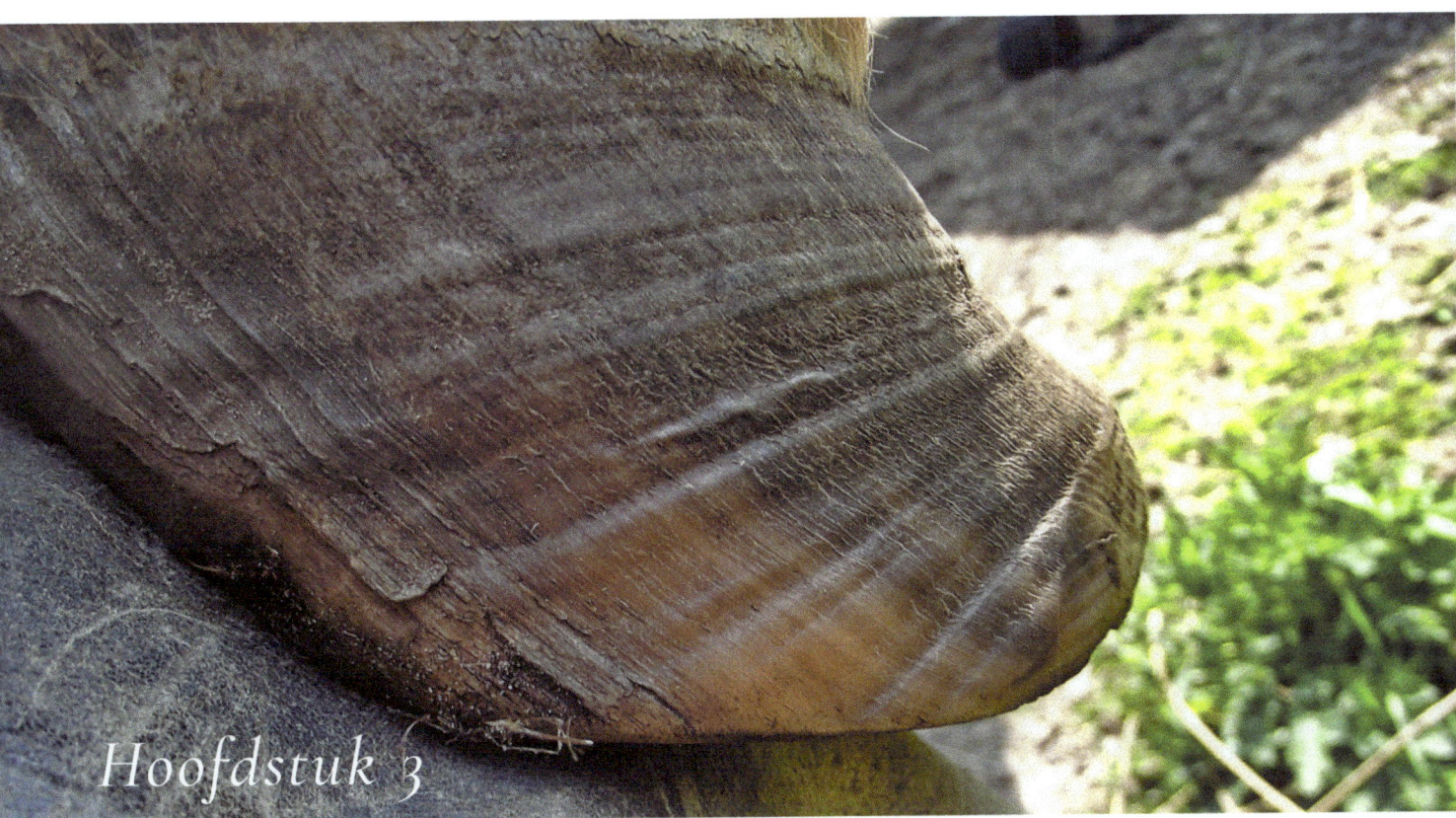

Hoofdstuk 3

BESCHRIJVING

HOEFBEVANGENHEID KENT GROFWEG DRIE FASEN. ELKE FASE HEEFT ZIJN EIGEN, AL DAN NIET DIRECT ZICHTBARE, VERSCHIJNSELEN. HOE EERDER DE AARD EN ERNST VAN DE ZIEKTE ÉN DE ONDERLIGGENDE OORZAKEN VASTGESTELD WORDEN, HOE GROTER DE GENEZINGSKANSEN VAN HET PAARD.

IN DIT HOOFDSTUK BESCHRIJVEN WE DE VERSCHILLENDE FASEN. DE KLINISCHE VERSCHIJNSELEN VAN ACUTE EN CHRONISCHE HOEFBEVANGENHEID WORDEN UITGEBREID BEHANDELD. VOORUITLOPEND OP WAT IN HOOFDSTUK 5 (DIAGNOSTIEK EN PROGNOSTIEK) BESCHREVEN STAAT, KUNNEN JIJ, JE DIERENARTS EN JE HOEFVERZORGER ZICH ZO AL EEN IDEE VORMEN ÓF JE PAARD HOEFBEVANGEN IS EN IN WELKE FASE DE ZIEKTE ZICH BEVINDT.

DRIE FASEN VAN HOEFBEVANGENHEID

Eenvoudig gezegd raakt bij hoefbevangenheid de verbinding tussen de hoefwand en het hoefbeen beschadigd, waardoor deze laatste zich verplaatst in de hoefcapsule. Deze beschadiging treedt niet plotseling op. Het is een ontwikkeling die verschillende fasen doorloopt:

- De ontwikkelingsfase
- De acute fase
- De chronische fase

Naast deze fasering komen we in de veterinaire literatuur en op internet de termen 'subklinische' en 'laaggradige' hoefbevangenheid tegen.

ONTWIKKELINGSFASE

De ontwikkelingsfase begint, zodra het paard te maken krijgt met één van de mogelijke onderliggende oorzaken en er histologische veranderingen optreden in de hoef.

Meestal ervaren paarden vóór de ontwikkelingsfase al enige tijd problemen met een van de systemen of organen in het lichaam: bijvoorbeeld de darmen, luchtwegen, voortplantingsorganen of de spijsvertering of het hormonale systeem.

Plotseling optredende problemen kunnen eveneens ten grondslag liggen aan het ontstaan van hoefbevangenheid. Een klassiek voorbeeld is het paard dat zelf de voerton weet te vinden én te openen.

De onderliggende oorzaken kunnen zeer uiteenlopend zijn en op zichzelf of juist gezamenlijk optreden. Hoe eerder en doeltreffender ze bestreden worden, hoe groter de kans op genezing en hoe kleiner de kans op overgang naar een volgende fase.

Eigenlijk doet het woord 'onderliggend' geen recht aan de invloed die deze oorzaken hebben op de ontwikkeling en de genezingskansen van hoefbevangenheid. We zullen ze daarom vanaf hier primaire oorzaken noemen.

De ontwikkelingsfase kan tussen 12 en 48 uur duren. De lamellenverbinding begint in deze periode met onthechten. Dit kan al na 12 uur het geval zijn. De histologische verschijnselen, zoals het afsterven van cellen in het basale membraan (waarover straks meer), treden na zes uur al op.

Het lastige is dat paarden per definitie geen klinische verschijnselen van de ziekte laten zien, waardoor je dus niet merkt dat het paard hoefbevangen is geworden. Als het eerste klinische verschijnsel van de ziekte zichtbaar wordt, is de acute fase al aangebroken.

> ➤ We hanteren in dit boek de term 'klinisch verschijnsel' in plaats van 'symptoom'. Het uit het Angelsaksische taalgebied afkomstige verschil ligt er in dat een klinisch verschijnsel objectief vast te stellen is, terwijl een symptoom een subjectieve ervaring betreft van degene die aan de betreffende kwaal lijdt.

ACUTE FASE

De acute fase kan na 12 uur al optreden en begint dus met het zichtbaar of meetbaar worden van de eerste klinische verschijnselen. Meestal zijn deze het eerst merkbaar in de voorhoeven, wat niet wil zeggen dat de achterhoeven niet aangedaan zijn.

De primaire oorzaken zijn al geruime tijd aanwezig. Ze zijn nu ook al een stuk lastiger te achterhalen en te bestrijden. Feitelijk zijn we dus te laat als we nu pas gaan behandelen. Dit laat zien hoe belangrijk preventie is. Helaas word je de eerste keer dat je met hoefbevangenheid te maken krijgt, als paardeneigenaar overvallen door de kwaal.

De acute fase kan tussen 24 en 72 uur duren. Hij eindigt abrupt, zodra de lamellenverbinding het begeeft en het hoefbeen los begint te komen van de hoefwand.

SUBACUTE FASE

Bij sommige paarden treedt de chronische fase niet op. Zij gaan in plaats daarvan de subacute fase in. De klinische verschijnselen worden minder ernstig en de lamellenverbinding blijft grotendeels in stand. De subacute fase kan het hele paardenleven lang duren.

CHRONISCHE FASE

Zodra de lamellenverbinding het begeeft en het hoefbeen loskomt, zit het paard in de chronische fase van de ziekte. De klinische verschijnselen met betrekking tot de hoef worden voor het blote oog makkelijk te zien.

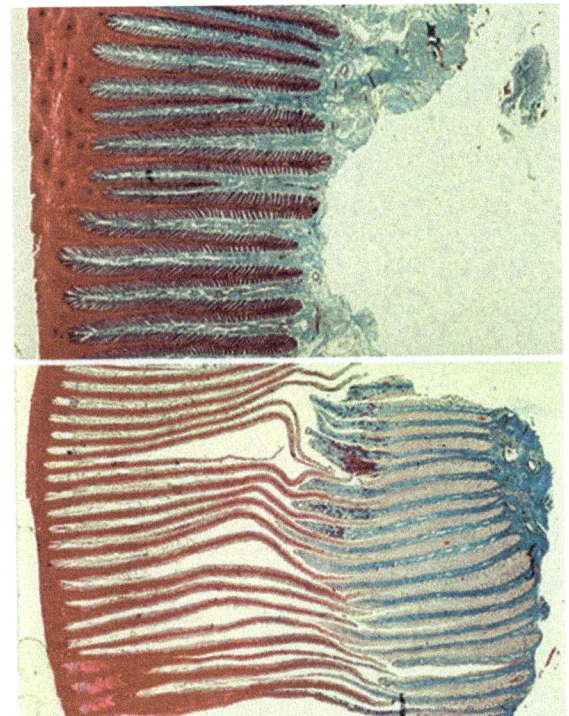

Lamellaire onthechting
rood=epidermale lamellen
blauw=dermale lamellen
(foto: Chris Pollitt)

Het paard heeft te kampen met voortdurende pijn en kreupelheid. Deze pijn en kreupelheid kunnen variëren van mild tot ondraaglijk. De mate van kreupelheid wordt met de schaal van Obel aangegeven (zie kadertekst 'De schaal van Obel' op pagina 48).

Later in deze fase treden er structuur- en vormveranderingen aan het hoefbeen op. In extreme gevallen doorboort het hoefbeen de zool. Dit heet een zoolperforatie. Het paard kan zelfs de hele hoefcapsule verliezen.

De primaire oorzaken zijn in deze fase ook vaak chronisch. Jarenlang overgewicht (obesitas), PPID (zie pagina 106, onder 'Pituitary Pars Intermedia Dysfunction') of een chronische nierbekkenontsteking zijn hier goede voorbeelden van.

De chronische fase kent een onderverdeling in een subchronische, een actief chronische en een stabiel chronische fase:

- Subchronische fase: het paard geneest volledig in een relatief korte tijd (1 à 2 maanden)
- Actief chronische fase: na perioden waarin verbetering zichtbaar is treedt terugval op
- Stabiel chronische fase: het hoefbeen stabiliseert zich, zij het in de gekantelde positie. Hoefwand en zool beginnen weer te groeien. Deze groei is doorgaans trager dan gewoon.

De actieve en stabiele chronische fasen kunnen eindeloos voortduren. Om het overzicht niet te verliezen voegen we deze drie subfasen in dit boek samen tot de chronische fase.

SUBKLINISCHE EN LAAGGRADIGE HOEFBEVANGENHEID

SUBKLINISCHE HOEFBEVANGENHEID

Een subklinische aandoening heeft geen herkenbare of waarneembare klinische verschijnselen. Vreemd genoeg komen we de term 'subklinisch hoefbevangen' her en der tegen met een beschrijving van prima zichtbare, diagnosticeerbare uitingen van hoefbevangenheid, zoals lamellaire onthechting (zie kadertekst 'Lamellaire onthechting' op pagina 52), flares (uitwaaierende hoefwandvervorming) en laminitisringen (waarover later meer). Dit zijn simpelweg klinische verschijnselen die duiden op schade aan de lamellenverbinding.

Werkelijke subklinische hoefbevangenheid is de situatie waarin er al wel histologische veranderingen in de hoef plaatsvinden, maar deze nog niet klinisch vast te stellen zijn. Per definitie hebben we het hier dus over de ontwikkelingsfase van hoefbevangenheid. De erop volgende acute fase begint immers met het zichtbaar of meetbaar worden van de eerste klinische verschijnselen.

DE SCHAAL VAN OBEL

Niles Obel heeft in 1948 een classificatie van kreupelheid bij hoefbevangenheid gemaakt: de schaal van Obel.

- Obel 0: Alle beweging is probleemloos.
- Obel 1: Licht weven of beurtelings de hoeven optillen. Wat verkorte, stijve beweging in draf.
- Obel 2: Stijve beweging is ook in stap zichtbaar. Hoeven kunnen nog probleemloos opgetild worden.
- Obel 3: Paard toont weigerachtig gedrag bij beweging en optillen van de hoeven.
- Obel 4: Paard weigert te bewegen.

SEIZOENSGEBONDEN HOEFBEVANGENHEID

Paarden met het paarden-stofwisselingssyn-droom (Equine metabool syndroom/EMS, in detail uitgelegd vanaf pagina 99) kunnen met subklinische hoefbevangenheid te maken krijgen als een seizoensgebonden aandoening. In maanden waarin de suikerwaarden in het gras omhoog gaan, speelt bij hen de aan EMS verbonden insulineresistentie op. Als gevolg treden er histologische veranderingen in de hoef op. De lamellen beginnen deels met onthechten, zonder dat de lamellenverbinding geheel verbreekt. Deze blijft zelfs grotendeels intact. De overgang van de ontwikkelings- naar de acute fase vindt niet plaats. Zodra het gras weer minder suiker bevat of als de eigenaar er zorg voor draagt dat het paard 'veilig' eet, geneest het paard weer. In sommige gevallen heeft de eigenaar zelfs niet eens in de gaten dat zijn paard aan een episode van acute hoefbevangenheid is ontsnapt.

LEEFOMSTANDIGHEDEN

Een niet-seizoensgebonden verandering in leefomstandigheden kan dit effect ook hebben. Een insulineresistent paard dat veel beweegt, waardoor de verderop in dit boek behandelde negatieve gevolgen uitblijven, kan de ontwikkelingsfase ingaan als hij bijvoorbeeld verhuist naar een plek waar de huisvesting minder beweging toelaat.

LAAGGRADIGE HOEFBEVANGENHEID

In de Engelse literatuur komen we de benaming 'low grade laminitis' tegen. Dit is te vertalen met laaggradige hoefbevangenheid. De beschrijving omvat onder andere het optreden van ontsteking van de dermale lamellen of de zoollederhuid. Dit zijn klinische verschijnselen die definiëren dat de ziekte zich nu in de acute fase bevindt. Laaggradige hoefbevangenheid is daarmee een iets bredere definitie dan subklinische hoefbevangenheid.

KREUPELHEID

Het al dan niet optreden van kreupelheid als criterium zien we ook gebruikt worden om subklinische hoefbevangenheid van klinische hoefbevangenheid te onderscheiden. De grens ligt dan tussen Obel 0, waarbij alle beweging probleemloos is, en Obel 1, waarbij de eerste tekenen van kreupelheid zichtbaar worden. Dit is een betwistbaar onderscheid. We zien paarden met een voor hoefbevangenheid kenmerkende lamellaire onthechting, zichtbaar als een verbrede witte lijn, die zorgeloos doorlopen. Nog onsystematischer is het onderscheid tussen 'gevoelig' en 'kreupel'. Talloze paarden die altijd gevoelig op harde ondergronden lopen kunnen zo het predicaat 'laaggradig hoefbevangen' krijgen. Zij hebben echter vaak een beschadigde lamellenverbinding, flares, wellicht ontstoken dermale lamellen en zoollederhuid. Hier is niets laaggradigs aan. Deze paarden zijn hoefbevangen. Punt uit.

WAARSCHUWING

Beide aanduidingen beschrijven het beginstadium van hoefbevangenheid, terwijl hier al doelmatige terminologie voor bestaat (ontwikkelingsfase, acute fase). Toch moeten we deze termen niet afwijzen. Hun nut ligt in het waarschuwend karakter. De woorden 'subklinisch' en 'laaggradig' moeten een alarmbel laten afgaan. Je wilt niet dat de ziekte zich ontwikkelt naar 'klinisch' of 'hooggradig'.

Ongeacht welke benaming je hanteert, er is ruimte voor verbetering als je de hoeven van je paard herkent in wat je hierboven hebt gelezen. Ga op zoek naar verbetering op het gebied van voeding, huisvesting, beweging en bekapping.

Neem geen genoegen met bijna perfecte hoeven. Zorg dat je paard kerngezonde hoeven krijgt. In de hoofdstukken 'Behandeling en preventie' en 'Leefomstandigheden' lees je hoe je dit kunt doen.

KLINISCHE VERSCHIJNSELEN

Klinische verschijnselen zijn uitingen van de ziekte die voor een paardeneigenaar, een dierenarts of hoefverzorger waarneembaar zijn. Dit kan betekenen dat de verschijnselen te zien zijn (bijvoorbeeld zwarte plekken op de zool), te voelen (pulsaties achter op het kootbeen), te tellen (verhoging van de ademhalingsfrequentie) of te meten (hoeftemperatuur). Soms zijn daar hulpmiddelen bij nodig, zoals een röntgenfoto of een visiteertang.

De aard en ernst van de verschijnselen geven een indicatie van hoe het paard er aan toe is. Verbetering of verslechtering van de verschijnselen moet dan ook goed in de gaten gehouden worden.

Voor veel van de hierna beschreven verschijnselen is het van belang dat je weet of wat je waarneemt afwijkt van hoe het voor jouw paard hoort te zijn. Dat maakt het mogelijk om te vergelijken. Om bijvoorbeeld te voelen of de polsslag hoger is dan anders is het zinvol de normale polsslag te leren kennen als je paard gezond is.

Het lijkt voor de hand liggend, maar observeer je paard daarom ook goed in betere tijden. Als je dit leest, terwijl je paard al hoefbevangen is, kun je vergelijken met gezonde paarden in je omgeving.

ACUTE FASE

De klinische verschijnselen van acute hoefbevangenheid zijn onder te verdelen in:
- Fysiologische kenmerken
- Staat van de hoeven
- Afwijkingen in stand
- Afwijkingen in beweging
- Afwijkingen in gedrag
- Kenmerken die alleen zichtbaar zijn op röntgenfoto's

FYSIOLOGISCHE KENMERKEN
- Sterke polsslag met een hogere frequentie (80-120 slagen per minuut). Het optreden van een sterke pols valt ongeveer samen met het begin van de schade aan de lamellenverbinding.

> ➤ Houd rekening met de leeftijd en conditie van je paard als je een afwijking in de polsslagfrequentie wilt vaststellen. Jonge paarden hebben een snellere polsslag. Paarden met een sterke conditie een tragere. Vergelijk eventueel met een ander paard.

- Spiertrillingen en hogere spierspanning
- Zweten
- Uitdrogingsverschijnselen. Het omhoogtrekken van een huidplooi en die vervolgens loslaten geeft een indicatie van de mate van uitdroging. De plooi moet zich binnen twee seconden terugtrekken. Deze test is zeker niet feilloos. Je dierenarts kan uitdroging met een bloedonderzoek nauwkeurig vaststellen.

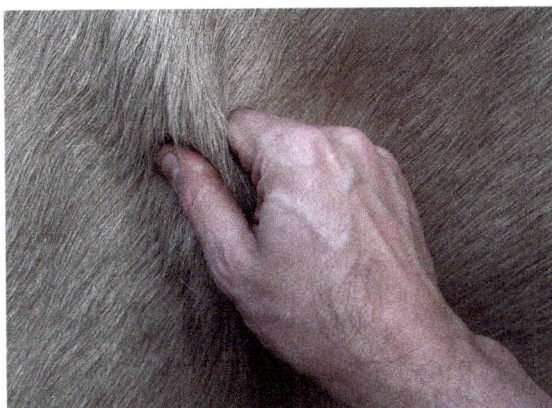

Huidplooitest

- Verwijde pupillen
- Overmatige doorbloeding van het oogslijmvlies
- Verwijde neusgaten
- Platliggende oren
- Toename van de ademhalingsfrequentie (80-100 adembewegingen per minuut):
  › De ademhaling kan ook onregelmatig en schokkerig zijn.
  › Leeftijd, een hoge omgevingstemperatuur, stress en dracht kunnen de ademhalingsfrequentie ook opvoeren. Houd hier rekening mee.
- Verhoging van de lichaamstemperatuur (40-41°)

> De hier beschreven fysiologische kenmerken zijn niet constant en allemaal aanwezig in de acute fase. Een sterke polsslag kan bijvoorbeeld komen en gaan. Het afwezig zijn ervan is zeker geen garantie dat er géén sprake is van hoefbevangenheid.

STAAT VAN DE HOEVEN

- Verhoogde hoeftemperatuur:
  › Dit kan als gevolg van een ontsteking van de dermale lamellen zijn en van een verhoogde bloedtoevoer naar de hoeven.
  › De hoeftemperatuur is met een laserthermometer op te nemen. Een hoge omgevingstemperatuur maakt het wel wat lastiger om nauwkeurig te meten.

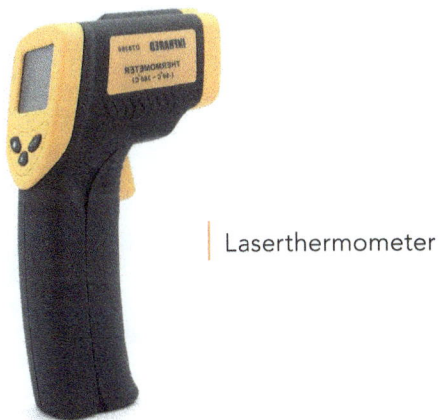

Laserthermometer

  › Met een thermografische foto (zoals beschreven op pagina 132, onder 'Thermografie'), is ook aan te tonen of er sprake is van een abces of eerder te denken valt aan hoefbevangenheid. Hiervoor is wel de kunde en het inzicht van een ervaren thermografisch fotograaf nodig.

LAMELLAIRE ONTHECHTING

De verbinding tussen de hoefwand enerzijds en het hoef(kraak)been anderzijds noemen we de lamellenverbinding. De verbinding tussen de hoefwand en de zool, de witte lijn, valt strikt genomen niet onder de lamellenverbinding. Er zijn immers geen dermale lamellen aanwezig in de witte lijn. Toch wordt het gedeeltelijk verbreken van de lamellenverbinding doorgaans witte lijn-separatie genoemd. Deze naamgeving is vreemd, aangezien het de hele lamellenverbinding is die verbroken raakt en niet alleen de witte lijn die verbreed raakt. Een betere term is 'lamellaire onthechting'. Dit is dan ook de term die we in dit boek hanteren. Feitelijke witte lijn-separatie is wat we doorgaans een verbrede witte lijn noemen: een vergrote afstand tussen de hoefwand en de zool. Dit is een kenmerk van lamellaire onthechting.

› De temperatuur van een hoefbevangen hoef stijgt en daalt door de dag heen. Een thermografische foto kan dus een vertekend beeld geven als deze genomen wordt op een moment dat de hoef een relatief lage temperatuur heeft.

› Een hoeftemperatuur van meer dan 30 graden gedurende 24 uur is een teken dat er sprake is van hoefbevangenheid.

• Soms is er al een verbreding van de witte lijn zichtbaar, hetgeen op lamellaire onthechting duidt. De verbinding van de lamellen is al verslechterd maar heeft het nog niet begeven.

• In sommige gevallen is de verbrede witte lijn niet direct zichtbaar doordat deze verborgen is onder schilferachtig hoornmateriaal voorin de zool. Op pagina 166, onder 'Teen', gaan we hier dieper op in.

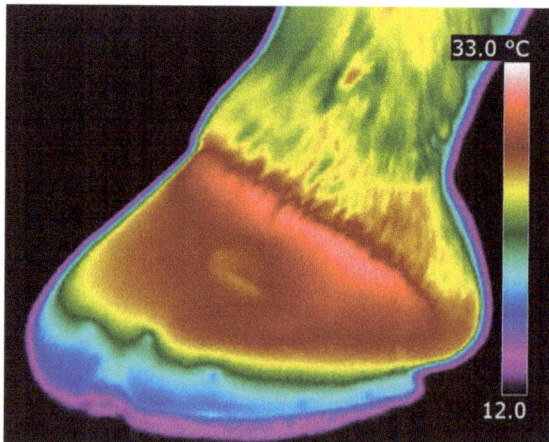

Hoeftemperatuur rond 30 graden bij een acute hoefbevangenheid
Dieper gelegen weefsel laat nog relatief lage temperatuur zien.
(foto: Helen Morrell)

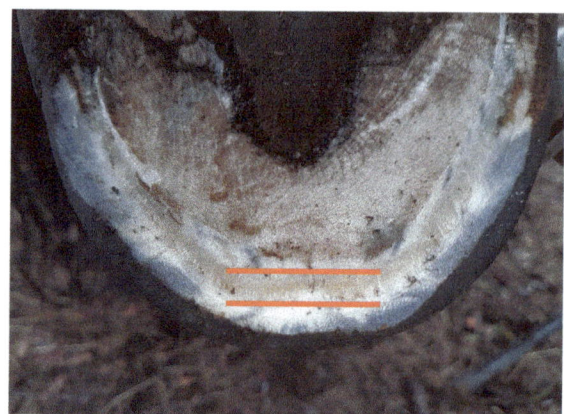

Verbrede witte lijn

- Eén of meer abcessen. Necrotisch (=afgestorven) weefsel, dat als gevolg van een verminderde doorbloeding niet op de gewone wijze wordt afgevoerd door het lichaam, hoopt zich op en veroorzaakt deze abcessen.

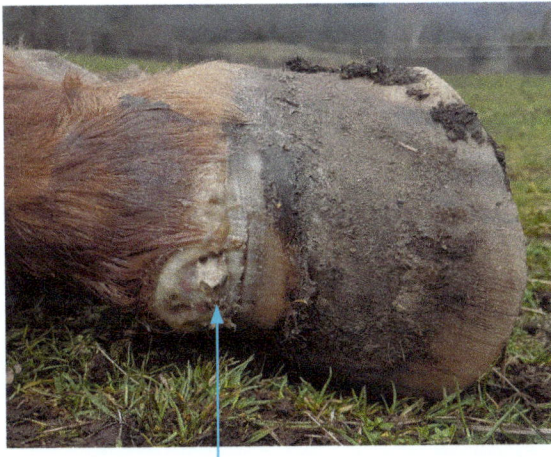

Kroonrandabces

> Veel klinische verschijnselen zijn alleen of voornamelijk zichtbaar in de voorhoeven. Dit wil zeker niet betekenen dat de achterhoeven niet aangedaan zijn. Het paard draagt, in stilstand en stap, ongeveer 65% van zijn gewicht op de voorhand. Hierdoor komt de acute pijn daar meer tot uiting. Kracht zetten doet het paard met de achterhand. Vooral in galop zorgt dit voor een veel beter werkend hoefmechanisme en daarmee voor gezondere hoeven.

AFWIJKINGEN IN STAND

- Niet willen bewegen
- Laminitis-stand:
  › Deze stand, waarbij het paard achterover hangt, draagt bij aan de genezing. Het ontlast beschadigde weefsels. Het hoefmechanisme wordt beter en daarmee de doorbloeding ook.

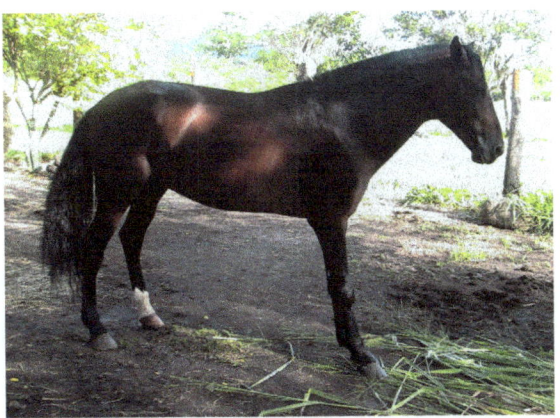

Laminitis-stand
(foto: Advanced equine therapies)

  › De hoefwand oefent een hefboomwerking uit op de voorzijde – de teen – van de hoef. Dit is pijnlijk bij hoefbevangenheid, doordat de lamellen ontstoken en gevoelig zijn. Het paard probeert de tenen van zijn voorhoeven te ontzien door achterover te hangen.
  › Pijnlijke druk op de kroonrand, en van de punt van het hoefbeen op de zool, worden minder als het paard deze stand aanneemt.
  › Het achterover hangen is erger naarmate de ernst van de hoefbevangenheid groter is of als het paard op een hardere ondergrond staat.

▸ In het geval van hoefbevangenheid in vier hoeven is de laminitis-stand niet meer mogelijk. Het paard zou dan achterover vallen. Het probeert zijn hoeven nu te ontzien door alle vier de hoeven dichtbij elkaar onder de buik te plaatsen. Sommige paarden gaan weer in een normale stand staan.

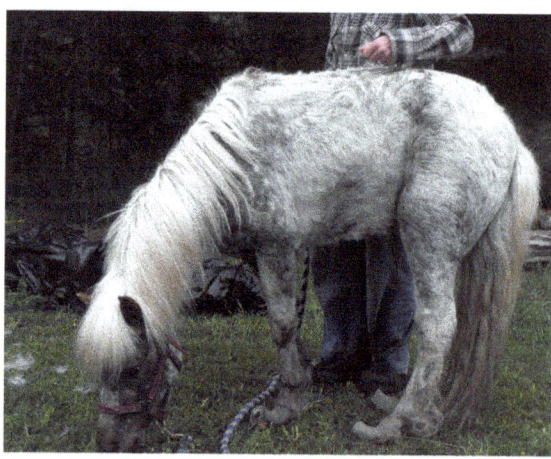

Vier hoeven onder het lichaam geplaatst
(foto: Rose Kingery-Potter)

➤ Pin je niet te veel vast op de bekende laminitis-stand. Sommige paarden trekken zich niets aan van wat wij denken te herkennen als een typerende stand. Allerlei combinaties van voor- en achterbenen vóór, achter of onder het lichaam zijn mogelijk. Vuistregel is dat elke duidelijke afwijking in stand je directe aandacht verdient.

▪ Heen en weer wiegen:
  ▸ Het wiegen op de benen kan gezien worden als een vergrotende trap van de laminitis-stand.
  ▸ De hoeven worden hier soms beurtelings bij opgetild. Dit bevordert het hoefmechanisme en ontziet om de beurt de linker- en de rechterhoef. Is één hoef meer beschadigd dan de andere dan zal het paard die hoef iets langer omhoog houden.
  ▸ Dit ritmisch bewegen wordt als afleidend of zelfs meditatief gedrag beschouwd. Mensen die flinke pijn hebben zie je dit soms ook doen.
  ▸ De intervallen tussen het optillen van de hoeven is een indicator van de mate van pijn die het paard ervaart.

➤ Soms is het wiegen niet met het blote oog waar te nemen. In veterinaire klinieken wordt soms met een drukplaat gewerkt om te meten of het paard zijn gewicht verplaatst.

▸ In uitzonderlijke gevallen zijn alleen de achterhoeven aangedaan. Het paard gaat dan wiegen op de achterbenen, plaatst zijn voorbenen zo ver mogelijk onder de borst en hangt met het hoofd naar voren om zijn evenwicht te bewaren.

▪ Niet meer willen staan. Een paard dat niet meer in de benen komt is vaak hoefbevangen aan alle vier de hoeven.

- Terug in de normale stand gaan. Soms is het paard zo 'doof' voor de pijn geworden dat het niet meer achterover hangt, wiegt of blijft liggen. Als het zó ver is zijn de andere verschijnselen gelukkig wel zo duidelijk dat je niet snel zult denken dat je paard weer gezond is.

AFWIJKINGEN IN BEWEGING

- Moeizaam en stram bewegen
- Het paard plaatst de hoeven zo ver moge-lijk voor het lichaam uit in een poging om de teen te ontzien
- Het paard probeert wendingen te voorkomen:
  - Bij wenden komt er meer kracht op het been waar omheen gewend wordt.
  - De pijnlijke weefsels in de hoef draaien bij wenden als het ware in elkaar.

- Rare snelle pasjes met de voorbenen, terwijl de achterbenen overdreven hoog opgetild worden. Dit is een indicatie dat het paard op vier hoeven hoefbevangen is. Hij probeert met deze manier van lopen te voorkomen dat hij zijn hoeven over de teen moet afwikkelen.
- Vanzelfsprekend geeft beweging op harde ondergrond meer last

AFWIJKINGEN IN GEDRAG

Een paard dat pijn heeft toont vaak een of meer van de volgende gedragingen:

- Prikkelbaar
- Angstig
- Teruggetrokken
- Vermoeid
- Zuchten, kreunen

BOTDEMINERALISATIE, OSTEOPENIE EN OSTEOPOROSE

De termen botdemineralisatie, osteopenie en osteoporose worden vaak door elkaar gebruikt. Osteopenie wordt daarbij als voorloper van osteoporose beschouwd. De grens tussen beide is echter, behalve met een botdichtheidsonderzoek, arbitrair en daardoor moeilijk te trekken. Is de demineralisatie beperkt, heeft het paard geen pijn en is de kwali-teit van het bot nog niet zo verslechterd dat er een verhoogde kans op fissuren of fracturen is, spreekt men van osteopenie. Bij osteoporose is er sprake van gevorderde demineralisa-tie, pijn en een verhoogd breukrisico.

Het nadeel van het gebruik van de term demineralisatie is dat het botmineraalgehalte en de botdichtheid moeilijk met een gewone röntgenfoto zijn vast te stellen. Pas vanaf 30% verlies aan botdichtheid is een dergelijke foto accuraat.

Voor de leesbaarheid gebruiken we in dit boek zo veel mogelijk de term botdemineralisatie, tenzij de context anders voorschrijft.

KENMERKEN DIE ZICHTBAAR ZIJN OP RÖNTGENFOTO'S

- Lamellaire onthechting:
  - › In eerste instantie is er alleen een vergroting van de afstand te zien tussen het hoefbeen en de hoefwand, terwijl ze wel evenwijdig aan elkaar blijven.
  - › Kanteling van het hoefbeen, zoals bij chronische hoefbevangenheid het geval is, kan samen op gaan met verzakking van het hoefbeen (zinker). Dit maakt het soms lastig de mate waarin deze twee verschijnselen optreden goed vast te stellen met alleen een röntgenfoto.
  - › Bloedingen
  - › Zwelling van de dermale lamellen
  - › Oedeem (ophoping van weefselvloeistof, zie pagina 74)
  - › Donkere lijntjes op de foto duiden op gas in de ruimte tussen de epidermale lamellen waar eerder de dermale lamellen zaten. Dit gas is stikstof dat aan het bloed onttrokken wordt onder invloed van een vacuüm.
- Lichte botreactie, met name een bovenmatige vorming van botweefsel van het hoefbeen.
- Soms is er al osteopenie van het hoefbeen te zien (zie kadertekst 'Botdemineralisatie, osteopenie en osteoporose' op pagina 55).
- Beginnende infectie van het hoefbeen (osteitis, (zie pagina 176, onder '(A)septische osteitis en osteomyelitis')

CHRONISCHE FASE

Bij chronische hoefbevangenheid is er sprake van één, meer of zelfs alle klinische verschijnselen van acute hoefbevangenheid. Kenmerkend voor chronische hoefbevangenheid zijn:

- Aantasting van de normale anatomie van de hoef
- Afwijkingen in stand
- Afwijkingen in beweging
- Kenmerken die alleen zichtbaar zijn op röntgenfoto's

AANTASTING VAN DE NORMALE ANATOMIE VAN DE HOEF

Deze aantasting is zichtbaar in of aan:

- De positie van het hoefbeen en de hoefcapsule ten opzichte van elkaar
- De vorm en staat van het hoefbeen
- De vorm en staat van de zool
- De vorm en staat van de hoefwand

POSITIE VAN HET HOEFBEEN EN DE HOEFCAPSULE TEN OPZICHTE VAN ELKAAR

In de chronische fase is er in eerste instantie altijd sprake van hoefbeenkanteling en in een later stadium eventueel hoefcapsulerotatie (zie kadertekst 'Hoefbeenkanteling en hoefcapsulerotatie' op pagina 59). De ruimte die hierdoor tussen het hoefbeen en de hoefwand in het teengebied ontstaat, wordt opgevuld door woekerende corneocyten (hoorncellen), (oud) ontstekingsbloed, serum en necrotisch weefsel. Langs de randen ontstaan ontstekingen, al dan niet met uittredend ontstekingsvocht (exsudaat). Dit geheel noemen we de lamellenwig. Een zachte, sponsachtige lamellenwig duidt op een nog actieve ontsteking. Is er geen sprake meer van ontsteking, dan zal de wig uitharden en een hoornachtige structuur laten zien.

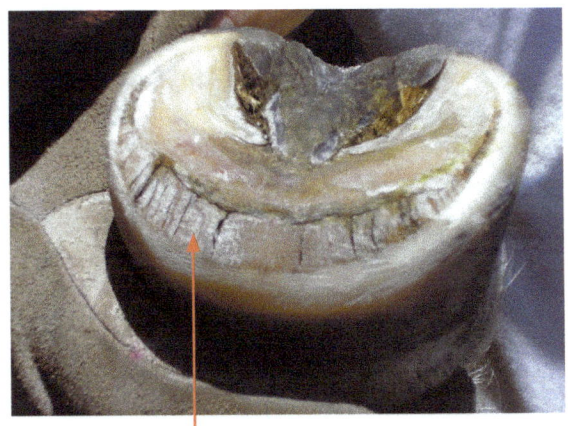

Lamellenwig
(foto: Cynthia Cooper)

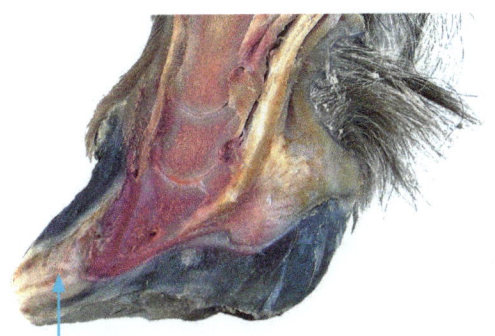

Lamellenwig (sagittale doorsnede)

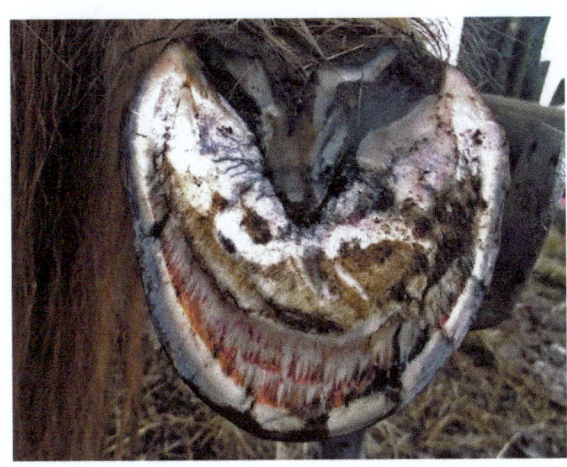

Bloed en exsudaat in de lamellenwig

Als gevolg van schade aan de lamellen zakt het hoefbeen weg in de hoefcapsule. De verbinding van de lamellen is immers zó verzwakt, dat deze niet langer voldoende tegendruk kan geven aan de neerwaartse druk van het gewicht van het paard in combinatie met de trekkracht van de diepe buigpees tijdens het afwikkelen van de hoef. Dit is voelbaar aan de kroonrand die als het ware indeukt. Het vet- en bindweefsel dat net onder de huid ligt (kroonrandkussen) wordt door het zakkende hoefbeen mee naar beneden getrokken. De bovenkant van de hoefwand wordt door de huid heen voelbaar. Dit begint aan de voorzijde van de hoef voelbaar. Naarmate de ernst toeneemt zal het ook aan de zijkanten en zelfs boven de hielen te voelen zijn.

KROONRANDSEPARATIE

In nog ernstiger gevallen laat de huid zelfs los. Dit fenomeen heet kroonrandseparatie. Er kan geelachtig serum te voorschijn komen.

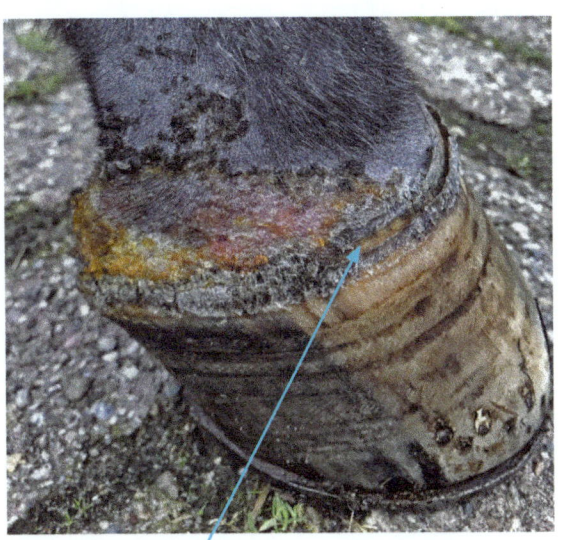

Kroonrandseparatie
(foto: Nicolette Kosterman)

KROONLEDERHUIDPROLAPS

Een gradatie erger is de kroonlederhuidprolaps. De kroonlederhuid puilt nu uit de opening die ontstaan is door de kroonrandseparatie.

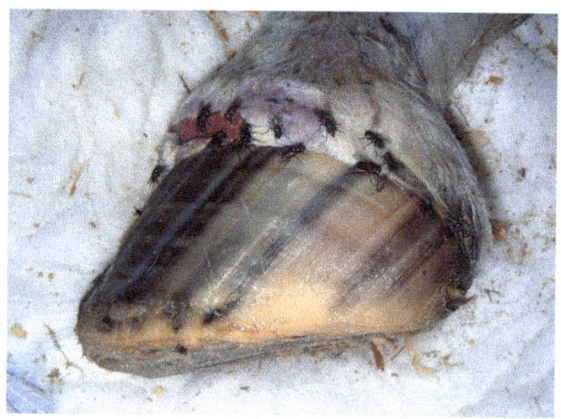

Kroonlederhuidprolaps
(foto: Kim Hillegas)

ZINKER

Het hoefbeen kan ook integraal naar beneden zakken. Dit heet, zoals eerder gezegd, een zinker. Dit is het gevolg van het verbreken van de lamellenverbinding rondom de hele hoef, in plaats van alleen in het teengedeelte. Hoefbeenkanteling en hoefcapsulerotatie worden nu minder, doordat de achterzijde van het hoefbeen nu ook zakt. Bij een (beginnende) zinker is er ter hoogte van de kroonrand eveneens separatie te zien. De kroonrand staat recht naar beneden en voelt 'leeg' aan. In sommige gevallen is er een deukje in het midden van de kroonrand zichtbaar.

In de stabiel chronische fase stabiliseert het hoefbeen zich, zij het in de afwijkende, gekantelde positie ten opzichte van de hoefcapsule. Hoefwand en zool beginnen weer te groeien.

VORM EN STAAT VAN HET HOEFBEEN

Bot is levend en actief weefsel. Als er druk op wordt uitgeoefend treden er veranderingen op.

HOEDENRAND

De punt van het hoefbeen kan vervormen (deformeren) onder invloed van de grote druk. Dit verschijnsel noemen we een hoedenrand. Een hoedenrand kan afbreken. Een hoedenrand zal bij genezing ook weer verdwijnen. De druk waaronder deze ontstaan is zal immers wegvallen. De nieuw afgroeiende rechte hoefwand zal zelfs de benodigde druk uitoefenen om het bot weer in de juiste vorm te dwingen. Nogmaals: bot is dynamisch weefsel en zal zich aanpassen. Uiteraard gaat hier weer een flinke tijd overheen. Ongeveer zoveel tijd als dat het geduurd heeft om de hoedenrand te laten ontstaan. Natuurlijk zullen alle omstandigheden daarvoor wel weer optimaal moeten zijn.

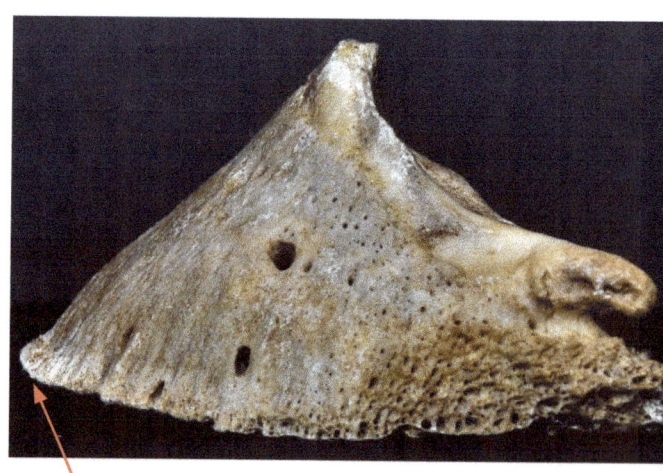

Hoedenrand
(foto: Claudia Garner)

HOEFBEENKANTELING EN HOEFCAPSULEROTATIE

In de chronische fase van hoef-bevangenheid verandert de hoek tussen het hoefbeen en de hoefcapsule. Deze verandering is het gevolg van zowel het kantelen van het hoefbeen als het roteren van de hoefcapsule.

In eerste instantie zal het hoefbeen ten opzichte van de hoefwand kantelen. De lamellenverbinding is in dat geval alleen voorin de hoef beschadigd. Het hoefbeen draait (roteert) om de nog intacte achterzijde van de lamellenver-binding heen. Dit gebeurt vooral onder invloed van de neerwaartse druk van het gewicht van het paard en, in mindere mate, de trekkracht die de diepe buigspier tijdens het afwikkelen van de hoef via de diepe buigpees op het hoefbeen uitoefent. Dit verschijnsel heet hoefbeenkanteling. Of, om precies te zijn, histologisch-mechanische hoefbeenkanteling. In de kader-tekst op de volgende pagina zullen we de mechanische component nog verder nuanceren.

Naast wat hierboven beschreven staat, zijn er krachten die op het hoefbeen inwerken die te wijten zijn aan de collaterale ligamenten van het hoefgewricht en de hydro-statische druk van bloedvaten. Deze zijn echter relatief klein. We zullen ze in het kader van dit boek buiten beschouwing laten.

In een volgend stadium zal de hoek tussen het hoefbeen en de hoefcapsule verder toene-men. Bovenop de voortgaande hoefbeenkanteling is er nu ook sprake van hoefcapsulerotatie. De hoefwand wordt hierbij weggedrukt van het hoefbeen. We maken hierbij onderscheid tus-sen anatomische-mechanische en histologische hoefcapsulerotatie.

Anatomische-mechanische hoefcapsulerotatie treedt op onder invloed van een verkeerde biome-chanische krachtverdeling. Een te lange teen, te lange hoefwand en te hoge hielen dragen hier allemaal aan bij. De hoefcapsule wordt losgescheurd van de interne voet. Histologische hoefcapsulerotatie gebeurt door de vorming van een lamellenwig. In veel gevallen tre-den anatomische-mechanische en histologische hoefcapsulerotatie samen op.

Om de kans op een succesvolle genezing te vergroten, is het belangrijk dat we ons realiseren dat hoefbeenkanteling en hoef-capsulerotatie niet hetzelfde zijn. Aan de neerwaartse kracht van het gewicht van het paard is niets te veranderen. Zelfs in een anatomisch perfecte hoef, waar de druk op de hoefwand minimaal is en de hielen de juiste hoogte hebben om het hoefbeen in zijn optimale positie te plaatsen, zal het hoefbeen kantelen zodra de lamellenverbinding in de teen het begeeft. Hoefcapsulerotatie daarentegen, is met een of meer bekappingen in grote mate te corrigeren. Zodra het hoefbeen zijn anatomisch correcte positie weer zo veel mogelijk inneemt, zal de hoef beter in balans zijn en de krachtverdeling op alle anato-mische onderdelen van de hoef optimaal. Deze benadering zal ook leiden tot vermindering van pijn, een verbeterd hoefmechanisme en daarmee tot een sneller herstel.

Er bestaat geen overkoepelende term die zowel hoefbeenkanteling als hoefcapsulerotatie omvat. Waar we het in dit boek hebben over hoefbeenkanteling, worden beide verschijnselen bedoeld. Tenzij de context anders voorschrijft.

MEDIO-LATERALE HOEFBEENKANTELING

In sommige gevallen zien we op röntgenfoto's dat de positie van het hoefbeen ten opzichte van de hoefcapsule ook zijdelings verandert. Hier is sprake van een medio-laterale hoefbeenkanteling.

Dit fenomeen komt minder vaak voor dan de 'gewone', dorso-palmaire hoefbeenkanteling. Al komen we het wel vaker tegen sinds dierenartsen vaker om dor-sale röntgenfoto's vragen. Op deze foto's zien we dat het hoefbeen mediaal helt in de hoefcapsule. In het uitzonderlijke geval dat het hoefbeen de andere kant op zakt, spreken we van een latero-mediale hoefbeenkanteling. Deze laten we hier voor de overzichtelijkheid even buiten beschouwing.

De veranderde positie van het hoefbeen is ook te zien aan de gewrichtsspleet tussen het kroon- en het hoefbeen, die aan de laterale zijde wijder is dan aan de mediale. Aan de mediale zijde treffen we meestal een vermin-derde zooldikte aan.

Een medio-laterale hoefbeen-rotatie geeft verhoogde druk op de mediale zijde van het hoefbeen. Dit verhoogt aldaar de kans op osteoporose op dezelfde wijze als het geval is bij een dorso-palmaire hoefbeenkanteling.

Zonder röntgenfoto zijn er ook aan-wijzingen te vinden. Aan de mediale zijde van de hoef is er verminderde hoefgroei. De kroonrand voelt er in-gedeukt aan. De bovenkant van de hoefwand wordt door de huid heen voelbaar, terwijl dit aan de laterale zijde minder of niet het geval is.

DIEPE BUIGPEES EN HOEFBEENKANTELING

Eerder heb je gelezen dat de lamellenverbinding en de witte lijn samen met de strekpees een tegenkracht aan de diepe buigpees bieden. Raakt de lamellenverbinding beschadigd, zoals het geval is bij hoefbevangenheid, dan zal zowel de neerwaartse kracht van het lichaamsgewicht van het paard, als de trekkracht die de diepe buigspier via de diepe buigpees op het hoefbeen overbrengt niet langer voldoende gecompenseerd worden. Deze twee krachten zullen het hoefbeen respectievelijk losdrukken en -trekken. Hoefbeenkanteling is het gevolg.

Veel hoefsmeden en dierenartsen richten hun aandacht vooral – en te veel – op de trekkracht van de buigspier. De vraagt rijst of dit wel helemaal terecht is. De kracht die de diepe buigspier in rust uitoefent op de diepe buigpees (de spiertonus) zal zich snel aanpassen. Bovendien wordt de pees zelf een paar millimeter korter. Door beide factoren wordt de trekkracht op het hoefbeen minder. Deze komt weer in evenwicht met de bovengenoemde tegenkracht.

En hoe zit het met een zinker, waarbij de lamellenverbinding rondom zwaar beschadigd raakt? Opvallend genoeg kantelt het hoefbeen in deze situatie minder dan je verwachten zou. Het hoefbeen daalt in de hoefcapsule en blijft daarbij zowel nagenoeg parallel aan de grond, als in de juiste hoek ten opzichte van het koot- en kroonbeen. Het antwoord is eenvoudig. Het is voornamelijk het gewicht van het paard dat het hoefbeen doet zinken. Is de lamellenverbinding alleen voorin de hoef beschadigd dan zal het hoefbeen in de hoefcapsule om de nog intacte achterzijde heen naar beneden draaien.

Raakt de hele lamellenverbinding beschadigd, dan is dit uiteraard niet meer mogelijk. In stand draagt een enkel voorbeen circa 30% van het lichaamsgewicht. In galop is dit zelfs 150%. 24 uur nadat het paard kreupelheidsklachten vertoont, is de lamellenverbinding al een factor 10 zwakker dan in gezonde toestand. Weerstand bieden aan de neerwaartse kracht van het lichaamsgewicht is niet langer mogelijk. Het hoefbeen wordt door het gewicht van het paard integraal naar beneden gedrukt.

Wel is het zo dat de tegenkracht van strekpees en gedeeltelijk beschadigde lamellenverbinding samen, niet voldoende is tijdens het afrollen van de hoef. Dan is er immers een moment waarop de diepe buigspier via de buigpees het hoefbeen naar achter trekt terwijl de hoef nog wordt 'tegengehouden' door de ondergrond. Dit draagt bij aan verdere hoefbeenkanteling en verklaart gedeeltelijk waarom er ook in het geval van een zinker enige kanteling te zien is op röntgenfoto's. Gedeeltelijk, aangezien de verklaring ook gezocht moet worden in het feit dat veruit de meeste zinkers niet van de ene op de andere dag ontstaan, maar vooraf gegaan worden door een hoefbeenkanteling. Langdurige hoefbeenkanteling en de ermee gepaard gaande verkorting van de diepe buigpees zou kunnen maken dat deze laatste chronisch samentrekt.

HOEFBEENREMODELLERING EN -DEFORMATIE

Bij het langdurig optreden van flares (uitwaaierende hoefwand, zie pagina 64) zal het lichaam in sommige gevallen proberen de ruimte tussen het hoefbeen en de hoefwand op te vullen door meer botweefsel aan te maken. Ter hoogte van de flare neemt het hoefbeen de vorm van een flare aan. Dit heet hoefbeenremodellering. In ernstiger gevallen vervormt het hele hoefbeen, hetgeen we hoefbeendeformatie noemen.

HOEFBEENFISSUREN EN -FRACTUREN

De randen van het hoefbeen kunnen eveneens door de druk inscheuren. Dit heet een hoefbeenfissuur. Is er sprake van een volledige breuk, dan betreft het een hoefbeenfractuur.

BOTDEMINERALISATIE

Het hele hoefbeen kan door onregelmatige of slechte bloedtoevoer 'demineraliseren' (osteopenie of, in verder gevorderd stadium, osteoporose). Het paard onttrekt magnesium en calcium aan het bot. De dichtheid van het bot vermindert, wat de kans op het ontstaan van hoefbeenfissuren en -fracturen vergroot.

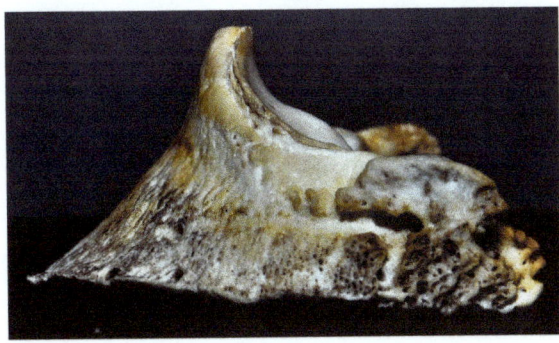

Gedemineraliseerd hoefbeen
(foto: Claudia Garner)

OSTEITIS EN OSTEOMYELITIS

Het bot(vlies) kan ontstoken raken. Een ontsteking in het bot noemen we osteitis. In het geval van hoefbevangenheid vinden we deze ontsteking meestal in de punt van het hoefbeen. Raakt het beenmerg ook ontstoken, dan is er sprake van osteomyelitis (zie pagina 176, onder '(A)septische osteitis en osteomyelitis').

De belangrijkste complicaties bij osteitis en osteomyelitis in het hoefbeen zijn misvorming van het bot en ontsteking van het hoefgewricht (artritis) door uitbreiding van de infectie.

VORM EN STAAT VAN DE ZOOL

In de chronische fase treden er vaak deformaties van de zool op. De kwaliteit van het weefsel gaat achteruit. We komen de volgende zaken met regelmaat tegen:

- Zijdelingse straalgroeven die achterin de hoef veel dieper zijn dan bij de apex van de straal
- Een samengeperste zool die daardoor dunner en gevoeliger wordt
- Zwarte plekken op de zool
- Necrotisch weefsel als gevolg van samenpersing van en schade aan de zoollederhuid en de bloedvaten aldaar. De bloedvaten die de zool van bloed moeten voorzien komen niet door het hoefbeen heen, maar krullen als het ware om de rand van het hoefbeen heen. Een kantelend of zinkend hoefbeen drukt deze bloedvaten daardoor makkelijk dicht.
- Een platte of zelfs bollende zool in de voorste helft van de hoef als gevolg van inwerkende druk van het gekantelde of gezonken hoefbeen. Dit kan al na enkele

dagen zichtbaar worden en heet een zoolprolaps. Over de bolling heen kunnen donkere lijntjes of scheurtjes verschijnen. Dit is een voorteken van het door de zool heen breken van het hoefbeen oftewel een zoolperforatie.

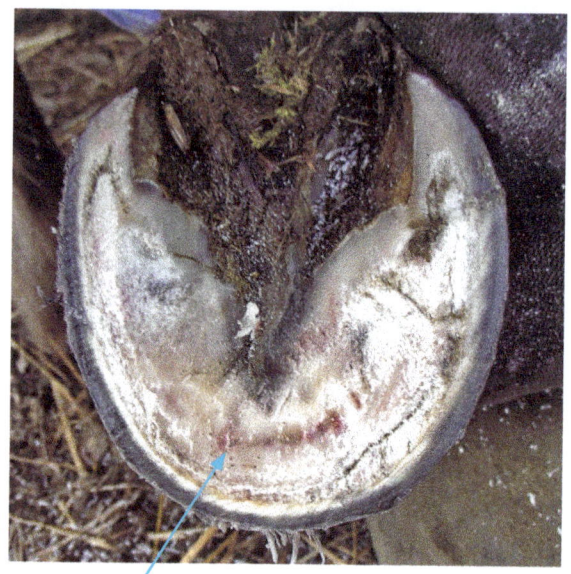

Zoolkneuzing

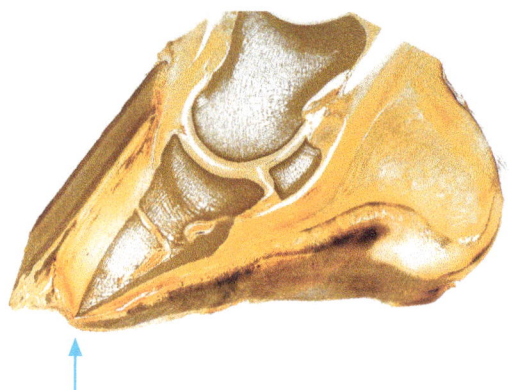

Zoolperforatie (sagittale doorsnede)
(plastinaat: Christoph von Horst)

- Dit alles kan gepaard gaan met:
  - Een maanvormige rand van rood-paarse zoolkneuzingen
  - Plekken met (oud) ontstekingsbloed
  - Zoolabcessen
  - Bloedvergiftiging (sepsis)
  - Een rotstraal-achtige straalinfectie, al dan niet met de bijbehorende doordringende stank. Het laatste restje bescherming dat de zool nog geeft aan het hoefbeen wordt door deze infectie aangetast.

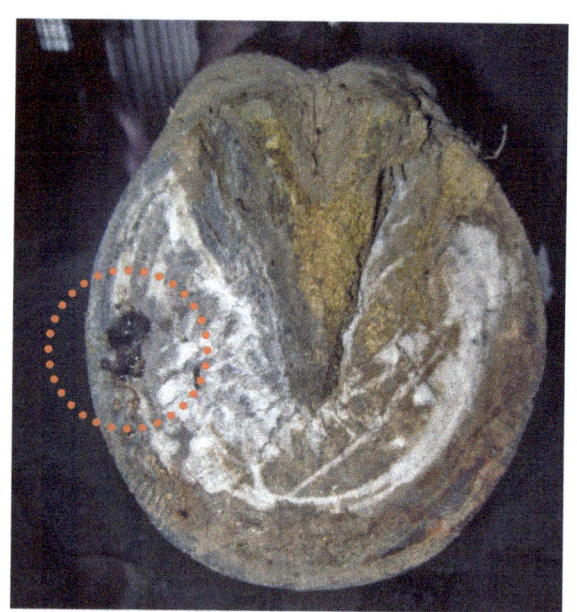

Zoolabces
(foto: Jamie Berning)

VORM EN STAAT VAN DE HOEFWAND

De hoefwand vertoont in deze fase vaak een vreemd beeld. De matige doorbloeding voor in de hoef veroorzaakt een gebrek aan zwavel bevattende aminozuren. Dit vertraagt de hoorngroei in het teengedeelte, terwijl deze in de hielen in het normale tempo doorgaat. Een kelkvormige hoef met hoge hielen is het resultaat.

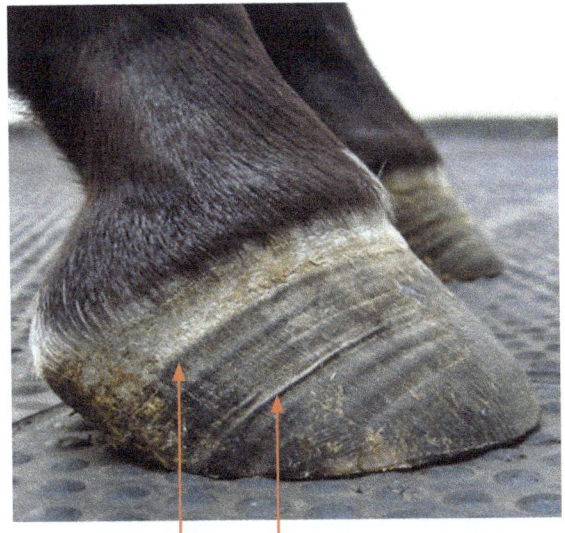

Verstoorde groeiringen
(foto: The Liphook equine hospital)

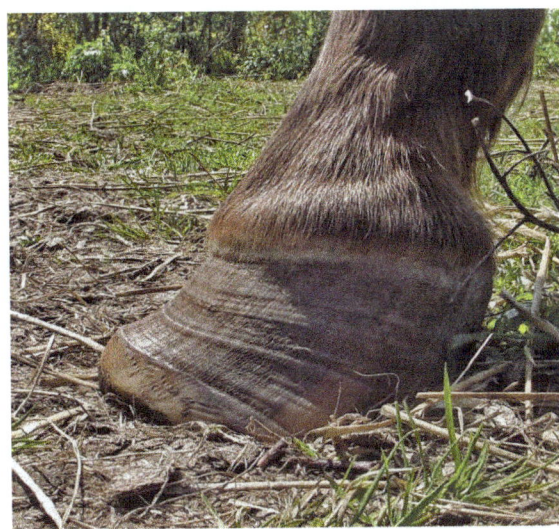

Kelkvormige hoef

LAMINITISRING

Het verzakkende hoefbeen neemt de draadvormige papillen, die de epidermale lamellen produceren, mee naar beneden. De productie van epidermale lamellen gaat ondertussen gewoon door. Een diepe laminitisring, zichtbaar in de hoefwand, is het gevolg.

GROEIRINGEN

Als gevolg van seizoenswisselingen, voedselveranderingen, stress, medicijnen, koorts of infecties kunnen bij alle paarden, evenwijdig aan de kroonrand, ondiepe groeiringen in de hoefwand ontstaan. Bij een chronisch hoefbevangen paard lopen deze niet meer evenwijdig aan de kroonrand. Als gevolg van de tragere groei aan de teen liggen de ringen daar dichter op elkaar. De ringen zijn ook veel nadrukkelijker aanwezig. Dit komt door 'trekkracht' van binnenuit door het verzakkende hoefbeen.

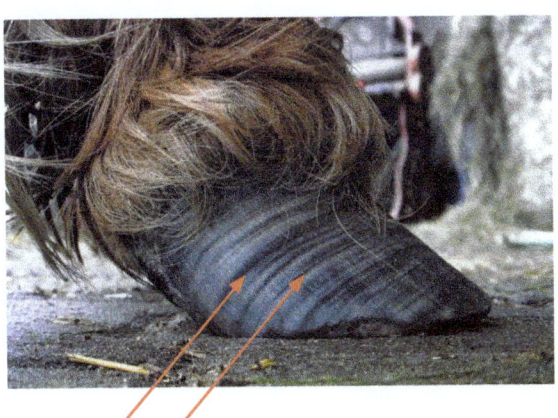

Laminitisringen

KNOLHOEF

In ernstige gevallen ontstaat een knolhoef. Hierbij groeit het hoorn als het ware van het hoefbeen af. Dit is herkenbaar aan een extreem brede witte lijn in het teengedeelte van de hoef. Een knolhoef komt vaker voor bij een zinker dan bij een hoefbeenkanteling.

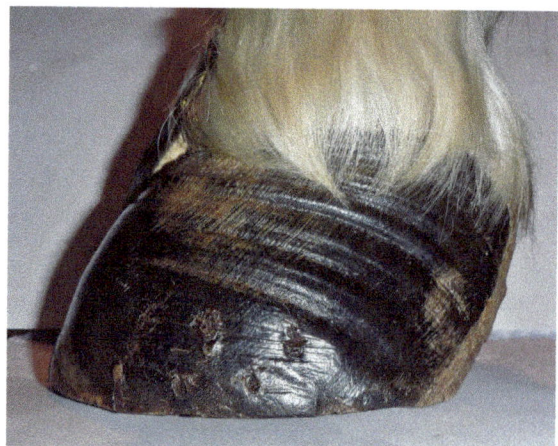

Knolhoef

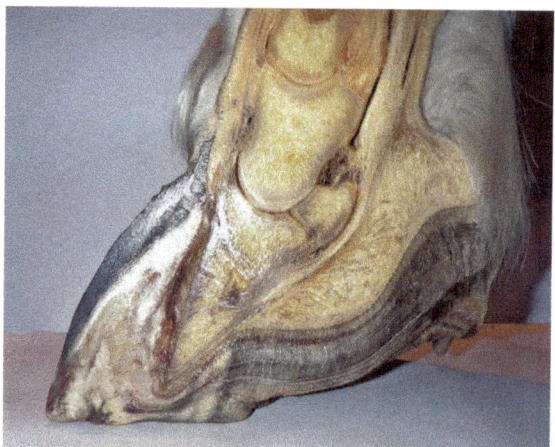

Knolhoef (sagittale doorsnede)
(foto:'s Lucy Priory)

VERBREDE WITTE LIJN

De hoefwand raakt (gedeeltelijk) gescheiden van het hoefbeen. Er ontstaat een verbrede witte lijn. Dit kan weer aparte infecties als complicatie opleveren, zoals witte lijn-ziekte (zie pagina 177, onder 'Witte lijn-ziekte').

FLARES

Er ontstaan flares. Dit zijn vervormingen van de hoefwand waarbij deze naar buiten uitwaaiert. De oorzaak van flares ligt in het feit dat de lamellenverbinding niet voldoende in staat is om de mechanische krachten die langdurig op de hoefwand inwerken op te vangen. Met name, maar niet uitsluitend, bij de flares kan de hoefwand splijten en brokkelen.

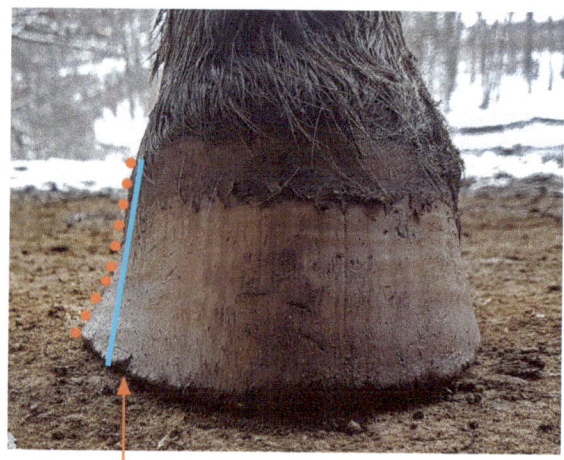

Flare met brokkelende hoefwand

> De hoek van de laterale zijde van een gezonde hoefwand is vaak iets flauwer dan die van de mediale zijde. Dit moet niet met een flare verward worden.

> Nadat de overbelasting door de mechanische krachten weggenomen is, neemt de hoefwand na verloop van tijd zijn oorspronkelijke vorm weer aan. De mate waarin de hoefwand hiertoe in staat is, is mede afhankelijk van de staat (lees: gezondheid) van het hoornweefsel en de onderliggende weefsels, zoals lamellenverbinding, hoefbeen en hoefkraakbeen. De tijd die nodig is om te herstellen, is direct gerelateerd aan de tijd dat de hoefwand overbelast is geweest.

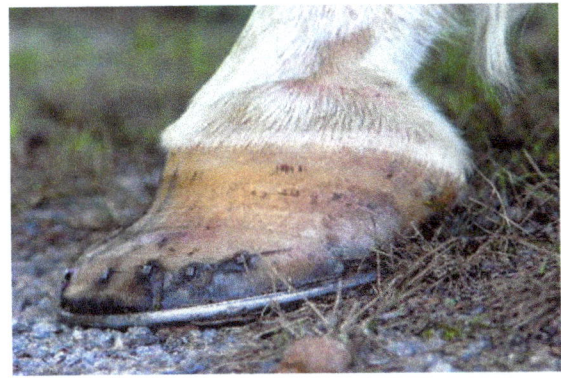

Eendensnavel
(foto: Gretschen Fathauer)

TURKSE SLOFFEN

Als er niet op tijd op de juiste manier bekapt wordt, en bij het afwikkelen van de hoef telkens weer druk op de verzwakte lamellenverbinding wordt uitgeoefend, ontstaan de typerende 'Turkse sloffen' of 'eendensnavels'.

ONTSCHOENING

In nog ernstiger gevallen raakt de verbinding tussen hoefleder- en opperhuid zo verzwakt en ontstoken dat deze geheel verbreekt. De hele hoefwand laat los. Dit akelige fenomeen staat bekend als gedeeltelijke ontschoening. Als de ontschoening zich niet beperkt tot de hoefwand maar ook de zool, straal, hoefballen én het perioplum loslaten, spreken we van totale ontschoening. Opvallend is dat er bij deze weefsels geen sprake is van een lamellenverbinding.

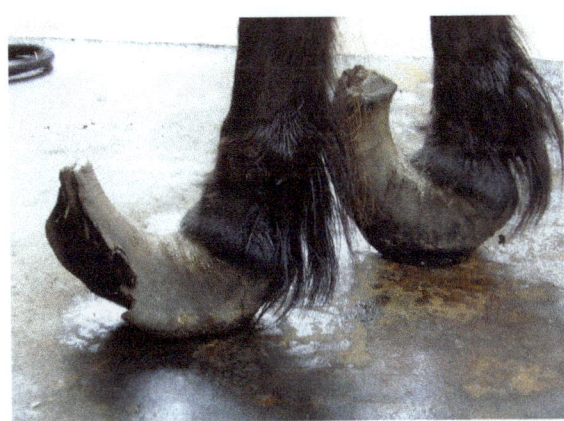

Turkse sloffen
(foto: Cynthia Cooper)

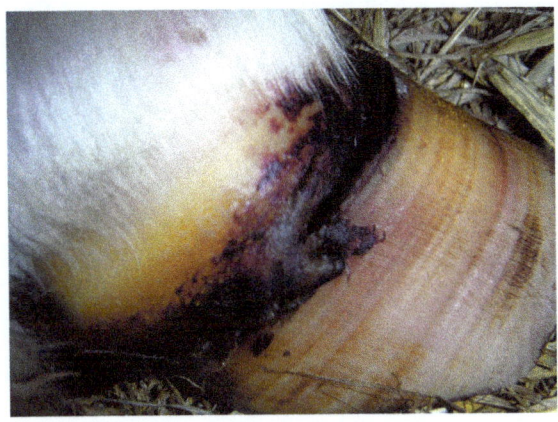

Ontschoening
(foto: Mike van Dijk)

AFWIJKINGEN IN STAND

Naast ontlasting van de teen, zoals in de acute fase, neemt het paard in de chronische fase de laminitis-stand ook aan om de druk die de punt van het hoefbeen van binnenuit uitoefent op de zool te verminderen. In geval van een zinker probeert het paard de aangedane benen zo verticaal mogelijk onder het lichaam te plaatsen.

AFWIJKINGEN IN BEWEGING

De afwijkingen in beweging in de acute fase zijn ook vaak aanwezig bij chronisch hoefbevangen paarden. Door de afwijkende positie van het hoefbeen en de gevoeligheid in de teen wordt het lopen nog eens extra bemoeilijkt. Het paard gaat overdreven op de hiel landen om de teen en de zool te ontzien. Er is vervolgens niet voldoende tijd om de hele hoef correct af te wikkelen. Daardoor slaat de teen tegen de grond aan. Dit levert extra kans op beschadiging van de lamellenverbinding aan de voorzijde van de hoef op.

KENMERKEN DIE ALLEEN ZICHTBAAR ZIJN OP RÖNTGENFOTO'S

Aan de hand van röntgenfoto's kan de mate van lamellaire onthechting en kantelen of zinken van het hoefbeen zichtbaar gemaakt worden. Dit geeft aanvullende informatie bij chronische hoefbevangenheid, met name over de ernst en de duur van de aandoening tot nu toe. Op basis hiervan kunnen de hoefverzorger, dierenarts en jij misschien beter besluiten welke behandeling het beste past.

In het algemeen hanteren dierenartsen en hoefsmeden de volgende vuistregel:

- Een kanteling van minder dan 5,5 graden geeft goede hoop
- Een kanteling van meer dan 11,5 graden is een slecht teken

Uitzonderingen op het tweede deel van deze regel komen gelukkig vaak voor en zijn afhankelijk van de gekozen behandeling. Een paard met 5 graden hoefbeenkanteling, dat op therapeutisch hoefbeslag en zware pijnstilling wordt gezet, zonder bewegings-, voedings- en huisvestingsaanpassingen, heeft meestal een slechter perspectief dan een paard met een twee keer zo grote kanteling dat behandeld wordt, zoals in dit boek beschreven wordt.

> ➤ Onderzoek uit 2010 heeft laten zien dat de snelheid waarmee de kanteling toe- of juist afneemt een veel belangrijker prognostisch hulpmiddel is dan de absolute mate van hoefbeenkanteling.

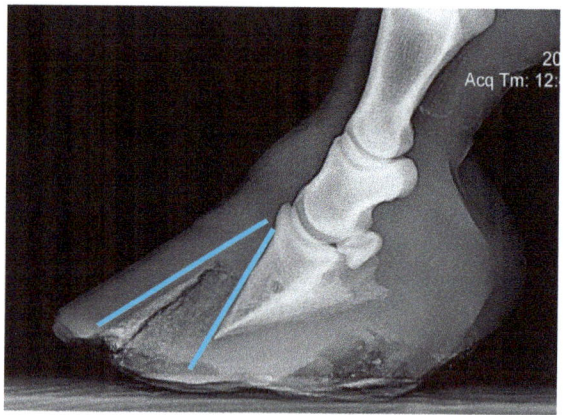

Hoefbeenkanteling
(foto: Myhre equine clinic)

De gezond afgroeiende hoefwand zal het hoefbeen weer in zijn oude, gezonde positie terugbrengen. Ongeacht de mate van kanteling. Uiteraard weer onder de juiste omstandigheden en behandeling. In de loop van het genezingsproces kunnen foto's uitsluitsel geven over de voortgang van dit proces.

Op de foto's kunnen één of meer van de volgende kenmerken zichtbaar zijn:

- Lamellaire onthechting. Deze is te zien als donkere lijntjes.
- De mate van kanteling of het optreden van een zinker.
- Bij hoefbeenkanteling waarbij de punt van het hoefbeen al tegen de zool aan drukt kunnen beide gedeeltelijk afsterven. Dit necrotisch weefsel is zichtbaar.
- De vorm en de staat van het hoefbeen:
  - ▸ Hoedenrand
  - ▸ Hoefbeenfissuren en -fracturen
  - ▸ Botdemineralisatie
- Bloedingen, zwelling, oedeem en stikstofgas zijn ook in deze fase te zien.
- Gas en pus als gevolg van osteitis, osteomyelitis of abcessen zijn zichtbaar.
- In een laat stadium zijn tekenen van ontstekingen en infecties met foto's aan te tonen.

ONTSTEKING
Een reactie van het lichaam op weefselschade.

INFECTIE
Besmetting veroorzaakt door een ziektekiem zoals een bacterie, schimmel, virus of parasiet.

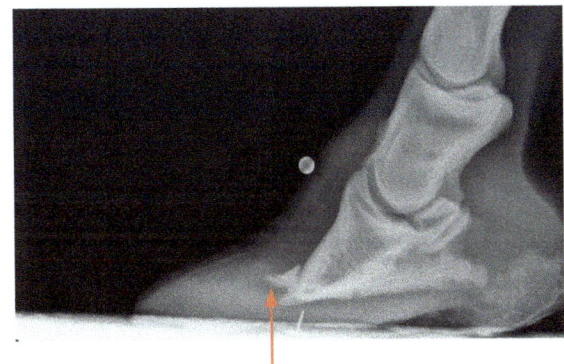

Afgebroken hoedenrand
(foto: Elizabeth Fish)

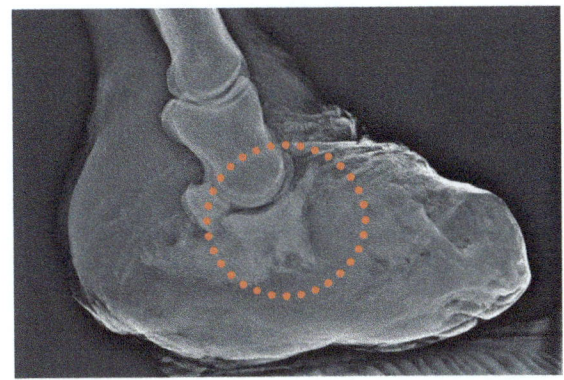

Gedemineraliseerd hoefbeen

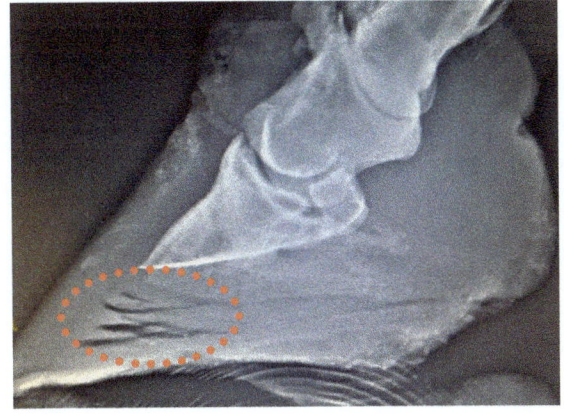

Zoolabces

PIJN

In zowel de acute als de chronische fase heeft het paard te kampen met pijn en kreupelheid. Deze pijn en kreupelheid kunnen variëren van mild tot ondraaglijk. De oorzaken van pijn zijn legio en kunnen gerelateerd zijn aan onderstaande klinische verschijnselen en complicaties:

- De ontsteking van de lamellen en de pulsaties die ermee gepaard gaan
- Beschadigingen aan het basale membraan en andere bindweefsels, al dan niet als gevolg van katabolisme (zie pagina 98)
- De hefboomwerking die de hoefwand voor in de hoef uitoefent op de ontstoken en beschadigde lamellenverbinding
- Druk van het gekantelde of gezonken hoefbeen op de samengeperste zool
- Doorbloeding:
  - ‣ Een verminderde of ontbrekende doorbloeding (ischemie) als gevolg van vasoconstrictie (vaatvernauwing), met name van de aderen (venoconstrictie) en het hiermee gepaard gaande zuurstoftekort in het hoefweefsel.
  - ‣ Het weer op gang komen van de doorbloeding na vasodilitatie (vaatverwijding)
  - ‣ Schade aan de bloedvaten
  - ‣ Microtromboses (uiterst kleine bloedpropjes)
- Oedeem en ophoping van bloed en serum tussen de hoefwand en het hoefbeen. Deze pijn is vergelijkbaar met het compartimentsyndroom.
- Spierpijn als gevolg van de laminitis-stand
- Primaire oorzaken, zoals PPID en ontstekingen (zie kadertekst 'SIRS-gerelateerde hoefbevangenheid' op pagina 81)

- Complicaties, zoals abcessen, straalinfectie en bloedvergiftiging
- Complicaties van gebruik van NSAID's, zoals maagzweren en darmontstekingen (enterocolitis)

NEUROPATHISCHE PIJN

De International Association for the Study of Pain definieert pijn als een onaangename sensorische en emotionele ervaring, die in verband wordt gebracht met bestaande of dreigende weefselbeschadiging. Speciale pijnreceptoren, nociceptoren genoemd, nemen prikkels waar die een schadelijke invloed op het organisme kunnen hebben. Deze prikkels wekken een gevoel van pijn op. We noemend dit nociceptieve pijn of weefselpijn. Daarnaast bestaat er neuropathische pijn (ook: zenuwpijn). Hierbij zijn het beschadigde en daardoor dysfunctionerende zenuwcellen zelf die pijn veroorzaken. Door de beschadiging ontstaat er als het ware kortsluiting. Dit wekt spontane prikkels op in de zenuw. De pijnprikkel wordt via het ruggenmerg doorgegeven aan de hersenen waar de pijn bewust ervaren wordt.

In het geval van chronsiche hoefbevangenheid moet de oorzaak van neuropathische pijn gezocht worden in mechanische schade aan sensorische zenuwen (gevoelszenuwen) als gevolg van de trekkracht van het kantelende of zinkende hoefbeen en oedeem. Kleine zenuwvezels kunnen bovendien aangetast worden bij een langdurig verhoogde bloedsuikerspiegel. Maar het kan goed zijn dat het al eerder misgaat. In de acute fase van hoefbevangenheid is er sprake van vaatvernauwing en ontsteking in de hoef. Van deze twee problemen weten we ook dat ze zenuwschade kunnen veroorzaken

Neuropathische pijn reageert niet goed op 'gewone' pijnstillende medicijnen die wel helpen bij nociceptieve pijn. Zenuwblokkerende medicijnen en medicijnen die in de hersenen de verwerking van de pijnprikkel veranderen, doen dat wel. Zo wordt er gekeken naar de mogelijkheid om de anti-epileptische medicijnen gabapentine en pregabaline bij paarden toe te passen. Het narcoticum ketamine en het anestheticum lidocaïne zouden een positief effect kunnen hebben, evenals opiaten (opioïden), zoals fentanyl. De stof acetyl-L-carnitine wordt ook met succes toegepast bij het voorkomen en bestrijden van neuropathische pijn.

PIJNBEOORDELING

Pijnbeoordeling bij een paard is niet eenvoudig. Het is een open deur intrappen, maar paarden kunnen ons niet met taal vertellen óf en hoe sterk zij pijn ervaren. Vroegtijdige onderkenning van subtiele pijnsignalen is daardoor lastig. Pijnverergering of -vermindering is niet altijd goed vast te stellen. Vooral dit laatste is belangrijk. De mate van pijn geeft een duidelijke indicatie van de ernst van de hoefbevangenheid. De voortgang van het genezingsproces kan dus mede in kaart worden gebracht met behulp van een goed meetinstrument voor pijnbeoordeling.

Een dergelijk meetinstrument bewijst zijn nut ook voor het meten van de effectiviteit van pijnmedicatie en therapieën. Hoefbevangen paarden reageren soms minder goed op standaard pijnstillende medicijnen (NSAID's). Om de werkzaamheid goed te kunnen beoordelen

is het van belang nauwkeurig een vermindering van de pijn vast te kunnen stellen. Dit gaat ook op voor toegepaste therapieën. We willen soms zó graag dat het paard herstelt, dat we grotere waarde toekennen aan bepaalde therapieën dan dat deze feitelijk verdienen. Door de pijnbeleving van het paard nauwkeurig te meten kunnen we objectiever vaststellen of de gekozen behandeling zo effectief is als we hopen. De behandelaar kan eventueel de frequentie of de intensiteit van de therapie aanpassen.

Een meetinstrument voor pijnbeoordeling moet objectief, nauwkeurig en reproduceerbaar zijn. Deze drie eigenschappen komen tot uiting in de mate waarin degene die de pijnbeoordeling uitvoert, dezelfde uitkomst krijgt als hij de beoordeling opnieuw uitvoert (intra-observervariatie) of als iemand anders die uitvoert (interobservervariatie).

CLASSIFICATIESYSTEMEN
Bij pijnbeoordeling wordt naar zowel klinische als gedragsvariabelen gekeken. Voorbeelden van klinische variabelen zijn polsslag, ademhalingsfrequentie, bloeddruk en kreupelheid. Relevante gedragsvariabelen zijn bijvoorbeeld eetlust, sociaal gedrag (afzonderen) en psychische gesteldheid (apathie). Door deze variabelen systematisch in te delen in categorieën zijn ze beter te vergelijken en is communicatie tussen behandelaars onderling en tussen behandelaars en paardeneigenaren eenvoudiger en eenduidiger.

SCHAAL VAN OBEL
De meest algemeen aanvaarde en toegepaste methode om kreupelheid en daarmee pijn te classificeren is de schaal van Obel. Dit is een classificatiesysteem met vijf categorieën waarbij de laagste categorie staat voor 'alle beweging is

pijnloos' en de hoogste voor 'paard weigert te bewegen' (zie kadertekst 'De schaal van Obel' op pagina 48).

NADELEN

Ondanks zijn populariteit heeft de schaal van Obel enkele nadelen. Het is een weinig nauwkeurig systeem. Er zijn slechts vijf categorieën, waardoor subtiele pijnverergering of -vermindering onopgemerkt kan blijven.

Het is een subjectieve beoordeling. Dit blijkt uit onderzoek waarbij naar voren kwam dat de professionele ervaring van de beoordelaar een grote invloed had op zowel intra- als interobservervariatie. Met betrekking tot de interobservervariatie (overeenstemming van twee of meer beoordelaars) is het opvallend dat onervaren beoordelaars het onderling vooral oneens zijn bij de toekenning van de lage scores (Obel 0, 1 en 2), terwijl dit bij de ervaren vakbroeders juist bij de hoge scores het geval is (Obel 3 en 4).

Bij de beoordeling moet het paard op een rechte lijn over een harde ondergrond stappen en draven. Zeker in het geval van ernstig hoefbevangen paarden verergert dit de pijn, wat de beoordeling ervan per definitie beïnvloedt. Wordt de beoordeling te snel opnieuw uitgevoerd, dan bestaat de kans dat deze hierdoor slechter uitpakt.

De hier genoemde nadelen maken dat er een behoefte bestaat aan een nauwkeurig en objectief classificatiesysteem voor de beoordeling van de pijn geassocieerd met acute hoefbevangenheid bij paarden in rust.

PAARD GRIMAS-SCHAAL

Charles Darwin schreef in 1872 al dat dieren, net als mensen, verschillende gezichtsuitdrukkingen kunnen vertonen als reactie op hun gemoedstoestand. De laatste jaren komen ook hedendaagse wetenschappers tot dit inzicht. Naast classificatiesystemen voor gezichtsuitdrukkingen voor muizen, ratten en konijnen bestaat er nu ook de 'paard grimas-schaal' (PGS).

VOORDELEN

De PGS is een stuk nauwkeuriger dan de schaal van Obel. Er wordt gewerkt met drie scores op zes verschillende gezichtsuitdrukkingen (of neutraler: gelaatsacties). Dit levert een numerieke schaal op die van nul tot twaalf loopt. Bovendien is de beoordeling objectiever dan bij het gebruik van de schaal van Obel. De gelaatsacties zijn duidelijker zichtbaar en voor minder interpretatieverschil vatbaar dan de mate van kreupelheid. Er is zogezegd een lage interobservervariatie.

De beoordeling is pijnloos en kan meerdere malen herhaald worden zonder dat dit effect heeft op de uitkomst. Veranderingen in de gelaatsacties zijn waarneembaar zonder het paard te benaderen. Eventueel kan de observatie met behulp van een camera gedaan worden zonder dat de beoordelaar bij het paard in dezelfde ruimte is. De beoordeling is bovendien snel uit te voeren.

Het uitvoeren van de beoordeling is sneller te leren dan het geval is bij de schaal van Obel. Dit valt te verklaren uit het feit dat we van nature neigen om naar het gezicht te kijken als we willen vaststellen of een medemens pijn heeft. Mensen zijn immers begiftigd met een evolutionair ontwikkelde vaardigheid voor het herkennen van emoties aan de hand van gezichtsuitdrukkingen.

NADELEN

De PGS is ontwikkeld op basis van pijnbeoordeling na castratie bij hengsten. Of de toepassing een-op-een in willekeurig welke andere klinische context gebruikt kan worden, is nog niet duidelijk. In het kader van hoefbevangenheid kan gelukkig gezegd worden dat dit wel het geval blijkt te zijn. Onderzoek uit 2016 heeft dit aangetoond.

Gelaatsacties veranderen ook onder invloed van onder andere stress, pijnstillende medicijnen en lokale anesthesie (verdoving). Het vraagt ervaring van de beoordelaar om de invloed van deze factoren uit te sluiten.

Is de waarnemer in de nabijheid van het paard, dan kan ook dit de uitkomst beïnvloeden. Paarden kunnen pijngedrag deels onderdrukken als reactie op potentieel bedreigende stimuli waaronder in dit geval de aanwezigheid van de beoordelaar. De gelaatsacties zijn dan nog wel aanwezig maar minder geprononceerd. Zoals gezegd, kan dit nadeel ondervangen worden door gebruik te maken van camera-observatie.

BETROUWBAARHEID

Bij een vergelijkend onderzoek bleek dat de uitkomsten van een beoordeling aan de hand van de PGS en de schaal van Obel nauwelijks van elkaar afweken. Oftewel hoe groter de mate van kreupelheid volgens Obel, hoe hoger de uitkomst van de PGS. Een vergelijking met een subjectieve beoordeling door ervaren dierenartsen, waarbij de beoordeelde paarden eerst in vier pijncategorieën werden ingedeeld, liet zien dat de PGS goed in staat was pijn nauwkeurig in kaart te brengen.

METHODIEK

Er wordt een korte visuele inspectie van het gelaat van het paard uitgevoerd waarbij de aanwezigheid van zes gelaatsacties wordt vastgesteld. Vervolgens wordt aan de hand van een driepuntsschaal aan elke gelaatsactie een score toegekend. De score nul staat hierbij voor 'niet aanwezig', score één voor 'matig aanwezig' en score twee voor 'sterk aanwezig'. Ten slotte worden de afzonderlijke scores bij elkaar opgeteld wat een totaalscore oplevert. Een paard dat geheel pijnvrij is zal een totaalscore nul hebben. Een totaalscore twaalf zal passen bij een paard dat zeer ernstige pijn ervaart.

De zes gelaatsacties waar naar gekeken wordt zijn de volgende:

- Laag gehouden of asymmetrische oren. Oorbewegingen zijn beperkt, zelfs bij de aanwezigheid van prikkelende omgevingsgeluiden.
- Een teruggetrokken, gespannen of 'zorgelijk' starende blik. De oogleden zijn gedeeltelijk of geheel gesloten. De ogen zijn niet op de omgeving gericht.
- Spanning boven de ogen. De onderliggende botstructuur wordt duidelijk zichtbaar.
- Gespannen en enigszins verwijde neusgaten. Afvlakking van het profiel.
- Verhoogde spanning in de kauwspieren
- Gespannen mond en geprononceerde, samengetrokken kin

> De PGS heeft, zoals eerder gezegd, een lage interobservervariatie. Per gelaatsactie zijn er echter wel verschillen in deze variatie. De stand en bewegingen van de oren is het makkelijkst herkenbaar als uiting van pijn. De verhoogde spanning in de kauwspieren het moeilijkst.

CONCLUSIE

De PGS lijkt een goed bruikbaar systeem te zijn om pijn te beoordelen. Om het zo compleet mogelijk beeld te krijgen zou het paard zowel aan de hand van de PGS als de schaal van Obel beoordeeld kunnen worden. Bij een score van Obel 4 zou je kunnen overwegen enkel de PGS te gebruiken om het paard niet nodeloos te pijnigen.

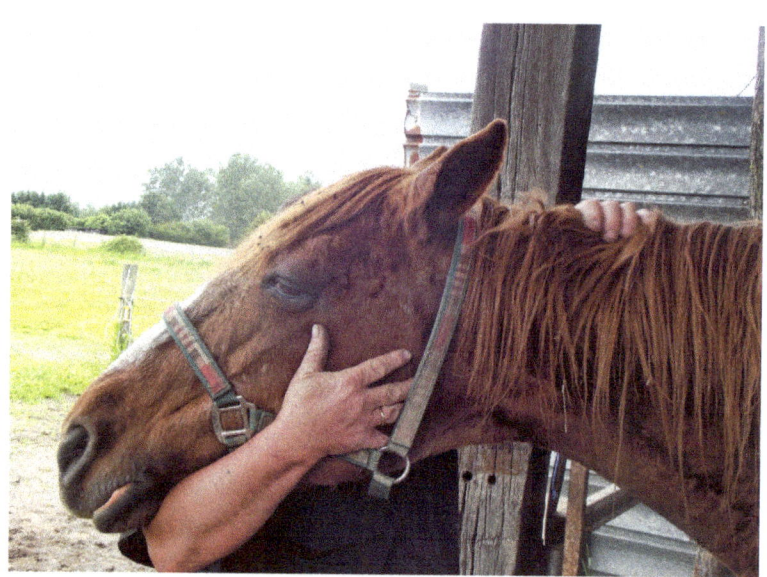

Een paard met een PGS-score van 12

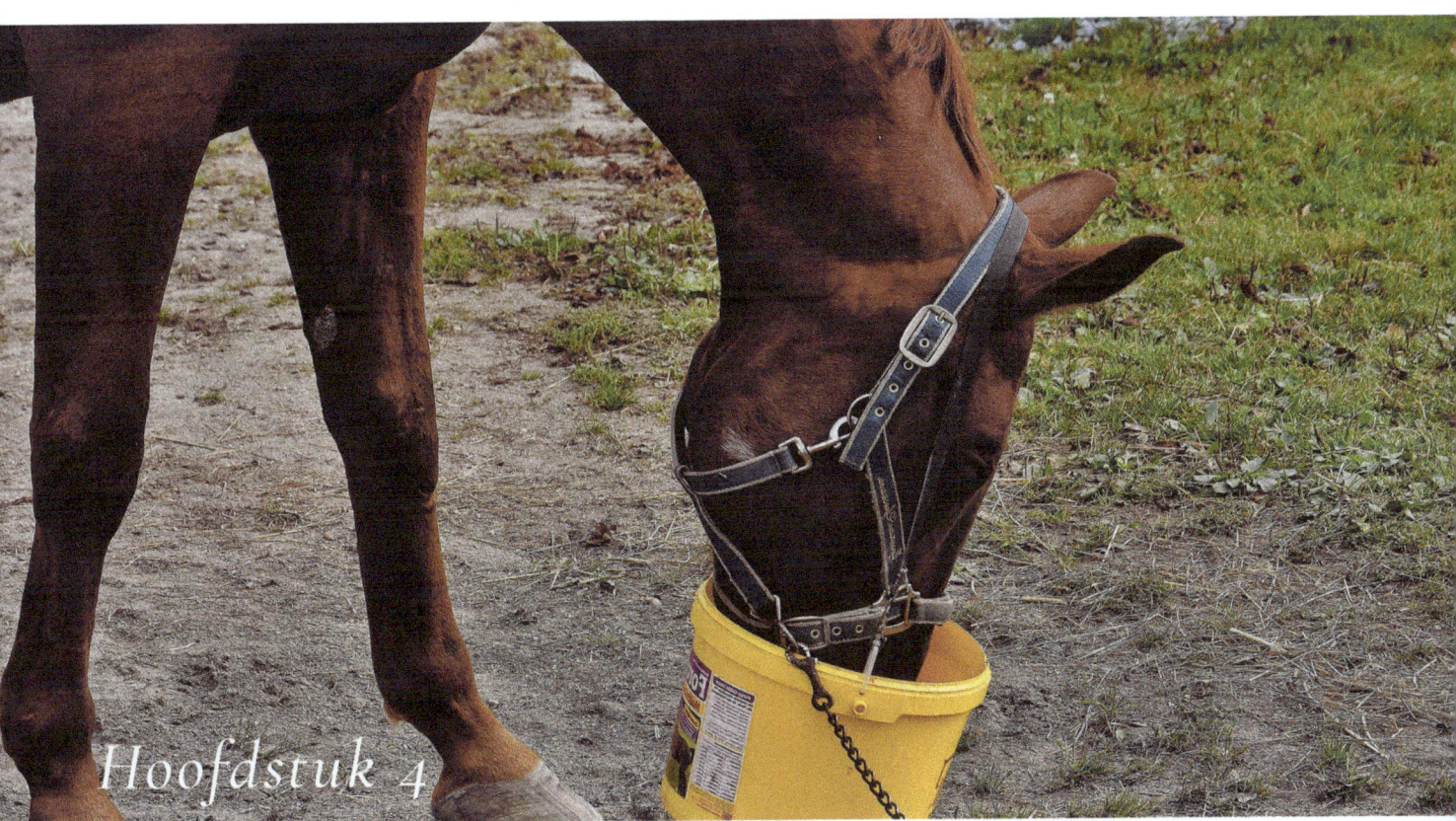

Hoofdstuk 4

THEORIEËN EN OORZAKEN

DR. CHRIS POLLITT IS EEN VAN DE MEEST TOONAANGEVENDE EN BAANBREKENDE ONDERZOEKERS OP HET GEBIED VAN HOEFBEVANGENHEID. HIJ DEED DE VOLGENDE, WEINIG HOOPGEVENDE, UITSPRAAK OVER WETENSCHAPPELIJK ONDERZOEK NAAR DE ZIEKTE: "DE HELFT VAN DE WETENSCHAPPELIJKE KENNIS OVER HOEFBEVANGENHEID KLOPT NIET, MAAR WÉLKE HELFT ?"

HET IS NIET EENS ZO LANG GELEDEN DAT ELK GEVAL VAN HOEFBEVANGENHEID BESCHOUWD WERD ALS HOOFDZAKELIJK EEN DOORBLOEDINGSPROBLEEM. GELUKKIG ZIJN WE WIJZER GEWORDEN. ER ZIJN TEGENWOORDIG MINSTENS VIJF VERSCHILLENDE THEORIEËN OVER DE WIJZE VAN ONTSTAAN EN ONTWIKKELING VAN HOEFBEVANGENHEID. DE LIJST MET GEKENDE EN VERMOEDE OORZAKEN IS INDRUKWEKKEND LANG.

THEORIEËN

Deze huidige wetenschappelijke theorieën ten aanzien van het ontstaan van hoefbevangenheid overlappen elkaar deels en sluiten elkaar zeker niet uit. Vaak zijn zij verduidelijkend voor een bepaald stadium of aspect van hoefbevangenheid. De theorieën zijn allemaal van (patho)fysiologische aard. Dit betekent dat er gekeken wordt naar de eigenschappen van cellen, weefsels, organen en dergelijke. Al dan niet onder ziekelijke omstandigheden.

Deze vijf zoeken de oorzaken achtereenvolgens op het gebied van:
- Bloedvaten en -circulatie
- Enzymen
- Ontsteking
- Metabolisme en hormonen
- Overbelasting

> ➤ Onder de kopjes 'gangbare behandeling' zou bij elke besproken theorie nagenoeg hetzelfde over het correct bekappen van de hoeven geschreven kunnen worden. Vanaf pagina 152, onder 'Bekappen', staat beschreven wat we hieronder verstaan.

Nadat we naar de vijf theorieën hebben gekeken, duiken we in dit hoofdstuk in de mogelijke specifieke oorzaken van hoefbevangenheid. Daaronder ligt echter de werkelijke 'oorsprong'. Deze vinden we in het onnatuurlijke leefpatroon waarin het paard bij ons terecht is gekomen.

BLOEDCIRCULATIETHEORIE

Het lichaam is volgens deze theorie niet in staat een normale bloedcirculatie in de hoef te handhaven. Tijdens de ontwikkelingsfase is er sprake van een te lage of onderbroken bloedtoevoer (ischemie). Dit kan verschillende oorzaken hebben:
- Vasoconstrictie (vaatvernauwing), met name van de aderen (venoconstrictie)
- Beschadigde haarvaten
- Langdurig kortsluiten van bloedtoevoer naar de hoef door shunting (zie pagina 43, onder 'Arterioveneuze anastomosen')
- Een te hoge druk in de hoef die de bloedtoevoer afknijpt
- Microtromboses (bloedpropjes)

Deze en andere oorzaken zullen tot gevolg hebben dat er een gebrek optreedt aan zuurstof en voedingsstoffen. Hierdoor sterven de lamellen gedeeltelijk af.

OEDEEM
De Engelse arts Ernest Starling kwam in de negentiende eeuw met een vergelijking om alle factoren in het proces van vochtophoping met elkaar in verband te brengen. Is de zogenoemde Starlingkracht gelijk aan nul, dan vindt er geen transport van vocht (weefselvloeistof) plaats tussen de haarvaten en de omliggende weefsels. In een gezonde hoef is deze waarde -1. Vocht gaat van de omliggende weefsels de haarvaten in. In het geval van acute hoefbevangenheid loopt de waarde op naar +1. Vocht wordt uit de (beschadigde) haarvaten geperst en hoopt zich op in de omliggende weefsels. Er is nu sprake

van oedeem. Het oedeem drukt de bloedvaten in de lamellen dicht, waardoor er nog minder doorbloeding mogelijk is.

De verminderde bloedtoevoer is zichtbaar door een daling van de hoeftemperatuur in de ontwikkelingsfase. Dit in tegenstelling tot een stijging in de acute fase.

Paarden tonen nauwelijks of geen pijn aangezien de hoeven verdoofd raken door de te lage doorbloeding. Zodra de bloedcirculatie weer op gang komt wordt ook de pijn geleidelijk aan weer voelbaar.

REPERFUSIESCHADE

Er kan nu reperfusieschade optreden. Dit is schade aan hoefweefsels als gevolg van het weer op gang komen van de doorbloeding (met een bijbehorende hogere temperatuur in de hoef). De hernieuwde aanvoer van zuurstof en voedingsstoffen veroorzaakt ontstekingsreacties en oxidatieve stress. Bij oxidatieve stress komen er te veel zuurstofverbindingen, met celschade als gevolg.

TEGENWERPINGEN

Microtromboses en oedeem worden bij onderzoek maar bij een beperkt aantal paarden aangetroffen in de ontwikkelingsfase. Bovendien is er in deze fase geen necrotisch lamellenweefsel te vinden. Verschillende onderzoeken spreken elkaar tegen over een onweerlegbaar oorzakelijk verband tussen stollingsproblemen en hoefbevangenheid.

Er is zeker een probleem met de verminderde doorbloeding, maar waarschijnlijk is dit een gevolg en geen oorzaak, of anders slechts één

van de factoren die meespelen. Er zijn overigens ook onderzoeksgegevens waaruit duidelijk blijkt dat de doorbloeding juist toeneemt vlak voor het ontstaan van de hoefbevangenheid. Het lijkt er op dat er eerst sprake is van een verhoogde doorbloeding, met name via de arterioveneuze anastomosen. Daarna is er een verminderde doorbloeding met gevolgen, zoals hierboven omschreven. Genoemde onderzoeksresultaten zouden daarmee dus aansluiten op de bloedciculatietheorie in plaats van deze te ontkrachten.

GANGBARE BEHANDELING

Behandeling van hoefbevangenheid, uitgaande van deze theorie, richt zich op:

- Stimuleren van de doorbloeding
- Stollingsremmende, bloeddrukverlagende en vasodilatieve (vaatverwijdende) medicijnen. Vanaf pagina 220, onder 'Curatieve remedies', behandelen we de in dit hoofdstuk genoemde medicijnsoorten.
- Het paard zo min mogelijk belasten

VOCHTTOEDIENING EN OEDEEM

De toename in capillaire druk wordt door allerlei factoren bepaald waaronder de hoeveelheid vocht in het bloed. Paarden die intraveneus vocht toegediend krijgen, bijvoorbeeld in het geval van ernstige diarree, raken daaropvolgend niet zelden hoefbevangen. De hypothese is dat deze paarden al te maken hebben met venoconstrictie in het hoefweefsel. Door het toedienen van vocht raken zij als het ware overgehydrateerd, waardoor de Starlingkracht positief wordt en bijdraagt aan oedeemvorming en daarmee aan het ontstaan van hoefbevangenheid.

ENZYMTHEORIE

De afbraak en opbouw van cellen onder invloed van enzymen is een veelvoorkomend proces in het lichaam. Als dit proces verstoord raakt kunnen kwalen optreden. Kanker, artrose en fibrose, maar ook hoefbevangenheid, zijn daar bekende voorbeelden van.

De enzymtheorie richt zich op het basale membraan, het bindweefsel dat tussen de dermale en de epidermale lamellen in zit (zie pagina 32, onder 'Basale membraan').

De lamellenverbinding is, zoals eerder gezegd, constant onderhevig aan afbraak en opbouw. Hierdoor kan de hoefwand, die bestaat uit dood hoornmateriaal, 'afgroeien' over het hoefbeen en toch zijn enorme aanhechting bewaren.

MATRIX METALLOPROTEASEN

De gecontroleerde afbraak van het bindweefsel gebeurt onder invloed van een groep enzymen die eiwitten afbreken: matrix metalloproteasen (ook: MMPs). Feitelijk zijn deze MMPs pro-enzymen. Dit zijn eiwitten die inactief gehouden worden tot zij de plaats hebben bereikt waar hun werking nodig is. Nadat zij zijn geactiveerd wordt hun werking gereguleerd door een TIMP (tissue inhibitor of metalloproteinase).

De rol van MMPs en andere enzymen bij de afbraak van (hemidesmosomen in) het basale membraan is nog onvoldoende bekend. Lange tijd lag de focus vooral op MMP-9 en MMP-2. Sinds kort is de wetenschap daar op terug gekomen. Een verbeterde onderzoeksmethode en erkende hiaten in vorig onderzoek hebben hieraan bijgedragen.

HYPERINSULINEMIE

Bij hoefbevangenheid als gevolg van een te hoge insulinespiegel (hyperinsulinemie, dit komt verderop onder 'Stofwisselings- en hormonentheorie' uitgebreid aan de orde) is er alleen van MMP-9 een stijging te zien. Bovendien is dat dan nog enkel in de onschadelijke, inactieve vorm, pro-MMP-9 genaamd. Verder is deze stijging in de ontwikkelingsfase te verwaarlozen. De rol in de ontwikkeling van hoefbevangenheid wordt om die reden tegenwoordig verwaarloosbaar geacht.

NSK-OVERBELASTING

Bij hoefbevangenheid als gevolg van overbelasting met niet-structurele koolhydraten (zie kadertekst 'Koolhydraten') is er een stijging te zien van MMP-2. Dit is echter niet eerder het geval dan vanaf het moment dat de afbraak van het basale membraan begint of al ruimschoots aan de gang is. Er is ook hier dus geen sprake van invloed op de ontwikkeling.

De oorzaak van de overproductie van MMP-2 is nog niet bekend. Al is er een sterk vermoeden dat gifstoffen afkomstig van darmbacteriën, de streptococcus lutetiensis (tot voor kort bekend als streptococcus bovis), de zogeheten MMP-trigger zouden zijn (trigger=veroorzaker). Deze bacterie is in groten getale aanwezig in de darmen na bijvoorbeeld het overeten van granen. Op pagina 86, onder 'Spijsverteringsproblemen', lees je hier straks meer over.

Er zijn ook onderzoeken die laten zien dat de verhoogde concentratie van MMPs een gevólg is van ontstekingsreacties en dus geen primaire oorzaak.

KOOLHYDRATEN

Er zijn verschillende soorten koolhydraten:

- Enkelvoudige suikers (monosachariden), zoals glucose (druivensuiker) en fructose (vruchtensuiker)

- Tweevoudige suikers (disachariden) zoals sucrose (bietsuiker)

- Fructanen, zoals inuline, levan en oligofructose

- Samengestelde suikers (polysachariden), zoals zetmeel en voedingsvezels, zoals cellulose, hemicellulose en lignine

- Nota bene: Lignine wordt normaal gesproken niet beschouwd als een koolhydraat. Het behoort tot de niet-koolhydraten. Voor het gemak beschouwen we in dit boek de voedingsvezels toch gezamenlijk als een koolhydratensoort.

De koolhydraten worden als volgt gegroepeerd:

- Ethanol-oplosbare koolhydraten (EOK): enkel- en tweevoudige suikers

- Water-oplosbare koolhydraten (WOK): EOK en fructaan

- Niet-structurele koolhydraten (NSK): WOK en zetmeel

- Structurele koolhydraten (SK): voedingsvezels

NSK zitten in de cellen en de sappen van planten. SK zitten in de in de celwanden van planten.

Sommige fructaansoorten worden bij de EOK ingedeeld op basis van hun relatief eenvoudige chemische structuur. Hier geldt ook dat we, om het overzicht niet te verliezen, alle fructanen tot de WOK rekenen.

Het mag dan zo zijn dat MMP-2 niet betrokken is bij het begin van de afbraak van het basale membraan, het kan ook niet uitgesloten worden dat deze wel bijdraagt aan een versnelling van dat proces. Om die reden blijft er nog onderzoek gedaan worden en blijven behandelingen, gericht op het voorkomen dat bepaalde proenzymen geactiveerd worden, toegepast worden. De werking van andere MMPs geeft ook nog voldoende aanleiding om door te gaan met zowel onderzoek als behandeling.

ADAMTS-4

Zo is er het kraakbeenafbrekende enzym ADAMTS-4. In de lamellen is een eiwit aanwezig dat door dit enzym wordt afgebroken. Een te hoge toevoer ervan naar de lamellen zou dus kunnen leiden tot een verzwakking van de lamellenverbinding. Het zijn met name de lamellaire basale epitheelcellen (zie pagina 33, onder 'Basale epitheelcellen') die aangetast raken. De aandacht die voorheen uitging naar MMP-2 en MMP-9 richt zich nu op ADAMTS-4.

HEMIDESMOSOMEN EN SECONDAIRE EPIDERMALE LAMELLEN

Dat de oorzaak nu in een andere hoek wordt gezocht doet niets af aan het feit dat de hemidesmosomen en de secondaire epidermale lamellen aangetast raken. Ze veranderen van vorm en schuiven als het ware over elkaar heen. De hoeveelheid hemidesmosomen neemt ook af. De lamellenverbinding wordt alsmaar slechter.

De secundaire epidermale lamellen beginnen langwerpig en smaller te worden, ze ontwikkelen taps toelopende uiteinden en komen onder een steilere hoek te staan met de primaire epidermale lamellen. Ze komen dichter bij elkaar te liggen en zijn, wanneer ze onder een microscoop bekeken worden, vaak lastig van elkaar te onderscheiden. Deze aantasting is in onderzoeken al binnen zes uur na het ontstaan van hoefbevangenheid waargenomen. Dit is nog voor er sprake is van klinische verschijnselen.

> ➤ Aantasting van de hemidesmosomen en epidermale lamellen vindt overigens niet enkel plaats in de hoef. De huid en de zwilwratten krijgen er ook onder te lijden. De gevolgen zijn wel veel minder desastreus, omdat deze weefsels niet zo belast worden als de hoeven.

BLOEDVATEN

De haarvaten die dit gebied van de hoef voorzien van bloed raken beschadigd. Het aangevoerde bloed wordt vervolgens via de arterioveneuze anastomosen direct van aanvoerende slagaderen overgedragen aan de afvoerende aderen. De hoef zelf wordt dus kortgesloten. Je hebt eerder gelezen dat dit mechanisme shunting wordt genoemd.

VASODILATIEVE EN STOLLINGSREMMENDE MEDICIJNEN

De beschadigde haarvaten en het kortsluiten van de hoef maken, zoals je hier voor hebt gelezen, dat dierenartsen vaak vasodilatieve en stollingsremmende medicijnen voorschrijven. Deze laatste worden helaas nog vaak abusievelijk bloedverdunnende medicijnen genoemd. Door de stolling van het bloed te remmen zal een oppervlakkige wond inderdaad langer blijven bloeden. Hieruit is het idee ontstaan dat het bloed dunner zou zijn. Dit is niet het geval. Bovendien is de dikte van het bloed niet het probleem, noch de wijdte van de haarvaten. Deze symptoombestrijdende middelen worden overigens door het optreden van shunting niet of nauwelijks in de hoef toegelaten.

GANGBARE BEHANDELING

Behandeling van hoefbevangenheid, uitgaande van deze theorie, richt zich op het omlaag brengen van de enzymactiviteit. In de ontwikkelingsfase blijkt er, volgens onderzoekers die deze theorie aanhangen, sprake te zijn van vasodilitatie in de hoef, waardoor de aanvoer van TIMPs en MMP-triggers hoger is dan gewoon.

Het reduceren van de bloedtoevoer zou dan dus kunnen helpen. Dit in schril contrast met de bloedcirculatietheorie en de verderop behandelde overbelastingstheorie waarin bloedtoevoer juist gestimuleerd wordt. Deze reductie kan onder andere met koudetherapie bereikt worden (zie kadertekst 'Koudetherapie' op pagina 146).

Het omlaag brengen van de bloeddruk, bijvoorbeeld met bloeddrukverlagende medicijnen of omega-3-vetzuren, zorgt ook voor een iets lagere aanvoer.

Het toedienen van een synthetische enzymremstof die de MMPs (zoals MMP-2 en ADAMTS-4) kan afremmen zou eveneens effectief kunnen zijn. Dit even los van de mogelijke schadelijke bijwerkingen van een dergelijk middel. Op pagina 225, onder 'Enzymremmende medicijnen', gaan we hier dieper op in.

ONTSTEKINGSTHEORIE

Tot voorheen werd de focus voornamelijk gelegd op een ontsteking van de dermale lamellen (laminae). Vandaar de uitgang '-itis' die duidt op een ontsteking: laminitis. Het betreft hier een steriele ontsteking. Bacteriën of virussen spelen dus geen rol.

Deze ontsteking is bij hoefbevangenheid inderdaad aanwezig, al wordt het tegenwoordig door de meesten niet meer als oorzaak gezien, maar als klinisch verschijnsel of complicatie. De benaming laminitis is daarmee verouderd.

ZWELLING
Er ontstaat een zwelling van ontstekingsvocht (exsudaat). Deze zwelling verbreekt de lamellenverbinding. Dit kan gebeuren, doordat het weefsel, onder invloed van de hiervoor beschreven verhoogde enzymactiviteit al van slechte kwaliteit is. Hier overlapt de ontstekingstheorie de enzymtheorie.

TROMBOCYTEN
Een tweede aspect van ontstekingsreacties dat met het ontstaan van hoefbevangenheid in verband wordt gebracht zijn trombocyten (bloedplaatjes). Als trombocyten door een ontsteking geactiveerd worden gaan ze zich binden en klonteren. Deze klontering tot microtromboses kan voor verstoppingen in de haarvaten van de hoef zorgen. Trombocyten geven daarbij ook de neurotransmitter serotonine af, die een vasoconstrictieve (vaatvernauwende) werking heeft.

> ## NEUROTRANSMITTER
> Chemische stof die zenuwprikkels overdraagt tussen zenuwcellen.

LEUKOCYTEN
Infiltratie is een fase van een ontstekingsproces waarbij leukocyten (witte bloedcellen) uit de bloedbaan het ontstoken gebied binnendringen. Bij acute hoefbevangenheid is er sprake van infiltratie van leukocyten naar de dermale lamellen.

Bij NSK-overbelasting treden er veel leukocyten buiten de bloedbaan. Met name bij overbelasting met zetmeel of oligofructose is dit aangetoond. Als leukocyten geactiveerd worden produceren zij ontstekingsmediatoren (afweerstoffen). Een ervan is een cytokine, een eiwit dat de activiteit van MMPs kan verhogen.

Naar alle waarschijnlijkheid zijn het de endotoxinen die vrijkomen bij NSK-overbelasting (waarover later meer), die de leukocyten activeren.

ENDOTOXINE
Giftig celwandbestanddeel van gram-
negatieve bacteriën dat vrijkomt als
deze bacteriën sterven.

GRAM-NEGATIEVE BACTERIE
Bacterie met een extra membraan om
de celwand heen.

Het vermoeden bestaat bij sommige wetenschappers dat deze ontstekingsmediatoren
bijdragen aan beschadiging van het basale
membraan en de lamellaire basale epitheelcellen (zie pagina 33, onder 'Basale epitheelcellen')
en daarmee de lamellenverbinding. Andere
onderzoekers suggereren, zoals eerder gezegd,
dat het vrijkomen van de ontstekingsmediatoren een reactie is op de afbraak van het basale
membraan en geen oorzaak.

SUPEROXIDE
De leukocyten produceren ook superoxide.
Dit is een vrije radicaal die een sterk oxiderend
effect heeft op cellen (zie ook pagina 75, onder
'Reperfusieschade'). Normaal gesproken wordt
superoxide door het enzym SOD (superoxide
dismutase) opgeruimd voor het al te grote
schade kan aanrichten. Dit enzym is echter in
het lamellenweefsel niet aanwezig.

VRIJE RADICAAL
Schadelijk moleculair bijproduct van
het normale metabolisme, ontstekingen, medicijnen, achtergebleven pesticiden op voedsel, zware inspanningen,
stress, obesitas en adipositas.

GANGBARE BEHANDELING

Behandeling van hoefbevangenheid, uitgaande
van deze theorie, richt zich op het bestrijden
van de ontsteking met ontstekingsremmende
medicijnen. Wanneer de dierenarts het verhaal
over de trombocyten kent, kan hij ook vasodilatieve medicijnen en serotonine-antagonisten
voorschrijven. In de veronderstelling dat
het een bloedverdunnend effect zou hebben,
kunnen daar ook nog stollingsremmende
medicijnen bij komen. Als daarbij voor bloed-
plaatjesremmende medicijnen wordt gekozen,
zou dat toch een positief effect kunnen hebben.
Koudetherapie, zoals omschreven op pagina 146,
wordt vaak toegepast bij SIRS-gerelateerde
hoefbevangenheid (zie kadertekst).

STOFWISSELINGS- EN HORMONENTHEORIE

Insuline speelt een belangrijke rol bij het metabolisme. Helaas kan de gevoeligheid van het
lichaam voor insuline verstoord raken. Dit heet
metabole insulineresistentie of insuline-ontre-
geling. In dit boek kortweg 'insulineresistentie'.

METABOLISME
Het geheel van fysieke en chemische
processen die plaatsgrijpen in levende
cellen ten behoeve van het in stand
houden, de afbraak en opbouw van
weefsel en de productie van energie.

SIRS-GERELATEERDE HOEFBEVANGENHEID

SIRS staat voor systemisch inflammatoir respons syndroom. Het is een ontstekingsreactie van het hele lichaam. Hoefbevangenheid kan in bepaalde gevallen als plaatselijke manifestatie van SIRS worden gezien. De weefselschade aan de hoef -en dan met name de lamellenverbinding- is hierbij een vorm van orgaanfalen. Als we de focus van de hoef afhalen, zien we dat ontstekingsmediatoren (afweerstoffen) ook in de lever, longen en nieren gevonden worden tijdens de ontwikkelings- en acute fase van hoefbevangenheid.

SIRS kan allerlei oorzaken hebben. In eerste instantie denken we hierbij aan infecties zoals influenza, long- en/of borstvliesontsteking (pneumonie, pleuritis), uier- of baarmoeder(slijmvlies)ontsteking (mastitis, endometritis), nierbekkenontsteking (pyelonefritis), oogontsteking (uveitis) of een bacteriële infectie na het niet afkomen van de placenta na een bevalling. Maar ook schade aan de darmwand zorgt voor endotoxemie (de aanwezigheid van gifstoffen in het bloed). Dit kan onder andere gebeuren door overbelasting met NSK.

We komen later in dit hoofdstuk uitgebreid terug op deze oorzaken van SIRS en SIRS-gerelateerde hoefbevangenheid.

INSULINERESISTENTIE

De alvleesklier, een gemengde klier in de buikholte, die uitmondt in de twaalfvingerige darm, maakt het hormoon insuline aan. Insuline reguleert in hoge mate de bloedsuikerspiegel. Het is zelfs het enige hormoon dat de bloedsuikerspiegel kan verlagen.

HORMOON

Stof die in het lichaam wordt gevormd door een aantal organen (waaronder de schildklier, de bijnieren en de geslachtsorganen), die via de bloedstroom bepaalde organen en weefsels bereikt en daar invloed op uitoefent.

KOOLHYDRATEN

In het voedsel zitten langzame en snelle koolhydraten. Langzaam en snel verwijzen hier naar hoe vlot deze koolhydraten verteerd kunnen worden in het lichaam. Enkelvoudige en tweevoudige suikers, zijn voorbeelden van snelle koolhydraten. Een aantal aan elkaar gekoppelde suikermoleculen vormen een keten; langzaam te verteren koolhydraten.

Snelle koolhydraten komen snel in de bloedbaan terecht, waardoor de bloedsuikerspiegel stijgt. De alvleesklier geeft hierop direct insuline af aan het bloed. Op de celwanden van spier-, vet- en bindweefselcellen zitten receptoren (letterlijk: ontvangers) die reageren op de insuline: de insulinereceptoren. De insuline 'vertelt' de cellen via de insulinereceptoren dat ze de suiker moet opnemen en verbranden. Een eventueel overschot aan suikers wordt opgeslagen als vet of glycogeen (spiersuiker).

In het geval van insulineresistentie verandert het glucosemetabolisme in de dermale lamellen. Dit levert een risico op het ontstaan van hoefbevangenheid op door afbraak van de hemidesmosomen. Op pagina 116, onder 'Glucoseproblemen', gaan we hier dieper op in. De receptoren worden ongevoeliger voor de insuline. Dit heeft tot gevolg dat er meer glucose als vet wordt opgeslagen. Regelmatig en langdurig hoge bloedsuikerwaarden maken bovendien dat haarvaten beschadigen, samentrekken en/of verstoppen. Hierin schuilt eveneens een risico op hoefbevangenheid, zoals omschreven in de paragraaf over de bloedcirculatietheorie. De gevoeligheid voor het ontstaan van insulineresistentie bij paarden zou gelegen zijn in het feit dat zij van nature uitsluitend op (suiker)arm voedsel leven.

PPID, CORTICOSTEROÏDEN EN EMS

Bij de neurodegeneratieve aandoening PPID, maar ook bij (langdurige) toediening van langwerkende corticosteroïden, is insulineresistentie een complicatie die hoefbevangenheid in de hand werkt. Bij het paarden-stofwisselingssyndroom (Equine Metabool Syndroom/EMS) is het zelfs de centrale stoornis (zie kadertekst 'EMS=insulineresistentie?'). Beide syndromen komen later in dit boek uitgebreid aan de orde.

TWEE FASEN VAN INSULINERESISTENTIE

Insulineresistentie kent twee fasen. De eerste fase wordt gekenmerkt door een verstoorde glucosetolerantie. In deze fase, die ook hyperinsulinemie of pre-diabetes genoemd wordt, gaat de alvleesklier steeds meer insuline afgeven om de spiercellen aan te sporen hun werk te doen. De bloedsuikerwaarden blijven nog binnen de perken, terwijl de hoeveelheid insuline in het bloed veel te hoog is.

VICIEUZE CIRKEL

Krijgt het paard veel snelle koolhydraten binnen, dan kan zelfs de overproductieve alvleesklier het niet bijbenen. De suikerwaarden lopen dan tijdelijk hoog op. Dit heet hyperglykemie.

EMS=INSULINERESISTENTIE?

EMS is een verzameling van aandoeningen. Dit zijn voornamelijk insulineresistentie, gewichtsproblemen, hoge bloeddruk en afwijkende bloedvetwaarden. De relatie tussen overgewicht en insulineresistentie is volkomen wederkerig. Overgewicht veroorzaakt insulineresistentie, insulineresistentie veroorzaakt overgewicht. Aangezien insulineresistentie de centrale stoornis is, wordt EMS ook insulineresistentie-syndroom genoemd. Het onderscheid tussen EMS en insulineresistentie is dan ook vooral theoretisch.

IJZEROVERSCHOT EN INSULINERESISTENTIE

De uitkomsten van een onderzoek uit 2012 suggereren dat een overschot van het sporenelement ijzer in het paardenlichaam bij zou kunnen dragen aan de ontwikkeling of verergering van insulineresistentie. Daar komt bij dat gifstoffen in het lichaam van een insulineresistent paard beter wordt opgenomen dan bij een gezond paard het geval is. IJzeroverschot en insulineresistentie zullen elkaar in dit scenario daardoor versterken. Er ontstaat een kringloop van oorzaak en gevolg.

Door de grote hoeveelheid insuline in het bloed wordt er te veel suiker omgezet in vet. De bloedsuikerspiegel zakt nu te ver onder de ondergrens. Het paardenlichaam interpreteert dit als honger en zal dus 'vragen' om hernieuwde aanvoer van snelle koolhydraten. Een vicieuze cirkel is ontstaan.

In de tweede fase van insulineresistentie, die veel minder vaak voorkomt dan de eerste, kan de alvleesklier het niet meer voor elkaar krijgen om genoeg insuline te produceren. De bloedsuikerspiegel stijgt, terwijl de cellen nauwelijks nog suiker kunnen opnemen. Het paard verhongert, terwijl het voldoende voedsel krijgt.

INSULINERESISTENTIE EN BLOEDVATEN

Insuline reguleert ook de vasodilitatie (vaatverwijding) en vasoconstrictie (vaatvernauwing). Bij vasculaire insulineresistentie zijn de vasodilatieve effecten van insuline verstoord. Dit kan leiden tot vasoconstrictie. Dit heeft een verhoogde bloeddruk en slechtere doorbloeding tot gevolg. Suikers worden minder goed opgenomen, wat weer leidt tot een verhoogde bloedsuikerspiegel en daarmee insulineresistentie.

ENDOTHELINE-1

Endotheline-1 (ET-1) is een peptidehormoon dat door het laagje cellen dat de binnenkant van bloedvaten bedekt, het endotheel, wordt geproduceerd. Het heeft een sterk vasoconstrictieve werking. Het endotheel produceert ook stikstofoxide, dat een vasodilatieve werking heeft.

ET-1 en stikstofoxide zijn elkaars antagonisten. Dit wil zeggen dat hun tegengestelde werking samen een functie uitoefent. In dit geval het bepalen van de wijdte van bloedvaten.

PEPTIDEHORMOON

Peptide (verbinding van twee of meer aminozuren) die door een endocriene klier in de bloedbaan wordt uitgescheiden en een hormonale functie in het lichaam vervult.

Insuline stimuleert zowel de productie van ET-1, als van stikstofoxide. Normaal gesproken is deze productie mooi in evenwicht. In het geval van insulineresistentie raakt dit evenwicht verstoord. De productie van stikstofoxide daalt, terwijl die van ET-1 gelijk blijft. Per saldo domineert hierdoor de productie van ET-1.

VENOCONSTRICTIE

Aderen in de hoef zijn gevoeliger voor vasoconstrictors dan slagaderen. Vooral de gevoeligheid voor ET-1 is groot. Dit zorgt ervoor dat, onder invloed van ET-1, de aderen in de hoef sterker vernauwen (venoconstrictie) dan de slagaderen. Dit geeft een flessenhalseffect. Het bloed kan makkelijker de hoef in dan dat het er weer uit kan. De doorbloeding stagneert. Een teveel aan ET-1 kan hierdoor leiden tot een zuurstoftekort in het hoefweefsel. Dit met de effecten, zoals eerder in dit boek over de bloedcirculatietheorie beschreven staat.

Behandeling zou kunnen bestaan uit het toedienen van ET-1 remmende medicijnen of medicijnen die de productie van stikstofoxide bevorderen. Voor deze laatste toepassing worden vanuit de fytotherapie goede resultaten gemeld bij het gebruik van onsterfelijkheidskruid (jiaogulan).

ENDOTHEEL

Een ander probleem bij te hoge concentratie van insuline is schade aan het endotheel. De haarvaten raken hierdoor nog sneller beschadigd. De beschadigde haarvaten kwamen ook al in de bloedcirculatietheorie voorbij. Daarmee zijn deze laatste twee punten een voorbeeld van overlap tussen de bloedcirculatie- en de hormonentheorie.

INSULINERESISTENTIE EN ONTSTEKINGEN

Het ontstaan van (chronische) ontstekingen wordt gedeeltelijk toegeschreven aan insulineresistentie. Hier overlapt de hormonentheorie de ontstekingstheorie.

GANGBARE BEHANDELING

Behandeling van hoefbevangenheid, uitgaande van insulineresistentie, richt zich op gewichtsbeheersing en gereguleerde c.q. verminderde opname van NSK. In het geval van PPID en/of EMS wordt ook geprobeerd deze primaire oorzaak te bestrijden.

OVERBELASTINGSTHEORIE

De oorzaak van traumatische hoefbevangenheid (ook: belastingsbevangenheid of mechanische hoefbevangenheid) ligt in zware, langdurige of repetitieve belasting van de hoeven op harde ondergrond. Overbelasting kan zowel ontstaan door overmatige fysiologische belasting die wordt uitgeoefend op een hoef met een normale conformatie, als door normale belasting die wordt uitgeoefend op een hoef met een abnormale conformatie. Uiteraard kan er ook sprake zijn van overmatige belasting op een hoef met een abnormale conformatie.

Het hoefweefsel is niet bestand tegen overmatige belasting. De haarvaten raken beschadigd of afgekneld, wat leidt tot ontoereikende doorbloeding van, en zuurstoftekort in het lamellenweefsel.

Verkeerde belasting kan eveneens bijdragen aan het ontstaan of verergeren van traumatische hoefbevangenheid. Bijvoorbeeld doordat het paard één been vaker en langer belast dan een ander been. De bloedcirculatie in het paardenbeen wordt sterk ondersteund door afwisselende druk en drukverlichting in de hoef (zie kadertekst 'Hoefmechanisme' op pagina 36). Als de periode van druk telkens langer duurt dan de periode van drukverlichting, kunnen er stremmingen in de bloedstroom optreden. Dit kan leiden tot aderontsteking (flebitis), activering van trombocyten en vorming van microtromboses, zoals eerder omschreven met betrekking tot de ontstekingstheorie. Hier overlapt de overbelastingstheorie met de bloedcirculatietheorie en de ontstekingstheorie.

Zoolkneuzingen en ontstekingen aan het hoefbeen (zie pagina 176, onder '(A)septische osteitis en osteomyelitis') kunnen met traumatische hoefbevangenheid samengaan.

> ➤ Wetenschappelijke data, kennis en vooruitgang met betrekking tot deze theorie blijven achter bij die van de andere theorieën. Dit komt doordat het moeilijk is om traumatische hoefbevangenheid op een humane wijze in een wetenschappelijk onderzoek te reproduceren. Het is niet aanvaardbaar de hoeven van een paard als proefdier langdurig excessief, mechanisch te overbelasten.

GANGBARE BEHANDELING

Behandeling van hoefbevangenheid, uitgaande van de overbelastingstheorie, richt
zich op het wegnemen van de overbelasting.
Gewichtsverlies van het paard kan hier een
belangrijke rol in spelen. In het geval van een
probleem ergens anders in het lichaam bestaat
de behandeling uit het bestrijden van dit
probleem en pijnstilling. Uiteindelijk doel is het
herstellen van de bloedcirculatie.

Stalrust, die vaak voorgeschreven wordt, maakt
de hoefbevangenheid alleen maar erger. Als
het paard zich vrij kan bewegen gaat het nog
hopsen op het 'goede' been, waardoor in ieder
geval de doorbloeding op niveau blijft.

Uiteraard zijn er situaties denkbaar waarin
stalrust belangrijker is voor herstel van het
primaire probleem. Overleg met je dierenarts
hoe deze stalrust dan tot een minimum beperkt
kan worden.

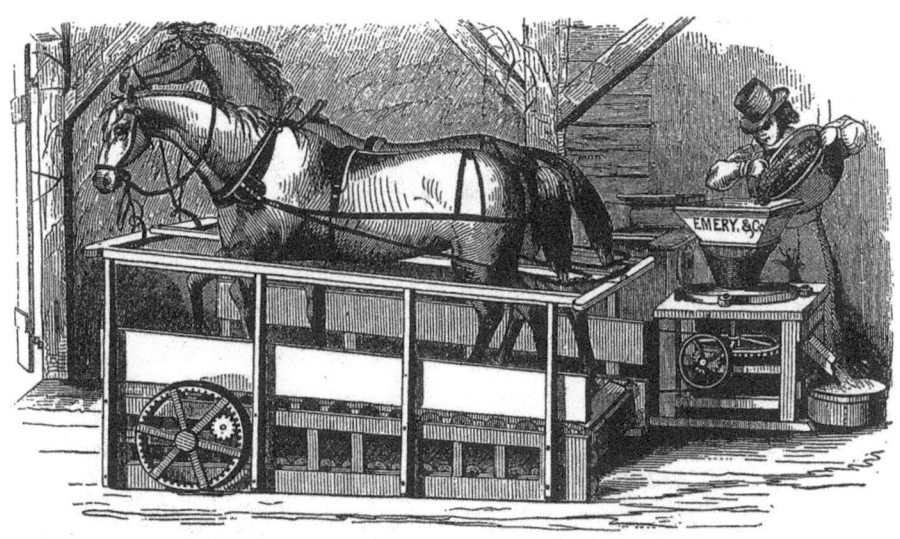

Een gelukkig al lang verdwenen vorm van overbelasting

OORZAKEN

PRIMAIRE OORZAKEN

Nu we de verschillende theorieën kennen, gaan we kijken naar specifieke oorzaken. Er is bij hoefbevangenheid vrijwel nooit sprake van één oorzaak. Wel is er vaak een 'hoofdschuldige' aan te wijzen. Het wegnemen van deze veroorzaker, die we primaire oorzaak zullen noemen, zal alleen weinig zinvol zijn als alle andere (onnatuurlijke) aspecten en (deel)oorzaken ongewijzigd aanwezig blijven.

Helaas zijn er nog steeds behandelaars die zich richten op hun specifieke oplossing zonder naar het hele probleem te kijken. Zoals een dierenarts die pijnstillende, stollings- en ontstekingsremmende medicijnen voorschrijft aan een beslagen paard dat 23 uur per etmaal op stal staat en tweemaal daags een volle emmer biks krijgt voorgeschoteld.

FACILITERENDE OORZAKEN

Soms stapelen de oorzaken zich over een lange periode op. Het toevoegen van een nieuwe (deel)oorzaak kan de balans dan naar de verkeerde kant laten doorslaan. Deze (deel)oorzaak kan de hoefbevangenheid 'faciliteren'. We spreken dan ook van faciliterende oorzaken (faciliteren=mogelijk maken, vergemakkelijken).

Een paard met een chronische leveraandoening, zoals een leverontsteking (hepatitis), of een aantasting door piroplasmose (zie pagina 118) zal slechter reageren op het binnenkrijgen van gifstoffen dan een paard met een gezonde lever. Ben je niet op de hoogte van het bestaan van de leveraandoening dan is de verleiding groot om te concluderen dat de gifstof de hoefbevangenheid heeft veroorzaakt. De wormenkuur krijgt dan bijvoorbeeld de schuld, terwijl het een faciliterende oorzaak is. Dit kan de behandeling bemoeilijken, doordat de eigenaar en de behandelaars zich op de verkeerde oorzaak richten.

Faciliterende oorzaken zijn in te delen in:
- Spijsverteringsproblemen
- Bloedcirculatieproblemen
- Gifstoffen
- Hormonale problemen
- Glucoseproblemen
- Stress
- Hyperlipidemie
- Tekenziektes
- Genetische afwijkingen
- Overbelasting

SPIJSVERTERINGS-PROBLEMEN

Spijsverteringsproblemen hebben meestal te maken met een of meer van de volgende zaken:
- Bacteriën in het spijsverteringsgestel
- Ethanol-oplosbare koolhydraten en zetmeel
- Schade aan de darmwand
- Ammoniak en ammoniakverbindingen

Hoefbevangenheid die veroorzaakt wordt door spijsverteringsproblemen valt onder SIRS-gerelateerde hoefbevangenheid (zie pagina 81).

BACTERIËN IN HET SPIJSVERTERINGSGESTEL

De dikke darm speelt een belangrijke rol bij de spijsvertering. Een goede balans van bacteriën en een gezonde darmwand zijn hiervoor noodzakelijk. Een overmatige aanvoer van NSK (zie kadertekst 'Koolhydraten' op pagina 77) zorgt voor melkzuurvorming en acidose in de dikke darm. De darmwand raakt eveneens beschadigd.

MELKZUURVORMING, ACIDOSE EN DARMWANDSCHADE

Een paard is een grazer-scharrelaar die normaal gesproken zo'n 18 uur per etmaal eet. De NSK komen gelijkmatig het spijsverteringsgestel binnen. Er is nauwelijks sprake van pieken.

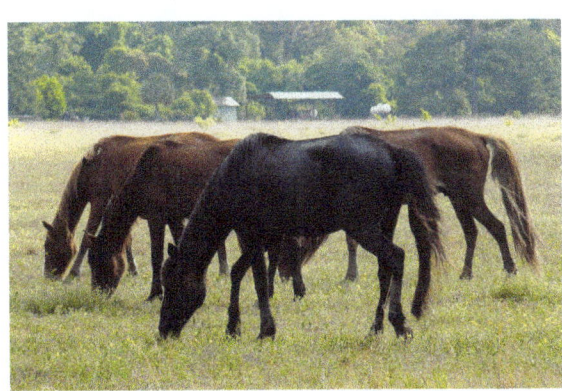

Een paard is een grazer-scharrelaar
(foto: Rebekah Wallace)

MELKZUURVORMING

Te veel NSK in de voeding kan het paard, bij gebrek aan voldoende enzymen en door onvoldoende opnamecapaciteit van de darm, niet goed in de dunne darm verteren. De onverteerde NSK komen in de dikke darm terecht. De daar aanwezige bacteriën gaan zich snel delen om alsnog te zorgen voor vertering.

Deze deling heeft een sterke melkzuurvorming tot gevolg en daarmee een daling van de zuurgraad (pH) in de dikke darm.

> **pH**
> De pH is een maat voor de zuurgraad. Hoe zuurder de omgeving, hoe lager de pH.

ACIDOSE

Bij een zuurgraad van vijf of lager worden de belangrijkste gram-negatieve bacteriën en de celluloseverwerkende eencellige microben vernietigd. Hier komen gifstoffen en genetisch materiaal bij vrij. Dit zijn endotoxinen, exotoxinen en DNA van de eencellige microben. Er is nu sprake van acidose (zuurvergiftiging).

DARMWANDSCHADE

Een lage zuurgraad brengt schade toe aan het darmslijmvlies en de darmwand zelf. Bovendien gaan schadelijke kiemen, gisten en schimmels overheersen door de verstoorde balans in de darmflora. Dit draagt bij aan schade aan de darmwand.

MICROTROMBOSES

De hiervoor genoemde gifstoffen passeren de al dan niet beschadigde darmwand en komen in de bloedbaan terecht. Te grote hoeveelheden endotoxinen kunnen bloedstolling binnen de bloedvaten (microtromboses) en verminderde doorbloeding van de hoeven tot gevolg hebben.

> ➤ De verhoogde concentratie van endotoxinen kan met behulp van medicijnen teruggedrongen worden. Het ontstaan van hoefbevangenheid is hier echter niet mee te voorkomen.

BACTERIËN EN MELKZUUR

De hoeveelheid zogeheten gram-positieve bacteriën (streptococcus lutetiensis) en melkzuurbacillen neemt enorm toe. Zoals op pagina 76, onder 'Enzymtheorie', te lezen valt, blijkt er een verband te bestaan tussen de streptococcus lutetiensis en het ontstaan van hoefbevangenheid.

> ➤ Hoe vezelrijker het voedsel, zoals grofstengelig hooi, hoe trager de vertering verloopt. De koolhydraten vormen dan meestal geen risico. Natuurlijk gaat dit alleen op als alle andere omstandigheden ook in orde zijn.

WATER-OPLOSBARE KOOLHYDRATEN

De concentraties van water-oplosbare koolhydraten (WOK) in het gras veranderen gedurende de dag en het jaar. Dit is afhankelijk van de hoeveelheid en intensiteit van het zonlicht, de omgevingstemperatuur, de beschikbaarheid van water, natuurlijke of kunstmatige voedingsstoffen en het groeistadium van de plant.

FOTOSYNTHESE

Fotosynthese is een biochemisch proces dat in planten (waaronder uiteraard ook gras), onder invloed van daglicht, plaatsvindt. Hierbij worden water en koolstofdioxide omgezet naar zuurstof en suikers.

CELLULAIRE RESPIRATIE

Het omgekeerde van fotosynthese is een proces dat cellulaire respiratie of celademhaling heet. Dit treedt op bij afwezigheid van licht. De grasplant gebruikt nu suiker die het overdag heeft geproduceerd om te groeien. Het gras heeft hierdoor een lager suikerniveau in de vroege ochtend.

GESTREST GRAS

Als alle omstandigheden voor de plant goed zijn (zon, temperatuur boven de vijf graden, water, voedingsstoffen) worden de WOK gebruikt voor de groei. Stagneren een of meer van deze factoren, dan zal het respiratieproces eerder stoppen dan de fotosynthese. Het WOK-niveau in de plant stijgt hierdoor. Gras wordt in dit stadium gestrest genoemd. Een combinatie van zonnig weer overdag en lage nachttemperatuur is hét recept voor gestrest gras. Veel zonlicht in combinatie met te lage temperatuur overdag of te weinig voedingsstoffen scoort ook hoog.

FRUCTAAN

Een WOK die de afgelopen jaren veel aandacht heeft gekregen is fructaan. Fructanen zijn water-oplosbare, niet-structurele koolhydraten die behoren tot de fructosehoudende samengestelde suikers.

Als er meer suiker voorradig is dan nodig voor de groei, slaan C3 grassen (zie kadertekst 'C3 en C4 grassen en zetmeel') het op in de vorm van fructaan voor gebruik in betere tijden wat

C3 EN C4 GRASSEN EN ZETMEEL

Grassoorten zijn in te delen in grassen die vooral in koude klimaten of seizoenen gedijen (de zogeheten C3 grassen) of juist in warme, vochtige klimaten of seizoenen (C4 grassen). Deze indeling is gebaseerd op een verschil in de wijze waarop de fotosynthese verloopt. Bij het vastleggen van koolstofdioxide tijdens dit stofwisselingsproces hebben C4 grassen meer licht en warmte nodig en zijn om die reden beter aangepast aan warmere klimaten of seizoenen. Verdere verschillen zijn te vinden in vochtbehoefte, vorstgevoeligheid, voedingswaarde en opbrengst van het gras.

De stengel en het blad van C3 grassen bevatten nagenoeg geen zetmeel. Alleen als het gras volop bloeit kan de plant maximaal 4% zetmeel bevatten. Zetmeel zit wel in het zaad van de grasplant. C4 grassen bevatten wel zetmeel. Waar C3 grassen hoofdzakelijk fructaan als opslagvorm van suiker gebruiken doen C4 grassen dit in de vorm van zetmeel. De zetmeelopslag in grasstengel en blad is echter ook in C4 grassen laag. Het meeste zetmeel vinden we ook hier in het zaad.

In Europa komen we in het weiland overwegend, zo niet uitsluitend, C3 grassen tegen zoals timotheegras, dravik en kropaar. In Amerika, Australië en Nieuw-Zeeland komen zowel C3 als C4 grassen voor. De C3 grassen zijn ook hier in de meerderheid. Er wordt soms doorgezaaid met de C4 grassen kafferkoren en sudangras.

De verleiding bestaat te suggereren dat de concentratie zetmeel in een grasmonster in deze continenten hierdoor hoger kan uitvallen. Verschillen in de hoeveelheid zetmeel hangen echter vooral af van de relatieve hoeveelheid zaad in het grasmonster.

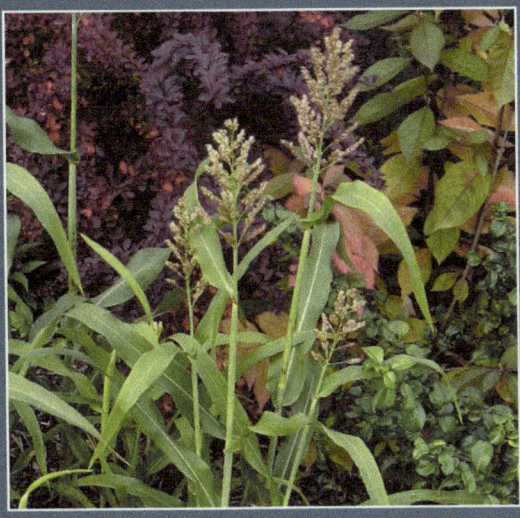

Kafferkoren
(foto: Michael Kesl)

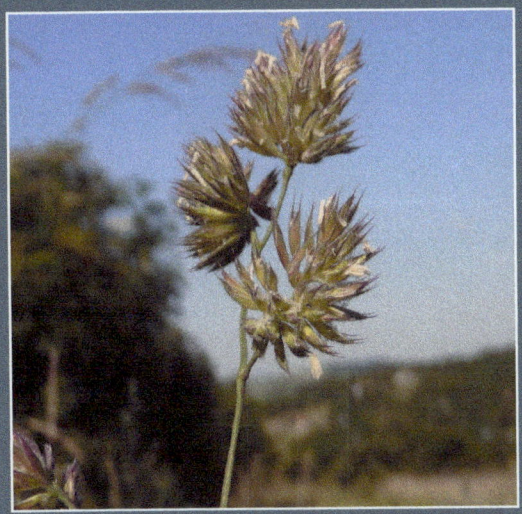

Kropaar
(foto: Pavel Šinkyrík)

betreft groeiomstandigheden. Dit is ook het geval als andere belangrijke groeifactoren, zoals water, juiste temperatuur en voedingsstoffen niet voldoende aanwezig zijn. Kortom: als het gras gestrest is.

VORSTBESCHERMING
Daarnaast wordt fructaan door het gras aangemaakt als vorstbeschermingsmiddel. Als de temperatuur onder de min tien duikt, wordt het omgezet in suiker. Zoals suikerwater moeilijker bevriest dan zuiver water, zal ook de plant beter beschermd zijn tegen de vorst. De omzetting van fructaan naar suikers en andersom kan de hele dag door plaatsvinden.

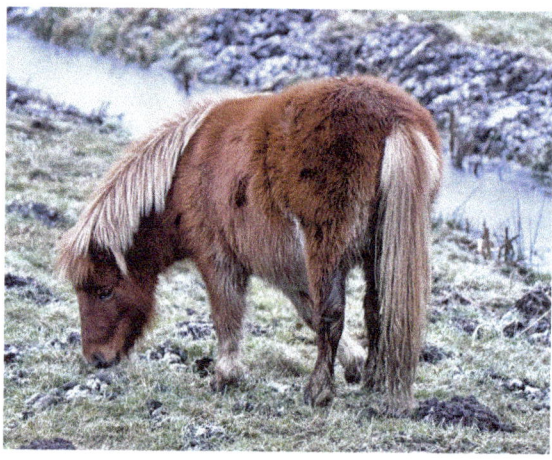

| Fructaan als vorstbeschermingsmiddel
(foto: Matthias Zomer)

Vroeg in het jaar, als de dagen langer worden en er dus meer zon-uren zijn, is er vaak nog sprake van nachtvorst. Gras met een hoog fructaangehalte geeft dan al opbrengst. Een van de redenen (naast hoge voedingswaarde, snelle groei en smakelijkheid voor het vee) waarom dit gras gekweekt is. Er wordt tegenwoordig zelfs al genetisch gemanipuleerd om de waarden

nog verder op te drijven. In de herfst, als de nachtvorst terugkomt en de zon overdag vrolijk schijnt, is het risico op hoge fructaangehaltes ook groter. Gemiddeld genomen zijn de maanden april, mei, oktober en november de maanden waarin het gras de hoogste waarden laat zien.

KRITIEK
Niettegenstaande alle informatie die over fructaan te vinden is, is de rol ervan met betrekking tot de ontwikkeling van hoefbevangenheid nog steeds niet helemaal duidelijk. Het belang dat aan die rol wordt toegekend is de afgelopen jaren lager geworden. Zo bestaat er kritiek op de wetenschappelijke onderbouwing. Bij de onderzoeken die aan hebben getoond dat fructaan acute hoefbevangenheid kan veroorzaken

POLYMERISATIEGRAAD EN MELKZUURVORMING

Een koolhydraat bestaat uit een of meer suikermoleculen (sachariden). Een aantal aan elkaar gekoppelde suikermoleculen vormen samen een keten. De ketenlengte van verschillende koolhydraatsoorten verschilt. Enkel- en tweevoudige suikers zijn voorbeelden van koolhydraten met een zogenaamde korte ketenlengte, fructanen en samengestelde suikers hebben een grotere ketenlengte.

Ketenlengte kan worden uitgedrukt als de polymerisatiegraad. Verschillende fructaansoorten hebben een verschillende polymerisatiegraad. Hoe lager de polymerisatiegraad, hoe groter de melkzuurvorming in de dikke darm. Sommige grassoorten zijn daarmee schadelijker voor een hoefbevangen paard dan andere. De polymerisatiegraad van dravik is bijvoorbeeld tien keer lager dan die van timotheegras.

werd gebruik gemaakt van een andere fructaansoort dan die in gras voorkomt. Deze soort, een oligofructose genaamd raftilose, heeft een korte ketenlengte en daarmee een lage polymerisatiegraad (zie kadertekst 'Polymerisatiegraad en melkzuurvorming').

De toegediende doses waren zo hoog dat het zeer onwaarschijnlijk is dat een paard die grazend zou kunnen consumeren. Bovendien werd de totale hoeveelheid fructaan in één keer via een slang in de maag geplaatst. De resulterende melkzuurvorming en acidose in de dikke darm zou waarschijnlijk uitblijven als een paard dezelfde hoeveelheid fructaan in een etmaal, al grazend, geleidelijk zou binnenkrijgen. De eerlijkheid gebiedt te zeggen dat de betrokken onderzoekers dit laatste ook niet zouden ontkennen. Bij onderzoek wordt de onderzochte oorzaak vaker uitvergroot om een hypothese te toetsen.

Bij met raftilose experimenteel veroorzaakte hoefbevangenheid traden klinische verschijnselen op die passen bij SIRS (zie kadertekst 'SIRS-gerelateerde hoefbevangenheid' op pagina 81), zoals koorts, diarree, infiltratie van leukocyten en andere veranderingen in bloedwaarden en andere bloeduitslagen. Bij paarden die bevangen raken na weidegang is dit in verreweg de meeste gevallen niet aan de orde.

WAT FRUCTAAN WEL DOET

Het huidige idee is niet zozeer dat een gezond paard acuut hoefbevangen kan worden van een voor- of najaarsochtend op een weiland met een hoog fructaangehalte. Wel kan een grote hoeveelheid fructaan 'het laatste zetje geven' aan een paard dat al insulineresistent is. Een eerste geval van een dergelijke hoefbevangenheid zou daarmee een serieuze aanleiding zijn

het paard op PPID en EMS te laten testen. Beide syndromen hebben insulineresistentie als belangrijk kenmerk.

Paarden met PPID hebben in de late zomer en vroege herfst bovendien een grotere hoeveelheid van het hormoon ACTH in hun bloed. Dit zorgt voor een hogere afgifte van het hormoon cortisol dat, op zijn beurt, voor een snellere omzetting van eiwitten en vetten in glucose zorgt. Deze glucose verhoogt de bloedsuikerspiegel. De alvleesklier zal nu meer insuline gaan afgeven. Zoals je nu weet kan dat het insulineresistente paard de das om doen. (Zowel EMS als PPID en de genoemde hormonen komen verderop in dit boek nog uitgebreid aan de orde).

INSULINERESISTENTIE

Laten we niet vergeten dat langdurige hoge toevoer van fructaan uiteindelijk insulineresistentie kan doen verergeren. NSK-preventie, zoals omschreven op pagina 246, blijft dus een belangrijke maatregel in de strijd tegen hoefbevangenheid.

> ➤ Lang werd gedacht dat de eiwitten de grote boosdoeners waren bij overeten. Overtollige eiwitten worden echter afgebroken en afgevoerd via de urine. Wel is het zo dat bij deze afbraak ammoniak vrijkomt, waardoor de zuurgraad in de darmen omhoog gaat. Dit heeft overbelasting van lever en nieren tot gevolg en een verstoring van de bacteriecultuur in de dikke darm. Dit zal echter zeker geen hoofdoorzaak zijn.

ETHANOL-OPLOSBARE KOOLHYDRATEN EN ZETMEEL

Eerder in het spijsverteringsgestel spelen ethanol-oplosbare koolhydraten (EOK), samen met zetmeel al een rol bij het veroorzaken van hoefbevangenheid. Van de EOK is het vooral de glucose die zorgt voor hyperinsulinemie. Zetmeel wordt in de dunne darm omgezet naar glucose en draagt hiermee dus ook bij aan dit effect.

INCRETINES EN HYPERINSULINEMIE

In het maag-darmkanaal bevinden zich gespecialiseerde cellen die, na het innemen van voedsel, incretines afscheiden.

Twee belangrijke incretines zijn GIP en GLP-1.
- GIP staat voor Glucose-dependent Insulinotropic Peptide (glucose-afhankelijk insuline-afscheidend eiwit)
- GLP-1 staat voor Glucagon-Like Peptide 1 (glucagonachtig eiwit 1)

Deze hormonen worden in de dunne darm geproduceerd kort na de inname van EOK, zetmeel, eiwitten en vetten. Ze zorgen voor een verhoogde insuline-afgifte door de alvleesklier. Dit moet er zorg voor dragen dat de bloedsuikerspiegel niet teveel stijgt. Zoals je eerder in dit hoofdstuk hebt gelezen, is met name voor insulineresistente paarden een stijging van de insulinespiegel ongewenst en schadelijk. Het kan hoefbevangenheid veroorzaken of verergeren.

> ➤ Deze vorm van hoefbevangenheid wordt in de Engelstalige literatuur *pasture-associated laminitis* genoemd. In het Nederlands is de term weilandgerelateerde hoefbevangenheid nooit aangeslagen.

Waarom er bij sommige paarden een sterkere stijging van de insulinespiegel is dan bij andere is nog onvoldoende bekend. Mogelijk speelt een genetisch onderscheid tussen verschillende dieren een rol.

SCHADE AAN DE DARMWAND

Een beschadigde darmwand maakt dat de MMP-triggers (zie pagina 76, onder 'NSK-overbelasting') makkelijker in de bloedbaan terecht komen. Zoals je in de vorige paragraaf hebt gelezen, kan de darmwand door verzuring beschadigd raken. Andere mogelijke oorzaken van schade zijn:
- Salmonella. Het eiwit zonuline zorgt ervoor dat de cellen die de darmwand bekleden, minder goed aan elkaar hechten. De salmonellabacterie zet de darm aan tot het maken van zonuline.
- Gluten. Deze graanlijm stimuleert de aanmaak van zonuline. Een extra reden om je paard geen graanproducten te voeren.
- Virussen. Enterovirussen die in de darm en de ontlasting huizen kunnen allerlei ziektes veroorzaken bij het paard. Een van de eigenschappen is dat zij de darmwand beschadigen.
- Darmontsteking (enterocolitis). Een flinke darmontsteking kan zelfs tot darmperforatie leiden.

NSK EN HUN ROL MET BETREKKING TOT HOEFBEVANGENHEID

EOK en zetmeel	Fructanen
Vertering in de dunne darm	Vertering (hoofdzakelijk) in de dikke darm
Overschot veroorzaakt hyperinsulinemie	Overschot veroorzaakt, samen met EOK en zetmeel afkomstig uit de dunne darm, melkzuurvorming en bacteriesterfte
Gerelateerd aan een hormonaal probleem	Gerelateerd aan een spijsverteringsprobleem
Mogelijke gevolgen: • Insulineresistentie • Hyperglykemie • Vasoconstrictie • Schade aan de bloedvaten • Verhoogde bloeddruk • Microtromboses • Slechte doorbloeding van hoefweefsel • Zuurstoftekort in hoefweefsel • Verstoord glucosemetabolisme • Afbraak hemidesmosomen • (Chronische) ontstekingen • Verhoogde vetopslag	Mogelijke gevolgen: • Endo- en exotoxinen en DNA komen vrij • Proliferatie van kiemen, gisten en schimmels • Darmwandschade • Microtromboses • Slechte doorbloeding van hoefweefsel

- Koliek. Door een draaiing in de darm stagneert de doorbloeding van de darmwand. Deze wordt van mindere kwaliteit en zal gifstoffen makkelijker doorlaten.
- Exotoxinen. Gram-positieve bacteriën maken bepaalde eiwitten – exotoxinen – die het lichaam schade toebrengen. De darmwand 'verbrandt' en laat melkzuur en gifstoffen door die in de bloedbaan terecht komen. Dit kan al vanaf 24 uur na de overmatige inname van NSK gebeuren. Een klassiek voorbeeld is het paard dat zelf de voerton weet te vinden. Een shetlandpony onder een overproductieve appelboom is ook vragen om moeilijkheden. Weelderige groene grasweilanden zijn ook een probleem. Het paard beweegt niet of nauwelijks tijdens het eten. Het staat letterlijk tot zijn enkels in het voedsel. Een ander bekend voorbeeld is het paard dat van voorjaar tot herfst alleen op gras en hooi heeft geleefd en in de winter opeens granen, biks of paardenmuesli krijgt. Met de beste bedoelingen geven sommige eigenaren hun paard opeens deze voeding uit angst dat het paard tekorten heeft of krijgt.

AMMONIAKVERBINDINGEN

Paarden eten soms uit verveling of uit behoefte aan meer ruwe celstof (voornamelijk cellulose maar ook hemicellulose en lignine die, samen met cellulose, de structurele koolhydraten vormen) het zaagsel of stro in de stal op. Bij de vertering van (grote hoeveelheden) zaagsel of stro worden ammoniakverbindingen gevormd die de lever te zwaar kunnen belasten.

Een paard dat in het lente- en zomerseizoen buiten staat en in de herfst op stal wordt gezet zal een verstoorde bacteriehuishouding in de darmen krijgen als het opeens stro gaat eten. Een van de vele redenen om een paard niet op te stallen.

Grond- of slootwater kan te veel ammoniakverbindingen bevatten (zie ook pagina 240, onder 'Drinkwater').

BLOEDCIRCULATIE-PROBLEMEN

De lamellen hebben een grote behoefte aan een goede bloedcirculatie. Doorbloeding zorgt voor de toevoer van zuurstofrijk bloed, voedingsstoffen, hormonen en enzymen enerzijds en afvoer van koolzuurrijk bloed en afvalstoffen anderzijds.

Bloedcirculatieproblemen kunnen een gevolg zijn van:

- Een te hoge druk in de hoef die de bloed-toevoer afknijpt, bijvoorbeeld door een zwelling veroorzaakt door een ontsteking.
- Plotselinge rantsoenverandering, waardoor de darmflora aangetast wordt en er massale bacteriële sterfte plaatsvindt. Door de sterfte komen er gifstoffen uit de darm in de bloedbaan terecht waar ze kleine stolsels veroorzaken die in de vaatjes van de hoef-lederhuid vastlopen. Deze stolsels heten endotoxine microtromboses. Een plotse-linge rantsoenverandering is bijvoorbeeld ook opeens te *veel* water drinken en dus niet te *koud* water wat vaak wordt gezegd.
- Beschadigde haarvaten onder andere onder invloed van overactieve enzymen (enzym-theorie) of als gevolg van fysieke overbelas-ting (overbelastingstheorie).
- (Hitte)uitputting. Dit zorgt naast bloed-circulatieproblemen ook voor een te hoge concentratie melkzuur die het bacterie-evenwicht in de darmen verstoort. Het metabolisme en de mineraalhuishouding in het uitgeputte lijf staan ook onder druk.
- Shock
- Te lage bloeddruk, bijvoorbeeld door een narcose
- Immune trombocytopenie. Dit is een afwijkende immunologische reactie. Deze aandoening ziet men vooral voor bij jonge paarden en vaak na het optreden van droes of een luchtweginfectie. Het veroorzaakt een ontsteking van de wanden van bloedvaten.
- Afbraak van rode bloedcellen (erytrocyten)
- Aangeboren stollingsafwijkingen
- Sommige medicijnen hebben een vaso-constrictieve (bij)werking. Een voorbeeld hiervan is het middel Prostaglandin dat toegediend wordt om het optre-den van hengstigheid te bespoedigen. Corticosteroïden verstoren de bloedcircu-latie ook.

GIFSTOFFEN

We onderscheiden de volgende gifstoffen:
- Bacteriële gifstoffen
- Niet-bacteriële gifstoffen
- Giftige planten
- Verontreiniging en chemische gifstoffen
- Medicijnen
- Lichaamseigen gifstoffen
- Spierpigmenten

BACTERIËLE GIFSTOFFEN

Wat omschreven staat over sterfte van bacteriën in de darm gaat ook op voor bacteriële gifstoffen afkomstig van andere plekken in het lichaam. Hiermee valt hoefbevangenheid veroorzaakt door bacteriële gifstoffen ook onder SIRS-gerelateerde hoefbevangenheid (zie pagina 81).

Endotoxemie – de aanwezigheid van gifstoffen in de bloedbaan – kan het gevolg zijn van onder andere influenza, long- of borstvliesontsteking (pneumonie, pleuritis), nierbekkenontsteking (pyelonefritis), uier- of baarmoeder(slijmvlies)ontsteking (mastitis, endometritis), oogontsteking (uveitis) of een bacteriële infectie na het niet afkomen van de placenta na een bevalling. Koliek en een torsie van de darmen na een operatie kunnen eveneens een ontstekingsreactie veroorzaken die de hoeveelheid gifstoffen in de bloedbaan doet toenemen.

Bloedvergiftiging, koorts en allergieën zorgen eveneens voor een hogere hoeveelheid gifstoffen in het lichaam. Deze zullen niet zelf de hoefbevangenheid veroorzaken, maar kunnen wel bijdragen aan het ontstaan ervan.

NIET-BACTERIËLE GIFSTOFFEN

Schimmels, zwammen en gisten geven mycotoxines af. Dit zijn giftige bijproducten. Voedsel kan door verkeerde opslag op deze wijze besmet raken of dat zelfs al zijn geraakt tijdens de teelt. Bij onder andere rogge en tarwe kan dit het geval zijn, al is de kans hierop door het gebruik van ontsmet zaaizaad minimaal te noemen.

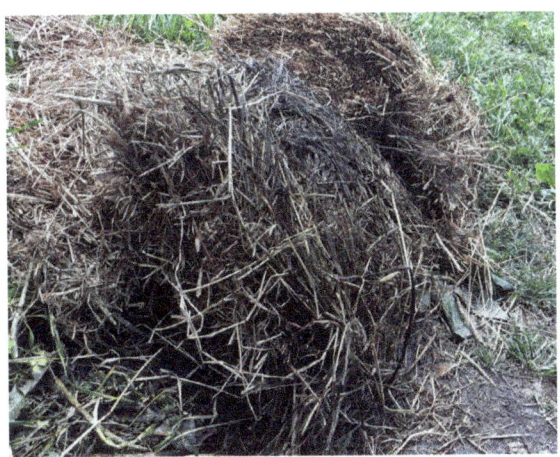

Beschimmeld hooi
(foto: Kate Light)

ENDOFYT

Raai- en zwenkgras kunnen besmet zijn met een symbiotische schimmel, endofyt genaamd, die de plant goed beschermt tegen insectenvraat, maar die een mycotoxine afgeeft die in verband wordt gebracht met hoefbevangenheid. Bloedvaten trekken samen onder invloed van deze gifstof in tijden van stress, ziekte of opwinding. De kans op deze endofytbesmetting is hoger bij een kaliumoverschot in de bodem (zie kadertekst 'Kalium' op pagina 252).

In gazon- en sportveldmengsels wordt dit gras vaak gebruikt omwille van de bestendigheid tegen insectenvraat. Paarden die hier het maaisel van eten krijgen zo de gifstof binnen.

KUILGRAS

Kuilgras kan makkelijk schimmelen. Een baal kuilvoer moet binnen een week opgevoerd zijn. Na die tijd is het risico op schimmelvorming door te hoge temperaturen te groot. Beschimmelde kuil moet je absoluut weggooien.

Soms zijn er condensplekken in balen kuil te zien waar deze tegen elkaar aan hebben gelegen. Als het plastic nog intact was, kun je het gedeelte dat door condens nat is geworden verwijderen waarna de rest van de kuil nog bruikbaar is.

> ➤ Soms zijn schimmels niet zichtbaar, maar wel degelijk aanwezig.

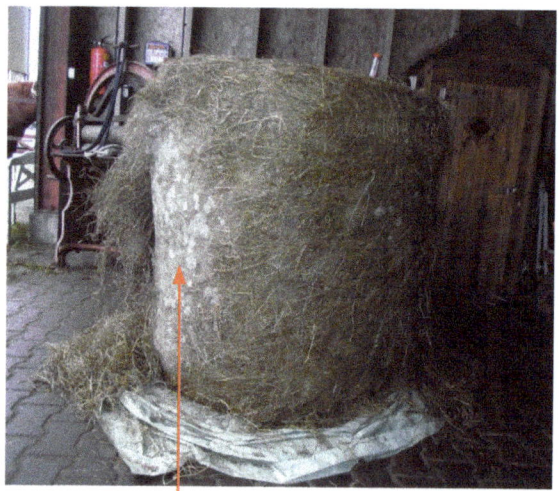

Beschimmeld kuilgras

GIFTIGE PLANTEN

Gifstoffen in planten kunnen het lichaam beschadigen of een kwaal veroorzaken die vervolgens hoefbevangenheid faciliteert. In beukennootjes, groene eikels en eikenschors zit bijvoorbeeld veel looizuur (tannine). Bij grote inname kan dit schade aan de darmwand opleveren en zowel de lever als de nieren overbelasten. Bovendien bevatten eikels veel zetmeel.

> ➤ Om een idee te krijgen van het tanninegehalte van eikels, kun je zelf een hapje nemen. Hoe sterker de smaak op die van tamme kastanjes lijkt, hoe minder tannine er in de eikel zit. Uiteraard is dit geen waterdichte methode.

Het zaagsel van de zwarte walnoot, soms als bodembedekking in de stal gebruikt, bevat ook veel gifstoffen.

Onder omstandigheden zoals langdurige droogte of zware sneeuwval of tijdens een dieet, zullen paarden meer geneigd zijn om alle beschikbare bladeren te eten die ze vinden. Dit verhoogt de kans op het binnenkrijgen van giftige planten.

Sommige giftige planten zijn bitter zolang ze vers zijn, maar worden zoeter naarmate ze verder uitdrogen. Als je onkruid uit de grond trekt moet je het dus nooit in het weiland laten liggen. Controleer bovendien altijd het hooi voor je het aanbiedt en verwijder aanwezige gedroogde planten die je niet herkent.

> De meest voorkomende bron van giftige planten voor paarden is tuinafval. Met de beste bedoelingen kan een buurman zijn snoeisel, met daarin taxus of liguster, over het hek van het weiland kieperen.

VERONTREINIGING EN CHEMISCHE GIFSTOFFEN

VERONTREINIGD WATER

Zowel oppervlaktewater, opgepompt grondwater (putwater) als regenwater kunnen verontreinigd zijn. Naast daadwerkelijke verontreiniging met bijvoorbeeld zware metalen kunnen ook de gehaltes nitriet, nitraat, ammoniakverbindingen, ijzer of zout boven een acceptabele grens liggen (zie pagina 95, onder 'Gifstoffen').

PESTICIDEN

Pesticiden (o.a. fungiciden, herbiciden en insecticiden) zijn stoffen die gewassen beschermen tegen ziekten, plagen en onkruid. Resten van deze chemische bestrijdingsmiddelen kunnen aanwezig zijn in zowel niet-biologische voeding (gras, hooi, krachtvoer), voedingssupplementen, stalbedekking, als in grond- en oppervlaktewater.

MESTSTOFFEN

Onverteerde kunstmest kan door grazen in het paardenlichaam terecht komen. Paarden hebben geen problemen met de vertering van (rest)stikstof in het gras of hooi. Als het gehalte echter omhoog schiet, raakt het metabolisme van slag. De lever heeft hieronder te lijden,

met te hoge concentraties gifstoffen als gevolg. Een snelle stijging van het stikstofgehalte kan komen door:

- Groeispurt in het voorjaar
- Bemesting
- Veel klaver in de wei, met name op kalkrijke kleigronden

MEDICIJNEN

Alhoewel er verbanden worden gezien tussen de toediening van bepaalde medicijnen en het optreden van hoefbevangenheid is de kans hierop gering. Uitzondering hierop zijn langwerkende corticosteroïden.

In het volgende hoofdstuk komt het gebruik van medicijnen uitgebreid aan de orde. We zullen ons hier beperken tot medicijnen die kunnen bijdragen aan het ontstaan of verergeren van hoefbevangenheid. Dit zijn:

- Corticosteroïden
- Vaccinaties
- Wormdrijvende medicijnen
- Pijnstillende medicijnen

CORTICOSTEROÏDEN

Corticosteroïden zijn de chemische varianten op cortisol. Ze worden toegepast om ontstekingen en infecties aan te pakken. Net als cortisol, dat het lichaam zelf aanmaakt in stress-situaties, heeft het een stijging van de bloedsuikerspiegel tot gevolg. Dit komt doordat corticosteroïden de gevoeligheid voor insuline verlagen. Als dit langdurig het geval is kan dit weer leiden tot of bijdragen aan insulineresistentie. Zo zijn er gevallen bekend van paarden met luchtwegproblemen, zoals COPD, die hoefbevangen zijn geraakt als gevolg van langdurig gebruik van een inhalator met beclometason.

APOPTOSE

Een tweede effect van de toediening van corticosteroïden is de zogeheten apoptose. Normaal gesproken is dit geprogrammeerde celdood, oftewel het afsterven van cellen die een afwijking vertonen. Corticosteroïden kunnen het optreden van apoptose forceren en daarmee bijdragen aan verzwakking van het basale membraan.

KATABOLISME

Verder zetten corticosteroïden een proces in gang dat katabolisme wordt genoemd. Dit is een vorm van metabolisme waarbij tot het eigen lichaamsweefsel behorende materie wordt afgebroken. Het zijn met name eiwitten die uit bindweefsel gewonnen worden om elders in het lichaam te gebruiken. Het basale membraan verzwakt door dit proces.

VASOCONSTRICTIE

Ten slotte hebben corticosteroïden een vaso-constrictieve werking. Op pagina 74, onder 'Bloedcirculatietheorie', heb je gelezen hoe vasoconstrictie bij kan dragen aan het ontstaan van hoefbevangenheid.

FACILITERENDE OORZAAK

Corticosteroïden zijn een goed voorbeeld van een faciliterende oorzaak. Zij zullen nooit vanuit het niets hoefbevangenheid veroorzaken. Een paard dat op het randje van insulineresis-tentie balanceert kan door corticosteroïden net het zetje de verkeerde kant op krijgen. Bij paarden met hoefkatrolontsteking wordt vaak de corticosteroïde triamcinolon in het hoefgewricht gespoten, als gevolg waarvan zij een hogere gevoeligheid voor hoefbevangen-heid zouden kunnen ontwikkelen. Al moet hierbij wel opgemerkt worden dat overtuigend wetenschappelijk bewijs voor een oorzakelijk verband ontbreekt.

> ➤ Je kunt uitgebreid lezen over hoefkatrolontsteking in het boek 'Hoefkatrolontsteking : begrij-pen, behandelen, voorkomen' (ISBN 978-9-49-303402-0) en op de website hoefkatrolontsteking.nl

Corticosteroïden worden soms preventief gegeven bij paarden die aanleg hebben voor staart- en maaneczeem.

Ontkom je onverhoopt niet aan het moeten toedienen van corticosteroïden, geef deze dan in de ochtend. Hiermee verstoor je zo min mogelijk het dag-nachtritme van de lichaams-eigen cortisol.

VACCINATIES

Een gezond paard in gezonde leefomstandig-heden heeft voldoende antistoffen om ziektes te weerstaan. Overweeg alleen te enten tegen tetanus. Verdiep je wel eerst goed in dit contro-versiële onderwerp.

> ➤ Chronische hoefbevangen paarden kunnen sterkere allergische reacties krijgen dan gezonde paarden. Dit kan onder andere met vaccinaties het geval zijn. De klinische verschijnse-len van de hoefbevangenheid zullen sterker tot uiting komen.

WORMDRIJVENDE MEDICIJNEN

Een gezond paard in gezonde leefomstandig-heden kan parasieten goed weerstaan. Gebruik een wormenkuur alleen ter bestrijding van aanwezige parasieten. Laat met regelmaat de mest hierop onderzoeken.

> ➤ Hoefbevangenheid veroorzaakt of gefaciliteerd door wormdrijvende medicijnen komt in de praktijk nauwelijks voor.

PIJNSTILLENDE MEDICIJNEN

Pijnstillende medicijnen maskeren de ontstekingspijn en maken daarmee dat een paard meer of anders beweegt dan goed voor hem is. De lamellenverbinding is al aangetast en zal door verdere overbelasting, vooral in combinatie met een gebrekkige bekapping, verder beschadigen.

Pijnstillende medicijnen belasten de lever en nieren (zie ook pagina 221, onder 'Pijnstillende en ontstekingsremmende medicijnen').

LICHAAMSEIGEN GIFSTOFFEN

Bij een normaal metabolisme komen gifstoffen vrij die door de nieren afgebroken worden. Een verminderde nierfunctie, bijvoorbeeld als gevolg van een chronische nierfilterontsteking (glomerulonefritis), heeft als gevolg dat deze gifstoffen langer in het lichaam aanwezig blijven dan goed is. Vervolgens kunnen zij het optreden van hoefbevangenheid faciliteren.

SPIERPIGMENTEN

De verkramping bij spierbevangenheid (ook: *tying up* of maandagziekte) kan spiercellen beschadigen. De spiercellen geven daarop hun spierpigmenten (eiwitten) vrij. Deze kunnen leiden tot nierschade. De pijn en stressreacties en de daarbij behorende hogere afgifte van cortisol dragen op hun beurt ook weer bij tot een grotere kans op hoefbevangenheid (zie pagina 116, onder 'Stress').

HORMONALE PROBLEMEN

De belangrijkste hormonale problemen die in verband worden gebracht met hoefbevangenheid zijn:

- Paarden-stofwisselingssyndroom
- Stoornissen in de hypofyse of de bijnieren
- Winterbevangenheid
- Verhoogde oestrogeenspiegel
- Verhoogde IGF-1-spiegel

ENDOCRINOPATHISCHE HOEFBEVANGENHEID

Hoefbevangenheid die optreedt als gevolg van hormonale problemen noemen we endocrinopathische hoefbevangenheid (endocrien=met betrekking tot de afgifte van hormonen naar de bloedstroom, pathos=lijden). We gebruiken deze term ook als de toediening van langwerkende corticosteroïden (zie pagina 97) de hoofdoorzaak is van hoefbevangenheid. Het wordt ook simpelweg hormoongerelateerde hoefbevangenheid genoemd.

Uit een onderzoek naar de casuïstiek in een grote veterinaire kliniek bleek dat daar circa 80% van de gevallen van hoefbevangenheid gerelateerd waren aan hormonale problemen.

PAARDEN-STOFWISSELINGSSYNDROOM

Diabetes type 2 bij mensen is een metabole ziekte (stofwisselingsziekte) waarbij er sprake is van herhaaldelijk verhoogde bloedsuikerwaarden. Doordat het lichaam niet goed reageert op de aanwezigheid van insuline kan het niet voldoende energie uit de suiker halen. Het paarden-stofwisselingssyndroom (Equine metabool syndroom/EMS) is de paardenvariant van deze ziekte.

KLINISCHE VERSCHIJNSELEN

- Insulineresistentie met een verhoogd risico op hoefbevangenheid
- Moeilijkheden met gewichtsregulatie:
  - ‣ Overgewicht (obesitas)
  - ‣ Soms ondergewicht
- Vreemde vetverdeling (adipositas):
  - ‣ Manenkam: CNS>3 (zie kadertekst 'Cresty Neck Score' op pagina 103)
  - ‣ Boven de ogen, schouders, bovenop de romp, staartinplant, koker of uier
- Verhoogde bloeddruk
- Afwijkingen in de vetspiegel in het bloed
- Verhoogde leptinespiegel in het bloed. Het hormoon leptine speelt een rol bij de eetlust. Verhoogde leptinewaarden in het bloed zonder verhoogde insulinewaarden kan opgevat worden als een waarschuwing. Er is een gerede kans dat het paard EMS gaat ontwikkelen. We komen straks uitgebreid terug op leptine.
- Bloedsuikerspiegel geeft een hoognormale waarde aan. Dus nog net binnen het acceptabele.
- Overmatig drinken (polydipsie) en/of urineren (polyurie)
- Soms lichte spierbevangenheid
- Algehele lusteloosheid (apathie)

COMPLICATIES

- Schade aan bloedvaten
- Trombose
- Oxidatieve stress (zie pagina 75, onder 'Reperfusieschade')
- Panniculitis (ontsteking van onderhuids vetweefsel) waarbij gifstoffen vrijkomen
- Verminderde vruchtbaarheid

SCHILDKLIER

Lang werden de klinische verschijnselen toegeschreven aan een verminderde schildklierfunctie. Een verhoogde aanmaak van lichaamseigen glucocorticoïden (bijnierschorshormonen) verstoort de werking van de hypofyse (hersenaanhangsel) als gevolg waarvan de werking van de schildklier weer negatief beïnvloed wordt. Met de schildklier zelf is echter niets aan de hand.

ADIPOKINES

Vetweefsel gedraagt zich als een klier die onder andere stoffen afgeeft die een functie hebben op het gebied van het afweersysteem. Deze stoffen heten adipokines. Adipokines zijn signaaleiwitten (cytokines). Dit zijn eiwitten die geactiveerd worden door receptoren op de celwand. Vervolgens zorgen zij voor de communicatie binnen de cel.

Sommige adipokines bevorderen het ontstaan van ontstekingen. Ontstekingen zijn per slot van rekening nodig om lichaamsvreemde stoffen af te weren. Deze adipokines verlagen helaas ook de insulinegevoeligheid, werken vasoconstrictief en brengen schade toe aan bloedvaten.

CHRONISCHE LAAGGRADIGE ONTSTEKING

Een verhoogde productie van adipokines kan bijdragen aan een fenomeen dat bekend staat als chronische laaggradige ontsteking (ook: stille ontsteking). Het lichaam verkeert hierbij in een constante staat van ontsteking. Laaggradige ontsteking wordt in verband gebracht met het ontstaan van PPID. Het zou bijdragen aan de afbraak van de dopamine-producerende zenuwen die van de hypothalamus naar de hypofyse lopen. Verderop, onder 'Pituitary Pars Intermedia Dysfunction', gaan we dieper in op deze neurodegeneratieve aandoening.

Paarden met obesitas of adipositas hebben een verstoorde productie van adipokines. Vetweefsel in de manenkam produceert meer adipokines dan onderhuids vet. Adipositas is dus een slechter voorteken dan obesitas.

LEPTINE

Een belangrijke adipokine is het peptidehormoon leptine. Leptine wordt via het bloed naar de hersenen getransporteerd waar het zich bindt op de leptinereceptoren op de wand van de hersencellen van het regelcentrum, de hypothalamus. Veel vetcellen in het lichaam betekent veel leptine. De hypothalamus 'regelt' vervolgens dat de voedseltoevoer omlaag gaat en het metabolisme omhoog. Bindt er zich daarentegen weinig leptine op de receptoren dan zal de boodschap zijn dat er meer gegeten dient te worden om het lichaamsgewicht op peil te houden. Het metabolisme wordt ook weer vertraagd. Leptine bewaakt hiermee de balans tussen honger en verzadiging.

LEPTINERESISTENTIE

Hoe meer lichaamsvet het paard heeft, hoe meer leptine er in het bloed circuleert. Bij een langdurig hoge leptinespiegel worden de leptinereceptoren minder gevoelig voor het hormoon. In deze toestand, die leptineresistentie heet, circuleert de leptine dus wel in het bloed, maar de hypothalamus reageert er niet adequaat op. Het paard eet meer dan het kan verbranden. Dit heeft zowel (verergering van) obesitas en/of adipositas als insulineresistentie tot gevolg.

Het blijkt, in ieder geval bij ratten, dat een langdurig hoge inname van fructose kan leiden tot leptineresistentie. Er is onderzoek gedaan waarbij ratten die voedsel kregen met een hoger gehalte fructose, maar dezelfde hoeveelheid energie, leptineresistent werden.

Hengsten en ruinen hebben gemiddeld een hogere leptinespiegel dan merries. Dit is opvallend aangezien het bij mensen juist de vrouwen zijn die meer leptine in het bloed hebben. In de zomer is bovendien de hoeveelheid leptine in het bloed hoger dan in de winter.

ADIPONECTINE

Adiponectine is een andere adipokine. Dit hormoon verhoogt de insulinegevoeligheid van het lichaam. Het is daarmee een van de hormonen die zorgen voor het optimaal houden van de bloedsuikerspiegel. Paarden met obesitas scheiden minder adiponectine af. Dit draagt bij aan het verergeren van insulineresistentie of het ontstaan ervan. Een vicieuze cirkel ontstaat, doordat insulineresistente paarden ook een lagere adiponectinespiegel hebben. Adiponectine blijkt verder oxidatieve stress en ontstekingsverschijnselen te onderdrukken.

> OXIDATIEVE STRESS
> Celschade als gevolg van een teveel aan zuurstofverbindingen in een cel.

OORZAKEN

- Erfelijk. Appaloosa's, welsh-, dartmoor-, exmoor- en shetlandpony's, morgans, cobs, new foresters, ijslanders, paso fino's, arabieren en bepaalde bloedlijnen binnen andere rassen hebben een grotere kans op het ontwikkelen van EMS. Deze erfelijke component maakt waarom het bij sommige paarden zo lastig, zo niet onmogelijk, is om met dieet en beweging het overgewicht onder controle te krijgen.
- Langdurig en regelmatig hoge bloedsuikerwaarden als gevolg van voeding met te veel snelle koolhydraten, waaronder nadrukkelijk krachtvoer.
- Te weinig lichaamsbeweging

DIAGNOSE

- Geschiedenis van het paard.
- Fysiek onderzoek waaronder *Cresty Neck Score* (zie kadertekst) en *Body Condition Score* (zie kadertekst 'Body Condition Score (BCS)' op pagina 104).
- Insulinebepaling
  - ‣ Nuchtere insulinebepaling. Er wordt bloed afgenomen bij het paard na een periode van zes uur waarin hem alle voedsel onthouden wordt. Vervolgens wordt de hoeveelheid insuline in het bloedmonster vastgesteld. Deze test geeft veel vals negatieve uitkomsten. Dit wil zeggen dat ten onrechte geconcludeerd wordt dat er géén sprake is van insulineresistentie. Bijna twee op de drie insulineresistente paarden glipt door deze test heen. De waarde van de nuchtere insulinebepaling is dan ook voornamelijk om het verloop van de insulineresistentie in kaart te brengen bij paarden die positief getest zijn. Een paard met pijn, als gevolg van hoefbevangenheid of stress door het verplicht vasten, produceert meer cortisol en catecholamines (de hormonen adrenaline, noradrenaline en dopamine) dan normaal. Dit beïnvloedt zowel glucose-, insuline- als leptinespiegels. Het best wacht je daarom met testen tot de pijn en stress minder zijn.

    Om het bovenstaande is een enkele meting onbetrouwbaar. Dynamisch testen, bijvoorbeeld aan de hand van de verderop beschreven orale glucosetolerantietest, verhoogt de betrouwbaarheid van de uitkomsten.

    Zoals bij alle bloedonderzoeken hanteert men referentiewaarden. Dit zijn twee uiterste waarden waarbinnen de uitkomsten aanvaardbaar zijn. De bovenwaarde bij de nuchtere insulinebepaling kan echter voor sommige paardenrassen afwijkend zijn. Uiteraard houdt je dierenarts hier rekening mee.
  - ‣ Niet-nuchtere insulinebepaling. Bij deze test krijgt het paard toegang tot gras of hooi in de zes uur, voordat bloed wordt afgenomen. Net als bij de vorige test wordt de hoeveelheid insuline in het bloedmonster vastgesteld. Het grote nadeel is dat de exacte hoeveelheid genuttigde koolhydraten onbekend is. De test is minder accuraat dan de nuchtere insulinebepaling. Dit heeft men proberen op te lossen door de bovengrens van de referentiewaarden de helft hoger te leggen. Een niet-insulineresistent paard kan zich onmogelijk 'over de grens heen eten'. Dit neemt niet weg dat er veel twijfelgevallen zijn net onder de bovengrens. Een voordeel van de niet-nuchtere insulinebepaling is dat deze minder vals negatieve uitkomsten geeft. Omdat er door weken (zie kadertekst 'Hooi weken' op pagina 147) nog zo veel mogelijk WOK uit het hooi te spoelen zijn, is het aan te raden alleen hooi -en dus geen gras- te gebruiken in voorbereiding op deze test. Uiteraard moet dat hooi zijn dat al laag in NSK is.
- Orale glucosetolerantietest (ook: glucoseconcentratietest). Deze test moet aantonen hoe suiker in het lichaam wordt verwerkt en of er daarbij hormonale problemen optreden. Er worden twee bloedmonsters genomen. Eén nadat het paard zes uur gevast heeft. De tweede nadat hij vervolgens een afgemeten dosis suikersiroop krijgt toegediend. Deze hoeveelheid is veel hoger dan hij via normaal grazen binnen

zou kunnen krijgen. Schiet de insuline omhoog na de glucosetoediening, dan is er waarschijnlijk sprake van insulineresistentie. De orale glucosetolerantietest is, zoals gezegd, een voorbeeld van dynamisch testen.

- Leptinebepaling. Naast de insulinebepaling meet de dierenarts eventueel de hoeveelheid van het eetlustregulerende eiwit leptine in het bloed. Eerder heb je gelezen dat er twee fasen van insulineresistentie zijn. In de eerste fase blijven de bloedsuikerwaarden normaal, terwijl de hoeveelheid insuline in het bloed te hoog is. Toch is het mogelijk dat de insulinewaarden net binnen de referentiewaarden blijven. Een verhoogde leptinespiegel geeft dan de doorslag. Het paard is insulineresistent.

> Insulineresistentie is in de meeste gevallen een probleem dat aan te pakken is met aanpassingen in de leefomstandigheden. Voeding, beweging, huisvesting. in sommige gevallen aangevuld met supplementen of medicijnen. Veranderingen in de BCS en CNS zullen je al informatie geven over de resultaten die je daarmee boekt. Daarnaast is het een goed idee om na een paar maanden het bloedonderzoek opnieuw uit te laten voeren. Zorg dat dezelfde testen worden gedaan en dat dit onder precies dezelfde omstandigheden gebeurt als de eerste keer. Alleen dan zijn de resultaten vergelijkbaar.

CRESTY NECK SCORE (CNS)

1. Geen voelbare manenkam.

2. De manenkam is niet zichtbaar, maar wel voelbaar.

3. De manenkam is zichtbaar en kan makkelijk heen en weer bewogen worden. Het vet is gelijk verdeeld tussen kruin en schoft.

4. De manenkam is vergroot en verdikt. Het wordt moeilijk om hem heen en weer te bewegen. Vet hoopt zich in het midden op.

5. De manenkam is erg vergroot en verdikt en past niet meer in een hand. Heen en weer bewegen gaat niet meer. Er verschijnen kreukels en rimpels haaks op de maneninzet.

6. De manenkam is zo groot en dik dat hij naar opzij gaat hangen.

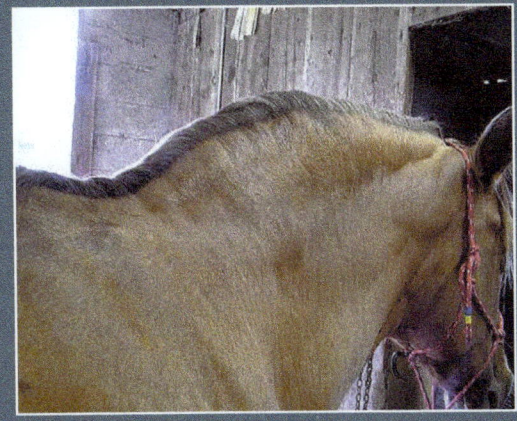

Een pony met een CNS van 5
(foto: Gretschen Fathauer)

BODY CONDITION SCORE (BCS)

	BOVENKANT HALS	SCHOFT	RUG EN KRUIS	RIBBEN	ACHTERHAND
1. ERG MAGER	Wervels zijn makkelijk voelbaar. Geen bespiering waar de hals in de schouder overgaat	Botten zijn makkelijk voelbaar	Drie werveluitsteeksels zijn makkelijk voelbaar	Elke rib is voelbaar	Staartinzet en heupbotten steken uit
2. MAGER	Wervels zijn voelbaar. Lichte welving waar de hals in de schouder overgaat	Botten zijn voelbaar	Middelste werveluitsteeksels zijn makkelijk voelbaar	Ribben zijn voelbaar maar hebben wat vet	Heupbotten zijn voelbaar
3. REDELIJK	Wervels hebben vet	Vet op de schoft	Vet op de ruggengraat	Ribben zijn niet meer zichtbaar, maar wel voelbaar	Vet op de heupbotten
4. GOED	De hals gaat vloeiend in de schouders over	De hals komt rond uit de schoft	Vlakke rug	Vetlaag op de ribben.	Heupbotten zijn niet voelbaar
5. VET	Vetophopingen	Vetophopingen	Duidelijke richel in de rug	Sponsachtig vet op en tussen de ribben	Heupbotten zijn niet voelbaar
6. ERG VET	Uitpuilend vet	Uitpuilend vet	Diepe groef in de rug	Vetophopingen	Vetophopingen op de heupen

> ➤ De BCS is oorspronkelijk ontwikkeld voor quarterhorses. Bij het beoordelen van andere rassen, met name ponyrassen, moet enige armslag aangehouden worden. Voor ezels bestaat er een aangepaste versie (zie kadertekst 'Body Condition Score (BCS) ezels' op pagina 262).

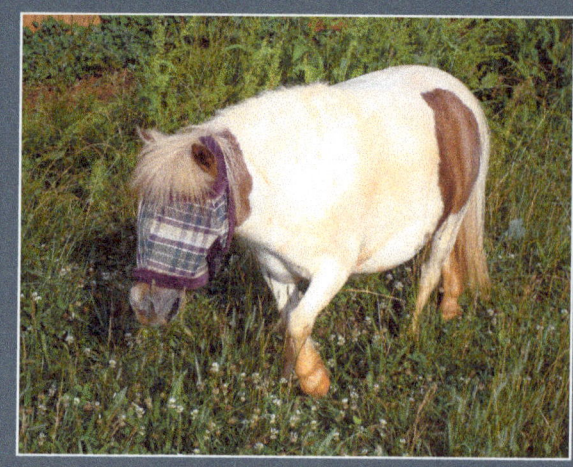

Een pony met een BCS van 5
(foto: Liz Jaynes)

BEHANDELING

De aanpak van EMS is een goed voorbeeld van de behandeling van de primaire oorzaak om hoefbevangenheid te bestrijden. Hierbij moet de aandacht uitgaan naar de volgende zaken:

- Voedingsaanpassingen. Wees waakzaam op het NSK-gehalte van het gras bij weidegang (zie pagina 246, onder 'NSK-preventie'). Geef geen krachtvoer of granen. Voer niet in porties. Dit geeft pieken in de bloedsuikerspiegel.
- Bewegingsaanpassingen (zie pagina 194)
- Huisvestingsaanpassingen (zie pagina 254). Bewegingsmogelijkheden, 24 uur per dag, 7 dagen per week, maken dat de verbranding beter wordt.
- Mineralen. Chroom, vanadium en magnesium blijken een gunstig effect te hebben, doordat ze de gevoeligheid van de spiercellen voor insuline zouden verhogen.

> ➤ Wetenschappelijk bewijs hiervoor, niet afkomstig uit de humane geneeskunde of onderzoek op ratten, is nog niet onomstotelijk geleverd. Het enige relevante wetenschappelijke onderzoek op dit gebied toont zelfs aan dat ze dit effect níet hebben. Er is echter zo veel anekdotisch bewijs en klinische ervaring van dierenartsen dat deze mineralen in dit boek toch de nodige aandacht krijgen.

- Vetzuren. Omega-3-vetzuren en vitamine A en D kunnen gunstig uitpakken.
- Medicijnen en hormonen. Er bestaan medicijnen en synthetische hormonen die een gunstige werking kunnen hebben. We komen hier later op terug.

- Gifstoffen beperken. Alle vanaf pagina 95 genoemde gifstoffen moeten afgebroken worden en belasten daarmee de lever. Deze kan daardoor minder goed ook nog de insuline afbreken. Zorg dus voor zo min mogelijk gifstoffen in het lijf.

STOORNISSEN IN DE HYPOFYSE OF DE BIJNIEREN

De termen PPID, ziekte van Cushing en syndroom van Cushing worden vaak door elkaar gehaald of als synoniem gebruikt. Toch zijn het drie verschillende problemen, waarvan er één zelfs nauwelijks bij paarden voorkomt.

HYPOFYSE EN ACTH

De hypofyse is een klier onder aan de hersenen die stimulerende hormonen afscheidt. Deze hormonen 'besturen' de werking van hormoonklieren elders in het lichaam. Een van deze hormonen is het adrenocorticotroop hormoon (ACTH, ook: corticotropine). ACTH is een neurotransmitter die op de bijnierschors inwerkt en de aanmaak van corticosteroïden, waaronder cortisol, stimuleert.

> CORTISOL
> Bijnierschorshormoon dat wordt afgescheiden om (in stress-situaties) eiwitten en vetten snel in glucose om te zetten.

ZIEKTE VAN CUSHING

Bij de ziekte van Cushing is er sprake van een, meestal goedaardig, klierweefselgezwel (adenoom) in de voorkwab van de hypofyse (pars anterior, adenohypofyse). Deze scheidt hierdoor te veel ACTH af. Dit resulteert

in overactiviteit en vergroting van de bijnieren, waardoor deze op hun beurt te veel
cortisol afgegeven.

De klinische verschijnselen van de ziekte van
Cushing zijn voornamelijk toe te schrijven aan
het effect van de verhoogde cortisolspiegel. In
tegenstelling tot bij honden en mensen, komt
deze ziekte bij paarden nagenoeg niet voor.

SYNDROOM VAN CUSHING

Het syndroom van Cushing werd in 1943 door
Fuller Albright beschreven. Het is de overkoepelende term voor alle klachten die veroorzaakt
worden door langdurige blootstelling aan
een overmaat aan cortisol in het bloed. Deze
overmaat kán het gevolg zijn van de ziekte van
Cushing, maar (langdurige) toediening van
synthetische langwerkende corticosteroïden
verhoogt de cortisolspiegel in het bloed ook.
Al is het zeldzaam, ook een tumor of andere
afwijking aan de bijnieren kan de oorzaak zijn.

PITUITARY PARS INTERMEDIA DYSFUNCTION

PPID staat voor Pituitary Pars Intermedia
Dysfunction. Deze neurodegeneratieve aandoening verschilt duidelijk van de ziekte, zoals
Harvey Williams Cushing in 1912 beschreef.
Bij PPID is er sprake van een vergroting van
de middenkwab van de hypofyse (pars intermedia). Deze zorgt voor een verhoogde afgifte
van melanocortines. Melanocortines vormen
een groep hormonen waarvan ACTH er één
is. De ACTH die de middenkwab afgeeft is
biologisch echter minder actief dan die, zoals
bij de ziekte van Cushing het geval is, in de
voorkwab wordt afgescheiden. Slechts gemiddeld een derde van de paarden met PPID heeft
overactieve en vergrote bijnieren als gevolg van
te veel ACTH.

Het wezenlijke probleem bij PPID is dat er te
veel melanocortines in de bloedbaan circuleren.
De specifieke ziekteverschijnselen van PPID
worden er deels aan toegeschreven.

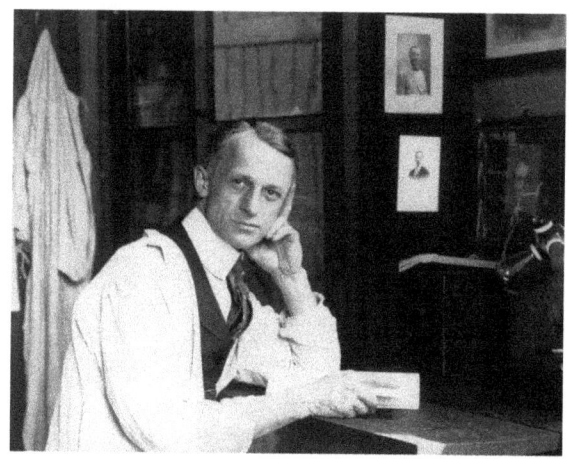

Harvey Williams Cushing

OORZAAK PPID

Direct boven de hypofyse bevindt zich de
hypothalamus. Vanuit dit deel van de tussenhersenen lopen zenuwen naar de hypofyse die
dopamine aanmaken. Dopamine stuurt onder
andere de middenkwab van de hypofyse aan
in de aanmaak van melanocortines. Bij paarden met PPID neemt de hoeveelheid van deze
zenuwen allengs af en wordt er dus minder
dopamine geproduceerd.

Door het gebrek aan bijsturing c.q. remming
neemt de productie van melanocortines enorm
toe. Later zwelt door celvergroting en -vermeer-
dering de middenkwab van de hypofyse op.
Uiteindelijk kunnen zich één of meerdere
adenomen vormen.

De druk die de vergrote hypofyse uitoefent op omliggende hersenweefsels veroorzaakt ook een deel van de ziekteverschijnselen van PPID.

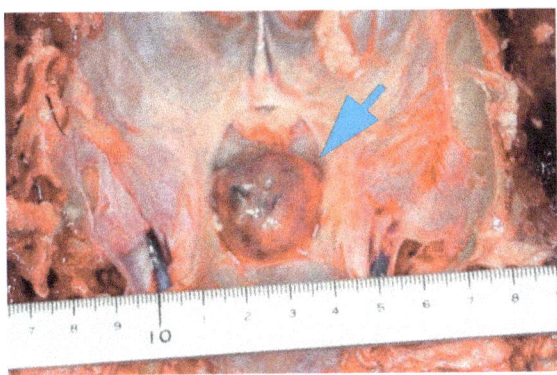

Vergrote hypofyse
(foto: The Japanese society of equine science)

ZENUWAFBRAAK

Als oorzaak van de neurodegeneratie, ofwel afbraak van de dopamine-producerende zenuwen, wordt gedacht aan:

- Oxidatieve stress
- Gifstoffen (zie pagina 95)
- Stress (zie pagina 116)
- EMS, chronische laaggradige ontsteking

Aangezien paarden een genetische aanleg voor het ontwikkelen van EMS kunnen hebben, zou je kunnen stellen dat er indirect een genetische aanleg voor het ontwikkelen van PPID bestaat. Overigens bestaat er voor EMS als oorzaak nog geen onomstotelijk wetenschappelijk bewijs.

KLINISCHE VERSCHIJNSELEN

De klinische verschijnselen zijn:

- Een abnormale dikke krullende beharing (hypertrichose)
- Moeizaam door de wintervacht komen
- Verkleuring van de vacht
- Overmatig of juist te weinig zweten (hyperhidrose resp. hypohidrose)
- Overmatig drinken (polydipsie) en/of urineren (polyurie) (zie kadertekst op pagina 109)
- Adipositas, met name vetophoping op de buik en/of boven de ogen
- Gewichtsverlies
- Algehele lusteloosheid (apathie)
- Achteruitlopende conditie
- Verminderde bespiering
- Slechte wondheling
- Melkstuwing bij merries die niet zogen
- Onregelmatige hengstigheid
- Onvruchtbaarheid

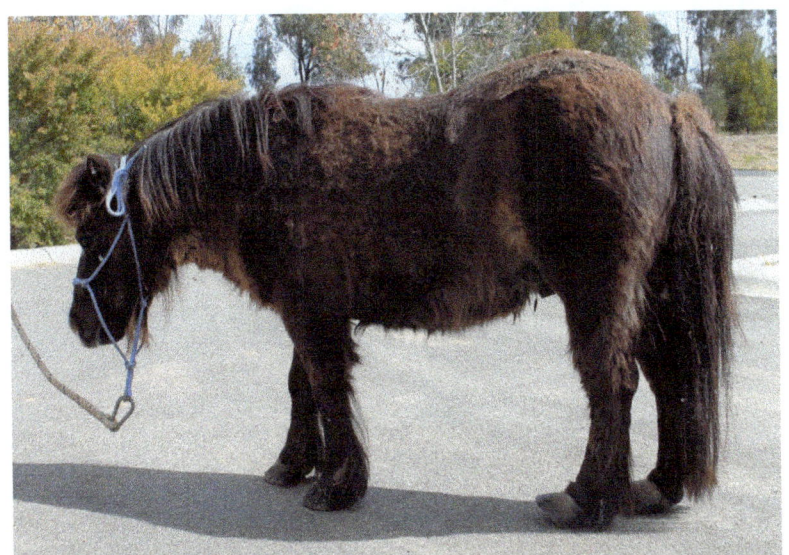

Hypertrichose
(foto: The Liphook equine hospital)

- Gezwollen peniskoker (als gevolg van adipositas), vaak voorafgaand aan een periode van hoefbevangenheid
- Overmatige smegmaproductie
- Blindheid
- Epileptische aanvallen
- Vatbaarder voor zoolabcessen
- Verstoringen in het afweersysteem, infecties en ontstekingen. Met name bijholteontsteking (sinusitis) met geelachtige, stinkende neusafscheding komt vaak voor.
- Botdemineralisatie
- Gebitsproblemen
- Vatbaarder voor wormbesmetting, hogere eitelling in de mest
- Hyperglykemie
- Insulineresistentie met een verhoogd risico op hoefbevangenheid
- Vergroting van de bijnieren (bijnierhyperplasie).

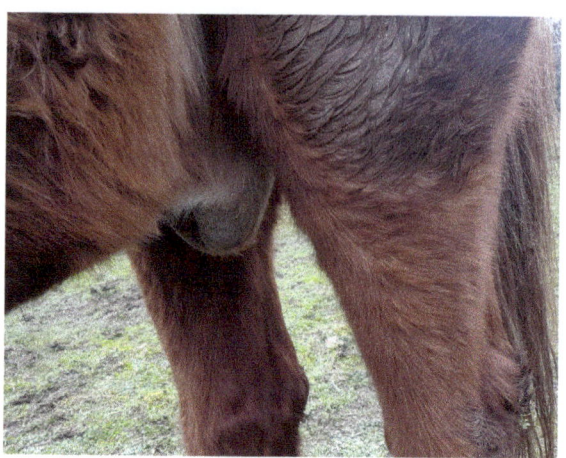

Gezwollen peniskoker

HYPERTRICHOSE OF HIRSUTISME?

Vanuit de humane geneeskunde wordt onderscheid gemaakt tussen hypertrichose en hirsutisme. Beide termen verwijzen naar een toestand die gepaard gaat met overbeharing.

Hypertrichose is haargroei die sterker is dan men zou verwachten op plaatsen waar normaal gesproken al wel haar groeit. Bij hirsutisme groeit er haar op plaatsen waar dat normaal gesproken niet of nauwelijks het geval is.

De oorzaak van hypertrichose bij mensen is meestal erfelijk of gerelateerd aan medicijngebruik. De oorzaak van hirsutisme is vooral hormonaal. Met name een overmaat aan mannelijke hormonen (androgenen) en/of haarzakjes die overgevoelig zijn voor deze hormonen.

Hirsutisme is een klinisch verschijnsel van de ziekte van Cushing. Aangezien er in de veterinaire geneeskunde jarenlang geen onderscheid

werd gemaakt tussen deze ziekte en PPID, gebruikte men tot voor kort ook voor deze laatste aandoening de term hirsutisme.

Een opvallend verschil is dat de typische verkleuring van het haar die we bij hypertrichose kunnen aantreffen niet voorkomt bij hirsutisme.

Sinds enkele jaren gaat, in de context van PPID, de voorkeur uit naar het gebruik van de benaming hypertrichose.

POLYURIE EN POLYDIPSIE

Een van de gevolgen van insulineresistentie is een verhoogde glucosespiegel in het bloed (hyperglykemie). Normaal gesproken zijn de nieren goed in staat glucose uit de voorurine te halen, voordat dit urine wordt. Is de hoeveelheid glucose in de voorurine echter hoger dan de maximale opnamecapaciteit van de nieren (de nierdrempel) dan komt er glucose in de urine terecht. Dit verschijnsel wordt glycosurie genoemd. De glucose houdt vocht vast, waardoor het paard meer gaat urineren (polyurie) en als gevolg meer gaat drinken (polydipsie). Polyurie en polydipsie zijn klinische verschijnselen van PPID en EMS/insulineresistentie.

De verhoogde cortisolspiegel die we in het bloed van paarden met PPID kunnen aantreffen heeft bovendien een remmend effect op het antidiuretisch hormoon (ADH). Door het stimuleren van waterresorptie door de nieren zorgt ADH ervoor dat er minder water in de urine terechtkomt. Een remming van ADH is daarmee een tweede oorzaak van polyurie bij paarden met PPID. Bovendien wordt er al minder ADH aangemaakt. Dit komt doordat de vergrote middenkwab van de hypofyse drukt op het deel van de achterkwab (pars posterior, neurohypofyse) waar ADH opgeslagen wordt en van waaruit het in de bloedbaan terechtkomt.

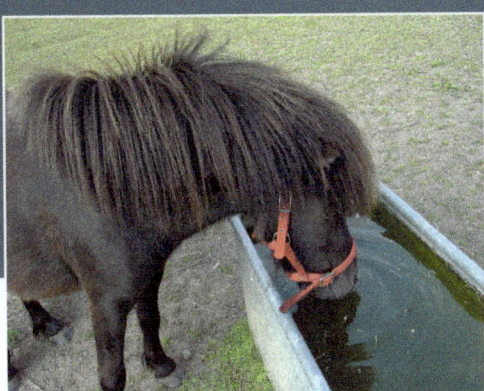

(foto: Triton barns)

OSTEOPOROSE EN PPID

Bij osteoporose is er sprake van gevorderde demineralisatie van botweefsel, waardoor de kwaliteit van het bot achteruit gaat (zie kadertekst 'Botdemineralisatie, osteo-penie en osteoporose' op pagina 55). De kans op botbreuken neemt toe. Osteoporose kan als complicatie optreden bij PPID. Er zijn cijfers bekend waaruit blijkt dat er boven-gemiddeld veel PPID-paarden geëuthana-seerd worden om fatale bekken-, rib-, kaak- en hoefbeenfracturen.

Een ander probleem is dat het oppervlak van het hoefbeen kleiner wordt als gevolg van osteoporose. Hierdoor 'passen' er minder dermale lamellen op. Het hechtingsvlak met de epidermale lamellen wordt kleiner. De kwaliteit van de lamellenverbinding loopt daardoor terug. Op pagina 58, onder 'Vorm en staat van het hoefbeen', kun je uitgebreid lezen over problemen met het hoefbeen.

KATABOLISME

Een teveel aan cortisol veroorzaakt een proces dat katabolisme genoemd wordt. Dit is een vorm van metabolisme waarbij tot het eigen lichaamsweefsel behorende materie wordt afgebroken. Het zijn met name eiwitten die uit bindweefsel gewonnen worden om elders in het lichaam te gebruiken. Het basale membraan verzwakt door dit proces. Alle andere bindweefsels raken ook verzwakt. Chronische pijn is het gevolg. Mede daarom is het vaak lastig een paard met vergevorderd PPID behoorlijk te bekappen. Ze hebben simpelweg te veel pijn om mee te werken.

DIAGNOSE

De dierenarts kan bij de diagnose gebruik maken van een klinisch onderzoek, een bloedonderzoek en een MRI-scan.

KLINISCH ONDERZOEK

De diagnose zal in eerste instantie gesteld worden door het beschouwen van de klinische verschijnselen. Vooral de hypertrichose is hierin een overduidelijke aanwijzing. Zij het dat hypertrichose pas in een laat stadium van de ziekte optreedt. In een vroeg stadium is het syndroom lastiger te diagnosticeren aangezien de klinische verschijnselen dan nog minder duidelijk zijn. Dit staat het bijtijds ingrijpen helaas vaak in de weg.

BLOEDONDERZOEK

De dierenarts heeft de volgende bloedtests tot zijn beschikking:

- ACTH-test
- Alfa-MSH en beta-endorfinetest
- Dexamethasonsuppressietest (DST)
- TRH-stimulatietest
- Domperidoneresponsetest
- Glucosetolerantietest, insuline- en leptinebepaling.

> ➤ De histologische veranderingen in de hypofyse zijn al gaande, voordat een bloedtest PPID kan aantonen.

ACTH-TEST

Deze test richt zich op het bepalen van de hoeveelheid ACTH in het bloed. Waarbij nogmaals aangetekend moet worden dat de ACTH die in de middenkwab van de hypofyse wordt geproduceerd biologisch minder actief is dan welke de voorkwab van een gezonde hypofyse produceert. De test toont dus de aanwezigheid van ACTH aan, maar niet zijn effectiviteit. Er zijn paarden met hoge ACTH-waarden die geen PPID ontwikkelen.

> ➤ Leeftijd mag geen rol spelen bij de afweging van de noodzakelijkheid om deze test af te laten nemen. Paarden kunnen al vanaf zes jaar oud PPID hebben.

SEIZOENSGEBONDEN STIJGING

Van grofweg juli tot en met november zijn ACTH-waarden bij alle paarden verhoogd, met meestal met een piek in september/oktober. Dit noemen we de seizoensgebonden stijging. Bij paarden met PPID zijn deze waarden significant hoger dan bij gezonde paarden. De seizoensgebonden stijging duurt bij hen ook vaak langer, met name bij oudere paarden en paarden die al langer met PPID te kampen hebben. Raakt je paard in deze periode bevangen, laat hem dan direct op PPID testen.

> De inname van voedsel heeft een verhogend effect op ACTH. Vraag je dierenarts of hij wil dat je paard nuchter is.

ALFA-MSH EN BETA-ENDORFINETEST

Alfa-MSH en beta-endorfine zijn twee andere melanocortines die door de middenkwab van de hypofyse worden afgescheiden. Beide zijn bij paarden met PPID verhoogd. Sommige dieren-artsen zullen de bloedwaarden van deze twee hormonen daarom ook willen testen.

DEXAMETHASON SUPPRESSIETEST

Een andere test die voorhanden is om vast te stellen of er sprake is van PPID is de dexame-thason suppressietest (DST). Dexamethason is een synthetische variant van cortisol. Door het toedienen van het medicijn kan gemeten worden of de bijnieren minder cortisol gaan aanmaken. Bij een gezond paard zal dat het geval zijn, bij een paard met PPID niet.

> Deze test kán leiden tot hoefbevan-genheid, al is die kans relatief klein. Bovendien is de DST in een vroeg stadium van de ziekte niet altijd even accuraat.

TRH-STIMULATIETEST

Sommige cellen in de middenkwab van de hypofyse geven ACTH af onder invloed van thyrothropine-vrijmakend hormoon (Thyrotropin Releasing Hormone/TRH). Bij toediening van TRH zullen paarden met PPID significant meer ACTH produceren dan gezonde paarden. Deze test kan gebruikt

worden als zowel de ACTH-test als de DST een twijfelachtige uitslag geven. Daarmee is de test goed geschikt om in een vroeg stadium PPID aan te tonen.

DOMPERIDONERESPONSETEST

Domperidone heeft een remmende werking op dopamine. Na toediening zal de hypofyse van paarden met PPID nog veel meer ACTH produceren. Bij gezonde paarden zal dit niet of nauwelijks het geval zijn.

GLUCOSETOLERANTIETEST, INSULINE- EN LEPTINEBEPALING

Aanvullend op de hiervoor beschreven testen kan de dierenarts besluiten een orale glucose-tolerantietest dan wel een insuline- of lepti-nebepaling te doen. Dit doet hij om het veel voorkomende klinisch verschijnsel insulinere-sistentie te bevestigen. Op pagina 102 e.v. staan deze bloedtesten beschreven.

ONGESCHIKTE TESTS

Het meten van de hoeveelheid cortisol in het bloed, speeksel of de urine is niet afdoende, aangezien niet alle PPID paarden te veel cortisol in hun lijf hebben. Bovendien zijn er allerlei andere aandoeningen en omstandigheden die invloed hebben op de cortisolspiegel, zoals:

- Stress
- Pijn
- Andere ziektes
- Zware inspanning
- Medicatie
- Sedatie
- Praamgebruik
- Jaargetijde

Voorheen werd er ook getest aan de hand van een ACTH-stimulatietest en een test waarbij gekeken werd naar afwijkingen in de normale variaties in de cortisolspiegel van het bloed door de dag heen. Beide tests worden steeds minder toegepast.

MRI-SCAN

Magnetic Resonance Imaging (MRI) is een techniek waarbij met behulp van magneetgolven een afbeelding van organen, gewrichten e.d. kan worden verkregen. Zo kan bijvoorbeeld een vergroting van de hypofyse in beeld worden gebracht. Het moet wel raar lopen wil je van dit diagnostisch hulpmiddel gebruik moeten maken. Het evalueren van de klinische verschijnselen in combinatie met één of meer bloedtests zal nagenoeg altijd uitsluitsel geven.

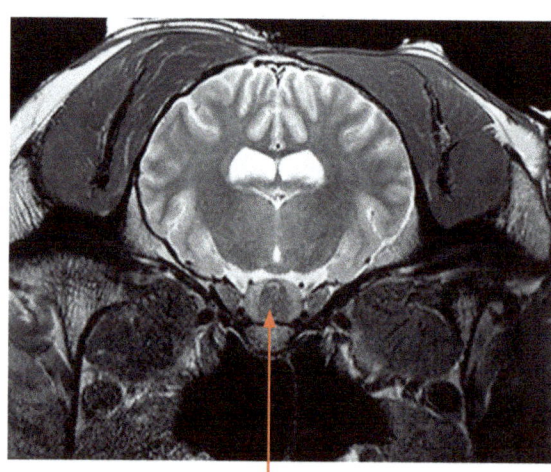

MRI van een vergrote hypofyse
(foto: University of Veterinary Medicine Hanover, Clinic for horses)

EMS OF PPID?

Adipositas, hoefbevangenheid en insulineresistentie zijn klinische verschijnselen van beide aandoeningen. Ze zijn als volgt te onderscheiden:

- EMS begint meestal op lagere leeftijd, PPID is meer (maar niet uitsluitend!) een ouderdomskwaal.
- Klinische verschijnselen typerend voor PPID ontbreken bij EMS.
- Positief getest op PPID. Dat wil zeggen: er is een verhoogde ACTH-spiegel bij geen pijn of stress en niet in de late zomer of vroege herfst als ACTH doorgaans hoger is.

Paarden kunnen ook beide aandoeningen hebben. Het lijkt er naar uit te zien dat EMS-paarden een verhoogde kans op het ontwikkelen van PPID hebben.

BEHANDELING

- Een tumor verwijderen in de hypofyse is niet uitvoerbaar.
- Stress vermijden.
- Voedingsaanpassingen in verband met de insulineresistentie.
- Paarden die nog niet lang PPID hebben kunnen baat hebben bij het toedienen van pergolide (zie pagina 220), een medicijn met een werkzame stof die qua werking op dopamine lijkt. Het is daarmee een dopamine-agonist. Dit wil zeggen dat het de dopaminereceptoren activeert. Hiermee probeert de dierenarts de aanmaak van ACTH te beperken. Circa 75% van de paarden die pergolide krijgen laat binnen acht weken klinische verbetering zien. In veel gevallen kan de dosering na het 'aanslaan'

van dit medicijn naar beneden bijgesteld worden. Tijdens de seizoensgebonden stijging van ACTH is het raadzaam de dosering te verhogen. Vanaf december kan het paard dan weer op zijn gewone dosering gezet worden. Diarree, apathie, agressie en anorexia zijn bekend als bijverschijnselen van het gebruik van pergolide.

- Serotonine-antagonisten, zoals het middel cyproheptadine (zie pagina 220), blijken ook effectief in het onderdrukken van de aanmaak van ACTH. Dit middel blokkeert ook de histaminereceptoren. Histamine lijkt eveneens een rol te spelen bij de aanmaak van ACTH. Dit is bij paarden met PPID ongewenst. De succesratio van cyproheptadine is met circa 25% een stuk lager dan die van pergolide.

- Bij paarden met vergevorderde PPID kan vergroting van de bijnieren (bijnierhyperplasie) optreden. Hierdoor neemt de cortisolproductie toe. Om deze overproductie te remmen kan het medicijn trilostane worden voorgeschreven. Met name polyurie en polydipsie zijn klinische verschijnselen die snel verminderen bij het gebruik van trilostane. Ook met betrekking tot hoefbevangenheid worden bij deze paarden goede resultaten geboekt.

- Het gebruik van de bromocriptine, net als pergolide een dopamine-agonist, is af te raden omwille van de bijwerkingen.

- De fytotherapeut kan monnikspeper voorschrijven. Over de effectiviteit van dit kruid spreken wetenschappelijke onderzoeken elkaar tegen. Positieve effecten zijn aangetoond met betrekking tot vermindering van hypertrichose, hyperhidrose, polyurie en polydipsie. Vermindering van adipositas en een verlaagde kans op hoefbevangenheid worden eveneens

genoemd. Een onderzoek uit 2002 concludeert echter dat deze positieve effecten juist niet bestaan. Hoe het ook zij, de ACTH-waarden gaan er niet door omlaag. Een serieus alternatief voor pergolide is het daardoor niet.

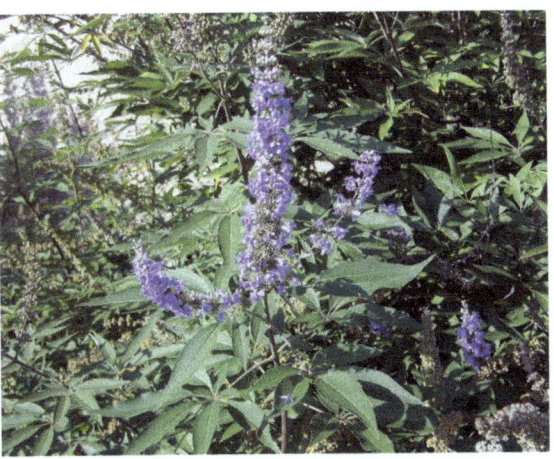

Monnikspeper
(foto: Karan Rawlins)

PPID EEN HYPE?

Je hoort tegenwoordig veel vaker over paarden met PPID dan een jaar of tien geleden. Zelfs zo veel meer dat sommigen PPID als hype bestempelen. Toch is dit niet terecht.

Om te beginnen schrijven we de klinische verschijnselen van PPID niet langer toe aan het normale verouderingsproces. De bereidheid van paardeneigenaren om de gezondheid van oudere paarden te bewaken en te verbeteren is daarbij de laatste jaren gestegen. Verbeteringen in de veterinaire zorg voor deze paarden houden daar gelijke tred mee. Bovendien is er meer en meer aandacht vanuit de veterinaire wetenschap voor PPID ontstaan. De resultaten daarvan zijn nu voor een breed publiek toegankelijk. Tenslotte is de diagnostiek verbeterd.

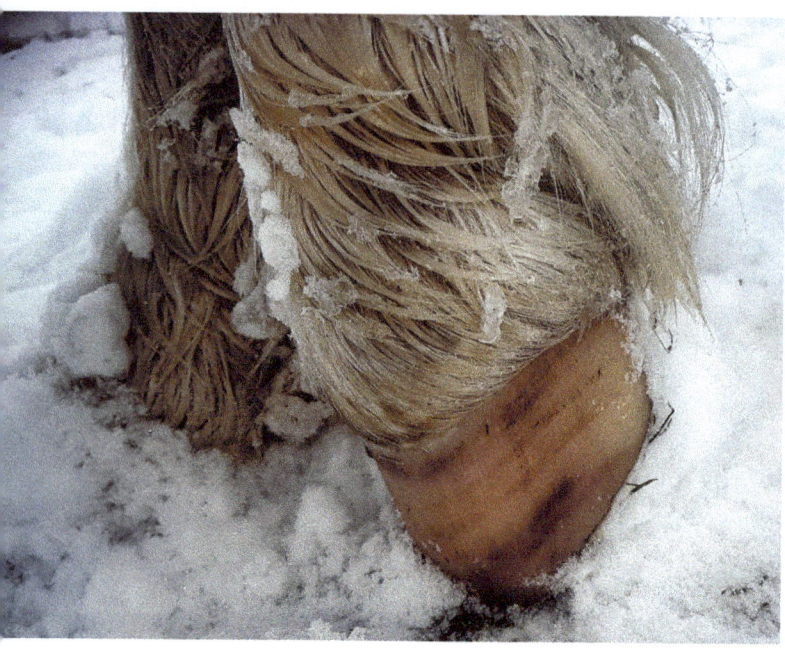

| Winterbevangenheid

WINTERBEVANGENHEID

Insulineresistente paarden kunnen, al dan niet als gevolg van PPID, in de winter last krijgen van pijnlijke hoeven. Dit staat bekend als winterbevangenheid, al is er hier feitelijk geen sprake van hoefbevangenheid. Winter-gerelateerd hoefpijnsyndroom zou als benaming de lading beter dekken.

Plotseling sterk dalende temperaturen maken dat het lichaam meer cortisol aanmaakt. Dit heeft niet alleen een negatief effect op de insulineresistentie in zijn algemeenheid maar ook op de wijdte van de bloedvaten. Daarnaast produceert het lichaam normaal gesproken meer schildklierhormonen in de strijd tegen de kou. Bij paarden met insulineresistentie is deze productie te laag (zie ook pagina 100, onder 'Schildklier'). De bloedtoevoer naar de hoeven vermindert. Dit bovenop het feit dat er vaak al

sprake is van een verminderde doorbloeding als gevolg van schade aan de bloedvaten, micro-tromboses en oedeem.

> Deze laesies (weefselschade) zijn gevolgverschijnselen die zich ont-wikkelen ongeacht de soort hoef-bevangenheid (endocrinopathische, SIRS-gerelateerde of traumatische hoefbevangenheid). Ze zijn gerela-teerd aan het fysiek beschadigd raken van het lamellenweefsel.

De slechte doorbloeding veroorzaakt pijn. Die pijn wordt er niet beter op als het paard ook nog eens over een bevroren, hobbelige onder-grond loopt. Aangezien pijn en de bijbehorende stressreactie weer zorgen voor een verhoogde aanmaak van cortisol kunnen we hier spreken van een vicieuze cirkel.

RISICOPAARDEN

Vooral paarden met PPID of EMS hebben vaak te kampen met winterbevangenheid. Paarden met beschadigde bloedvaten, doordat ze in het verleden hoefbevangen zijn geweest, lopen eveneens een hoger risico. Alle maatregelen die je bij dit soort paarden neemt om deze problemen aan te pakken zullen per defi-nitie gunstig uitpakken met betrekking tot de winterbevangenheid.

BEHANDELING

Hoewel de meeste paarden onder normale omstandigheden prima zonder dekens kunnen zou je in deze situatie een uitzondering kun-nen maken. Een winterbevangen paard heeft er voordeel bij om warm gehouden te worden. Een goede wind- en waterdichte deken met daaronder een fleece, transportbeschermers met fleecevoering en hoefschoenen kunnen een verschil maken. Uiteraard zorg je voor een goede water- en winddichte schuilstal met de opening op het zuidwesten. Hou overdag de temperatuur van je paard goed in de gaten. Als de zon doorbreekt en het is windstil kan het paard onder zijn deken juist te warm worden.

BEWEGING
Als je het paard een zachte ondergrond te bieden hebt (bijvoorbeeld een binnenbak) is het goed hem daar rustig, eventueel op hoefschoenen, te laten bewegen. Dit is goed voor de doorbloeding van de hoeven.

STRESS
Vermijd elke vorm van stress. Het lichaam produceert meer cortisol bij stress.

MEDICIJNEN, SUPPLEMENTEN EN THERAPIEËN
Door de dierenarts wordt het aminozuur arginine aangeraden. Het middel heeft een positief effect op de wijdte van de bloedvaten. Voor paarden met acute hoefbevangenheid wordt arginine afgeraden.

De fytotherapeut kan gemberwortel voorschrijven om de cortisolafgifte te beperken. Daarbij zou het zowel stressverlagend, vasodilatief als pijnstillend werken. Kaneel, rozenwortel en onsterfelijkheidskruid (jiaogulan) hebben eveneens een vasodilatief effect. Ga niet zelf willekeurig met deze kruiden aan de slag zonder dat een fytotherapeut je de juiste dosering heeft verteld en of er geen wisselwerking is met eventuele medicijnen die je paard krijgt.

Je kunt je paard een massage geven. Door zijn pijnlijke hoeven zal zijn hele lijf de extra aandacht goed kunnen gebruiken. De ontspanning en doorbloeding hebben een positieve werking.

De doorbloeding van de hoef is met rozemarijn- en jeneverbesolie te bevorderen. Op pagina 205, onder 'Essentiële oliën', lees je hier meer over.

Tijd is ook een goede heelmeester. De klachten zullen geleidelijk aan afnemen als de weersomstandigheden beter worden. De doorbloeding van de hoeven verbetert, de pijn wordt minder.

VERHOOGDE OESTROGEENSPIEGEL
Te hoge hoeveelheden oestrogeen – lichaamseigen of vanuit voeding – zorgen voor:
- Te grote vetopslag (obesitas)
- Hogere lichaamseigen histamineconcentraties

De effecten van corticosteroïden zijn groter bij een hoge oestrogeenspiegel in het bloed.

VERHOOGDE IGF-1-SPIEGEL
Insuline-achtige groeifactor 1 (IGF-1) is een hormoon dat onder andere verantwoordelijk is voor de groei van cellen en weefsels. Zoals de naam al aangeeft, lijkt IGF-1 op insuline. Beide hebben 'eigen' receptoren in het lichaam. Als er grote hoeveelheden IGF-1 in het lichaam aanwezig zijn, bijvoorbeeld tijdens een periode van stress, genezing, groei of spierontwikkeling, kan het zich gaan binden aan insulinereceptoren. Dit belemmert de binding van insuline. Insulineresistentie is het gevolg. De insuline zal zich op zijn beurt aan de IGF-1-receptoren gaan binden. Deze zijn in tegenstelling tot de geheel afwezige insulinereceptoren in groten getale aanwezig in de dermale lamellen. De IGF-1-receptoren reageren op insuline alsóf het IGF-1 zou zijn. Een groei-impuls zorgt ervoor dat de lederhuidcellen zich gaan vermenigvuldigen en langer in leven blijven. De secondaire dermale

lamellen worden langer en smaller, waardoor de verbinding met de secondaire epidermale lamellen verbreekt.

HORMOONBLOKKERENDE MEDICIJNEN

De oplossing wordt gezocht in het ontwikkelen van hormoonblokkerende medicijnen. Deze zouden moeten voorkomen dat de insuline zich hecht aan de IGF-1 receptoren. Het grote nadeel is dat deze medicijnen in de ontwikkelingsfase van de ziekte moeten worden toegediend. Als het zelfs al niet daarvóór preventief zou moeten worden gegeven. Dit is, mede gezien de relatief hoge kostprijs van dit soort medicijnen, een weinig realistisch scenario.

GLUCOSEPROBLEMEN

De verbinding tussen de epidermale lamellen en het basale membraan is afhankelijk van glucose. De hormonen glucagon, adrenaline en cortisol spelen een belangrijke rol met betrekking tot glucose. Glucagon bepaalt de glucoseproductie in de lever. Glucose wordt uit de darminhoud opgenomen en naar de lever gevoerd om daar te worden opgeslagen als glycogeen. Cortisol bevordert in stress-situaties de omzetting van eiwitten en vetten in glucose en vermindert de glucoseopname door huid- en hoefweefsel. Adrenaline bevordert de omzetting van glycogeen in glucose en vermindert eveneens de glucoseopname door huid- en hoefweefsel.

Naast de afbraak van het basale membraan onder invloed van MMPs (zie pagina 76, onder 'Enzymtheorie') kunnen verstoringen in de productie van één of meer van de bovenstaande hormonen ook een negatief effect op de lamellenverbinding hebben.

Zo veroorzaakt een slecht glucosemetabolisme de afbraak van hemidesmosomen. Dit komt voor bij PPID, leveraandoeningen, overgewicht, infecties en teveel gifstoffen in het paardenlichaam.

> Net als bijvoorbeeld hersen- en netvliescellen hebben de cellen van het basale membraan behoefte aan een hoge en constante glucosetoevoer. Om deze zeker te stellen hebben basaalcellen een 'eigen' enzym, GLUT-1 genoemd, dat deze toevoer reguleert. Insuline speelt hier geen rol. In tegenstelling tot waar lang van uit werd gegaan, veroorzaakt insulineresistentie dus geen verstoring van de glucoseopname door de basaalcellen.

STRESS

Langdurige en verhoogde stress veroorzaakt hormonale, bloedsuiker- en doorbloedingsproblemen. Het verstoort namelijk de aanmaak van het bijnierschorshormoon cortisol. Dit hormoon bevordert in stressvolle omstandigheden de omzetting van eiwitten en vetten in glucose. Hierdoor stijgt de bloedsuikerspiegel.

De productie van catecholamines gaat omhoog bij stress. Dit heeft een verlaging van de gevoeligheid voor insuline, een verhoging van de bloedsuikerspiegel en vasoconstrictie tot gevolg.

Je hebt kort hiervoor gelezen dat in tijden van stress ook de productie van IGF-1 omhoog gaat.

Mogelijke stressfactoren zijn:

- Pijn
- Trailervervoer
- Wedstrijden
- Chronische wormbesmetting
- Dierenartsbezoek, haastige of knorrige hoefsmid, tandarts
- Slecht passend zadel. Dit geeft constante prikkeling van de schoft. De schoft is een plek waar roofdieren vaak toeslaan in het wild.
- Te jong afspenen. Dit levert zowel voor de merrie als het veulen stress op.
- Te jong inrijden of beleren voor de kar
- Eenzijdige arbeid
- Gebrek aan sociale interactie. Geen kudde of alleen op stal, dan wel teveel wisselingen in de kudde.
- Onrust in de leefomgeving, bijvoorbeeld een drukke pensionstal of een weiland naast een snelweg.
- Rouw. Twee paarden die samen groot zijn geworden of die elkaar hebben uitgekozen als maatje die plotseling gescheiden worden.
- Aanleg. Sommige bloedlijnen brengen stressgevoelige paarden voort.
- Straling van zendmasten en hoogspanningskabels

> ➤ Bijna al deze stressfactoren zijn direct of indirect het gevolg van domesticatie.

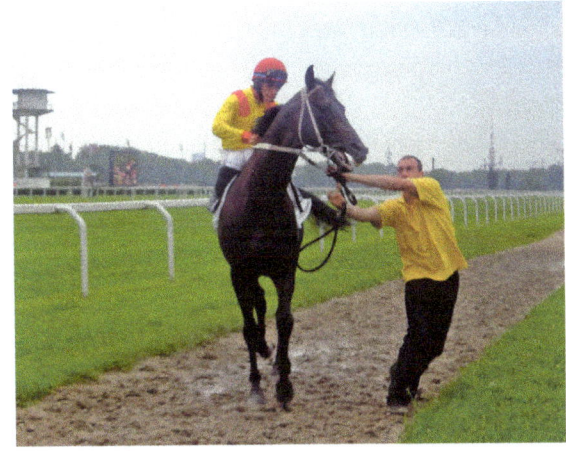

Zware en telkens terugkerende stress bij een renpaard
(foto: Maria Alexandra)

HYPERLIPIDEMIE

Hyperlipidemie (bloedvervetting) is de aanwezigheid van een verhoogde vetspiegel in het bloed.

Bij (laat) drachtige of zogende merries, met name wanneer zij te weinig voedsel krijgen om te compenseren voor de dracht of melkgift, kan hyperlipidemie optreden als gevolg waarvan vasoconstrictie optreedt in de hoeven.

Als een paard opeens geen of veel minder eten heeft kan dit probleem ook optreden. Bijvoorbeeld door plotselinge hevige sneeuwval, waardoor grazen onmogelijk wordt.

RISICOPAARDEN
Risicopaarden zijn:

- Pony's, ezels en miniatuurpaarden
- Merries
- Paarden met obesitas
- Paarden met PPID

KLINISCHE VERSCHIJNSELEN

De klinische verschijnselen van hyperlipidemie zijn:

- Algehele lichte lusteloosheid (apathie)
- Gebrek aan eetlust
- Verminderde darmgeluiden
- Verminderde ontlasting
- Kortademigheid
- Beven
- Coma

TEKENZIEKTES

Er is een tweetal tekenziektes die hoefbevangenheid als complicatie of klinisch verschijnsel kennen. Deze zijn:

- Ziekte van Lyme
- Piroplasmose

ZIEKTE VAN LYME

De ziekte van Lyme is een systemische infectieziekte die wordt veroorzaakt door een bacterie. De bacterie wordt door de veel voorkomende herten- en schapenteken (Ixodes scapularis, Ixodes ricinus) op het paard overgebracht. Deze teken leven vooral in gebieden met bosranden of struikbegroeiing.

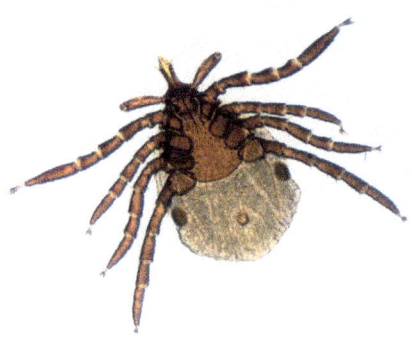

Schapenteek
(foto: Vladimír Motycka)

Gebaseerd op onderzoek bij mensen zou het kunnen zijn dat Lyme een rol kan spelen in het ontstaan, maar vooral de verergering, van al aanwezige insulineresistentie. De oorzaak hiervan wordt gezocht in laaggradige infecties in het lichaam. Deze infecties kunnen ontstaan, doordat het immuunsysteem aangetast raakt door de parasiet. De aanwezigheid van de veroorzakende bacterie die het lichaam belaagt draagt eveneens bij aan het verergeren van insulineresistentie.

De koorts waarmee Lyme soms gepaard gaat zorgt voor een hogere hoeveelheid gifstoffen in het lichaam. Deze zullen niet zelf de hoefbevangenheid veroorzaken, maar kunnen wel bijdragen aan het ontstaan ervan.

> ➤ De klinische verschijnselen van de ziekte van Lyme kunnen behoorlijk lijken op die van hoefbevangenheid. Vooral in de herfst komen ze sterker tot uiting dan in andere seizoenen.

PIROPLASMOSE

Al het bovenstaande gaat ook op voor piroplasmose. Behalve dat de veroorzaker hier een protozo is, een eencellige. Bovendien zijn er meer tekensoorten die de ziekte kunnen overbrengen, zoals de koeien- of weideteek (Dermacentor reticulatus). Deze teek is vooral actief in de lente en de herfst. Hij leeft bij voorkeur op braakliggende terreinen en op verwaarloosde weilanden. Al is hij nog maar op enkele plekken aangetroffen in Nederland en België, het is aannemelijk dat deze tekensoort zich verder zal verspreiden.

In het geval van piroplasmose kan de lever beschadigd raken, waardoor deze niet meer goed in staat is om overschotten aan glucose om te zetten in glycogeen. Op pagina 116, onder 'Glucoseproblemen', heb je al gelezen welke rol glucoseproblemen spelen.

> ➤ Bij paarden die met corticosteroï- den worden behandeld komen de klinische verschijnselen, waaronder hoefbevangenheid, sterker tot uiting.

> ➤ Niet alleen het aantal teken, maar ook het percentage teken dat geïnfec- teerd is neemt jaarlijks toe.

GENETISCHE AFWIJKINGEN

Soms worden er Franse of Belgische trekpaar- den geboren (met name de Comtois, de Breton en het Belgisch trekpaard) met een zeldzame erfelijke aandoening, epidermolysis bullosa junctionalis, die maakt dat de verbinding tussen de leder- en opperhuid per definitie niet goed kan zijn. Veulens worden met ont- schoende hoeven geboren of ontschoening treedt op binnen enkele dagen na de geboorte. Meestal worden deze paarden direct afgemaakt. Gebeurt dit niet dan sterft het veulen in de eerste levensmaand als gevolg van infecties.

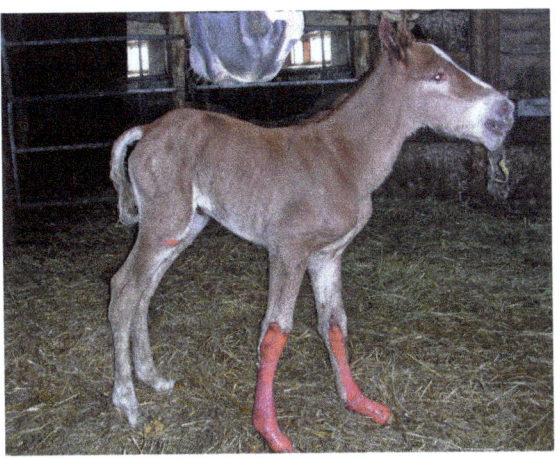

Belgisch veulen met epidermolysis bullosa junctionalis
(foto: Dr. John D. Baird)

De oorzaak is een aangeboren fout in de huid- eiwitten, waardoor de verschillende huidlagen niet goed aan elkaar vastzitten. Hierdoor laat de opperhuid los met extreme blaarvorming als gevolg. 'Bullosa' is de wetenschappelijke bena- ming voor blaar, 'epidermis' voor opperhuid en 'lysis' voor loslaten. 'Junctionalis' verwijst naar de locatie van de blaarvorming, te weten de verbinding (junctie) tussen de opper- en de lederhuid.

Sinds 2002 is er een test beschikbaar om dragers van het gemuteerde gen te identificeren. Dit gebeurt aan de hand van onderzoek op maan- of staartharen. Fokkers proberen met behulp van deze test het voorkomen van deze nare ongeneeslijke ziekte te verminderen.

OVERBELASTING

Een op zichzelf staande vorm van hoefbevangenheid is traumatische hoefbevangenheid (ook: belastingsbevangenheid). Deze wordt veroorzaakt door zware, langdurige, repetitieve of verkeerde belasting van de hoeven op harde ondergrond. Deze kan veroorzaakt worden door één of meer van onderstaande omstandigheden:

- Overmatig gebruik
- Teenlanden
- Verkeerd bekappen en hoefbeslag
- Dunne zolen en hoefwanden
- Stalhuisvesting
- Overgewicht
- Pijn ontzien

OVERMATIG GEBRUIK

Paarden die intensief in de disciplines endurance, reining en springen worden gebruikt, als ook politiepaarden en paarden die veel aangespannen over de weg lopen, lopen als gevolg van overbelasting een verhoogd risico. Hetzij in de langdurigheid van de belasting (endurance), hetzij in de overbelasting door een te harde ondergrond (mennen, politiepaarden), hetzij door geforceerd teenlanden (springpaarden na een steile sprong).

Bij het aangespannen gebruik van paarden speelt bovendien het gebrek aan vaardigheid van het paard om zijn lichaam correct te gebruiken een rol. Veel paarden die niet goed voor de kar beleerd zijn, trekken zichzelf en de kar voor een te groot deel met hun voorbenen. Als zij hierbij ook nog eens biljarderen neemt de overbelasting nog verder toe. De lamellenverbinding wordt hierbij als het ware in elkaar gewrongen.

Een andere risicogroep bestaat uit paarden die vanuit matig gebruik en beweging ineens overvraagd worden. Denk hierbij aan 'luxepaardjes' die de hele week op stal staan en op zondag opeens een veel te lange buitenrit over harde zandpaden moeten maken.

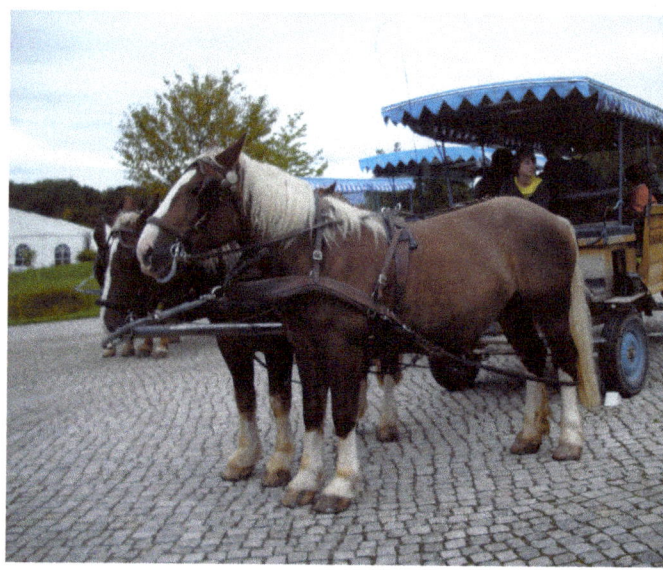

Viervoudig verhoogd risico
Grote koudbloed, overbelasting, slechte hoefvorm, rondom beslagen (foto: Inka Piegsa-Quischotte)

TEENLANDEN

Alle onderdelen van het onderbeen staan bij een hiellanding perfect ten opzichte van elkaar om de krachten op te vangen die vrijkomen bij het neerzetten en afwikkelen van de hoef. Als het daarentegen de teen is die bij het plaatsen van de hoef als eerste de grond raakt, zal deze een groot deel van de klap opvangen. Is dit langdurig het geval, dan zal de lamellenverbinding, die niet gebouwd is op schokabsorptie, beschadigd raken.

De lijst met oorzaken van teenlanden is zo lang dat het helaas buiten het kader van dit boek valt om hem op alle onderdelen afzonderlijk in te gaan. We beperken ons tot een globaal overzicht:

- Eén of meer weefsels in het hielgebied zijn slecht ontwikkeld, ziek of beschadigd, zoals:
  ‣ Onderontwikkelde of beschadigde straal en/of straalkussen
  ‣ Onderontwikkeld of beschadigd hoefkraakbeen
  ‣ Ontsteking aan de hiellederhuid
  ‣ Zoolkneuzing of -abces
  ‣ Hieldefecten (samengeknepen, te hoge of ondergeschoven hielen)
  ‣ Klemhoeven
  ‣ Overgroeide steunsels

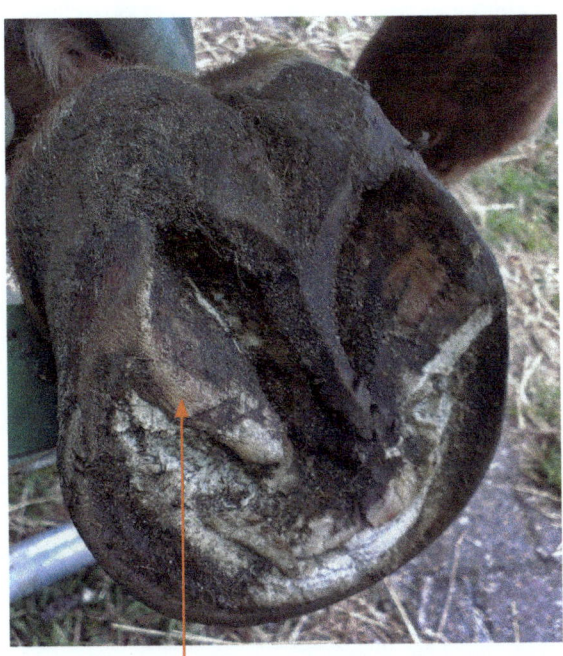

Overgroeide steunsels

- Eén of meer weefsels die slecht ontwikkeld, ziek of beschadigd zijn in het hoefkatrolgebied, zoals:
  ‣ Hoefkatrolontsteking
  ‣ Ontstekingen zoals hoefgewrichtsontsteking (artritis), gewrichtskraakbeenontsteking (osteochondritis), pees(schede) ontsteking (tendovaginitis/tendinitis)
  ‣ Osteochondrosis (OC) of osteochondrosis discans (OCD) in het hoefgewricht
  ‣ Fissuur of fractuur aan het straalbeen.
- Eén of meer weefsels in het teen- of kwartiergebied van de hoef zijn slecht ontwikkeld, ziek of beschadigd, zoals:
  ‣ Te lange tenen
  ‣ Fractuur of -fissuur aan het hoefbeen
  ‣ Beschadiging van de aanhechting tussen de diepe buigpees en het hoefbeen
- Pijn of ongemak elders in het lichaam, zoals:
  ‣ Kreupelheidsproblemen in de kogel (onder andere artrose en sesamoidose) of de knie (onder andere artrose)
  ‣ Tendinitis/tendovaginitis aan de diepe buigpees
  ‣ Verklevingen in de peesschede

Sommige van deze oorzaken van teenlanden zijn makkelijker te verhelpen dan andere. Sommige, zoals hoefkatrolontsteking, zijn onomkeerbaar. Is genezing niet mogelijk, concentreer je dan op het beperken van de negatieve effecten en daarmee op een vermindering van teenlanden. Roep de hulp in van een professionele hoefverzorger die veel kennis en ervaring heeft op dit gebied.

VERKEERD BEKAPPEN EN HOEFBESLAG

Verkeerd bekappen en het gebruik van hoef-beslag kan onder andere leiden tot perifere belasting, hefboomwerking van de teen en te weinig straalcontact.

PERIFERE BELASTING

Als het grootste deel van de neerwaartse kracht van het lichaam op de hoef gedragen wordt door de hoefwand, en daarmee de lamellen-verbinding, de kroon- en de wandlederhuid, spreken we van perifere belasting. Een goed voorbeeld hiervan is een hoef waarbij de hoef-wand bij het bekappen te lang gelaten wordt. Helaas een praktijk die diep ingesleten is in de gewoonte van veel hoefsmeden. De bena-ming 'draagrand' getuigt hiervan. Zowel het rigoureus bijsnijden van de straal, het te kort snijden van de steunsels, als het hol kappen van de zool dragen bij aan perifere belasting. Zelfs het netjes uitkrabben van de hoef verhoogt de perifere belasting. Samengepakte modder onder de hoef verbetert de krachtverdeling namelijk ook in enige mate.

HOEFBESLAG

Bij een beslagen hoef is de perifere belasting uiteraard nog groter. Onderzoek uitgevoerd door Robert Bowker heeft aangetoond dat de bloedcirculatie in een perifeer belaste hoef bij elke stap even compleet stil komt te liggen. De schok- en trillingsdempende werking van de massatraagheid van het bloed is hierdoor veel lager. Alle weefsels in de hoef krijgen een grotere klap te verduren. Bowker heeft ook aan-getoond dat hoe groter de perifere belasting is, hoe slechter de doorbloeding van alle weefsels in de hoef is.

Met name de zool heeft hieronder te lijden. De bloedtoevoer naar de zoollederhuid vindt uitsluitend plaats via slagaderen die om de rand van het hoefbeen heen krullen. Bij perifere belasting worden deze slagaderen telkens afge-knepen. Dit heeft een negatief effect op de groei van zoolweefsel. Een hoefsmid of dierenarts die hoefbeslag aanraadt tot de zool wat dikker gegroeid is, houdt duidelijk geen rekening met dit gegeven.

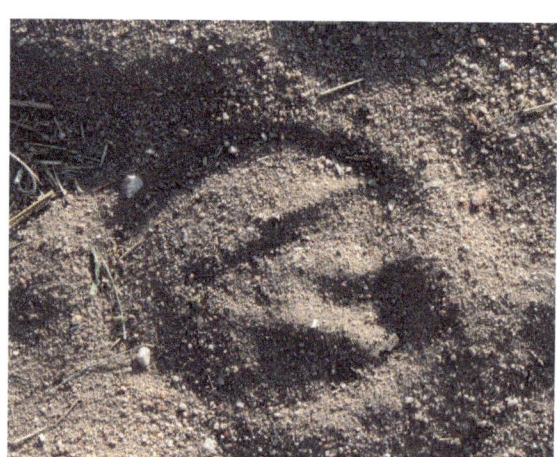

Zand ondersteunt de hele hoef
(foto: Claudia Beutel)

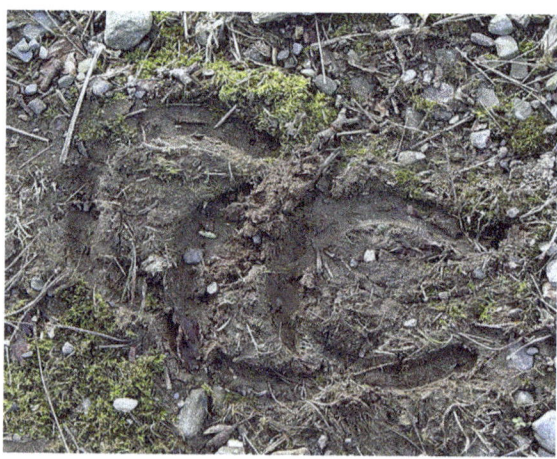

Perifere belasting door hoefbeslag
(foto: John Donovan)

STRAALKUSSEN

In een perifeer belaste hoef ondergaat het straalkussen niet de afwisselende druk en drukverlichting die het nodig heeft om zich goed te ontwikkelen, dan wel in goede gezondheid te blijven.

HUISVESTING

De ondergrond waar het paard over beweegt of op gehuisvest wordt speelt een grote rol. Hoe harder de ondergrond, hoe groter de perifere belasting. Aangezien een harde ondergrond wel positief bijdraagt aan een optimaal hoefmechanisme en daarmee een optimale doorbloeding is het zaak te zorgen dat de hoefwand kort gehouden wordt en het hoefbevangen paard eventueel met hoefschoenen en zooltjes gereden wordt.

Met betrekking tot huisvesting zijn grind en zand de beste ondergrond gebleken om perifere belasting te minimaliseren. De kracht wordt door deze ondergrond gelijk verdeeld over de hele onderzijde van de hoef. De snelheid waarmee het bloed door de hoef stroomt gaat omlaag, waardoor alle bloedvaten goed gevuld raken. Stro biedt nauwelijks ondersteuning. Een betonnen of vergelijkbaar harde ondergrond is voor een hoefbevangen paard uit den boze.

HEFBOOMWERKING

Als de teen te lang gelaten wordt zal deze bij het afwikkelen van de hoef een te grote hefboomwerking uitoefenen op de lamellenverbinding. Deze kan hierdoor beschadigd raken. Een te lange hoefwand maakt bovendien dat het paard met zijn volle gewicht aan de lamellenverbinding komt te hangen. Deze is daar niet op berekend.

TE WEINIG STRAALCONTACT

Als bij het bekappen de hoefwand, en met name de hielen, te lang worden gelaten of als de straal te ver wordt weggesneden, als de hoef beslagen is of in het geval van rotstraal, krijgt de straal te weinig contact met de bodem. De straal geeft normaal gesproken tegendruk aan de neerwaartse kracht van het lichaam. Bij te weinig straalcontact komt de lamellenverbinding onder te grote druk te staan. Dit verhoogt de kans op het ontstaan of verergeren van traumatische hoefbevangenheid en zelfs hoefbeenfissuren en -fracturen.

DUNNE ZOLEN EN HOEFWANDEN

Een dunne zool heeft als gevolg dat er te weinig schok- en trillingsdemping plaatsvindt, wat overbelasting van de lamellenverbinding veroorzaakt. Een te dunne hoefwand geeft te weinig weerstand. Als de hoef de grond raakt spreidt de hoefcapsule teveel. Dit zorgt voor overbelasting op de lamellenverbinding. Grote koudbloedige trekpaarden hebben vaak dit soort hoeven.

STALHUISVESTING

Het paard staat 's nachts op stal en krijgt daardoor ruim acht uur lang geen beweging. Terwijl juist in beweging de hoeven telkens even ontlast worden. De hele nacht staat de lamellenverbinding hierdoor onder druk. Elke nacht weer.

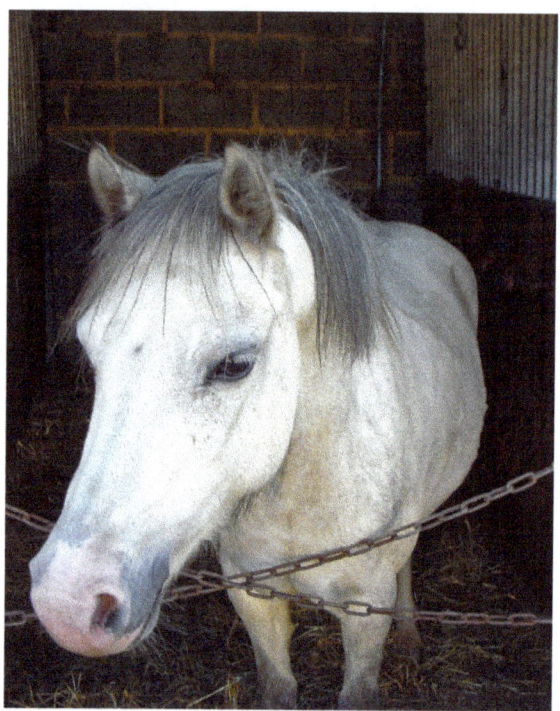

Perifere belasting door stalhuisvesting
(foto: Skyro)

OVERGEWICHT

Problemen als gevolg van perifere belasting en de hefboomwerking van een te lange hoefwand zien we met regelmaat bij shetlandpony's. Deze pony's worden snel te zwaar en krijgen te weinig beweging. Daardoor ondervinden ze te weinig slijtage aan de hoeven. Bovendien worden ze helaas nog wel eens overgeslagen als de hoefverzorger langskomt.

Paarden met overgewicht in het algemeen vormen een risicogroep. Elke kilo overgewicht vergroot de kans op traumatische hoefbevangenheid. Hoe zwaarder het paard, hoe meer gewicht en dus overbelasting per vierkante centimeter hoef.

PIJN ONTZIEN

Overbelasting van een of meer benen kan ook komen, doordat een ander deel van het lichaam ontzien wordt. Bijvoorbeeld als gevolg van zenuwbeschadigingen, ernstige botbreuken of (bacteriële) infecties van een gewricht.

> ➤ Deze specifieke oorzaak van traumatische hoefbevangenheid komen we vaak tegen bij ezels. Hun hoge pijngrens in combinatie met gevoeligheid voor hoefproblemen maakt echter dat deze makkelijk over het hoofd wordt gezien.

> ➤ De uitkomsten van drie verschillende onderzoeken lopen behoorlijk uiteen. Als we deze uitkomsten middelen komt er een kans van iets meer dan 11% uit dat een paard waarbij één been gefixeerd is (gips of pinnen) belastingsbevangen raakt op een ander been.

In enkele gevallen kan de overbelaste hoef, die nu hoefbevangen raakt, zo veel last geven dat het paard het andere, 'veroorzakende' been weer gaat belasten om de bevangen hoef te ontzien. Dit kan ten onrechte de illusie wekken dat het beter gaat met dit been waar het primaire probleem zit.

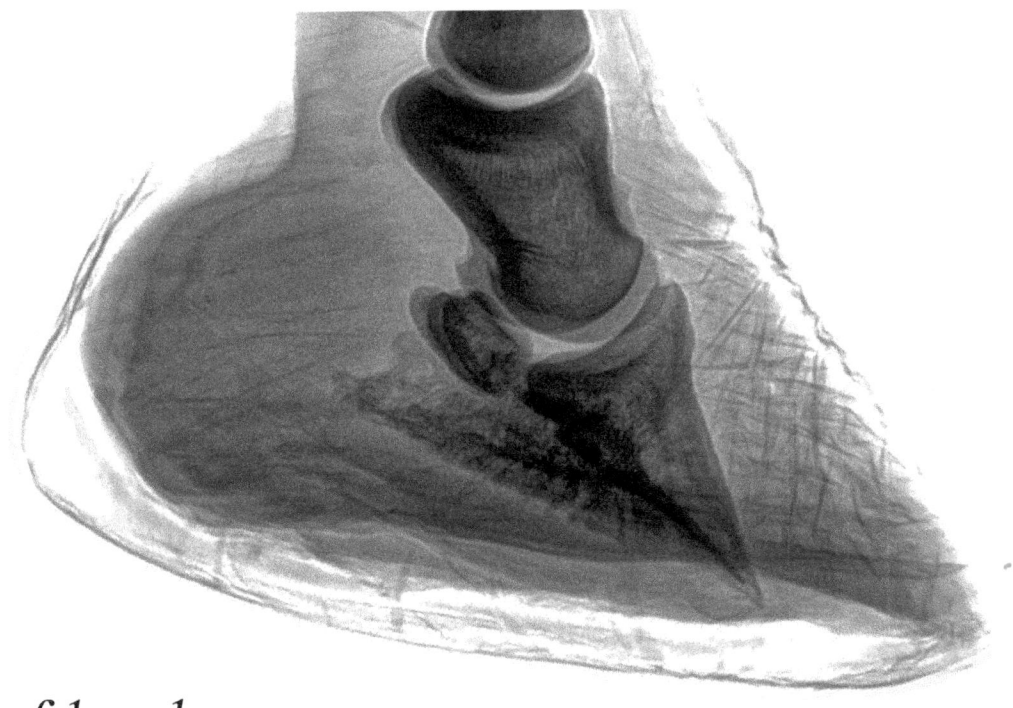

Hoofdstuk 5

DIAGNOSTIEK EN PROGNOSTIEK

EEN ZIEKTE BEHANDELEN KAN NIET EERDER BEGINNEN DAN WANNEER PRECIES
IS VASTGESTELD DAT HET PAARD DE ZIEKTE HEEFT, HOE ERNSTIG DIT IS, WAT DE
PRIMAIRE OORZAKEN ZIJN EN WELKE DE COMPLICATIES. EEN GOEDE DIAGNOSE
STELLEN IS HAAST EEN VAK APART. HEB JE OOK MAAR HET MINSTE VERMOEDEN DAT
JE PAARD HOEFBEVANGEN IS, BEL DAN DIRECT JE DIERENARTS. DEZE ZAL PROBEREN
JE EEN ZO CORRECT EN EERLIJK MOGELIJK BEELD TE SCHETSEN VAN HET VERDERE
VERMOEDELIJKE VERLOOP EN DE GENEZINGSKANSEN VAN DE ZIEKTE.

Ook al is het vaak overduidelijk dat een paard hoefbevangen is, de diagnose moet door een dierenarts gesteld worden. Hij is ook de aangewezen persoon om de uitkomsten van bijvoorbeeld een bloedonderzoek te interpreteren. Bij de interpretatie van de uitkomsten van beeldvormend onderzoek kan hij de hulp inroepen van bijvoorbeeld een radioloog. Een goede dierenarts maakt ook dankbaar gebruik van de kennis, vakkundigheid en het inzicht van de hoefverzorger. Deze laatste is immers een specialist, waar de dierenarts een generalist is.

Jij kunt bepaalde kenmerken ook al goed vaststellen. De ideale dierenarts luistert goed en stelt vragen aan de eigenaar van het paard.

Zijn je dierenarts en je hoefverzorger het pertinent oneens, vraag dan de mening van een andere vakman voor een van de twee. Volg ook je eigen gezonde verstand, ervaring en intuïtie. Jij kent je paard als geen ander. Overschat jezelf ook niet. Een onderzoek uit 2017 liet zien dat paardeneigenaren 45% gevallen van hoefbevangenheid niet wisten te herkennen.

De diagnose zal ten minste twee, maar liefst meer van de volgende onderdelen bevatten:
- Anamnese
- Klinisch onderzoek
- Beeldvormend onderzoek
- Differentiële diagnose

ANAMNESE

De dierenarts kijkt als het goed is uitgebreid en met alle tijd naar het (recente) verleden van het paard. Hij zal veel vragen stellen om een zo compleet mogelijk beeld van de situatie te krijgen. Zo probeert hij samen met de eigenaar inzicht te krijgen in factoren die mogelijk een rol hebben gespeeld bij het ontstaan van de hoefbevangenheid. Met betrekking tot de prognose heeft hij ook informatie nodig. Welke zijn op dit moment bevorderende en belemmerende factoren voor herstel? Alle informatie die jij als eigenaar kunt geven is hierbij van belang. Wees daarom niet terughoudend of verlegen om jouw visie te delen met de dierenarts.

De volgende punten zullen bij de anamnese aan de orde kunnen komen:
- Leefomstandigheden:
  - Hoe lang is het paard al bij jou?
  - Voeding. Heeft het paard overgewicht en wat zijn daar de oorzaken van?
  - Huisvesting en beweging. Kwaliteit en grootte van weilanden.
- Erfelijke aanleg:
  - Ras
  - Bloedlijn
- Gebruik. Welke verwachtingen heeft de eigenaar over zowel het verloop van de ziekte als het toekomstig gebruik van het paard?
- Uiterlijk. Zijn er duidelijke tekenen van PPID of EMS?

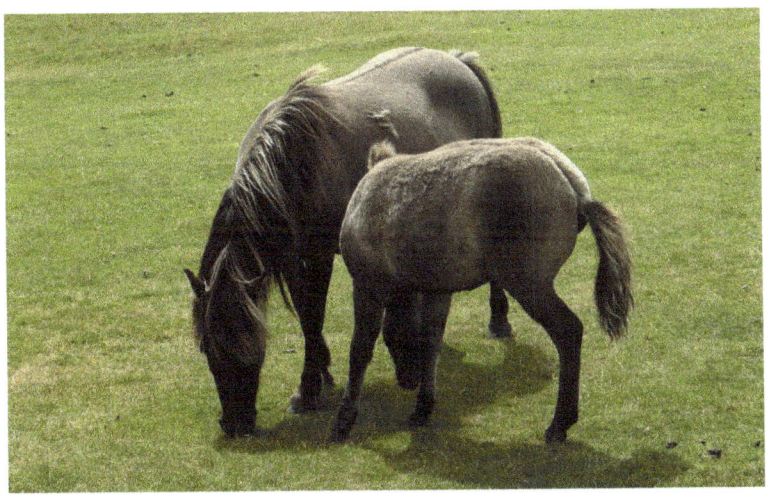

Dartmoorpony's hebben een erfelijke aanleg voor het ontwikkelen van EMS
(foto: Ruth Steele)

- Hoefverzorging:
  - Wie is de hoefverzorger en sinds wanneer?
  - Wie was zijn voorganger? Waarom is er gewisseld van hoefverzorger?
  - Is het paard beslagen? Indien niet beslagen, hoe wordt het paard bekapt?
- Veterinaire geschiedenis:
  - Is hier sprake van een nieuw geval van de ziekte of is het paard nooit helemaal hersteld en flakkert de hoefbevangenheid weer op?
  - Is er al eerder een diagnose gesteld? Hoe luidde die? Zijn er pathologisch-anatomische verslagen, uitkomsten van beeldvormend onderzoek, bloedonderzoek en behandelplannen beschikbaar?
  - Krijgt het paard medicijnen of supplementen met betrekking tot hoefbevangenheid of gerelateerde aandoeningen? Welke? Blijken deze effectief te zijn? Worden deze remedies nu nog steeds gegeven?
  - Idem voor therapieën.

- Heeft het paard andere, niet aan hoefbevangenheid gerelateerde aandoeningen? Krijgt het hier medicijnen of therapieën voor?
- Wordt het paard, al dan niet met betrekking tot hoefbevangenheid, gezien en behandeld door andere specialisten? Zijn er pathologisch-anatomische verslagen en behandelplannen beschikbaar?

> Lichte hoefbevangenheid wordt vaak verward met zoolkneuzingen, artritis, bekap- en beslagfouten.

> Nogmaals, laat de dierenarts en hoefverzorger duidelijk weten wat jíj denkt wat de oorzaak is. Jij ziet het paard elke dag, kent zijn eigenaardigheden en zijn gangbare gedrag. Jij ziet dingen die een ander niet ziet. Jouw inbreng kan daarmee een essentiële schakel zijn in de genezing.

KLINISCH ONDERZOEK

Alleen al om vast te stellen in welke fase van de hoefbevangenheid het paard zich bevindt is het belangrijk zo secuur mogelijk de klinische verschijnselen, zoals omschreven op pagina 50, vast te stellen. Beschrijf ze in een logboek (zie pagina 232).

POLS OPNEMEN

In het hoofdstuk 'Beschrijving' heb je gelezen dat een van de fysiologische kenmerken van acute hoefbevangenheid een sterke polsslag met een hogere frequentie is (pulsatie). De oorzaak van de verhoogde pols is de ontsteking van de dermale lamellen die als complicatie optreedt. Een zwelling van ontstekingsvocht (exsudaat) knijpt de bloedtoevoer gedeeltelijk af. Als trombocyten (bloedplaatjes) door een ontsteking geactiveerd worden, gaan ze zich binden en klonteren. Deze microtromboses zorgen voor verstoppingen in de haarvaten van de hoef. Trombocyten geven daarbij ook de neurotransmitter serotonine af, die een vasoconstrictieve (vaatvernauwende) werking heeft. Al deze factoren samen zorgen dat de bloedtoevoer naar de hoef gehinderd wordt. Het bloed hoopt zich op in de slagaderen. Dit is nu wat je kunt voelen als een sterke, verhoogde polsslag.

Globaal kunnen we stellen dat een sterkere en snellere pols duidt op een grotere mate van ontsteking. In een gezonde paardenhoef is de polsslag lastig te voelen. Het bloed vloeit immers ongehinderd door de slagaderen naar de hoef. De polsslag kan in een gezonde hoef soms iets sterker zijn dan normaal gesproken het geval is. Dit kan het gevolg zijn van opwinding, stress of het werken op een harde ondergrond.

Controleer daarom de pols een aantal keer met een half uur tussentijd, voordat je je definitieve conclusie trekt. Vergelijk ook de polsslag in alle vier de benen met elkaar. Vergelijk eventueel met een gezond paard. Kijk ook naar andere fysiologische kenmerken (bijvoorbeeld een hogere ademhalingsfrequentie, spiertrillingen, zweten). Ontbreken deze, dan is de verhoogde polsslag waarschijnlijk geen reden tot paniek. Een verhoogde pols kan ook duiden op een ander probleem. Een abces geeft bijvoorbeeld ook een verhoogde pols. Duidelijk verschil is dat het dan maar één been betreft.

LOCATIE VAN DE SLAGADEREN

De polsslag is voelbaar in de slagaderen in de 'sleuf' tussen de buigpezen enerzijds en het suspensory ligament anderzijds. Iets lager loopt de slagader in de kogel over het collateraal ligament van de proximale sesambeentjes heen. Daar is de polsslag eveneens voelbaar, net als op de kroonrand. In het voorbeen is de slagader aan de mediale zijde groter en beter voelbaar. In het achterbeen is dat het geval bij de slagader aan de laterale zijde. Houd hier ook rekening mee als je de polsslag van een voor- en een achterbeen met elkaar vergelijkt. Je wijs- en middelvinger samen zijn het gevoeligst. Leg ze vlak op de slagader en laat ze enkele seconden zo liggen.

> ➤ Vochtophopingen in het been (oedeem) kunnen het waarnemen van de pols bemoeilijken.

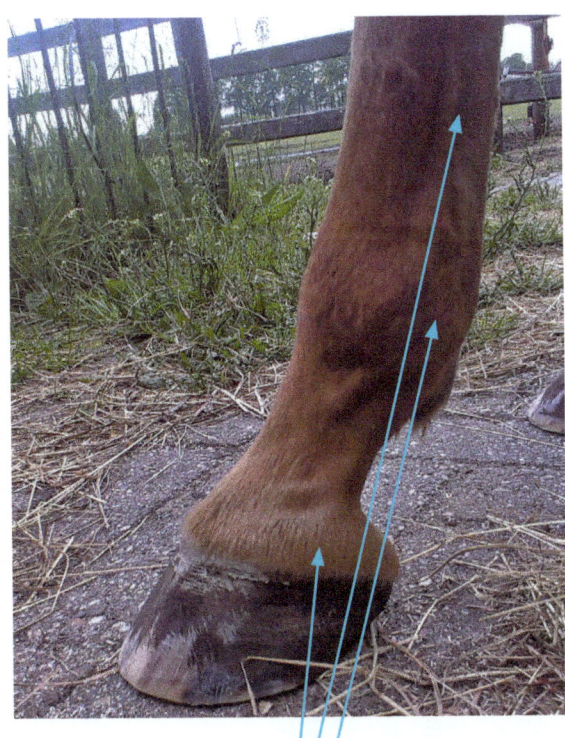

Locatie van de slagaderen waar
de polsslag goed voelbaar is

FYSIEK ONDERZOEK

Fysiek onderzoek omvat een of meer van de
volgende onderdelen:

- Vaststellen van de mate van aantasting van
  de normale anatomie van de hoef door te
  voelen (zie pagina 56).
- Bekloppen van de voorzijde van de hoefwand, eventueel met een hamertje. Soms is
  er een hol geluid te horen bij het bekloppen.
  Dit is het gevolg van gedeeltelijke bloedleegte achter de hoefwand.
- Een draaiende of wrikkende beweging met
  de hoefcapsule maken. De dermale lamellen
  worden ineengedraaid. In de acute fase zal
  het paard hier op reageren.

- Druk op het teengedeelte van de zool, al dan
  niet met een visiteertang:
  - Het teengedeelte is waar het hoefbeen
    drukt. Hier zal het hoefbevangen paard
    sterk op reageren.
  - Bij sommige paarden is er zoveel schade
    dat er geen of nauwelijks reactie is op visi-
    teertang. Het paard is doof voor de pijn
    geworden. Ook kan necrotisch weefsel de
    druk van de tang opvangen.
  - Overigens is het niet reageren op de visi-
    teertang geen garantie dat er geen sprake
    is van hoefbevangenheid.
- Op de volte laten lopen of longeren,
  oftewel monsteren in beweging. In de
  ontwikkelings- of subacute fase laat het
  paard een lichte kreupelheid zien, terwijl het
  dat niet doet als het rechtuit loopt.
- Laten bewegen op zowel harde als zachte
  ondergrond:
  - Harde ondergrond geeft druk op de
    lamellen. Loopt het paard nu beter dan
    op zacht, dan heeft het waarschijnlijk
    zoolkneuzingen of -abcessen.
  - Zachte ondergrond geeft druk op de zool
    en het eventueel gekantelde hoefbeen.

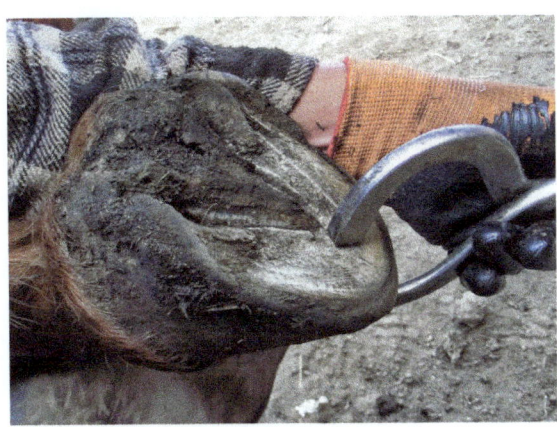

Zoolgevoeligheid testen
met een visiteertang

BEELDVORMEND ONDERZOEK

De meest gebruikte technieken en processen die toegepast worden in beeldvormend onderzoek zijn:

- Radiografie
- Scintigrafie
- Thermografie

RADIOGRAFIE

Radiografie is een anatomische beeldvormingstechniek. Dit wil zeggen dat met deze techniek de anatomische details en de afwijkingen daaraan nauwkeurig weergegeven worden.

Er wordt een foto of digitale opname gemaakt met behulp van röntgenstraling. Dit is elektromagnetische straling die door weefsels heen dringt en selectief wordt tegengehouden door materialen in deze weefsels die de straling niet of in mindere mate doorlaten. Zo'n foto of digitale opname heet een radiogram of een röntgenfoto. Deze wordt het best beoordeeld door een radioloog of een ervaren dierenarts.

Röntgenfoto's kunnen de volgende klinische verschijnselen van hoefbevangenheid objectief aantonen:

- Lamellaire onthechting, hoefbeenkanteling, zinker
- Verminderde zooldikte (<15 mm tussen de punt van het hoefbeen en de buitenkant van de zool) als gevolg van hoefbeenkanteling
- Een vergrote verticale afstand tussen de bovenrand van de hoefwand en het kroonuitsteeksel van het hoefbeen. Dit is een indicatie van de ernst van een zinker.

- Hoedenrand, hoefbeenfissuren en -fracturen
- Botdemineralisatie
- Necrotisch weefsel, bloedingen, zwelling, oedeem en stikstofgas
- Abcessen (zie pagina 174), osteitis en osteomyelitis (pagina 176)
- Ontstekingen en infecties (in een laat stadium)

Op de pagina's 56 en 66 zijn we dieper ingegaan op de kenmerken van hoefbevangenheid die zichtbaar zijn op röntgenfoto's.

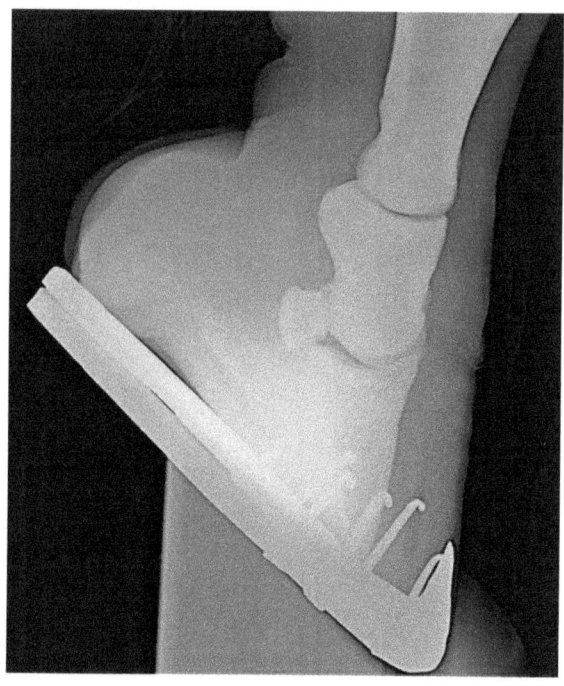

Röntgenfoto waarop een zinker zichtbaar is
(foto: Alfons Geerts)

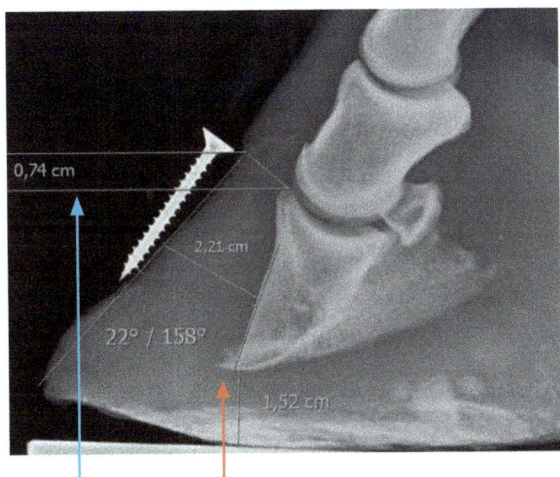

Röntgenfoto waarop o.a. een hoedenrand (rode pijl) en een zinker (blauwe pijl) zichtbaar zijn
(foto: Carlton veterinary hospital)

Een röntgenfoto kan nuttig zijn:
- Om de mate van hoefbevangenheid vast te stellen en de fase waarin de hoefbevangenheid verkeert
- Om eventuele sporen te zien van oude hoefbevangenheid
- Als startpunt voor een reeks foto's om de voortgang van het genezingsproces te vergelijken

Benodigde foto's van elke bevangen hoef:
- Lateraal, terwijl de hoef belast wordt
- Idem, naar dan onbelast
- Dorsaal en caudaal
- Dorso-palmair

Met een laagje bariumpasta of een metalen stripje op de teen tot aan de bovenrand van de hoefwand en een korte punaise in de apex (top) van de straal, is de stand van het hoefbeen goed vast te stellen. Het been dient recht te staan met de hoef plat op de ondergrond.

> Het laten nemen van röntgenfoto's is geen goedkope bezigheid. Bovendien moet de betekenis van de foto's niet overschat worden. Ook zonder foto's te nemen kan het genezingsproces goed in gang gezet en tussentijds beoordeeld worden.

SCINTIGRAFIE

Deze fysiologische beeldvormingstechniek wordt gebruikt om zowel botweefsel als zachte weefsels nader te onderzoeken.

Er wordt een kleine hoeveelheid radioactieve contrastvloeistof (tracer) in een bloedvat geïnjecteerd. De tracer verplaatst zich door het bloed naar de botten en zachte weefsels in de hoef. De afgegeven radioactieve straling wordt vervolgens gedetecteerd en vastgelegd door een speciale camera. Zo'n foto of digitale opname heet een scintigram.

Scintigrafie is nuttig om een probleem nauwkeurig te lokaliseren en de mate van aandoening van het weefsel te beoordelen. Met name dit laatste is belangrijk. Osteopenie bijvoorbeeld kan met scintigrafie aangetoond worden, waar dat op een röntgenfoto nog onzichtbaar is. Schade aan bloedvaten kan eveneens vroegtijdig in beeld worden gebracht.

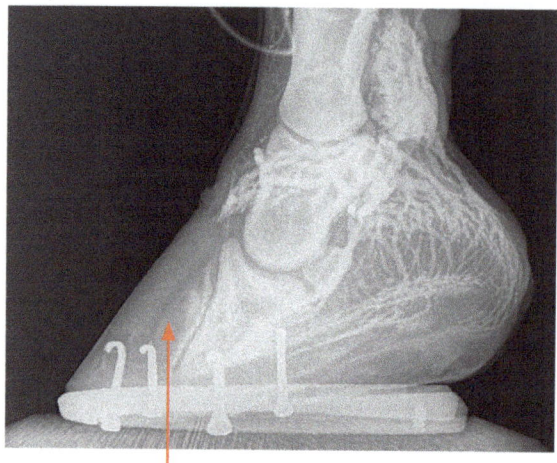

Scintigram waarop bloedleegte
in het teengedeelte zichtbaar is
(foto: Alfons Geerts)

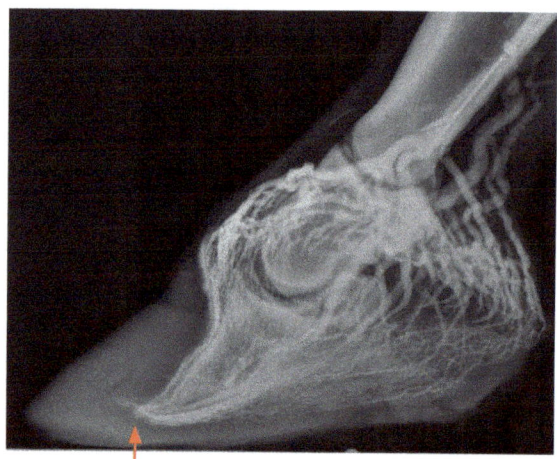

Scintigram waarop een hoedenrand
zichtbaar is
(foto: Michael Porter)

COMPLICATIES

Scintigrafie kent de volgende complicaties:
- Vorming van microtromboses
- Bloedvatontsteking (vasculitis)
- Allergische reactie op de tracer

POSITIEVE NEVENEFFECTEN

Er blijken overigens ook onverwachte, maar positieve neveneffecten te bestaan:
- Vermindering van oedeem
- Bestaande microtromboses die verdwijnen
- Een betere doorbloeding als gevolg van het inspuiten met de tracer onder druk

THERMOGRAFIE

Thermografie is de fotografische meting, analyse en registratie van de infrarode warmte-uitstraling van het lichaam. Thermografie is een fysiologische beeldvormingstechniek. Dit wil zeggen dat het (patio)fysiologische processen, zoals doorbloeding, zenuwprikkelgeleiding, veranderingen in het weefselmetabolisme en ontstekingen in kaart kan brengen.

Warmte in de hoef wordt geproduceerd door weefselmetabolisme enerzijds en doorbloeding anderzijds. Aangezien weefselmetabolisme een vrijwel constante factor is wordt thermografie vooral gebruikt om afwijkingen in de doorbloeding in kaart te brengen. Een warmteverschil van één graad Celsius tussen twee dezelfde weefselstructuren is een indicatie van een verstoring in de doorbloeding.

Een thermografische foto (ook: thermogram) brengt warmteverschillen aan de opper-vlakte van het lichaam in kaart. Wat deze warmteplekken representeren is onderhevig aan de interpretatie van de dierenarts die het onderzoek uitvoert.

Een hoefwandtemperatuur van 30 graden of meer, gedurende minstens 24 uur, is een duidelijk teken dat er sprake is van hoefbevangenheid. Een verhoging van de hoefwand-temperatuur, terwijl de temperatuur van dieper liggend hoefweefsel niet hoger is dan normaal, is ook een duidelijke aanwijzing van hoefbevangenheid. Foto's van de zool laten in de acute fase warmteplekken zien waar het hoefbeen zich bevindt. In de chronische fase zien we temperatuurdalingen langs de kroon-rand en aan de voorzijde van de hoef. De slechte doorbloeding als gevolg van het kantelende hoefbeen en de schade aan de lamellen zijn hier de oorzaken van. Tegelijkertijd zorgt de druk van de punt van het hoefbeen voor hoge temperaturen aan de voorzijde van de zool.

Deze twee thermografische gegevens kunnen samen een indicatie geven van de mate van hoefbeenkanteling.

Trombose en oedeem veroorzaken ook versto-ringen van de bloedcirculatie en zijn dus even-eens aan de hand van thermografie te herleiden.

Ontstekingen, zowel in de acute als de chroni-sche fase, zijn zichtbaar te maken. Hiermee is ook hoefbevangenheid uit te sluiten in geval van een zoolabces dat in eerste instantie verkeerd gediagnosticeerd werd.

Een thermografische camera alleen is niet voldoende. De kundigheid en ervaring van een thermografische fotograaf zijn onmisbaar voor het maken én interpreteren van de foto. De bloedtoevoer naar de hoef kan bijvoorbeeld in meer of mindere mate worden stilgelegd zonder dat dit een indicatie hoeft te zijn van een klinisch probleem. Het paardenlichaam kan op

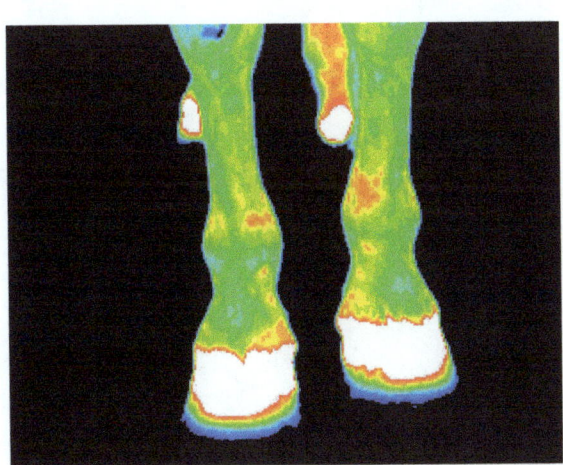

Thermogram van vier hoeven met een temperatuur van 33 graden bij een acute hoefbevangenheid
(foto: Sophie Gent)

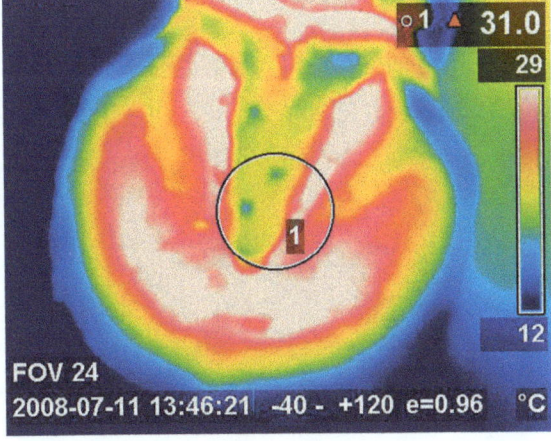

Plekken van 29 graden op de zool waar het -nog niet gekantelde- hoefbeen zich bevindt
(foto: Heidi Billing)

deze manier de temperatuur van de hoef reguleren. Dit mechanisme wordt *shunting* genoemd (zie pagina 43).

Thermografie is bovendien alleen betrouwbaar als de omgevingstemperatuur lager is dan de te meten hoeftemperatuur. Een lichte tocht kan al een groot effect hebben op de uitkomst van de foto.

Bij het vergelijken van thermografische foto's is het van groot belang dat deze onder optimale omstandigheden zijn genomen (zie kadertekst 'De optimale omstandigheden voor het maken van een thermografische foto'). Zijn de optimale omstandigheden niet te garanderen dan zal een goede dierenarts hier rekening mee houden bij de interpretatie van de thermografische foto.

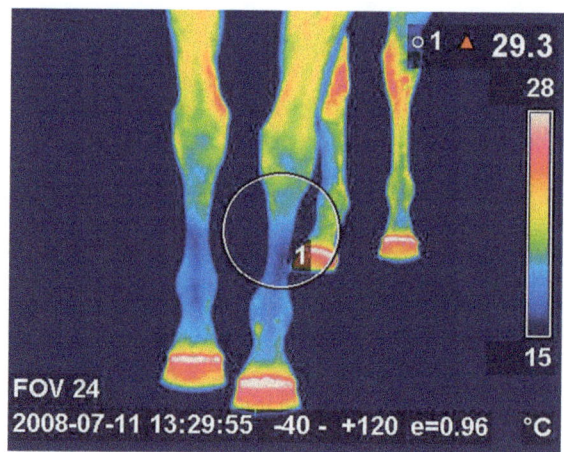

Vier hoeven met een temperatuur van 28 graden bij een subacute hoefbevangenheid
(foto: Heidi Billing)

DE OPTIMALE OMSTANDIGHEDEN VOOR HET MAKEN VAN EEN THERMOGRAFISCHE FOTO

- Binnen in een lege, tochtvrije ruimte
- Geen binnenvallend zonlicht, ouderwetse gloeilampen, kachels of andere warmtebronnen
- Een omgevingstemperatuur tussen de 20 en 25 graden
- Het paard is van tevoren gelongeerd of heeft op andere wijze beweging gekregen. Uiteraard wordt in het geval van hoefbevangenheid de pijngrens van het paard ruimschoots gerespecteerd.
- De hoef is schoon, bandages en transportbeschermers zijn minstens een half uur geleden afgedaan. De beharing is overal even lang.
- De hoef wordt van vijf zijden op gelijke afstand gefotografeerd. Vanaf de voorkant (de teen: frontaal), beide zijkanten (mediaal en lateraal), de achterkant (de hiel: caudaal) en de onderkant (de zool: palmair)
- De relatieve temperatuurschaal wordt afgestemd op de absolute temperatuur van de hoef. Hierbij is de kroonrand, doorgaans de warmste plek van de hoef, wit op de foto. De koudste plek is donkerblauw of zwart.
- Automatische afstelling van de camera is uitgeschakeld aangezien anders vergelijking tussen de hoeven niet mogelijk is.
- Bij opeenvolgende fotoseries wordt gebruik gemaakt van dezelfde camera. Verschillende camera's geven namelijk verschillende thermografische foto's. Dit gegeven is minder relevant als degene die de foto's vergelijkt bekend is met de verschillende camera's en bij voorkeur zelf de fotograaf is.

DIFFERENTIËLE DIAGNOSTIEK

Differentiële diagnostiek is een methode om een ziekte vast te stellen door uitsluiting, waarbij meerdere alternatieven mogelijk zijn. Naast de bovengenoemde (differentiële) diagnostische methoden en technieken wordt bloedonderzoek en soms lokale anesthesie gebruikt.

BLOEDONDERZOEK

Een bloedonderzoek is een goed startpunt als voor de hand liggende oorzaken, zoals overeten en dergelijke, zijn uitgesloten. Het onderzoek geeft duidelijke en feitelijke informatie over:

- Verminderde lever- en nierfunctie
- Vitamine- en mineralentekorten of -overschotten
- Hormoon- en suikerspiegels: ACTH, insuline, cortisol en glucose om eventueel PPID of EMS/insulineresistentie vast te stellen. Op pagina 110 e.v. heb je gelezen welke bloedtests de dierenarts kan gebruiken om PPID vast te stellen.

> ➤ Ga niet in het wilde weg op zoek naar afwijkende bloedwaarden. Een bloedonderzoek moet een al bestaand vermoeden kunnen bevestigen of ontkrachten.

DIAGNOSTISCHE ANESTHESIE

Af en toe wordt diagnostische anesthesie toegepast om vast te stellen of er sprake is van hoefbevangenheid. Er worden dan lokaal zenuwen in het onderbeen of de hoef verdoofd, waarna het paard tijdelijk weer goed loopt. Deze methode is twijfelachtig. Alleen bij een acute bevangenheid geeft het een enigszins betrouwbaar resultaat. Bovendien belast deze methode het lichaam onnodig met de verdovingsvloeistof.

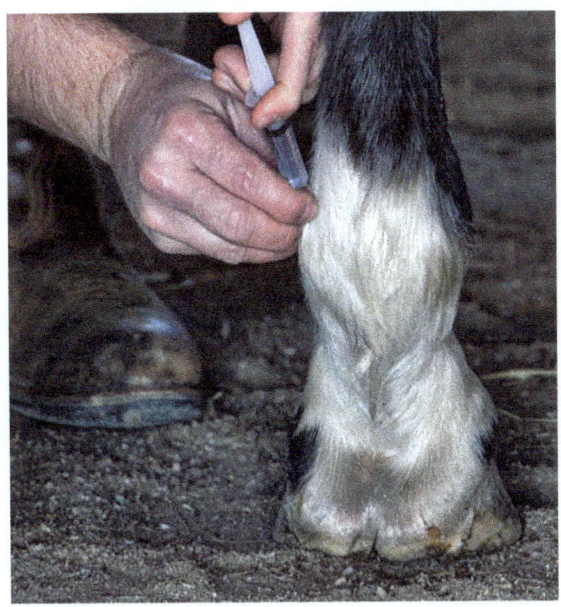

Lokale verdoving
(foto: Leslie Potter)

DIFFERENTIËLE DIAGNOSES

Mogelijke aandoeningen die een stijfheid en tegenzin om te bewegen laten zien, zoals we die ook bij hoefbevangenheid kennen, zijn:
- Tetanus
- Rabiës (hondsdolheid)
- Spierbevangenheid
- Long- of borstvliesontsteking (pneumonie, pleuritis)
- Chronisch kaliumtekort
- Equine Motor Neuron Disease (EMND), een zeldzame neurodegeneratieve spier-zenuw-aandoening

Er zijn een aantal hoefproblemen die klachten geven die aan hoefbevangenheid kunnen doen denken, met name als deze in beide voorhoeven tegelijk optreden:
- Hoefkatrolontsteking
- Zoolkneuzing, -abces
- Vergevorderde witte lijn-ziekte
- Hoornzuil

- Hoefgewrichtsontsteking (artritis), gewrichtskapselontsteking (capsulitis), gewrichtsvliesontsteking (synovitis)
- Artrose
- Cyste in het hoef- of straalbeen
- Hoefbeenfractuur of -fissuur
- Metabole botziekten aan hoefbeen (osteoporose, osteomalacie)

Aandoeningen die afwijkende hoefgroei en -conformatie kunnen veroorzaken zijn:
- Pemphigus foliaceus, een zeldzame auto-immuunziekte waarbij het paard antistoffen maakt tegen zijn eigen huid
- Kroonranddysplasie, -ontsteking (coronitis)
- Fysieke kroonrandbeschadiging (draadwond, hoefbalbetrapping)
- Chronische bacteriële ontsteking van het hoefkraakbeen (quittor, chondritis)
- Seleniumvergiftiging

PROGNOSTIEK

Elke paardeneigenaar wil graag een zo exact mogelijke prognose van zijn dierenarts horen. De drie belangrijkste vragen zijn: gaat mijn paard dit overleven en zo ja, wordt hij weer helemaal de oude en hoe lang gaat dat duren? Deze vragen zijn nooit met zekerheid te beantwoorden. Soms is zelfs het effect van een behandeling niet hetzelfde tussen twee hoeven van hetzelfde paard.

De dierenarts zal toch proberen een zo correct en eerlijk mogelijk antwoord te geven. Hij zal daarbij de volgende factoren laten meewegen:
- Het al dan niet behoren tot een risicogroep (Hier komen we in het volgende hoofdstuk op terug)
- De mate van kreupelheid (Obel) en pijn (zie pagina 70)
- Het gehalte aan leukocyten (witte bloedcellen) in het bloed (zie pagina 79)

- De mate van en het type overgewicht
- Of er twee of vier hoeven aangedaan zijn
- De aanwezigheid en mate van een hoef-beenkanteling of een zinker. Dierenartsen hechten veel waarde aan deze factor. Een onderzoek uitgevoerd in 1993 met 591 paarden laat zien dat dit onterecht is. Radiografische bevindingen mogen daarom niet de enige of voornaamste beslissende factor zijn bij het stellen van een prognose, noch bij de keuze voor euthanasie.
- Primaire en faciliterende oorzaken:
  - Enkel- of meervoudig
  - De ernst ervan
  - De behandelmogelijkheden en de vermoedelijke mate waarin het paard op de behandeling reageert
- De aanwezigheid en ernst van complicaties:
  - De behandelmogelijkheden en de vermoedelijke mate waarin het paard op de behandeling reageert
- De toewijding en de praktische, financiële en emotionele mogelijkheden van de eigenaar om de behandeling te ondersteunen en de leefomstandigheden te verbeteren

Gaandeweg de behandeling zal de prognose naar boven of beneden bijgesteld kunnen worden. Globaal genomen kun je ervan uitgaan dat een paard dat na zes maanden behandelen onmiskenbaar vooruitgang vertoont en waarvoor de leefomstandigheden geoptimaliseerd zijn een grote kans op herstel heeft. In de volgende twee hoofdstukken kijken we uitgebreid naar de bestaande behandelmethoden en mogelijke verbeteringen met betrekking tot leefomstandigheden.

STERFTEKANS EN DE SCHAAL VAN OBEL

Bij een onderzoek naar overlevingskansen van paarden die met hoefbevangenheid werden opgenomen in een gespecialiseerde veterinaire kliniek (of deze tijdens hun opname ontwikkelden) bleek dat de schaal van Obel een duidelijke prognose opleverde. Hierbij moet wel opgemerkt worden dat de aard en ernst van zowel primaire als faciliterende oorzaken en complicaties, evenals de gekozen behandeling, buiten beschouwing blijven in deze cijfers.

	OBEL			
	1	2	3	4
STERFTEKANS	11%	31%	61%	76%

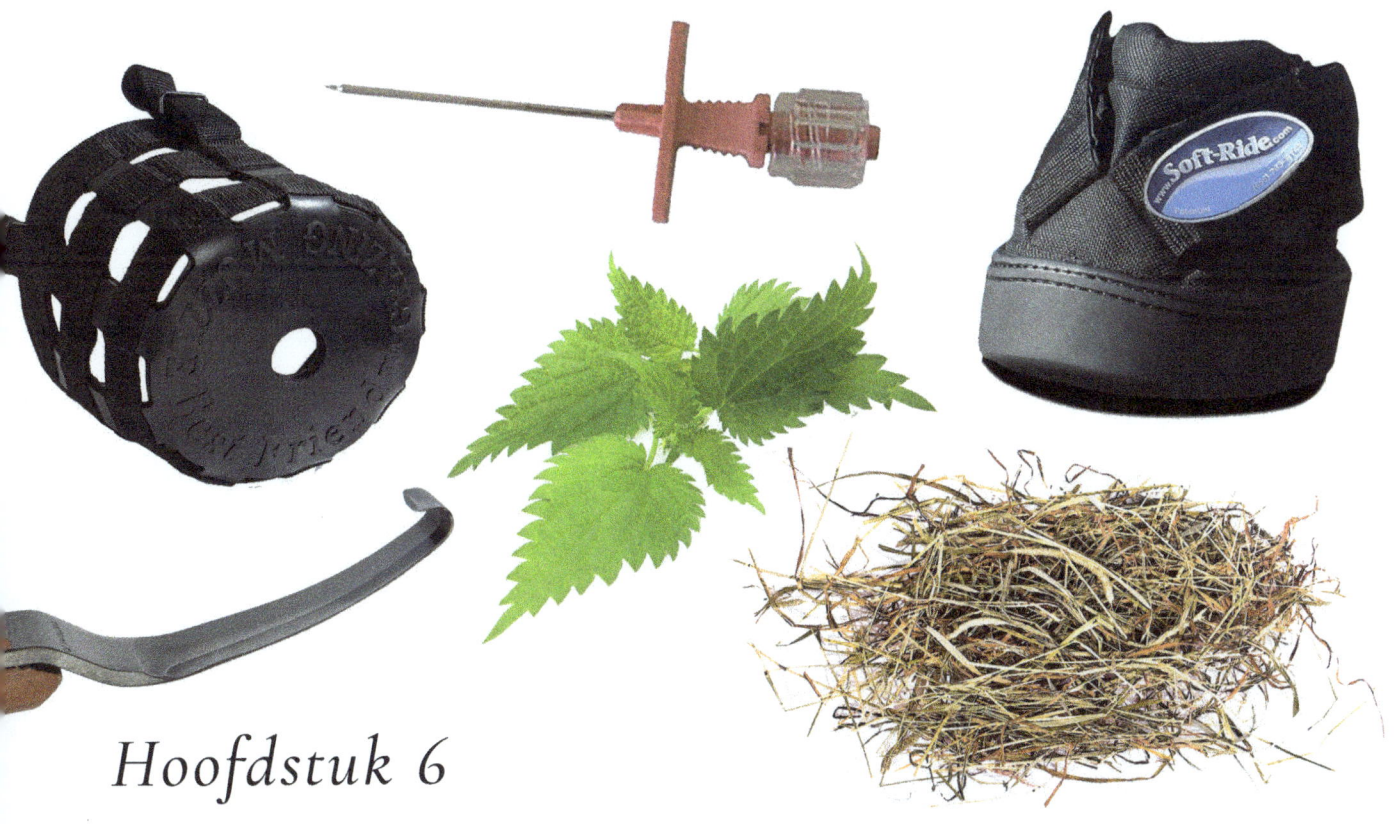

Hoofdstuk 6

BEHANDELING EN PREVENTIE

OM EEN GOEDE KANS OP GENEZING OF PREVENTIE VAN HOEFBEVANGENHEID
TE HEBBEN ZULLEN DE PRIMAIRE OORZAKEN OF ZIEKTES DOELMATIG BESTREDEN
MOETEN WORDEN. DE FACILITERENDE OORZAKEN EN DE COMPLICATIES MOETEN
OOK GRONDIG AANGEPAKT WORDEN. EEN GOEDE BEKAPPING IS ESSENTIEEL
OM ADEQUAAT TE KUNNEN BEWEGEN, ZO MOGELIJK ONDERSTEUND DOOR
HOEFBESCHERMING. DAARNAAST STAAN ONS NOG ALLERHANDE MEDICIJNEN,
SUPPLEMENTEN EN THERAPIEËN TER BESCHIKKING.

Als je dacht dat de meningen verdeeld waren over de oorzaak van hoefbevangenheid, zul je nog staan te kijken van de veelheid aan meningen, inzichten en gevoelens over behandeling van de ziekte. Een objectief overzicht geven is dan ook niet mogelijk. Onderzoekers spreken elkaar tegen, paardeneigenaren willen het beste voor hun paard – zonder precies te weten wát dat dan is – en fabrikanten en farmaceuten willen graag geld verdienen. Voor elke uitspraak in dit hoofdstuk zul je dus makkelijk iemand kunnen vinden die het tegengestelde beweert. De ervaring leert dat het toch zeker de moeite loont de inhoud van dit hoofdstuk ter harte te nemen. Zoals in alle andere medische gevallen geldt: blijf kritisch; op de behandelaars, de gekozen middelen en op je eigen keuzes.

BEHANDELING

Als je het probleem alleen vanuit de hoeven probeert op te lossen heb je weinig kans van slagen. Kijk je breder, blijf dan niet hangen in de (patho)fysiologische benadering van cellen, weefsel, organen, enzymen en dergelijke. Het risico bestaat dat je in het slechtste geval aan symptoombestrijding doet (bijvoorbeeld alleen therapeutisch hoefbeslag, of voornamelijk pijn- of ontstekingsbestrijding) en in een iets minder slecht geval vergeet te zien hoe de leefomstandigheden van het paard misschien rigoureus veranderd kunnen en moeten worden om te zorgen dat de systemische problemen voortaan uitblijven.

Elimineer zo veel mogelijk de oorzaken. Zowel de faciliterende oorzaken als de primaire, grote oorzaken. De genezing van hoefbevangenheid zal een stuk beter gaan als een ziekte, of andere oorzaak die er aan ten grondslag ligt, doelmatig wordt aangepakt.

> ➤ Blijf niet hangen op een oorzaak. Tussen insulineresistentie en hoefbevangenheid is bijvoorbeeld een duidelijke en sterke relatie. Het risico bestaat dat insulineresistentie, al dan niet in combinatie met EMS, als eerste en vooral enige mogelijke oorzaak wordt gezien.

Het lastige is dat het zoeken soms een moeizame en prijzige aangelegenheid is. Het is ook nog de vraag of de gevonden oorzaken behandelbaar zijn in de situatie van het paard in kwestie.

De duur, de kosten en het succes van de behandeling hangen onder andere af van:
- De ernst van de hoefbevangenheid
- De aard en ernst van de primaire oorzaken (bijvoorbeeld enterocolitis)

- De aard en ernst van de faciliterende oorzaken (bijvoorbeeld verzuring door uitputting na een te hoog gegrepen endurance-rit)
- De aard en de ernst van de complicaties (bijvoorbeeld witte lijn-ziekte)
- De leefomstandigheden, zoals omschreven vanaf pagina 233
- De toewijding en consequentie van zowel eigenaar, dierenarts als hoefverzorger
- Het al dan niet verwijderen van hoefbeslag
- De wijze van bekappen
- Het al dan niet gebruiken van noodzooltjes (zie kadertekst 'Noodzooltjes' op pagina 148) of hoefschoenen

Traditioneel gezien wordt er vaak onderscheid gemaakt tussen behandeling en preventie. In dit boek gaan beide naadloos in elkaar over. De handreikingen dienen om paarden die geen hoefbevangenheid hebben of er tegenaan zitten gezond te houden en om al hoefbevangen paarden gezond te krijgen.

Verstandig behandelen

Behandel vanuit gezond verstand en op basis van gedegen kennis. Ontbreekt de kennis, haal er dan een vakman bij die deze kennis wel heeft. Wat voor de eigenaar van het paard geldt, geldt ook voor vakmensen. Een dierenarts of hoefverzorger kan al tientallen hoefbevangen paarden met succes hebben geholpen en dan tegen een geval aanlopen dat zijn kennis en ervaring te boven gaat. Trots en eergevoel mogen dan niet in de weg staan. Hij zal de hulp moeten inroepen van een collega die deze kennis en ervaring wel heeft. Samenwerken of overdragen is hier een juiste beslissing. Realiseer je ook dat overdadig behandelen even schadelijk kan zijn als niet of verkeerd behandelen.

Doe wat je kunt en frustreer jezelf niet als sommige zaken buiten je mogelijkheden liggen. Roep zo nodig hulp van anderen in om de mogelijkheden te vergroten. Een buurjongen wil misschien wel elke dag met je paard wandelen als jij werkt.

Voortgang van de genezing

Elk paard heeft een andere pijngrens, een andere respons op veranderende omstandigheden en een ander zelfgenezend vermogen. Een voorspelling over hoe de genezing zal verlopen is bijna onmogelijk te doen. Geef het paard de tijd die *hij* nodig heeft om te genezen. Kijk ook goed naar hoe hij reageert op de behandeling. Dit moet altijd leidend zijn ten opzichte van de meningen en adviezen van anderen. Let op en laat je niet misleiden door onderdrukte klinische verschijnselen.

> ➤ De klinische verschijnselen, waaronder met nadruk de hoeveelheid pijn, zijn niet altijd een betrouwbare indicator van de mate van schade aan het hoefweefsel. Laat je hierdoor noch in positieve, noch in negatieve zin beïnvloeden.

Bereid je voor op kritiek van andere paardeneigenaren, dierenartsen, hoefsmeden en overige behandelaars. Sta hier open voor, maar laat je ook niet te snel van de wijs brengen. Kies *jij* voor een ijzerloze benadering dan is dat omdat *jij* ervan overtuigd bent geraakt dat dit de beste benadering is.

Houd er rekening mee dat het aangroeien van een compleet nieuwe hoefwand negen tot vijftien maanden kan duren. In deze periode kan er soms sprake zijn van terugval. Deze terugval zal soms twijfel opleveren of de ingeslagen weg wel de juiste is. Aarzel niet om deze twijfel met je hoefverzorger of dierenarts te bespreken. Deze zal – als het goed is – steeds graag uitleggen wat hij doet en waarom hij dat doet en ook de juiste vragen stellen en onderzoeken doen om achter de oorzaak van de terugval te komen.

> ➤ Herstel van hoefweefselschade bij hoefbevangenheid gaat relatief langzaam in vergelijking met andere soorten weefselschade, omdat er geen evolutionaire selectiedruk heeft plaatsgevonden. Dit doordat hoefbevangenheid vooral een domesticatieziekte is.

Raakt het paard, ondanks alle goede zorgen keer op keer hoefbevangen, dan is er toch nog een aspect dat jij, je hoefverzorger of je dierenarts over het hoofd zien. Een logboek, zoals omschreven op pagina 144, is dan extra belangrijk.

> ➤ In sommige gevallen is het hoogst haalbare een gedeeltelijke genezing. Je hebt de ontwikkeling van de ziekte een halt toegeroepen en complicaties blijven uit. Als jij, je dierenarts en je hoefverzorger het hier over eens zijn, zul je er genoegen mee moeten nemen. Wees zelfs trots dat je dit resultaat hebt kunnen boeken.

Houd het humane oogpunt in de gaten. Je kunt je afvragen voor wie een pony met een volledig gedeformeerd hoefbeen, dat de meeste tijd strompelend door het leven gaat en al lang niet meer reageert op behandelingen, nog in leven is. Aan het eind van dit hoofdstuk komen we op dit vervelende onderwerp terug.

INLEVINGSVERMOGEN EN POSITIEVE BEKRACHTIGING

Tip voor de meelezende hoefverzorger en de dierenarts: voor jou is dit misschien het (tweehonderd) vijftigste hoefbevangen paard. Voor je klant is het vaak de eerste keer dat hij ermee te maken heeft. Het betreft ook nog eens zijn zo dierbare paard.

Verlies inlevingsvermogen niet uit het oog. Een al te theoretische benadering met veel uitleg over wat zich op celniveau in de hoef afspeelt kan kil overkomen. Het paard is meer dan een casus.

Let op je woorden. Vooral als er kinderen bij zijn. Een volwassene kan de ernst van de situatie beter relativeren dan een achtjarig meisje dat haar pony ziek ziet zijn. Wees aan de andere kant ook realistisch. Zeg dus niet dat het wel goed komt, voordat je er vrijwel zeker van bent dat dit ook werkelijk zo is.

Positieve bekrachtiging kan zorgen dat de eigenaar trouw hooi blijft weken, beweging blijft geven, medicatie blijft toedienen en complicaties blijft behandelen.

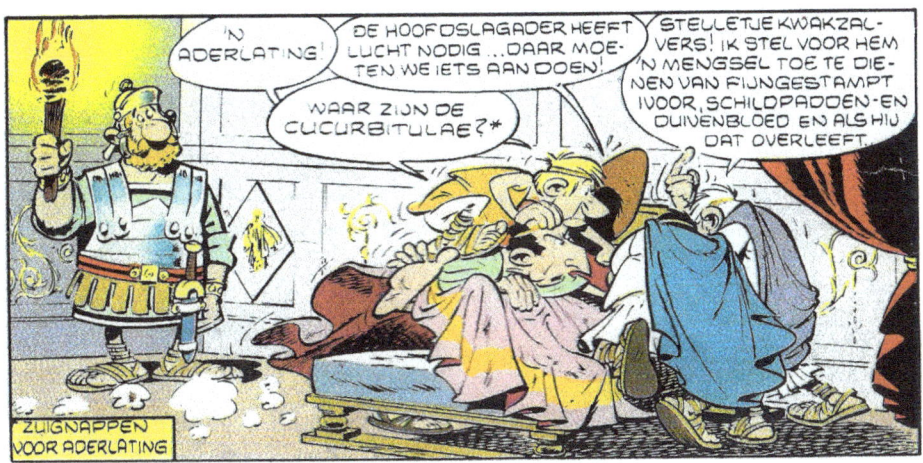

De gevaren van overbehandeling
(illustratie: Albert Uderzo)

OVER- EN ONDERBEHANDELING

Niet elk paard geneest even voorspoedig van hoefbevangenheid. Het succes van therapieën, medicatie, aanpassingen in de voeding, huisvesting, beweging en bekapping blijft soms uit. Behandeling van de onderliggende kwaal is ook niet altijd mogelijk. In veel gevallen volstaat het om nog eens kritisch te kijken of aan alle voorwaarden voor een redelijke kans op herstel voldaan is. Sommige paardeneigenaren zullen echter eerst kijken naar de mogelijkheden van andere, nieuwe behandelingen of het intensiveren van de bestaande behandeling. Dit brengt een risico op zowel over-, als onderbehandeling met zich mee. Beide zijn schadelijk voor het paard.

In het geval van overbehandeling wordt het paard bestookt met diagnostische methoden en technieken, medicijnen, kruiden, naaldjes, magneten of ingewikkeld geconstrueerde hoefijzers. Bij onderbehandeling krijgt het paard niet de zorg die het nodig heeft.

Over- en onderbehandeling gaan vaak samen. Door bijvoorbeeld te kiezen voor de veelbelovende, radicale therapie X (overbehandeling), staken we therapie Y, die niet snel genoeg resultaat gaf naar onze zin (onderbehandeling).

De bijwerkingen van een nieuw, revolutionair medicijn kunnen het paard meer schade aanbrengen dan dat ze verlichting bieden. De uitkomsten van onbewezen diagnostische methoden, die het ongelijk van de dierenarts zouden moeten aantonen, geven de eigenaar weliswaar hoop, maar kunnen het paard nodeloos lang voort laten strompelen. Hetzelfde geldt voor therapieën waarvoor niet meer dan wat anekdotisch bewijs bestaat.

PLACEBO-EFFECT

Een ander risico op over- of onderbehandeling ontstaat waar de belangen van de behandelaar die van het paard in de weg staan. Op internet vind je tal van websites van therapeuten die beweren de meest ongelooflijke successen geboekt te hebben bij hoefbevangen paarden.

Elk uitblijvend succes brengt deze reputatie in gevaar. Tegen elke prijs zullen ze dit proberen te voorkomen en doorbehandelen tot zij (of het paard) erbij neervallen. De geloofwaardigheid van de therapie en de bijbehorende positieve verwachtingen dragen bij aan het bekende placebo-effect op de eigenaar van het paard.

PYGMALION-EFFECT

Dan is er nog de ego-strelende bewondering voor de behandelaar en zijn status. Niet elke behandelaar kan zich hiervan losmaken en toegeven dat zijn therapie niet het langverwachte en duurbetaalde positieve resultaat oplevert. Als de waarneming van de paardeneigenaar door deze bewondering wordt beïnvloed, spreken we van het pygmalion-effect.

AKRATISCH HANDELEN

Dierenartsen en hoefverzorgers kunnen te lang doorgaan met een niet-succesvolle behandeling in een poging te voorkomen dat de paardeneigenaar zijn heil zoekt bij iemand anders. Dit kan een nobel streven zijn, als hij ervan overtuigd is dat het paard bij die ander slechter af zal zijn. Dit tegen beter weten in, het kwade doen, heet akratisch handelen. Helaas zal het paard hier uiteindelijk de dupe van worden. Een hoefverzorger die gedragsverandering bij een klant niet voor elkaar krijgt, terwijl deze noodzakelijk is voor het herstel van het paard, zal met enkel bekappen geen wonderen kunnen verrichten. Als in dat geval opgeven betekent dat het paard bij een lokale, traditionele smid met een slechte reputatie terecht zal komen, is het niet ondenkbaar dat de hoefverzorger ervoor kiest dan maar zo door te gaan om op zijn minst verergering te voorkomen. Begrijpelijk, maar een duidelijk geval van onderbehandelen.

Uiteraard zijn er ook veel paarden die door de dierenarts en hoefsmid waren opgegeven, die vervolgens wel genazen, doordat de eigenaar ervoor koos niet klakkeloos te luisteren en in plaats daarvan een goed en bewezen alternatief te zoeken. Toch kunnen we niet zomaar zeggen wanneer we de grens van adequaat naar over- of onderbehandelen overgaan. Per geval kan het verschillen wat de beste weg is. De boodschap is dan ook dat een verstandige paardeneigenaar probeert de beste zorg te bieden en daarbij zal waken voor de gevaren van over- en onderbehandeling.

BEHANDELPLAN

Een effectief plan opstellen om hoefbevangenheid te genezen is niet altijd even eenvoudig. Er spelen veel aspecten een rol. Een onbetwistbaar bewijs over het ontstaan van de ziekte bestaat nog niet, noch een feilloze behandelmethode.

Overleg met een kundige dierenarts of hoefverzorger die bekend is met de nieuwste inzichten op het gebied van hoefbevangenheid. Zij zullen – als het goed is samen met jou – de volgende stappen doorlopen:

- De ernst van de hoefbevangenheid én de primaire oorzaken vaststellen. Bij Obel 3 of 4 (zie kadertekst 'De schaal van Obel' op pagina 48) waarbij al sprake is van een zoolperforatie of kroonlederhuidprolaps zal de dierenarts naar alle waarschijnlijkheid de behandeling van je paard in een veterinaire kliniek willen laten aanvangen. Een paard met deze complicaties heeft zo veel zorg en toezicht op het genezingsproces nodig dat dit nagenoeg altijd een goed idee is.
- Duidelijke doelen stellen en de verwachtingen bepalen, waaronder nadrukkelijk die van jou. Pijnvrij oud worden is wat anders dan weer z-dressuur gaan lopen.

- Kostenraming maken:
  - Thermografische en/of röntgenfoto's, scintigram
  - Bloedonderzoek
  - Medicijnen, supplementen en dergelijke
  - Hoefschoenen
  - Bodem-, gras- en hooianalyse
  - Aanpassingen aan de leefomgeving
- Communicatieafspraken maken. Geef zowel goed als slecht nieuws door. Jij ziet dingen die je hoefverzorger en dierenarts niet zien en andersom.
- Logboek aanmaken. (zie pagina 232)

EERSTE HULP

Deze aanwijzingen zijn vooral van toepassing in het geval van acute hoefbevangenheid. Haal het paard van het weiland af. Doe dit met beleid (zie pagina 257, onder 'Sociale interactie'). Zet het in de paddock of rijbak. Zand geeft steun aan de hele onderzijde van de hoef. Het stelt het paard bovendien in staat om zijn tenen in het zand te laten zakken, waardoor de hoek van de kogel verandert en de spanning op de diepe buigpees vermindert. De pijnlijke druk die een eventueel gekanteld hoefbeen van binnenuit op de zool uitoefent wordt ook minder. Houd het paard wel weg van al te zachte ondergrond. Deze kan juist te veel druk op de zool geven.

Bied een mogelijkheid om comfortabel te liggen. Let op dat het paard niet van het stro eet waar hij op ligt. Koel de hoeven en onderbenen (zie kadertekst 'Koudetherapie' op pagina 146).

Zorg voor schoon drinkwater (zie pagina 240, onder 'Drinkwater'). Geef grofstengelig hooi, het liefst geweekt in warm water om het NSK-gehalte zo laag mogelijk te krijgen (zie kadertekst 'Hooi weken' op pagina 147). Geef dit in de acute fase minstens gedurende 72 uur. In het geval van overmatige inname van NSK kun je door de dierenarts paraffine-olie of plantaardige oliën laten toedienen om koliek te voorkomen. Geactiveerde koolstof of probiotica kunnen ook helpen. Meer hierover pagina 209 onder 'Supplementen, hormonen en medicijnen'.

(Lees verder op pagina 148)

KOUDETHERAPIE

Koudetherapie (cryotherapie) is het effectiefst in de voor het oog onzichtbare ontwikkelingsfase. In de acute fase kan het echter ook nuttig zijn deze therapie als EHBO-maatregel toe te passen. Recent onderzoek heeft aangetoond dat de ontwikkeling van de ziekte significant vertraagd kan worden, zelfs als behandeling pas in de acute fase wordt gestart.

Koudetherapie zorgt voor:

- Een verminderd metabolisme in de cellen van de vleeslamellen

- Verminderde suikerbehoefte van de lamellen

- Verminderde bloedcirculatie als gevolg waarvan de aanvoer van MMPs, MMP-triggers en TIMPs omlaag gaat

- Vermindering van ontstekingen door een verminderde aanmaak en activiteit van afweerstoffen

- Bescherming van weefsel tegen schade door bloedtekort (ischemie)

- Minder pijn

Zet het paard in emmers of spoelschoenen met ijswater. Hoe dieper hij erin staat, hoe beter. Blijf ijsgruis toevoegen en opgewarmd water vervangen om de temperatuur laag te houden. Een ondergrens van 2 graden Celsius gedurende minimaal 24 en maximaal 72 uur is veilig. In overleg met je dierenarts kun je langer dan 72 uur koelen.

Koelen met een tuinslang, koudetherapeutische kompressen (gel-packs) of koelende zalf is niet effectief genoeg om de hierboven genoemde doelen te bereiken.

Als het vermoeden bestaat van een infectie in de hoef (abces, septische osteitis) is koudetherapie af te raden aangezien onderkoeling de natuurlijke inflammatoire respons op infectie vermindert.

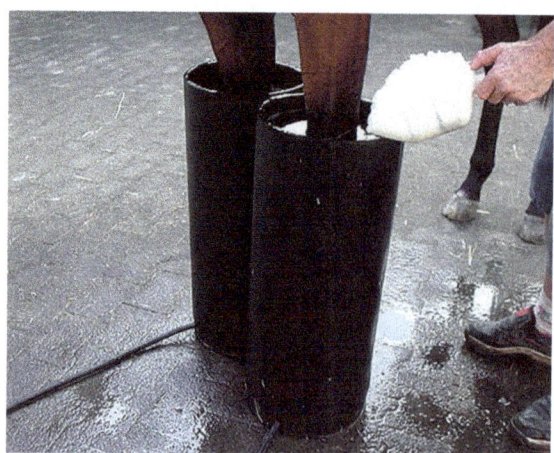 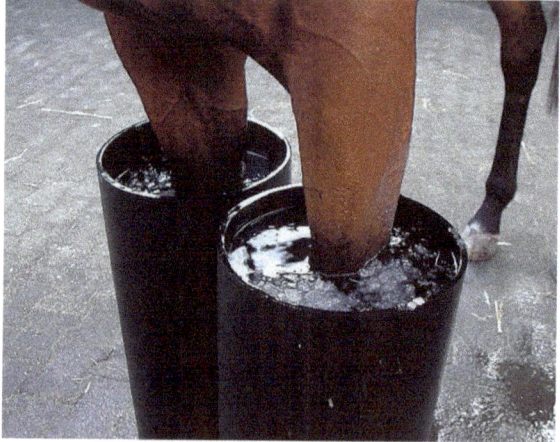

Koudetherapie met ijswater
(foto: Polyplas)

HOOI WEKEN

WOK (water-oplosbare koolhydraten), kunnen door te weken en te spoelen gedeeltelijk verwijderd worden uit hooi (en overigens ook uit bietenpulp). In een uur tijd spoelt ongeveer 50% van de WOK uit. Langer weken geeft niet een veel beter effect. Spoelen in meer of vers water wel. Warm water spoelt nog eens twee keer sneller dan koud water.

Helaas spoelt het ook belangrijke mineralen en vitaminen uit het hooi. Tussen 15 en 30 minuten weken geeft de beste verhouding tussen uitgespoelde WOK enerzijds en behoud van mineralen en vitaminen anderzijds. Laat je het hooi langer dan 12 uur in het water liggen, dan loop je zelfs het risico dat het paard een fosfortekort krijgt.

EOK spoelen eerder uit dan fructaan. Zetmeel is niet water-oplosbaar en blijft dus aanwezig, maar zoals je op pagina 104, onder 'C3 en C4 grassen en zetmeel', hebt kunnen lezen, vormt zetmeel een relatief klein risico.

Voorgeweekt hooi blijft te kort in de maag als gevolg waarvan er bacteriën in de dunne darm terecht komen die koliekproblemen kunnen veroorzaken.

Week niet meer hooi dan het paard in een dag op kan. Nat hooi kan makkelijk gaan schimmelen.

Houd nat hooi schoon. Eventueel kun je weken in een kruiwagen, het restwater weg laten lopen en het paard uit de kruiwagen laten eten. Ten overvloede: het restwater moet je niet aan het paard te drinken geven.

Het weken van hooi moet een noodoplossing zijn bij gebrek aan hooi dat laag in NSK is.

Voordroog mag niet geweekt worden. De kans bestaat dat er een tweede vergistingsproces op gang komt. Dit kan leiden tot een toename van ongewenste bacteriën. Gezien het lage gehalte aan WOK in voordroog is dit ook niet nodig.

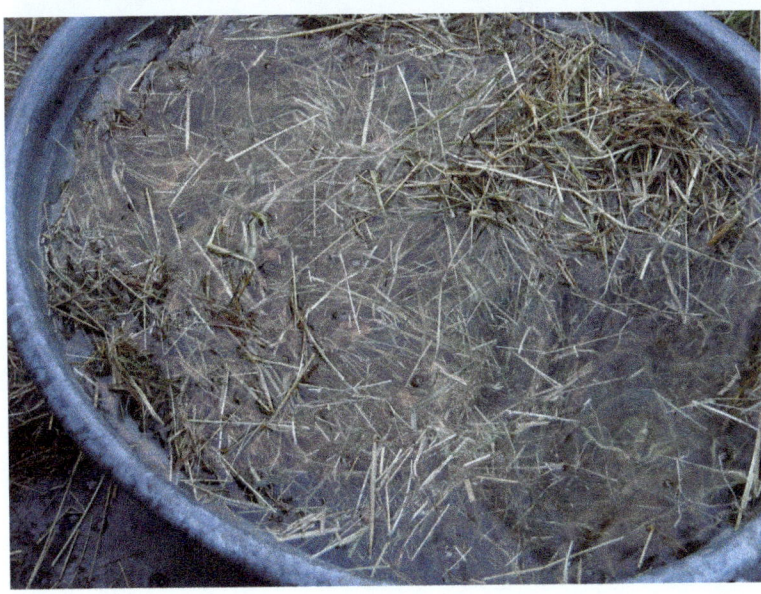

Hooi weken
(foto: Marlou van Blitterswijk)

Geef absoluut geen voeding die veel NSK bevat; ook geen handje graan of een half appeltje. Zorg voor een liksteen. Geef magnesium om de insulinegevoeligheid te verhogen. Mocht later blijken dat er geen sprake is van insulineresistentie dan is het geven van bepaalde magnesiumverbindingen niet belastend voor het paard. Dit laatste geldt niet voor paarden met nierproblemen.

Bel zo snel mogelijk een hoefverzorger om het paard zo nodig van de ijzers af te laten halen. Laat je hoefverzorger het paard bekappen, zoals beschreven vanaf pagina 152. Een natuurlijk of anatomisch hoefverzorger, natural balance smid of moderne hoefsmid, die de ontwikkelingen binnen zijn vakgebied goed gevolgd heeft, zal ongetwijfeld al op deze wijze bekappen.

Een hoefsmid die met ijzers op de proppen komt, de hoefwand niet in wil korten, de hielen van de hoef wil verhogen of andere ouderwetse oplossingen biedt, houd je het beste bij je paard uit de buurt. Maak zo nodig noodzooltjes (of kijk je hoefverzorger lief aan) of gebruik hoefschoenen.

Overleg met je dierenarts de mogelijkheden van pijnstilling. Op pagina 221, onder 'Pijnstillende en ontstekingsremmende medicijnen' gaan we dieper op dit onderwerp in.

Laat na overleg met je dierenarts je paard voorzichtig (!) bewegen vanaf Obel 1.

NOODZOOLTJES

Bij bouwmarkten worden XPS-isolatieplaten verkocht (polystyreen hardschuim) waarmee eenvoudig noodzooltjes gemaakt kunnen worden:

1. Zet het paard met een correct bekapte hoef op een XPS-plaat van 1 à 2 centimeter dik.
2. De indruk die de hoef achterlaat uit de plaat snijden. Dit is het eerste deel van de noodzool.
3. Verwijder uit deze noodzool het deel waar het hoefbeen tegen de zool van de hoef drukt. Zo nodig is deze plek met een visiteertang goed vast te stellen.
4. Het resterende deel geeft steun aan de achterzijde van de hoef en gedeeltelijk aan de straalgroeven.
5. Bevestig dit deel onder de hoef met duct-tape.
6. Snij vervolgens een tweede exemplaar uit de XPS-plaat.
7. Bevestig, wederom met tape, dit tweede zooltje onder de hoef waar het eerste zooltje al onder zit.

Op de pagina hiernaast zie je hoe met oude badsandalen ook eenvoudig een snelle noodoplossing is te realiseren.

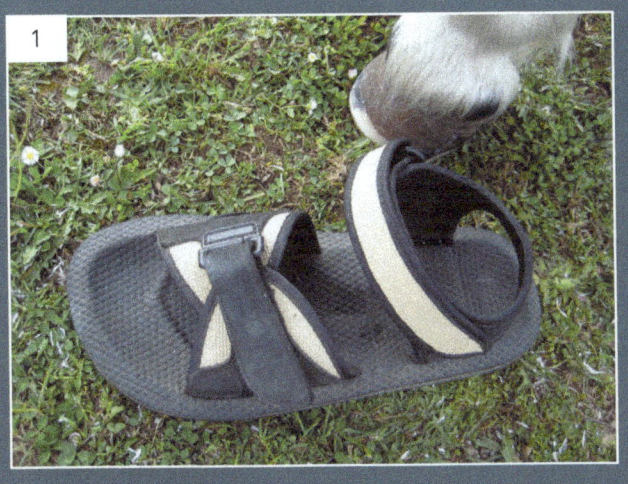

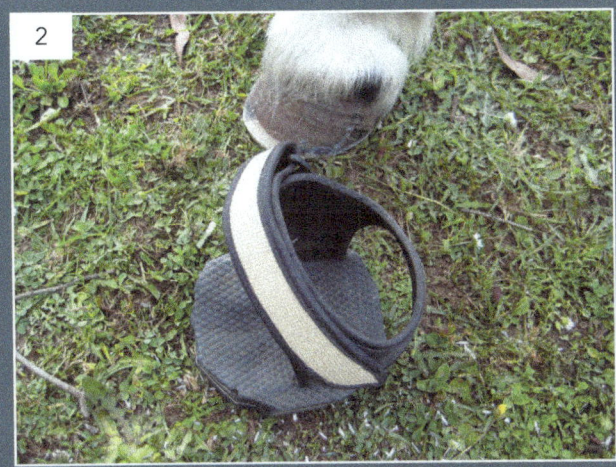

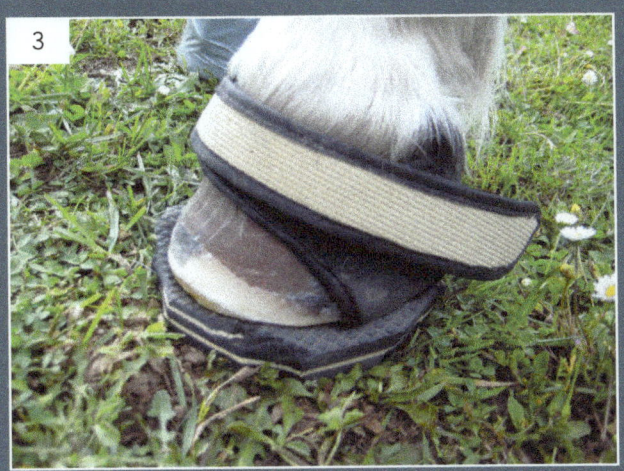

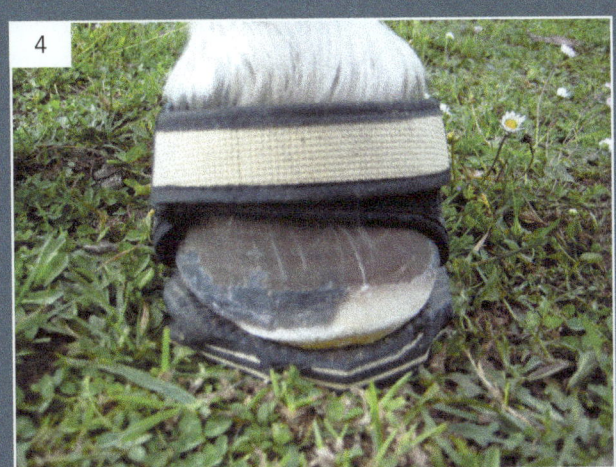

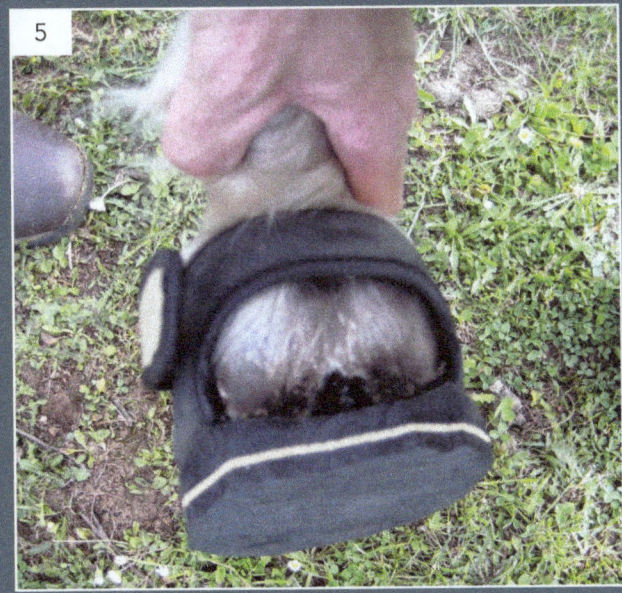

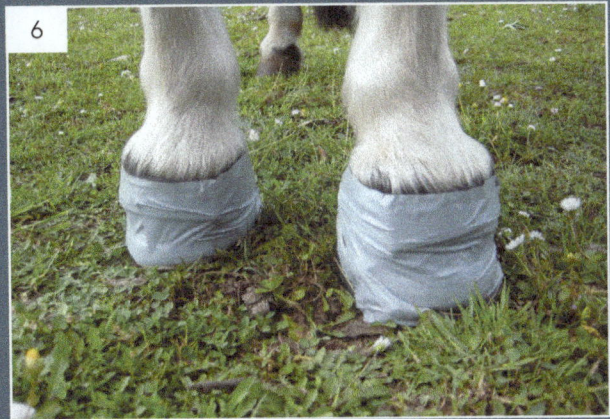

Noodzooltjes van oude badsandalen gemaakt
(concept en foto's: Cynthia Cooper)

ONDERSTEUNENDE ZORG

Ondersteunende zorg is erop gericht de ziekte-gerelateerde verschijnselen en behandeling-gerelateerde bijwerkingen te verzachten of te behandelen. In het kader van hoefbevangenheid hebben we het dan vooral over paarden die zo ernstig hoefbevangen zijn, dat ze niet lang kunnen staan of zelfs helemaal niet meer overeind komen. Realiseer je dat dit valt onder 'intensive care'. Vraag je dierenarts of je paard niet beter af is in een veterinaire kliniek. We zullen hier kijken naar de maatregelen die je kunt nemen als je je paard zelf verzorgt.

DOORLIGGEN

Bij paarden die langdurig liggen kunnen ademhalings- en bloedsomloopproblemen en pijnlijke doorligwonden (decubitus) ontstaan. Doorligwonden zien we aan de gewrichten (heup, schouder, sprong, knie, kogel) en aan het hoofd. Bij paarden die opstaan na lang gelegen te hebben kan reperfusieschade optreden (zie pagina 75). Dit is het gevolg van plotselinge doorbloeding van weefsel dat te lang verstoken is geweest van zuurstofrijk bloed.

Elke 2 tot 3 uur zul je het paard moeten helpen van positie te veranderen. Probeer het paard zo veel mogelijk in borstligging te houden. Gebruik ter bescherming eventueel een elastische spandex paardendeken die vastgezet wordt met klittenband. Metalen of harde plastic sluitingen kunnen het paard verwonden. Dit geldt evenzo voor de randen en sluitingen van hoefschoenen.

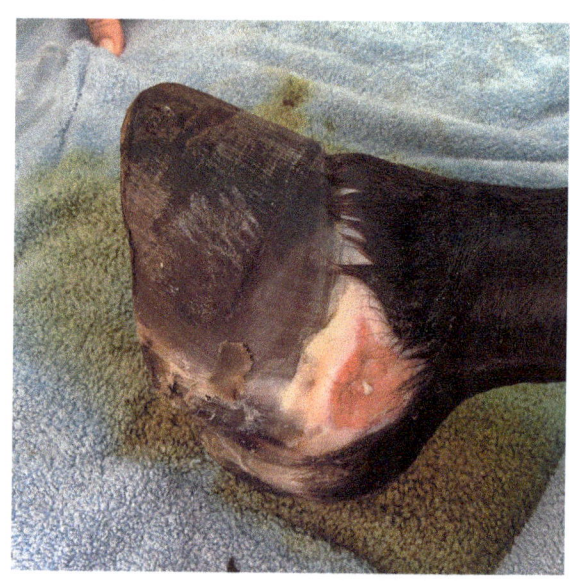

Decubitus
(foto: Wesley De Candt)

HYGIËNE

Breng een dikke laag bodembedekking aan. Bij voorkeur ligt het paard op 30 centimeter stro of zaagsel met een toplaag van veenmos. Houd de plek waar het paard ligt goed schoon. Haal vuile bodembedekking, urine en mest direct weg na het ontlasten. Reinig het geslachtsorgaan en omliggende huid met lauw water en groene zeep na het urineren. Schud de bodembedekking een paar keer per dag op. Ontstaan er, ondanks deze voorzorgsmaatregelen, toch drukplekken, maak deze dan schoon en smeer ze in met een vette, niet geparfumeerde, huidzalf.

Heeft je paard gedurende lange tijd hoefschoenen aan, gebruik dan hoefsokken, bandages of tape om de kroonrand, kootholte en hoefballen te beschermen. Deze kun je makkelijk vervangen of wassen. Je voorkomt ermee dat het gaat broeien in de hoefschoen.

Hang een anti-insectenlamp op om te voorkomen dat je paard door vliegen wordt belaagd. Doe hem eventueel een vliegenmasker op. Houd zijn ogen goed schoon. Door het lange liggen kunnen er stofdeeltjes of zaagsel in zijn ogen komen.

Zorg dat de omgevingstemperatuur laag is. Een liggend paard kan zijn hitte moeilijk kwijt raken, zeker als hij koorts heeft. Als het paard minder zweet, is het risico op het ontstaan van doorligwonden kleiner. Frisse lucht is ook belangrijk. Stofdeeltjes kunnen de ademhaling bemoeilijken. Ventileer dus goed.

VEILIGHEID

Een paard dat niet of nauwelijks overeind kan komen, kan zich makkelijk verwonden. Vaak probeert het van positie te veranderen door met enkel de voor- of achterbenen te 'klauwen'. Hierdoor kan hij vast komen te liggen. Lukt het hem om overeind te komen, dan kan hij vallen doordat het evenwichtsgevoel verstoord is geraakt, de spieren stram zijn geworden na het lange liggen en doordat de hoeven te pijnlijk zijn. Denk ook aan je eigen veiligheid en die van de dierenarts en hoefverzorger. Een omvallend paard komt hard aan. Zorg dat de plek waar je paard ligt ruim is en ontdaan van voorwerpen waar hij zich aan kan verwonden. Betonnen of bakstenen wanden bedek je met hout, isolatieplaten of zeil.

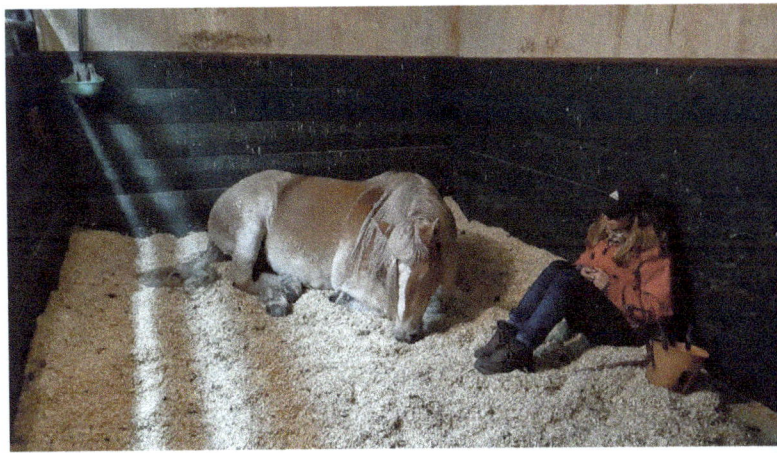

Een veilige plek voor het zieke paard
(foto: Laura Vos)

Controleer regelmatig of je paard nog veilig en comfortabel is. Installeer eventueel een observatiecamera. Sommige paarden reageren anders in de aanwezigheid van mensen dan wanneer ze zich onbespied wanen. In dit laatste geval laten ze mogelijk andere of meer pijnreacties zien. Bij een dreigende kroonrandseparatie of kroonlederhuidprolaps gaan sommige paarden knabbelen aan de hoef. De eerste tekenen van koliek door het lange liggen wil je ook graag bijtijds zien.

VOEDING

Geef je paard hooi of geweekte bietenpulp, een liksteen en vers drinkwater. Bij een paard dat niet overeind komt, blijf je zitten totdat hij gedronken heeft, waarna je de emmer weghaalt. Wil hij niet drinken in jouw aanwezigheid, trek je dan terug en kom even later terug om de emmer weg te halen. Je wilt niet dat hij zich bezeert aan een lege emmer. Dit doe je minstens elke twee uur.

FYSIEK EN MENTAAL WELZIJN

Houd goed in de gaten of er veranderingen optreden in de fysiologische kenmerken (zie pagina 50) en het gedrag van je paard (zie pagina 55). Op pagina 70, onder 'Paard grimas-schaal', lees je hoe je de mate van pijnbeleving van je paard kunt inschatten. Geef opvallende veranderingen direct door aan je dierenarts. Met name veranderingen in de polsslag en ademhalingsfrequentie zijn belangrijk.

Breng tijd door met je zieke paard. Een prooidier dat niet meer uit de voeten kan voelt zich extra kwetsbaar. Breng tijd bij hem door en spreek hem bemoedigend toe. Sociale interactie – ook met de eigenaar/verzorger – is voor een paard van groot belang. Het zorgt ervoor dat hij zich beter voelt. Wie zich beter voelt, geneest beter. Zelfs als dit niet waar zou zijn, dan zullen je eigen motivatie en doorzettingsvermogen in de strijd tegen de hoefbevangenheid erdoor toenemen.

HOEFVERZORGING

Veel paardeneigenaren onderhouden zelf de gezonde hoeven van hun paard. Zij hebben minstens één van de gedegen cursussen gevolgd die er voor dit doel gegeven worden. Bij twijfel roepen zij de hulp in van een professionele hoefverzorger. Zij vragen hem om hun bekapwerk te controleren of corrigeren. Beter nog doen ze dit standaard tweemaal per jaar of vaker. Vaak zijn zij actief op sociale media om met gelijkgestemden hun kennis en inzicht bij te spijkeren. Misschien ben jij zo'n paardeneigenaar.

Zelf kunnen bekappen is een schone zaak die echter een risico van zelfoverschatting met zich meebrengt. Niet voor niets hebben we het in de vorige alinea over 'gezonde hoeven'. Het bekappen van een hoefbevangen hoef vraagt om ervaring, inzicht en kunde die maar weinig paardeneigenaren kunnen hebben. Dit komt doordat het vaak de eerste keer is dat zij te maken krijgen met een dergelijke hoef.

Bij hoefbevangenheid is het sterk aan te raden het bekappen door een professionele hoefverzorger te laten doen. Vaak zal deze je ook adviseren om tussentijds zelf de vijl ter hand te nemen. Zijn ervaring met hoefbevangen paarden en alles wat daarmee samenhangt, zullen echter onmisbaar zijn, zeker in het eerste stadium van de genezing.

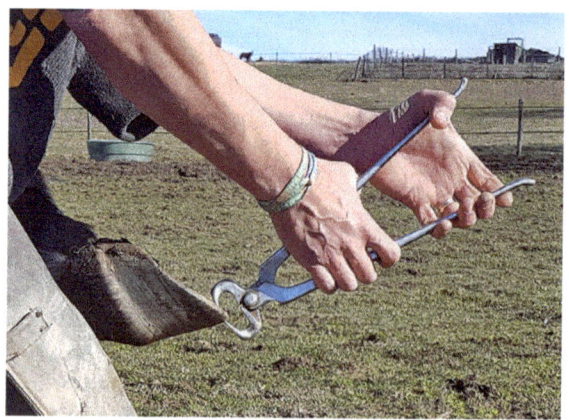

Je hoefverzorger zal het zeer op waarde schatten als jij de volgende pagina's goed bestudeert. Het zorgt dat jullie elkaar goed begrijpen nu jullie samen optrekken tegen de hoefbevangenheid.

> ➤ Wat hierna beschreven staat is met nadruk geen handleiding bekappen. Noch voor paardeneigenaren, noch voor hoefverzorgers. Op basis van alleen deze informatie zal niemand een bevangen hoef correct kunnen bekappen. De informatie is niet bedoeld als vervanging van de behandeling of het advies van een dierenarts, hoefverzorger of andere behandelaar of adviseur. Het geeft alleen een beperkte beschrijving van de handelingen die een professionele hoefverzorger zal kunnen uitvoeren.

BEELDVORMING

Geen twee hoeven zijn identiek. Al helemaal niet in het geval van hoefbevangenheid. Om maximaal effect te hebben zal je hoefverzorger zo exact mogelijk willen weten hoe het er voor staat met de hoeven. Hij zal zich niet beperken tot wat hij aan de buitenkant van de hoeven ziet. Om te zien hoe de hoef er vanbinnen uitziet kan hij je vragen de dierenarts röntgenfoto's te laten maken. Hij kan ook gebruik maken van een techniek die hoefmappen wordt genoemd. Bij zijn eerste bezoek kan hij fysiek onderzoek uitvoeren.

FYSIEK ONDERZOEK

Op pagina 129 staat beschreven hoe de dierenarts fysiek onderzoek uitvoert ten behoeve van de diagnose. Je hoefverzorger kan onderdelen van dit onderzoek zelf uitvoeren om zich een beeld te vormen van de ernst van de hoefbevangenheid.

HOEFMAPPEN

De buitenkant van de hoef geeft veel aanwijzingen over hoe de binnenkant van de hoef eruit ziet. Sommige weefsels aan de binnenkant van de hoef zijn aan de buitenkant zelfs voelbaar. Zo zijn het straalkussen en het bovenste deel van het hoefkraakbeen te voelen. Het in kaart brengen van de interne structuur gebeurt aan de hand van een serie metingen. We maken hierbij gebruik van externe referentiepunten. Dit zijn uiterlijke kenmerken van de hoef waaruit we af kunnen leiden hoe de interne structuren gevormd en geplaatst zijn in de hoefcapsule. Met behulp van gekleurde viltstiften worden sommige referentiepunten op de hoef gemarkeerd. Dit is niet met alle markeringen mogelijk. De diepte van de straalgroeve is hier een voorbeeld van. Deze wordt gemeten en opgeschreven.

> ➤ Als je hoefverzorger niet met viltstiften in de weer gaat, is dat geen teken van onkunde. Ervaren hoefverzorgers zien vaak in één oogopslag de meest relevante externe referentiepunten.

Deze werkwijze wordt in het Engels 'hoof mapping' genoemd. De correcte Nederlandse benaming zou hoefkartering of hoefmarkering zijn. Het anglicisme 'hoefmappen' is echter al zo ingeburgerd dat we dat woord hier gebruiken.

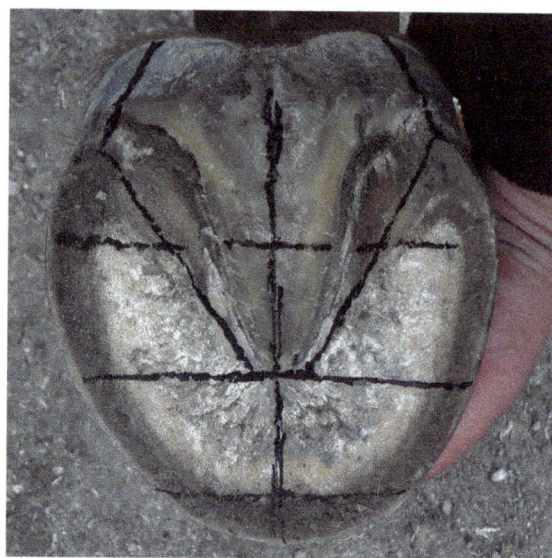

Hoefmappen
(foto: TACTvolle Hufpflege)

De uitkomsten van het hoefmappen kan de hoefverzorger of zelfbekappende paardeneigenaar gebruiken om de bekapping te perfectioneren en de hoef beter in balans te brengen. Het kan helpen de krachtverdeling op de interne structuur te optimaliseren. Je voorkomt er ook mee dat je te veel of te weinig van de hoef af haalt. Bij een hoefbevangen paard is dit allemaal nog belangrijker dan bij een gezond paard. De voorste rand van het hoefbeen is bijvoorbeeld vrij nauwkeurig te lokaliseren. Bovendien is de natuurlijke hielhoogte vast te stellen, wat van groot belang is als je het hoefbeen parallel aan de grond probeert te zetten.

> ➤ Hoefmappen en radiografie kunnen elkaar aanvullen. Röntgenfoto's zijn beter te 'vertalen' naar de hoef met behulp van de externe referentiepunten.

Wil je hoefmappen zelf gebruiken, dan is het aan te raden een cursus te volgen. Je leert de theorie en de techniek, nadat deze je in detail zijn uitgelegd. In dit hoofdstuk zullen we bij de verschillende stappen van de bekapping de relevante externe referentiepunten benoemen.

RÖNTGENFOTO'S

Zeker in het geval van chronische hoefbevangenheid of bij steeds terugkerende periodes van hoefbevangenheid kan het nuttig zijn röntgenfoto's van de hoeven te laten maken. Aan de hand hiervan kunnen veel klinische verschijnselen in de hoef zichtbaar gemaakt worden (zie pagina 130, onder 'Radiografie'). Röntgenfoto's geven hiermee bruikbare informatie, met name over de ernst en de duur van de aandoening tot nu toe. Op basis hiervan kan de hoefverzorger gedetailleerder en doelgerichter bekappen. Markeringen, zoals een laagje bariumpasta of een metalen stripje op de teen, een klein schroefje in de hoefwand en een punaise in de apex (top) van de straal, zijn daarbij uiterst nuttig. Vooral de mate van hoefbeenkanteling, het al dan niet zinken van het hoefbeen en de zooldikte zijn op deze manier goed aan te tonen. In de loop van de tijd kunnen foto's uitsluitsel geven over het succes van de bekappingen en de voortgang van de genezing.

BEKAPPING

Er bestaan veel verschillende ideeën over de 'juiste' wijze van bekappen. Op sociale media vliegen de goeroes elkaar in de haren over enkele millimeters hoefwand die het verschil zouden maken tussen een miraculeuze genezing en regelrechte dierenmishandeling. Het zou te ver gaan al deze – soms futiele – verschillen uit te pluizen. We concentreren ons hier op het balanceren van de hoef, het verbeteren van de vorm en het optimaliseren van de krachtverdeling op alle anatomische onderdelen. Deze benadering zal ook leiden tot vermindering van pijn en een verbeterd hoefmechanisme en daarmee tot een sneller herstel. Simpel gezegd is het uiteindelijke doel van bekappen: een gezonde hoefcapsule, goed verbonden om de interne voet heen laten groeien. De hoefcapsule moet gezien worden als de schoen van de hele interne voet. Hoe beter deze schoen past, hoe beter het paard loopt, hoe sneller het geneest.

> ➤ Wetenschappelijke kennis over de precieze biomechanica in de hoef is zeer beperkt. We gaan daardoor vooral af op anekdotisch bewijs en klinische ervaring van hoefverzorgers en dierenartsen.

Denk nooit dat je met bekappen alléén een hoefbevangen paard kunt genezen. Je zult onderhand begrepen hebben dat er veel meer aan de hand is dan alleen een probleem in de hoeven. Je zult echt ruimer moeten denken en handelen om het paard te genezen.

Mocht je onverhoopt geloven dat je paard hoefbeslag nodig zou hebben, neem dan op zijn minst aan dat de lage kans op succes nóg minder wordt als het paard niet correct bekapt wordt voordat er een ijzer onder zijn hoef wordt genageld. En let straks extra goed op als je pagina 183 leest.

De bekapping is non-invasief. Dit betekent dat er niet in gevoelig, levend weefsel wordt gesneden. Bij het bekappen van ongevoelig hoornweefsel wordt eveneens voorzichtigheid betracht. Non-invasief bekappen draagt daarmee bij aan het welzijn van het te behandelen paard en verlaagt de kans op complicaties. Mocht er wel in gevoelig, levend weefsel gesneden moeten worden, dan is dit een chirurgische handeling. Werk voor de dierenarts dus.

> ➤ Een berucht voorbeeld van invasief bekappen is het rigoureus wegsnijden van de straal en het hol bekappen van de zool. Het te kort bekappen van de steunsels mag eveneens tot invasief (lees: schadelijk) bekappen worden gerekend. Het vergroot de gevoeligheid van de hoef. Bovendien draagt het bij aan perifere belasting (zie pagina 122) en vermindert daarmee de doorbloeding van de hoef.

VOORBEREIDING

Het spreekt voor zich dat je zelf aanwezig bent als de hoefverzorger langskomt. Hij kan je belangrijke zaken uitleggen en zal je vragen willen stellen over je paard en zijn ziekte. Hij legt je uit hoe je tussen zijn bekappingen in kunt helpen de hoeven te onderhouden. Jij kunt hem voor en na de bekapping jouw vragen stellen. Doe dit niet terwijl hij aan het werk is.

Zorg in ieder geval voor een goede voorbereiding zodat je hoefverzorger veilig en met alle aandacht voor de hoeven kan werken. Een schone, vlakke ondergrond is belangrijk. Het is belangrijk dat het bekappen gebeurt op een plek die je paard kent en waar hij zich veilig voelt. Zet hem daar neer enige tijd voordat je hoefverzorger aankomt.

Kan je paard door de pijn of andere oorzaken niet goed stilstaan, overweeg hem dan een licht pijnstillend middel te geven. Het bekappen van een hoefbevangen hoef vraagt meer tijd en meer oog voor detail dan bij een gezonde hoef het geval is. Een paard dat rusteloos heen en weer staat te bewegen maakt het werk er niet makkelijker op.

Als het voor je paard te pijnlijk is om een voorbeen te geven, kan een hoefschoen aan het andere voorbeen uitkomst bieden. Een kniematje, isolatieplaat of een pluk stro om op te staan kan ook een verschil maken. Kan je paard echt niet op drie benen kan staan, dan is het mogelijk een constructie te maken die hem ondersteunt. Doe dit alleen als je zeker weet dat je deze stevig genoeg kunt maken. Sommige hoefverzorgers hebben een mobiele bekapstal of een takelinrichting aan de auto. Een mobiele bekapstal is ook te huren.

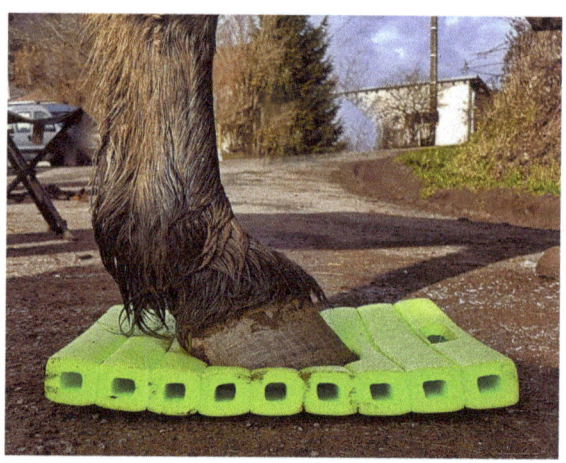

Ondersteuning met een kniematje

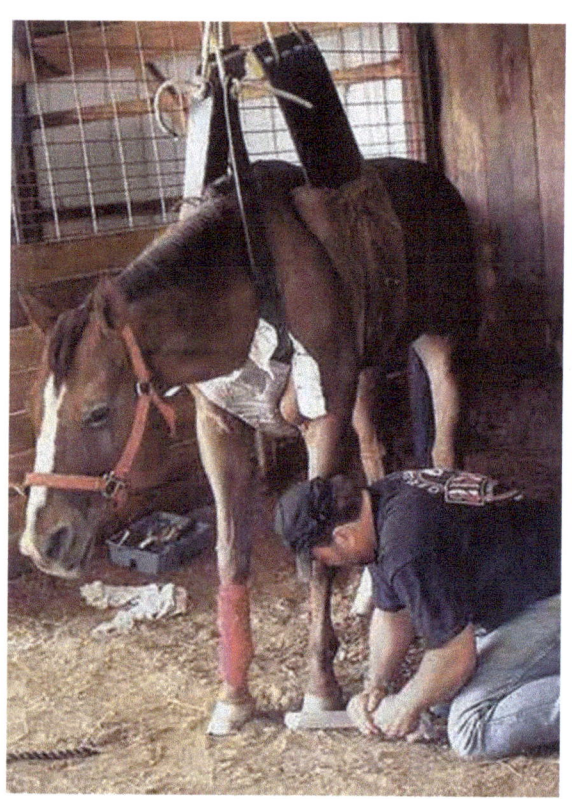

Draagconstructie
(foto: Gretschen Fathauer)

TIPS VOOR DE HOEFVERZORGER

De behandeling van hoefbevangenheid is geen strikt protocol. Blijf alert en probeer niet elk geval op exact dezelfde manier op te lossen. Bij het ene paard zal de focus bijvoorbeeld vooral op verandering van de voeding liggen, bij een ander blijkt de bekapping een doorslaggevende rol te spelen.

Slaat de behandeling niet (voldoende) aan, probeer er dan achter te komen waar dit aan ligt. Wees zo eerlijk ook je eigen kennis en vaardigheden tegen het licht te houden. Hoefbevangenheid is echter een gecompliceerde ziekte. Zelfs als je alles doet 'zoals het hoort' kan de gewenste genezing nog uitblijven.

Waar behandeld wordt, kunnen complicaties optreden. Probeer hier op voorbereid te zijn. Zorg dat de paardeneigenaar dat ook is.

Zorg dat je goed op de hoogte bent van de verwachtingen van de eigenaar van het paard. Weet welke mogelijkheden hij heeft om het paard te helpen. Heeft hij de tijd, de ruimte, de (financiële) middelen, de motivatie? Als je denkt geen genezing te kunnen bereiken binnen de aanwezige mogelijkheden, begin er dan niet aan.

Paardeneigenaren kunnen verdraaid eigenwijs zijn. Vaak ontbreekt het ze aan kennis en inzicht met betrekking tot hoefbevangenheid (behalve als ze dit boek hebben gelezen natuurlijk). Dit gebrek in combinatie met een eigenwijze houding kunnen de behandeling in de weg staan. Aan jou de schone taak om je klant wijzer te maken. Blijf aan de andere kant wel open staan voor de inzichten en ervaringen die de klant heeft. Hij ziet zijn paard elke dag, jij niet.

Geef niet te snel op. Zolang paard en eigenaar het niet hebben opgegeven, moet jij dat ook niet doen.

DE BEKAPPING

Als eerste worden de achterhoeven bekapt. Dit is om het simpele feit dat het paard meestal minder bevangen is aan die hoeven. Het kan, als straks de voorhoeven worden bekapt, beter het gewicht op de achterbenen dragen. De volgende handelingen vormen samen de bekapping van een bevangen hoef:

- Ontijzeren
- Zool schoonmaken en controleren
- Straal bekappen en curetteren
- Steunsels inkorten
- Hoefwand en witte lijn schoonsnijden
- Hielen bekappen
- Hoefwand inkorten
- Lamellenwig verwijderen
- Hoef afronden
- Witte lijn en lamellenwig curetteren
- Flares verwijderen
- Complicaties behandelen

De volgorde van de handelingen kan verschillen en niet alle stappen zijn altijd noodzakelijk. Op pagina 172 staat een fotoreeks van een bekapping.

ONTIJZEREN

Indien van toepassing worden eerst de hoefijzers verwijderd. Dit gebeurt met grote zorg. De omgeslagen punten van de hoefnagels worden afgeknipt of met een oude vijl kort gemaakt. Hierna worden de nagels één voor één met een nageltrektang verwijderd. Het ijzer wordt dus niet met de afneemtang van de hoef afgetrokken. Dit om de pijnlijke lamellenverbinding te ontzien en om de hoefwand niet nodeloos te beschadigen.

BESTUDEREN VAN HET IJZER

De hoefverzorger kan aan slijtsporen op de takken van het ijzer zien hoe het paard zijn hoeven belast. Dit is ook het geval voor de mate waarin er nog sprake van hoefmechanisme mogelijk is geweest. Meestal is ook goed te zien waar het afwikkelpunt van de hoef heeft gelegen. De keuze van het ijzer (omgekeerde, eggbar-, of heartbar-ijzers) geeft informatie over de ideeën die de hoefsmid had. Het kan een indicatie geven van de schade die het ijzer heeft aangebracht of in hoeverre het beslag de genezing heeft vertraagd. Meer hierover lees je straks op pagina 183, onder 'Therapeutisch hoefbeslag'.

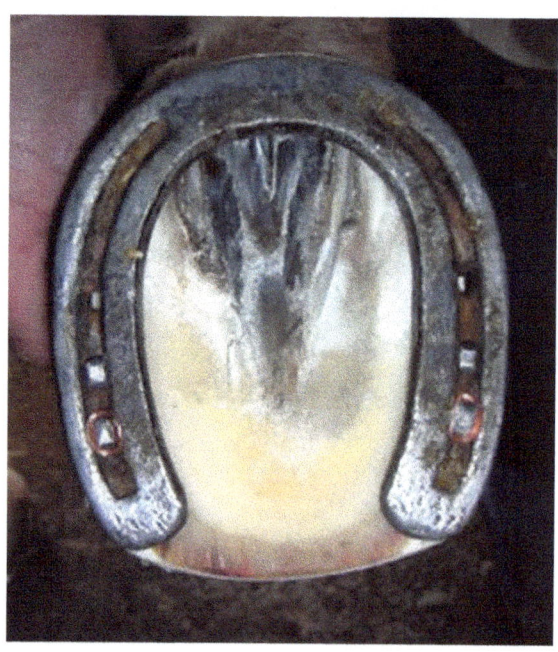

Omgekeerd ijzer
(foto: Andrew Grimm)

ZOOL SCHOONMAKEN EN CONTROLEREN

De zool blijft ongemoeid. Elk millimetertje zool dat bij kan dragen aan schok- en trillingsdemping is waardevol. Wel wordt hij met een staalborsteltje schoongemaakt en goed gecontroleerd op de aanwezigheid van kenmerken die op pagina 61, onder 'Vorm en staat van de zool' staan beschreven. Dit schoonmaken omvat ook het verwijderen van deels loszittende schilfers zoolhoorn. De zool die we na deze schoonmaakbeurt te zien krijgen, wordt de functionele zool genoemd.

Is het paard zojuist van de ijzers afgekomen, dan zal je hoefverzorger met extra aandacht naar de zool kijken. Deze verkeert in veel gevallen in een erbarmelijke staat. De hoefsmid kan de zool hol gesneden hebben of vlak bekapt om een goed hechtingsvlak te hebben. Vaak zien de zolen van een zojuist ontijzerd paard zwart van de bacterieprut.

> ➤ Er zijn hoefsmeden die redeneren dat aangezien een gezonde zool hol is, een ongezonde zool dús hol gesneden moet worden om hem gezond te krijgen. Er zijn ook bekapstromingen die het herstel willen bespoedigen door de zool uit te hollen. Dit wordt gedaan om het hoefmechanisme te bevorderen. Over beide benaderingen kunnen we kort zijn: niet doen! Het paard wordt nodeloos gevoelig op zijn zolen gemaakt, waardoor het herstel langer duurt. De kans op zoolkneuzingen en -abcessen neemt toe.

DUBBELE ZOOL

In sommige gevallen is er sprake van zoolweefsel (en vals steunsel, waarover straks meer) dat niet voldoende slijt. Soms bedekt dit zelfs de hele functionele zool. Dit komen we vaker tegen bij hoeven waarbij de hoefwand, de hielen en de steunsels te lang zijn gelaten. Dit wordt een dubbele zool genoemd. Deze benaming is verwarrend. Beter zou het achtergebleven zool worden genoemd. Voor de leesbaarheid hanteren we hier echter toch de term dubbele zool.

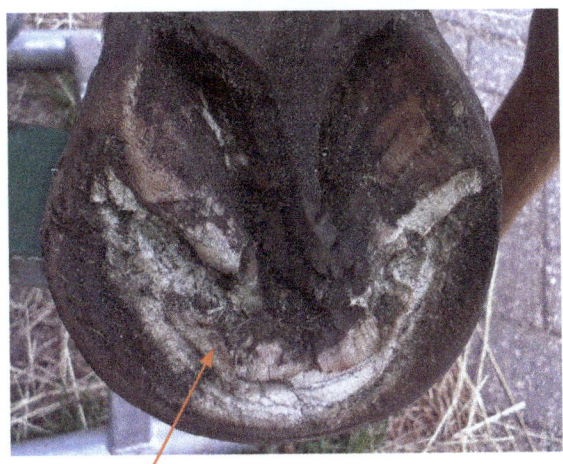

Dubbele zool

Een dubbele zool beperkt het hoefmechanisme doordat de beweeglijkheid van de hoef minder wordt en de straal minder tegendruk van de bodem krijgt. Er kan zich vuil ophopen tussen de dubbele zool en de dieper gelegen functionele zool. Als de dubbele zool gedeeltelijk afslijt blijven er brokken achter die puntdruk op de functionele zool opleveren. Al met al redenen genoeg om een dubbele zool te verwijderen. Alleen wanneer de dubbele zool niet te dik is en volledig intact kan de hoefverzorger besluiten hem tijdelijk te laten zitten om extra bescherming te bieden.

DISTALE PROJECTIE VAN HET HOEFBEEN

Op de zool is vaak te zien waar in de hoefcapsule de rand van het hoefbeen zich bevindt. Deze distale projectie van het hoefbeen is zichtbaar als een richeltje hoorn dat een hogere dichtheid of hardheid lijkt te hebben. Soms is het niet meer dan een kleurverschil met de rest van de zool. Een paar vegen met een staalborstel over de zool maken deze rand soms beter zichtbaar. Feitelijk hebben we het hier over een eeltlaag. Deze ligt een paar millimeter vóór de plaats waar de rand van het hoefbeen zit. Voor je hoefverzorger is dit een belangrijk extern referentiepunt. Het helpt hem het afwikkelpunt van de hoef optimaal te positioneren.

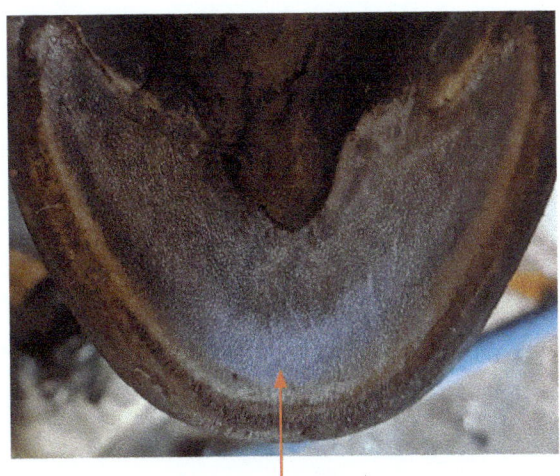

Distale projectie van het hoefbeen

ZIJDELINGSE STRAALGROEVEN

De diepte van de zijdelingse straalgroeven is eveneens een belangrijk extern referentiepunt. Zijn de straalgroeven achterin de hoef veel dieper dan bij de apex van de straal, dan is dit een onmiskenbare aanwijzing dat er sprake is van een hoefbeenkanteling.

BACTERIËLE INFECTIE

In de grootste diepte van de straalgroeven vinden we vaak een stinkende, zwarte bacteriële infectie. Je hoefverzorger zal dit schoonmaken en aan het eind van de bekapping ontsmetten. Hij zal je uitleggen hoe jij dit de komende tijd zelf kunt doen.

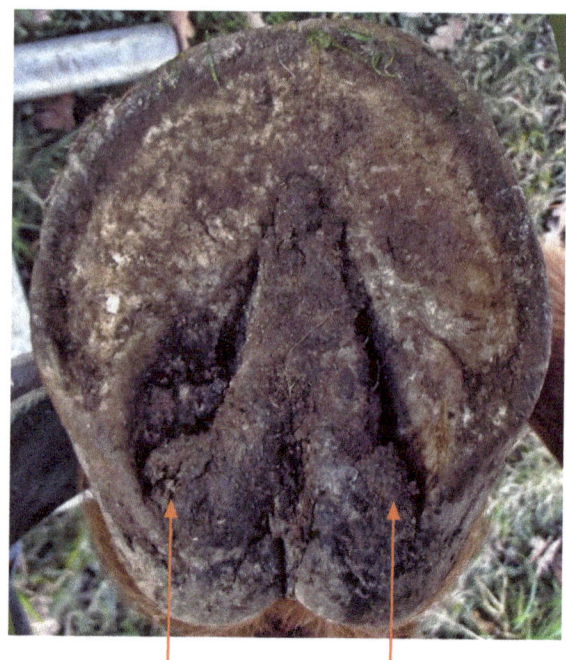

Geblokkeerde zijdelingse straalgroeven

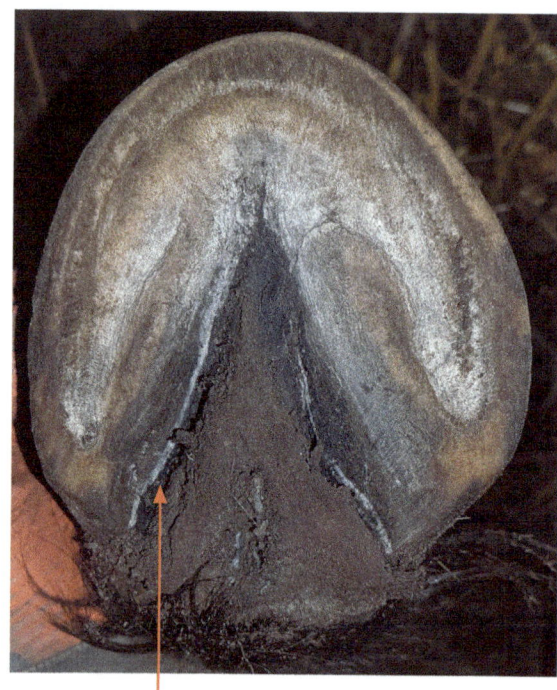

Bacteriële infectie
van de zijdelingse straalgroeven

STRAAL BEKAPPEN EN CURETTEREN

De straal groeit in sommige gevallen over de zijdelingse straalgroeven heen en sluit deze af. Hierdoor hoopt zich vuil op, wat weer kan leiden tot de hierboven beschreven bacteriële infectie. De zijkanten van de straal worden daarom schoongesneden. De achterkant van de straal verdient hierbij extra aandacht. Opvallend vaak worden de straalgroeven daar geblokkeerd door overgroeiend straalweefsel.

Het voorste deel (ongeveer een derde) van de straal wordt zo ver weggesneden dat het de grond niet raakt als het paard stilstaat. Hierbij wordt gelijk de apex van de straal zichtbaar gemaakt. In een onbekapte hoef lijkt deze punt van de straal vaak driehoekig en verder naar voren te liggen. De echte apex is rond en loopt naadloos over in de zool. Het is een extern referentiepunt bij het bepalen van de ideale lengte van de hoef.

Loszittende delen van de straal worden verwijderd. Aangezien de straal een belangrijk dragend deel van de hoef is en onmisbaar voor een goed functionerend hoefmechanisme, zal je hoefverzorger deze stap met beleid uitvoeren en zeker niet meer wegsnijden dan strikt noodzakelijk is.

BACTERIËLE STRAALINFECTIE

Is de hoef lang niet bekapt geweest of heeft het paard om de pijn te ontzien de hoeven verkeerd belast, dan kan er sprake zijn van een bacteriële straalinfectie. In feite is dit de hiervoor beschreven straalgroeve-infectie die zich uitgebreid heeft. De straal zal ontsmet moeten worden met jodium (jodiumtinctuur, povidonjodium), theeboomolie of een ander bacteriedodend product.

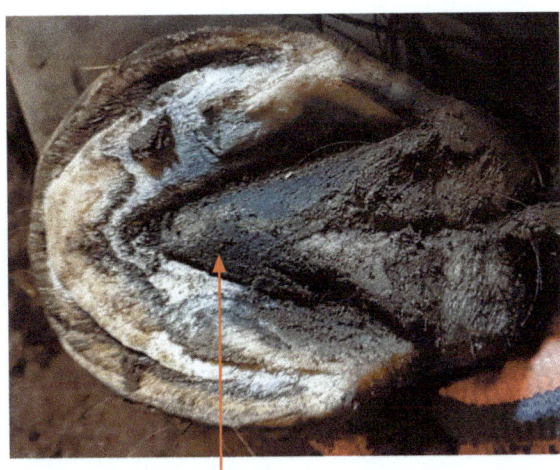

Bacteriële infectie van de straal

STEUNSELS INKORTEN

De steunsels worden, net zoals bij een gewone bekapping, ingekort. Dit om kneuzingen van het onderliggende weefsel te voorkomen en om het hoefmechanisme te bevorderen.

De steunsels worden ingekort tot op het niveau van de zool. Alleen het achterste deel van de steunsels, dat deel uitmaakt van de hielen, wordt iets hoger gelaten. Hierdoor 'dragen' ze mee. Is de zool mooi hol, dan kunnen de hele steunsels iets boven zoolniveau blijven uitsteken. Belangrijk is dan wel dat dit niet zo veel is dat ze in hun geheel mee gaan dragen. In geen geval worden de steunsels dieper weggesneden dan de zool.

> ➤ Te véél hoefmechanisme kan in sommige gevallen ook ongewenst zijn. Het beurtelings spreiden en vernauwen van de hoefwand kan de beschadigde lamellenverbinding te veel belasten. Waar we het in dit hoofdstuk hebben over verbeteren van het hoefmechanisme, betekent dit niet per definitie het maximaliseren ervan.

OVERGROEIDE STEUNSELS

Overgroeide steunsels zijn steunsels die te lang zijn. Ze kunnen zo lang worden dat ze omver gedrukt worden en een deel van of de gehele zool bedekken. Overgroeide steunsels worden bij belasting omhoog de hoefcapsule in gedrukt. Daar brengen zij het straalkussen in de verdrukking, wat pijn veroorzaakt; pijn die aanleiding kan zijn tot teenlanden. Dit is niet alleen pijnlijk doordat de lamellenverbinding ontstoken is, ook vergroot het de druk op de punt van het hoefbeen en de zool aldaar. Overgroeide steunsels kunnen de kwartieren naar buiten drukken en flares veroorzaken. Vooral in hoeven waarbij de lamellenverbinding al slecht is, treedt dit effect vaak op.

VALSE STEUNSELS

De steunsels lopen vanaf de hielen tot halverwege de straal. Door verkeerde belasting, verkeerde huisvesting of verkeerd bekappen (of een combinatie van deze drie factoren) kan er steunselmateriaal naar voren gedrukt worden. Hierdoor lijken de zijdelingse straalgroeven langer. Dit valse steunsel geeft onnodig druk op de toch al gevoelige zool en kan zoolkneuzingen veroorzaken. Het maakt ook deel uit van de eerder genoemde dubbele zool. Valse steunsels zullen verwijderd moeten worden.

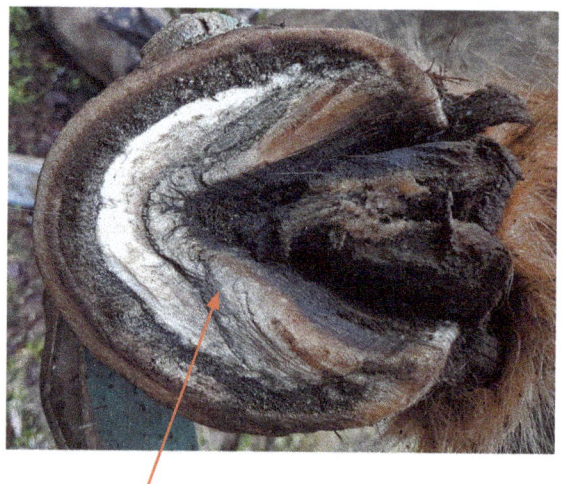

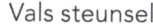
Vals steunsel

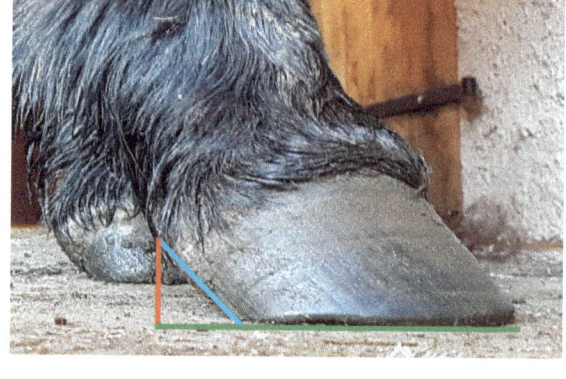
Hielhoogte en hiellengte

HOEFWAND EN WITTE LIJN SCHOONSNIJDEN

Om straks secuur te kunnen werken worden de hoefwand en witte lijn schoongesneden. De hoefverzorger bestudeert de hoefwand en de witte lijn nauwkeurig bij deze stap. Op pagina 63, onder 'Vorm en staat van de hoefwand' lees je waar hij op let.

HIELEN BEKAPPEN

Bij het bekappen van de hielen richt je hoefverzorger zich vooral op de hielhoogte. Daarnaast zorgt hij dat de hielen gelijk zijn en probeert hij, indien mogelijk, het hielvlak te vergroten.

HIELHOOGTE

De hielhoogte is de afstand van de haarlijn tot de grond (*de rode lijn op foto in de volgende kolom*). Deze moet niet verward worden met de hiellengte. De hiellengte is de afstand van de haarlijn tot waar de hiel de grond raakt (*de blauwe lijn*).

Over de ideale hielhoogte zijn de meningen verdeeld. Sommige hoefverzorgers verlagen de hielen tot op zoolniveau. Anderen laten een paar millimeter staan, of er wordt met standaardmaten als uitgangspunt gewerkt. Uiteindelijk verschilt het per paard welke hielhoogte het best past.

GRONDPARALLEL

In eerste instantie zal geprobeerd moeten worden het hoefbeen parallel met de grond te krijgen. Hiertoe zullen de hielen in de meeste gevallen verlaagd moeten worden. Dit wordt ook gedaan omdat lage hielen de laminitis-stand vergemakkelijken (zie pagina 53, onder 'Afwijkingen in stand'). Ze bevorderen bovendien het landen van de hoef op de hiel, wat de gevoelige teen en zool ontziet. De druk op de punt van het hoefbeen wordt minder. De kans op botdemineralisatie vermindert daardoor ook. Pijnlijke druk op de kroonrand wordt minder. Door de hielen in de juiste mate te verlagen komt het hoefbeen in de optimale hoek met de grond te staan. Het simpele uitgangspunt is dat de botten nu in de optimale positie staan.

Mechanische scheiding van de hoefwand en het hoefbeen wordt een halt toegeroepen. Verdere hoefbeenkanteling wordt hiermee voorkomen en de pijn die uit de beschadigde lamellenverbinding komt neemt af. Er kan nu een gezonde hoefwand groeien. Aan de hand van röntgenfoto's kan je hoefverzorger deze stap met het grootste detail uitvoeren. Aan de uitkomsten van hoefmappen kan een ervaren hoefverzorger echter ook al veel aflezen.

> ➤ De hoek die het hoefbeen met de ondergrond maakt noemen we de palmaire hoek (plantaire hoek, als we het over een achterhoef hebben). Als het paardenbeen in rust is, bedraagt deze hoek tussen de 2° en 5°. Zodra het paard in beweging komt, zal het hoefbeen onder het gewicht van het paard achteroverkantelen en hierbij het straalkussen indrukken. Hierdoor komt het hoefbeen parallel met de ondergrond te staan. Dit is de situatie die we bedoelen als we het in dit hoofdstuk hebben over 'parallel met de grond'.

Diepe buigpees

In de acute fase is het niet raadzaam om in één keer de hielen drastisch te verlagen. De trekkracht op de diepe buigpees wordt dan immers ook in één keer verhoogd. Al is het niet de trekkracht van de diepe buigspier die via de pees op het hoefbeen wordt uitgeoefend die de grootste bijdrage levert aan de kanteling van dit bot, deze trekkracht kan de kanteling wel verergeren (zie kadertekst 'Diepe buigpees en hoefbeenkanteling' op pagina 60). De hoofdoorzaak ligt in het onvermogen van de lamellen om, samen met de strekpees, tegenkracht te bieden aan de neerwaartse kracht van het lichaamsgewicht van het paard en een verhoogde trekkracht van de diepe buigspier tijdens het afwikkelen van de hoef. Deze laatste zal duren tot de spierspanning van de diepe buigspier en de lengte van de buigpees zich hebben aangepast. Een goede hoefverzorger houdt hier rekening mee en zal de hiel in stappen van maximaal één centimeter per keer verlagen. Een paar dagen later zal hij de hielen weer iets verder kunnen verlagen. Bij sommige paarden is dit zelfs de volgende dag al mogelijk. Als de hiel meer dan een centimeter groeit in de tijd tussen twee bekappingen, moet de tussentijd korter.

Als test kun je een blokje hout onder de teen plaatsen van dezelfde hoogte als de te verwijderen hiel. Als er een deukje ontstaat bij de kroonrand of het paard duidelijk meer pijn laat zien is voorzichtigheid geboden. Een andere reden om voorzichtig te werk te gaan bij het verlagen van de hielen is dat het paard te gevoelig achterin de hoef is om op hielen te lopen die gelijk aan de zool zijn. Te lage hielen kunnen ook maken dat de zachte weefsels achterin de hoef omhoog in de capsule geperst worden. Een goede hoefverzorger staart zich niet blind op de hielhoogte. Hij weet dat hij met de hielhoogte kan spelen om de optimale krachtverdeling op de hoef te bereiken, zonder het paard gevoelig te laten lopen.

> ➤ Ligamenten zijn niet verbonden met een spier waarvan de tonus zich snel kan aanpassen. Zeker bij oudere paarden zijn de ligamenten bovendien wat stugger dan bij hun jongere soortgenoten. Aanpassen kost bij hen meer tijd.

LATERALE HOEFBEENKANTELING

Het spreekt vanzelf dat de hielen een gelijke hoogte moeten hebben om de hoef optimaal te balanceren. In het geval echter dat op de röntgenfoto's een laterale hoefbeenkanteling zichtbaar is (zie pagina 59), zal je hoefverzorger een laterale correctie kunnen aanbrengen door een hiel een aantal millimeter hoger te laten dan de andere hiel. Bij gebrek aan röntgenfoto's kan een laterale kanteling van het hoefbeen ook afgeleid worden uit verschillen in diepte van de beide zijdelingse straalgroeven.

HIELVLAK

Om het hoefbeen parallel met de grond te krijgen, kan ook de hoek die het grondoppervlak van de hielen (het hielvlak) met de grond maakt, aangepast worden. Je hoefverzorger kijkt hierbij nauwkeurig naar de zijdelingse straalgroeven. Deze geven een goede indicatie onder welke hoek het hoefbeen zich in de hoefcapsule bevindt.

Met behulp van de hoefrasp is het hielvlak ook iets te vergroten. Hierdoor wordt de inwerkende kracht per vierkante millimeter kleiner. Dit wordt alleen gedaan als de hoef hier de mogelijkheid toe biedt. Deze aanpassing mag nooit leiden tot een te grote verlaging van de hielen of een ongewenste hoekverandering van het hielvlak.

TEENLANDEN DOOR ONDERGESCHOVEN HIELEN

Een of meer weefsels in het hielgebied kunnen slecht ontwikkeld, ziek of beschadigd zijn. Om de pijn te ontlopen en om het gebrek aan schok- en trillingsdemping op te vangen gaat het paard teenlanden. Voor een hoefbevangen paard is dit extra pijnlijk. De lijst met mogelijke oorzaken van teenlanden is lang (zie pagina 120).

Het valt buiten het kader van dit boek om al deze oorzaken te bespreken. Met één uitzondering: lage, ondergeschoven hielen.

In een gezonde hoef bevinden beide hielen zich naast het breedste deel van de straal. In het geval van lage, ondergeschoven hielen zijn deze te lang. De hoek die ze met de grond maken is flauwer dan hij zou moeten zijn. De hiel raakt hierdoor de grond te ver naar voren. In ernstige gevallen gaan de hoefballen meedragen. Ondergeschoven hielen trekken de steunsels naar voren. De steunsels kunnen het risico op kneuzingen van de zoollederhuid vergroten. Iets wat vooral voor een hoefbevangen paard, waarbij die zoollederhuid ontstoken is, pijnlijk kan zijn. De steunsels zijn in dit geval te vergelijken met een steentje in onze schoen. Het paard kan hierdoor gaan teenlanden, wat een vorm van overbelasting is die negatief bijdraagt aan de hoefbevangenheid. Lage, ondergeschoven hielen kunnen ook een aanwijzing zijn dat er sprake is van een negatieve palmaire hoek van het hoefbeen. In de kadertekst 'Negatieve P3' lees je wat dat is en waarom het verholpen moet worden.

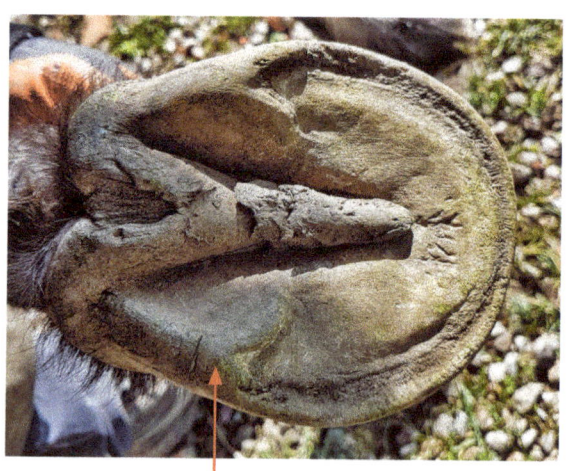

Ondergeschoven hielen

NEGATIEVE P3

Bij sommige paarden is er sprake van een neutrale of zelfs negatieve palmaire hoek van het hoefbeen (negatieve P3). Het hoefgewricht verkeert hierdoor in een constante staat van extensie (strekking). De kracht die de diepe buigspier in rust uitoefent op de diepe buigpees (de spiertonus) zal zich geleidelijk aanpassen. Ook wordt de pees zelf een paar millimeter langer. Dit neemt echter niet weg dat tijdens deze aanpassingsfase de trekkracht van de diepe buigpees en -spier op het hoefbeen te groot is. En bij een te grote negatieve P3 is het zelfs de vraag of beide aanpassingen het probleem geheel kunnen oplossen. Hoger in het been gelegen gewrichten komen eveneens onder een constante spanning te staan. Al deze spanning en eventuele bijbehorende pijn maken dat het paard verkeerd gaat bewegen. Met name teenlanden is een bewegingsaanpassing die bij een hoefbevangen paard zeer ongewenst is.

De hoefverzorger zal in het geval van een negatieve P3 alles in het werk stellen om dit probleem zo snel mogelijk op te lossen. Dit doet hij door de hoek van het hielvlak aan te passen. Hiermee kan de palmaire hoek van het hoefbeen veranderd worden. Aangezien de hiel bij hoefbevangen paarden vaak harder groeit dan de teen (zie pagina 63, onder 'Vorm en staat van de hoefwand'),

zijn korte intervallen tussen de bekappingen noodzakelijk om succes te hebben bij deze hoefcorrectie. Op de lange termijn zal hij uiteraard proberen de algehele hoefgezondheid zo te verbeteren dat een negatieve P3 niet meer optreedt. Een goed ontwikkeld straalkussen speelt hier een cruciale rol in. Het zorgt voor een stevige, elastische ondersteuning van het hoefbeen en maakt dat het hoefbeen niet te veel achterover kan kantelen.

Zonder röntgenfoto's is een negatieve P3 van het hoefbeen niet onomstotelijk vast te stellen. De buitenkant van de hoef kan een ander beeld geven dan wat er zich binnen in de hoef afspeelt. Al zijn er wel aanwijzingen. Lage, ondergeschoven hielen in combinatie met lange tenen, al dan niet met stevige flares in de kwartieren, kunnen een aanleiding zijn om foto's te laten maken. We zien ook vaak een bolling dorsaal in de hoefwand en groeringen die daar verder van elkaar af liggen dan bij de hielen. Een slecht ontwikkeld straalkussen biedt te weinig tegendruk aan het hoefbeen en wordt daarmee ook als oorzaak gezien. Tenslotte is aan de manier van bewegen (korte passen, teenlanden, niet voorwaarts) of staan (spanning in de schouders, achteroverleunen vergelijkbaar met de laminitis-stand) ook af te leiden dat er misschien sprake is van een negatieve P3.

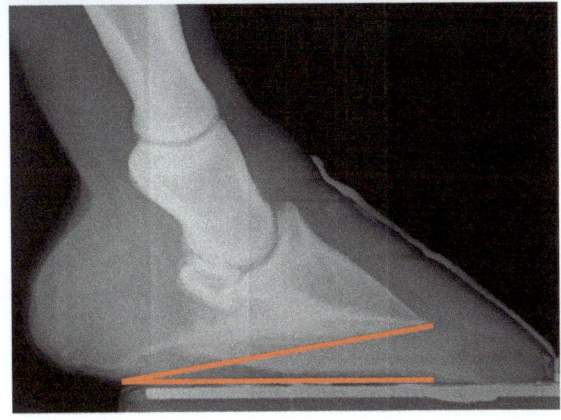

Negatieve palmaire hoek van het hoefbeen
(foto: The Chronicle of the horse)

HOEFWAND INKORTEN

In een gezonde hoef kan de hoefwand tot 20% van het lichaamsgewicht dragen. In een bevangen hoef zal deze gedeeltelijke draagfunctie tijdelijk weggenomen moeten worden. Je hoefverzorger zal er daarom bij deze stap extra zorg voor dragen dat de hoefwand de grond niet raakt. Als je je de onderzijde van de hoef als klok voorstelt, is het vooral tussen 10 en 2 dat de hoefwand wordt ingekort. Het resterende deel van de hoefwand wordt op gelijke hoogte met de zool gebracht. In het geval van een zinker wordt de hoefwand verder richting de hielen ingekort.

Door de hoefwand kort te knippen verminderen we de krachtinwerking op de beschadigde lamellenverbinding. De zool, de weefsels in het hielgebied en de massatraagheid van het bloed zullen nu beter bijdragen aan de schok- en trillingsdemping. Daarnaast zal perifere belasting, zoals omschreven op pagina 122, verminderen. Zodra de druk van de hoefwand is weggenomen, kan genezing van het beschadigde hoefweefsel beginnen.

Het kan gebeuren dat het inkorten van de hoefwand je paard gevoelig laat lopen. De zoollederhuid kan ontstoken zijn en de punt van het hoefbeen drukt van binnenuit op de zool. De eerste reactie van veel mensen is dat het inkorten van de hoefwand dus geen goed idee was. Toch is een gezonde nieuwe aangroei van de hoefwand alleen mogelijk als deze het gewicht van het paard niet hoeft te dragen. In het geval van gevoeligheid biedt zachte hoefbescherming uitkomst. Hoefschoenen, al dan niet met inlegzooltjes zorgen voor de benodigde extra bescherming van de gevoelige onderzijde van de hoef. De druk op de zool kan ook verminderd worden met behulp van synthetisch ondersteuningsmateriaal zoals 'Hoof Armor', 'Vettec Equi-Pak soft' of 'Vettec Sole guard'.

Huisvesting op riviergrind, zoals omschreven op pagina 255, helpt ook om de druk zo goed mogelijk over de onderzijde van de hoef te verdelen. Doe dit alleen als op een röntgenfoto te zien is dat de zool minimaal 8 millimeter dik is.

Vanaf circa 1/3 gezond aangegroeide hoefwand kan deze weer voorzichtig mee gaan dragen. Te beginnen met de kwartieren. Is de hoefwand weer voor 2/3 aangegroeid, dan kan ook de teen weer voorzichtig belast worden. Dit kan alleen als de witte lijn er weer in zekere mate gezond uitziet.

TEEN

Bij veel paarden zien we dat de teen te lang is. Het afwikkelpunt van de hoef ligt hierdoor te ver naar voren. Dit vergroot de hefboomwerking op de beschadigde lamellenverbinding. Bovendien trekt het andere weefsels mee naar voren bij het afwikkelen. De zool, straal en hielen lijden hier het meest onder. Vaak zien we bij een dergelijke hoef schilferachtig hoornmateriaal voorin de zool. Dit kan deels over de witte lijn heen liggen. Onervaren hoefverzorgers kunnen zich hierdoor van de wijs laten brengen. Zij kunnen concluderen dat de witte lijn minder verbreed is dan feitelijk het geval is. Of ze verzuimen het afwikkelpunt correct te positioneren, in hun angst om te kort of voorbij de witte lijn te bekappen. Een paard met zulke naar voren getrokken hoeven heeft er baat bij als het afwikkelpunt weer naar achteren wordt gebracht. We gaan straks dieper in op het afwikkelpunt.

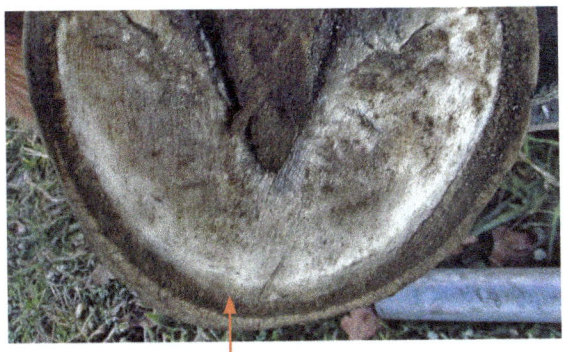

| Naar voren getrokken zool

KWARTIEREN

De druk op de kwartieren (zijkanten) van de hoef wordt geminimaliseerd om de gezondheid van het hoefkraakbeen te bevorderen. Te grote druk op de kwartieren is herkenbaar aan een golvende vorm in de groei- en/of laminitisringen. We zien vaak dat de kroonrand naar boven wordt gedrukt en een bolle vorm aanneemt. De haren van de kroonrand liggen soms niet meer plat, maar steken uit. Om deze druk weg te nemen, worden kwartierboogjes in de hoefwand gesneden. Dit kan zo effectief zijn dat we al na korte tijd zien dat de kroonrand zijn normale vorm weer aanneemt.

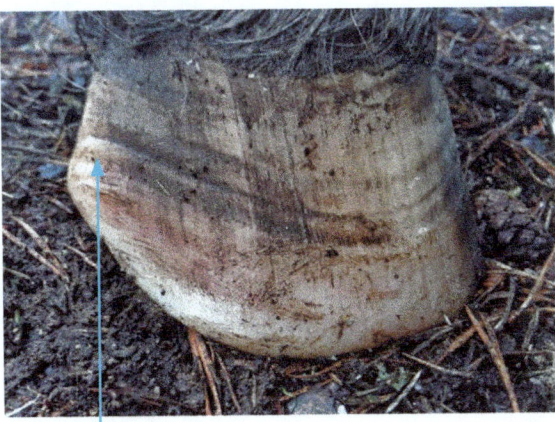

| Golvende groeiringen

LAMELLENWIG VERWIJDEREN

De lamellenwig is een kenmerkend verschijnsel dat alleen bij hoefbevangenheid wordt waargenomen. Hoewel de samenstelling van de lamellenwig uiteraard van een veel lagere kwaliteit is dan bij gezond hoefweefsel het geval is, handhaaft deze de functionele integriteit van de hoef wel in enige mate. Het (gedeeltelijk) verwijderen ervan dient om die reden met beleid gedaan te worden. Dit geldt zowel voor de wijze als het moment waarop dit gedaan wordt. Verschillende hoefverzorgers hanteren hierbij verschillende maatstaven.

> **LAMELLENWIG**
> Het geheel van woekerende keratinocyten, corneocyten, oud ontstekingsbloed, serum, dood hoefmateriaal en ontstekingen, dat kan ontstaan in de ruimte tussen hoefwand en hoefbeen.

> ➤ Voor het gemak spreken we steeds van *de* lamellenwig. De anatomie en de histologische samenstelling ervan kunnen echter sterk verschillen tussen verschillende paarden. Deze verschillen geven de dierenarts en de hoefverzorger inzicht in het stadium en de ernst van de hoefbevangenheid en helpen hem om de keuze over wijze en moment van verwijderen optimaal te bepalen. Kort gezegd: niet bepaald iets om als paardeneigenaar zelf te beslissen.

Bij een erg dunne zool kan je hoefverzorger tijdelijk een stukje lamellenwig intact laten om de druk op de punt van het hoefbeen iets te verminderen en zoolkneuzingen en -abcessen te voorkomen. Of hij dit doet laat hij onder andere afhangen van de huisvesting. Op een zachte bodem zonder stenen of op riviergrind is het meestal niet nodig.

HOEF AFRONDEN

De hoef wordt vervolgens met de rasp en vijl afgerond. Deze afronding moet niet te hoog worden ingezet. Als alleen de onderste centimeter afgerond wordt, is dit al voldoende. Bij kleine hoefjes van bijvoorbeeld shetland-pony's of falabella's is het belangrijk dat de afronding niet zo groot is dat de zool in het teengedeelte uitgedund wordt.

Het kan verleidelijk zijn de hoefwand zo ver af te ronden en uit te dunnen dat het eruit ziet alsof deze niet langer gescheiden is van het hoefbeen. Sommige hoefsmeden blijven net zo lang doorraspen tot de hoefwand weer helemaal recht is. Het resultaat is een hoefwand die veel te dun is. Geen goed idee dus. De van het hoefbeen gescheiden hoefwand heeft nog steeds een functie met betrekking tot de stevigheid van de hoefcapsule. Is de hoefwand bij de teen te dun geraspt, dan bestaat het risico dat het hoefmechanisme daardoor te groot wordt. Dit kan leiden tot overbelasting van de lamellenverbinding in de kwartieren. Daarmee draagt het bij aan verergering van de situatie.

AFWIKKELPUNT

Het is uitermate belangrijk dat een paard zijn hoeven correct op de ondergrond zet en vervolgens netjes afwikkelt. Doet hij dat niet dan kan dat leiden tot een verkeerde krachtverdeling op de hoef. In het geval van hoefbevangenheid zijn het vooral de beschadigde lamellenverbinding, de punt van het hoefbeen en het gedeelte van de zool waar deze laatste van binnenuit op drukt, die baat hebben bij een juiste afwikkeling. Essentieel hierin is de plaats waar het afwikkelpunt zich bevindt. Dit punt zal zich van nature vormen, maar kan ook door de hoefverzorger in enige mate verplaatst worden. Hij zal dit doen om het afwikkelen te verbeteren en daarmee de krachtverdeling op de drie hier genoemde anatomische onderdelen te verbeteren.

Het afwikkelen van de hoef is geen vast moment in de tijd. Het is een proces dat begint zodra de diepe buigspier aantrekt en er spanning op het distaal check-ligament komt. Deze twee krachten worden vervolgens op de diepe buigpees overgebracht. De spanning van de diepe buigpees, gecombineerd met die van de ligamenten van het straalbeen, laat het hoefbeen draaien. Nu wordt het afwikkelen pas zichtbaar voor het blote oog. Op een harde bodem komt de hiel los, in een zachte bodem zal de teen wegzakken. Het afwikkelen eindigt zodra de hoef vrijkomt van de grond. Tijdens dit proces draait de hele hoef over het afwikkelpunt naar voren.

Bij het bekappen van een hoefbevangen paard hanteren we als vuistregel dat het afwikkelpunt zó moet liggen dat er tijdens het afwikkelen van de hoef, gedurende een zo kort mogelijke periode, zo min mogelijk druk op de beschadigde lamellenverbinding wordt uitgeoefend. Dit betekent vaak dat het afwikkelpunt iets verder naar achter gebracht wordt dan bij een gezonde hoef het geval zou zijn. Vanaf het afwikkelpunt zal de teen vervolgens onder een hoek van ongeveer 30° afgeschuind worden om de laatste fase van het afwikkelen verder te vergemakkelijken. Dit is alleen mogelijk als de zool dik genoeg is. Om hier zekerheid over te hebben zijn röntgenfoto's wel erg handig. Staat de zooldikte het terugbrengen van het afwikkelpunt niet toe en is dit toch noodzakelijk, dan kun je hoefschoenen gebruiken. Je hoefverzorger kan naar hartenlust in de rubberen zool raspen.

Het manipuleren van het afwikkelpunt is niet zonder risico. Tijdens de hele afwikkeling van de hoef spelen allerlei biomechanische krachten een rol. Hoefwand, spieren, pezen, ligamenten, botten, kraakbeen en straalkussen zijn allemaal onderhevig aan deze krachten. Het moet om deze reden niet te veel en niet langer gedaan worden dan strikt noodzakelijk is voor het ziekteherstel. Na ongeveer vier maanden zal de nieuw aangegroeide hoefwand al sterk genoeg zijn om weer voorzichtig belast te worden. Het afwikkelpunt kan geleidelijk weer naar zijn natuurlijke positie worden gebracht: de distale projectie van het hoefbeen.

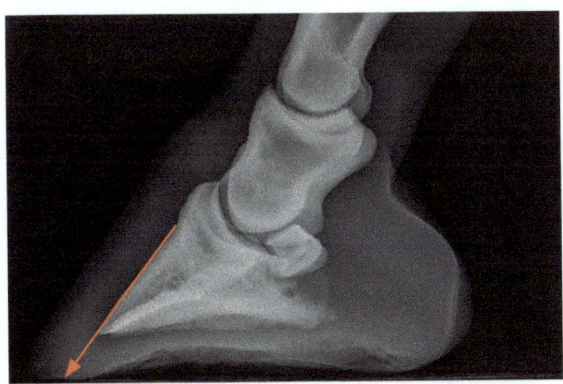

| Natuurlijke locatie van het afwikkelpunt
(foto: The Chronicle of the horse)

WITTE LIJN EN LAMELLENWIG CURETTEREN

Nu de verbrede witte lijn en de lamellenwig schoongeknipt en -geraspt zijn kunnen eventuele bacterie- en schimmelplekken weggesneden worden. Beschadigd, ziek of necrotisch weefsel wordt verwijderd. Gebeurt dit ingrijpend dan is het goed om de hoef een dag of drie te ontsmetten met verdunde (1:25) Dettol, Halamid, kresolzeep of een dergelijk product.

FLARES VERWIJDEREN

Flares (uitwaaierende hoefwandvervorming) worden verwijderd, omdat deze de verzwakte witte lijn en lamellenverbinding te veel belasten. Om esthetische redenen wordt de uitwaaierende hoefwand door sommige hoefverzorgers volledig uitgedund tot het niet meer zichtbaar is dat er sprake was van een flare. Hier geldt hetzelfde als wat je zojuist over het afronden van de hoefwand hebt gelezen. Zelfs een uitwaaierende hoefwand heeft nog een functie met betrekking tot de stevigheid van de hoefcapsule, ook als deze niet meer met het onderliggende weefsel verbonden is.

Onder het verwijderen van flares verstaan we het wegnemen van de druk op dit deel van de hoefwand. Je hoefverzorger zal je uitleggen hoe jij, tussen zijn twee bezoeken in, kunt zorgen dat de hoefwand de grond niet opnieuw raakt. Op deze manier kan de flare rustig uitgroeien.

COMPLICATIES BEHANDELEN

Waar het binnen zijn bevoegdheden valt, zal je hoefverzorger de complicaties, zoals omschreven op pagina 174, behandelen. Het openleggen van abcessen en het behandelen van bloedvergiftiging (sepsis) valt nadrukkelijk niet onder die bevoegdheden.

> Soms loopt een hoefbevangen paard na de eerste bekapping nog steeds gevoelig. Door het wegnemen van de lamellenwig en een deel van de hoefwand zal het gekantelde of gezonken hoefbeen van binnenuit sterker op de zool drukken. In het geval van een al beschadigde zoollederhuid zal dit nog extra gevoeligheid geven. Dit is een andere pijn dan die het paard voorheen voelde. Die kwam namelijk vooral van druk via de hoefwand op de ontstoken en beschadigde lamellenverbinding. De hoefverzorger zal er alles aan doen om de gevoeligheid te voorkomen. Soms lijkt het echter onvermijdelijk. Hoefschoenen of noodzooltjes zullen veel verlichting bieden, waardoor het makkelijker wordt om door deze eerste periode heen te komen.

> Als je paard alleen aan de voorhoeven bevangen is, blijft het nog steeds belangrijk dat de achterhoeven ook perfect bekapt worden. Dit zal maken dat het paard beter beweegt en, indien nodig, meer gewicht op de achterhand kan dragen om de pijnlijke voorhoeven te ontzien. Je kunt voor dit doel overwegen tijdelijk hoefschoenen voor de achterhoeven te gebruiken.

NATUURLIJK HERSTEL

In het geval van een acute hoefbevangenheid, zal er enige tijd na de bekapping – en dat kan al na een paar dagen zijn – een laminitisring in de hoefwand verschijnen. Deze groeit vervolgens vanuit de kroonrand naar beneden. De hoefwand boven deze ring heeft al de juiste, steilere hoek en kan gezien worden als de nieuwe gezonde hoef. Zoals je eerder in dit hoofdstuk hebt gelezen, is de aanhechting van de lamellenverbinding sterk genoeg om voorzichtig weer belast te worden als de laminitisring zich op 1/3 deel van de hoeflengte onder de kroonrand bevindt. Dit is na zo'n vier maanden. De nieuwe aanhechting tussen de hoefwand en het hoefbeen 'tilt' het gekantelde hoefbeen weer terug in positie, ongeacht de mate van hoefbeenkanteling.

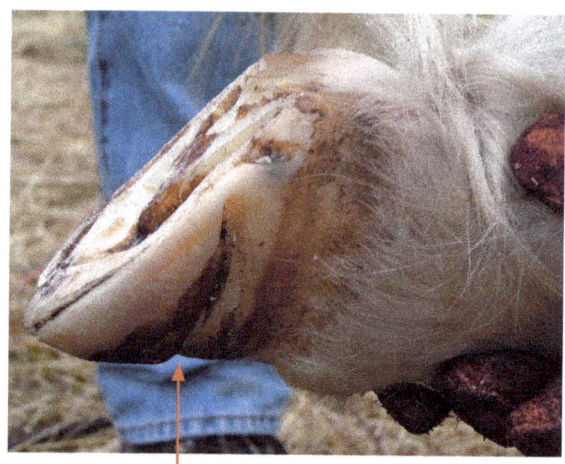

Natuurlijk herstel
*Let op het verschil tussen de nieuwe en de oude hoefwand
(foto: Cynthia Cooper)*

> Aan de hand van de positie van de laminitisring kun je globaal aflezen hoe lang geleden de hoefbevangenheid heeft toegeslagen. Uitgaande van een jaar om een nieuwe hoefwand te produceren betekent een ring halverwege dus een hoefbevangenheid van een half jaar geleden.

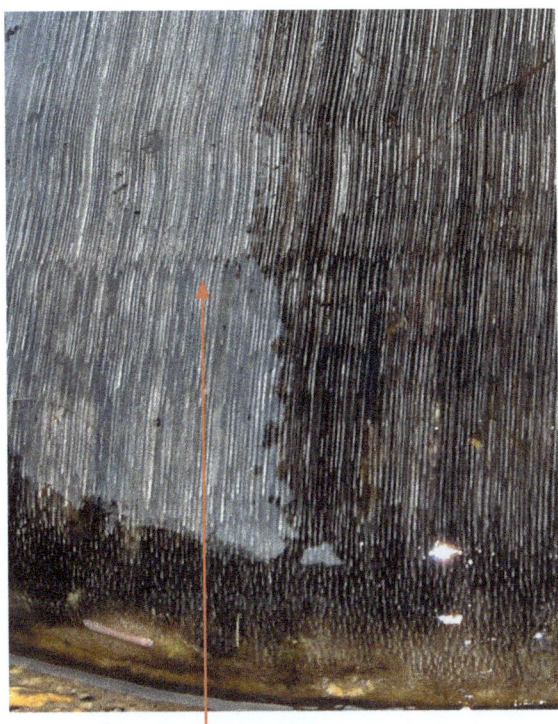

Detailopname van een laminitisring
De hoornpijpjes zijn gebroken
(foto: Lacelynn Seibel)

Doordat het hoefbeen weer hoger in de hoef komt te zitten zal ook de zool zijn oorspronkelijke holle vorm weer aannemen. De zool is immers verbonden met de onderkant van het hoefbeen. De hollere zool vergroot de veerkracht van de hoef en verbetert daardoor het hoefmechanisme. Een beter hoefmechanisme zorgt voor een betere doorbloeding. Een opwaartse spiraal ontstaat.

In het beginstadium is het goed om elke twee tot drie weken je hoefverzorger het werk te laten doen en tussentijds zelf voor het onderhoud te zorgen. Nogmaals, doe dit alleen in goed overleg en volg een gedegen cursus. Laat je portemonnee in geen geval een reden zijn om de hoeven minder vaak te laten verzorgen dan nodig. In een later stadium zal de frequentie verlaagd kunnen worden. Ook dit kun je het beste met de hoefverzorger bespreken.

Je hoefverzorger heeft ongetwijfeld baat bij de vragenlijst op pagina 301. Vraag hem deze samen met jou in te vullen.

GROEISPURT

Na de eerste correcte bekapping van een hoefbevangen hoef blijkt deze vaak opeens een enorme groeispurt te maken. De versnelde groei is als volgt te verklaren:

Groei van de hoefwand en zool zijn omgekeerd evenredig met belasting van deze weefsels. Simpel gezegd: hoe minder ze belast worden, hoe harder ze groeien. Nadat de hoefwand ter hoogte van de teen is ingekort neemt de belasting van de teen uiteraard af, maar ook de slijtage is minder. De doorbloeding van de hoef verbetert eveneens door de bekapping. De aanvoer van hoefgroei stimulerende aminozuren neemt hierdoor toe. Al deze factoren maken dat de hoef harder groeit.

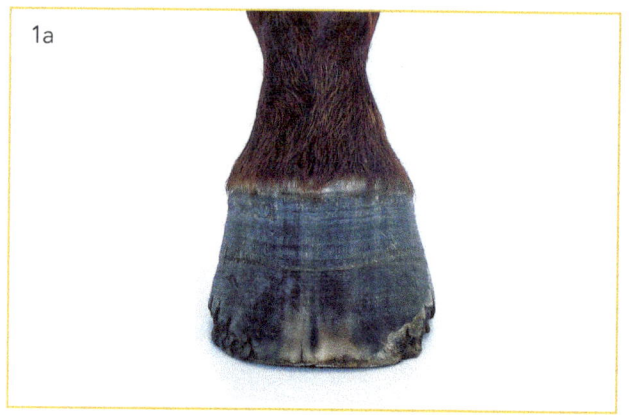

Voor de bekapping

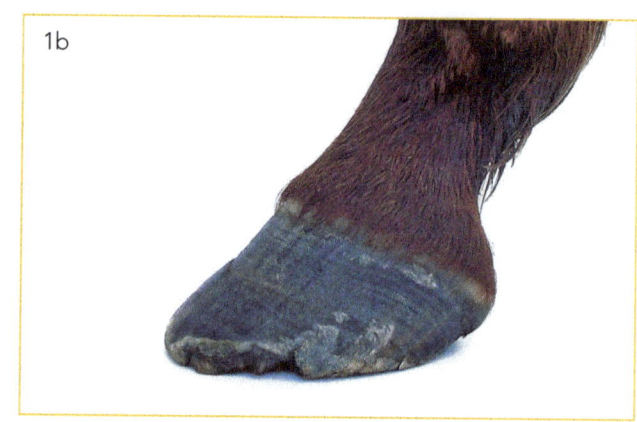

Voor de bekapping

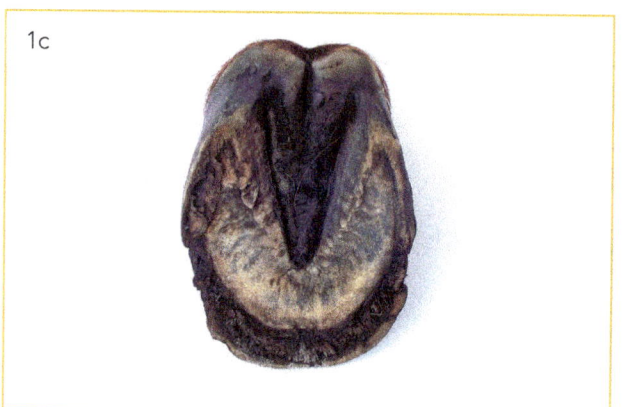

Voor de bekapping

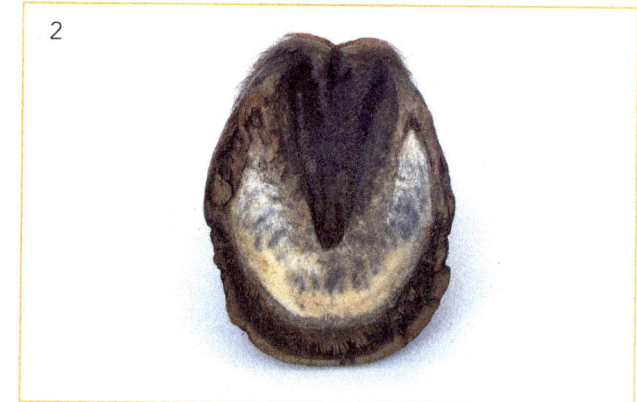

Zool schoonmaken en controleren

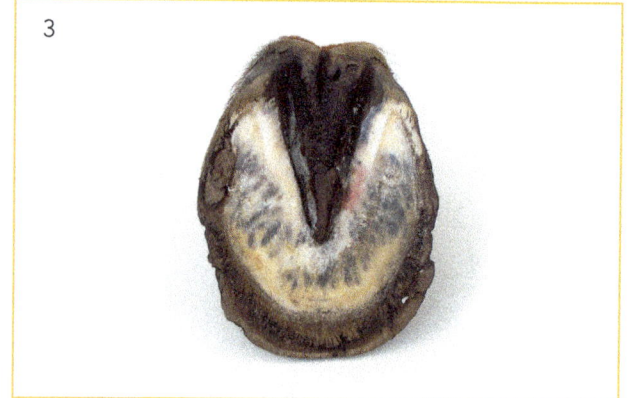

Steunsels wegsnijden en straal bekappen

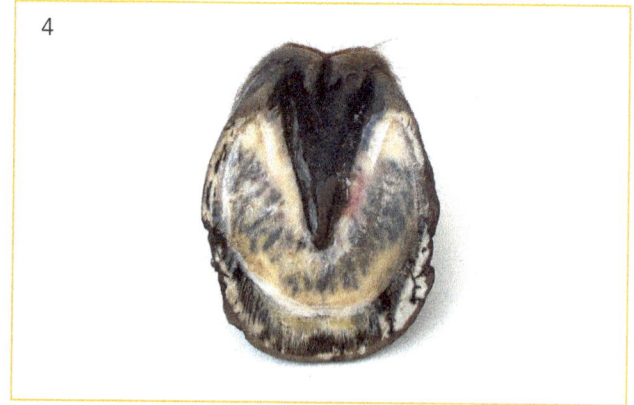

Hoefwand en witte lijn schoonsnijden

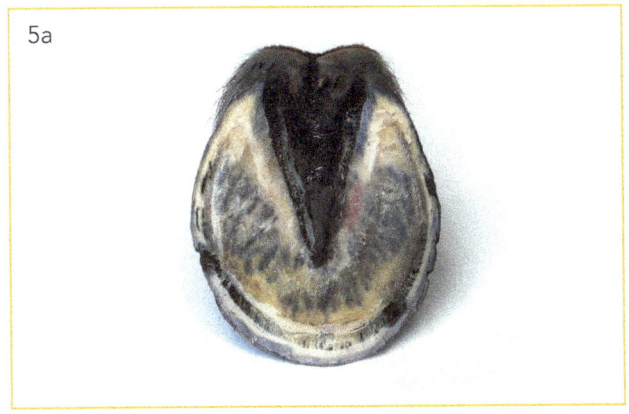

Hoefwand en hielen bekappen

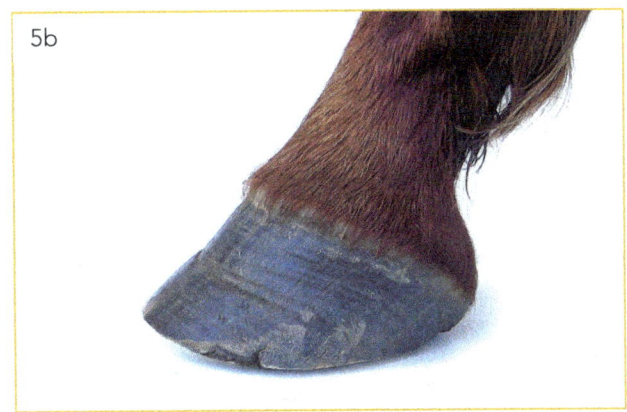

Hoefwand en hielen bekappen

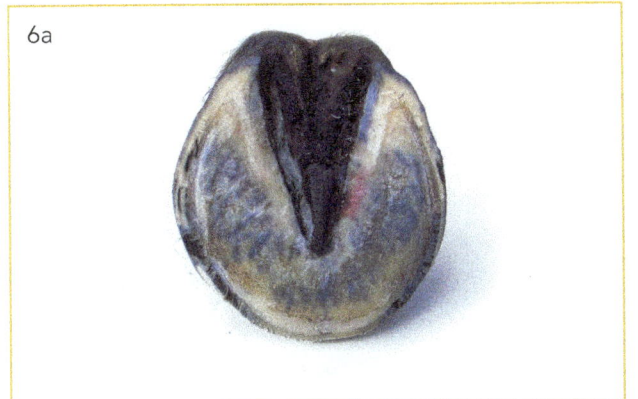

Lamellenwig verwijderen

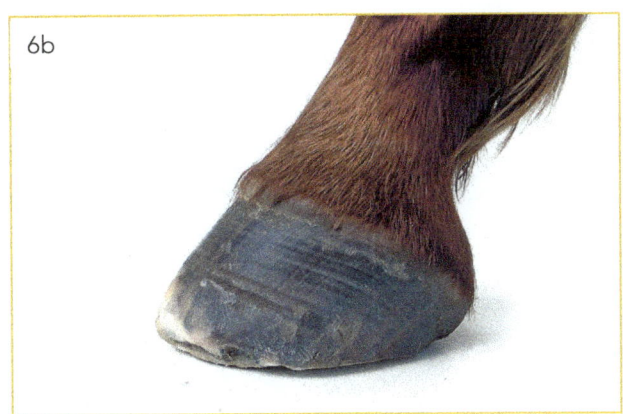

Lamellenwig verwijderen

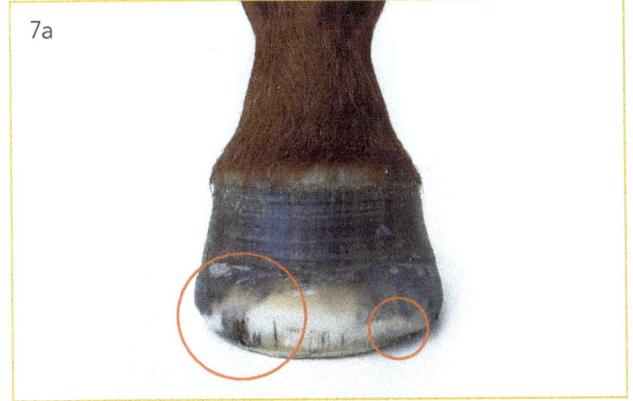

Lamellenwig/witte lijn curetteren (voor)

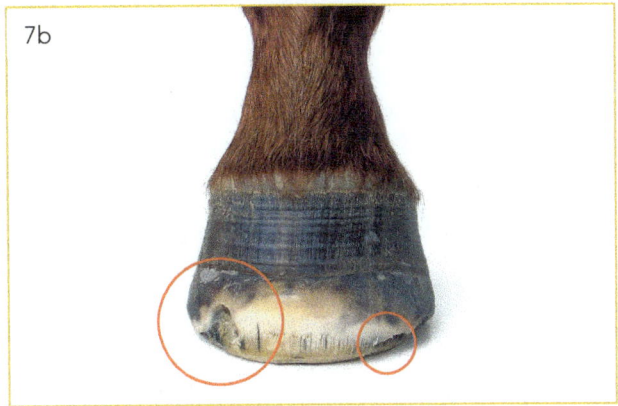

Lamellenwig/witte lijn curetteren (na)

COMPLICATIES BEHANDELEN

> Het behandelen van complicaties die bij hoefbevangenheid kunnen optreden valt onder de noemer veterinaire zorg. Ga niet zelf experimenteren als je paard deze zorg nodig heeft, maar laat dit over aan de dierenarts. Hij kan je vertellen welk deel van de zorg je eventueel zelf kunt bieden.

ABCESSEN

Hoefabcessen kunnen velerlei oorzaken hebben. Met betrekking tot hoefbevangenheid zien we in de eerste plaats aseptisch abcessen die één tot twee maanden na het ontstaan van de hoefbevangenheid aan de kroonrand, in de witte lijn of boven de hoefballen verschijnen. Aseptisch (ook: steriel) wil zeggen dat het abces niet door ziektekiemen, zoals bacteriën, veroorzaakt is. Deze abcessen ontstaan door infectie van opgehoopt bloed(serum) en/of necrotisch weefsel. Een gekanteld of gezonken hoefbeen verhoogt de druk op de zool van binnenuit. Dit draagt bij aan het afsterven van weefsel. Naarmate het abces groeit neemt de druk op omliggend weefsel, en daarmee de pijn, toe. Dit soort abcessen kan gezien worden als goed gevolg van hoefbevangenheid. Zij dienen om afvalstoffen van de ontsteking die bij hoefbevangenheid optreedt af te voeren. Daarnaast kunnen er een of meer septische abcessen ontstaan doordat bacteriën de hoef binnendringen. Dit kan via de verbrede witte lijn/lamellenwig gebeuren.

De zool kan ook toegang bieden aan bacteriën als het zoolhoorn van verminderde kwaliteit is, als gevolg van druk van het gekantelde of gezonken hoefbeen.

> Hoefabcessen worden vaak ten onrechte hoefzweer genoemd. Een zweer is echter een geïnfecteerde plek aan de buitenzijde van het lichaam, terwijl een abces een ophoping van pus is in een afgesloten ruimte ín het lichaam.

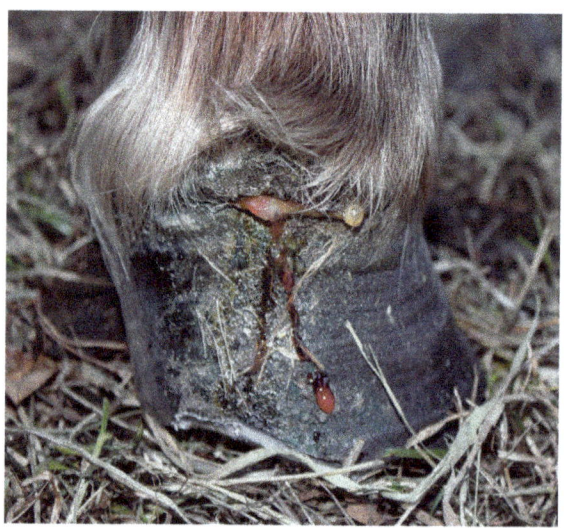

Kroonrandabces
(foto: Tanja Boeve)

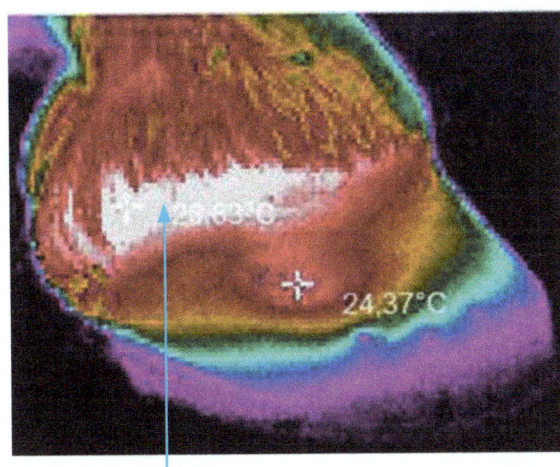

Thermogram waarop een kroonrandabces
zichtbaar is
(foto: Cindy Altorf)

BEHANDELING

Het opensnijden van een abces en het af laten
vloeien van pus geeft direct verlichting. Het
is uitermate belangrijk dat deze behandeling
steriel wordt uitgevoerd. De kans op een
nieuw abces of verder ontstekingen is anders
onacceptabel groot. Dit is dus een klus voor
de dierenarts en niet voor de hoefverzorger.
De dierenarts stelt met behulp van een visiteertang of een röntgenfoto eerst vast waar
het abces zich bevindt en hoe dik het omliggende weefsel (zool, witte lijn, hoefwand) is.
Vervolgens maakt hij één of enkele kleine ope-
ningen (2 tot 5 millimeter) om pus uit het abces
te laten lopen. Daarna zal hij de wond spoelen
met een desinfecterend middel om alle pus te
verwijderen en zo de genezing te bespoedigen.

Het opensnijden van een abces mag alleen in
uitzonderlijke gevallen via de zool gebeuren.
De kans op complicaties is daar namelijk groot.
Via de witte lijn of zelfs via de hoefwand zijn de
meeste abcessen te bereiken.

In ernstige gevallen moet er operatief inge-
grepen worden om necrotisch en geïnfecteerd
weefsel te verwijderen. Dit gebeurt in een
veterinaire kliniek.

Na het opensnijden van een abces moet de hoef
goed schoongemaakt worden. Appelazijn met
water (1:1), een magnesiumsulfaatoplossing of
jodium zijn hier geschikte middelen voor. Dit
moet dagelijks gebeuren, gedurende een week,
of zoveel langer als nodig om de wond volledig
schoon te krijgen. Het gebruik van een desinfecterend wondcompres na het reinigen van de
wond is sterk aan te raden. Een tetanusinjectie
is ook geen overbodige luxe.

> ➤ Voordat er gesneden wordt, moeten
> er in geen geval ontstekingsrem-
> mende of antibiotische medicij-
> nen worden gegeven. Hierdoor
> rijpen de abcessen te traag of zelfs
> helemaal niet.

RIJPEN

Om opensnijden te voorkomen, wordt er soms
gewacht tot het abces rijpt en vanzelf uitbreekt.
Om dit proces te bespoedigen, weekt men de
hoef in handwarm water met groene zeep of
biotex. Deze benadering is af te raden. Het
weken verzwakt de zool en de witte lijn waardoor de kans op het binnendringen van bacteriën juist groter wordt. Er kan nu een nieuw,
septisch abces ontstaan. Een abces dat te lang in
de hoef aanwezig blijft, zal in sommige gevallen
zijn weg naar buiten vinden via de kroonrand.
Tijdens dit proces kunnen er beschadigingen
optreden aan de kiemlaag, waardoor de hoefgroei permanent verstoord raakt. In ernstige
gevallen kunnen abcessen bovendien overslaan

ABCES OF HOEFBEVANGEN?

De klinische verschijnselen van een abces kunnen sterk lijken op die van hoefbevangenheid. Hierdoor denken paardeneigenaren soms dat de hoefbevangenheid niet goed geneest of weer terug is. Hier kun je op letten om in te schatten of het een abces betreft:

- Het is één à twee maanden na het ontstaan van de hoefbevangenheid en je paard loopt opeens kreupel.
- Eén been vertoont duidelijk meer klinische verschijnselen (kreupelheid, pulsaties, verhoogde temperatuur) dan een ander.
- Je hebt alle preventieve en curatieve maatregelen tegen hoefbevangenheid genomen die in je bereik liggen, er is niets in de omstandigheden veranderd en opeens zijn daar de kreupelheid, pulsaties en verhoogde temperatuur.
- Het paard reageert sterker op de pijn dan bij de hoefbevangenheid.
- De kreupelheid treedt direct na een bekapping op.

naar botten en gewrichten met osteitis (botontsteking) en osteomyelitis (beenmergontsteking) als mogelijk gevolg.

UITGROEI

Het gat dat een uitgebroken kroonrandabces in de hoefwand maakt zal vanzelf naar beneden uitgroeien. Houd de plek goed in de gaten. Het is mogelijk dat er zich een schimmel in gaat nestelen. Als dit het geval is zul je vaak zien dat het gat groter wordt. Het wordt door de woekerende schimmel als het ware open gedrukt. Behandel de schimmelaantasting met een schimmeldodend middel. Overleg met je hoefverzorger welk middel het beste gebruikt kan worden. Vaak is gewone witte keukenazijn met een paar druppels theeboomolie al voldoende.

In sommige gevallen is er zoveel necrotisch weefsel op te ruimen dat de abcessen de hele kroonrand 'losdrukken'. Dit ziet er ernstig uit. Ook hier geldt: schoonhouden. Wacht rustig af hoe het afgestoten deel van de hoefwand

uitgroeit. Laat je hoefverzorger de onderzijde van de hoefwand vrij van de grond houden met een hoefkniptang. Raspen of vijlen van een hoefwand die bovenaan los zit is pijnlijk voor het paard. Een nieuwe hoefwand groeit achter de oude vandaan. Na enkele maanden kan de hoefverzorger het losse deel verwijderen.

(A)SEPTISCHE OSTEITIS EN OSTEOMYELITIS

Aseptische osteitis is een ontsteking van het bot, zonder infectie met ziektekiemen. Is er wel sprake van een infectie, dan spreken we over septische osteitis. Osteomyelitis is een ontsteking en infectie van het bot én het beenmerg. Met name osteitis van het hoefbeen is een veelvoorkomende complicatie bij chronische hoefbevangenheid. In het geval van septische osteitis zal het bot operatief gecuretteerd en gespoeld moeten worden. Bij de aseptische variant is dit niet het geval. Na de operatie krijgt het paard antibiotische medicijnen. Herstel kan lang duren. Het gat in de hoefwand waarlangs de operatie is uitgevoerd, is na enkele weken al dichtgegroeid.

ZOOLPERFORATIE

Het hoefbeen kan zo ver kantelen, zinken en van binnenuit op de zool drukken, dat deze laatste niet langer in staat is de druk op te vangen. De punt van het hoefbeen boort zich door de zool heen en is van buitenaf zichtbaar. Dit is een pijnlijke complicatie die ook nog een serieus risico op infectie met zich meebrengt.

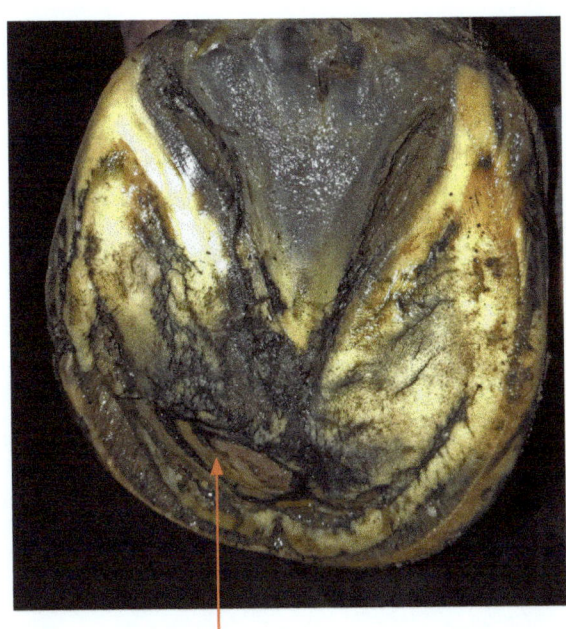

Zoolperforatie

BEHANDELING
Je hoefverzorger zal proberen de positie van het hoefbeen zo snel mogelijk te optimaliseren om verergering van de situatie te voorkomen. De wond moet heel goed schoongemaakt en -gehouden worden. De hoef wordt vervolgens verbonden. Er kan ook gebruik gemaakt worden van hoefschoenen. Waar het blootliggende hoefbeen de schoen raakt kan eventueel een holling uit de schoenzool gesneden worden. De hoefschoen moet steeds goed schoongehouden en ontsmet worden. Het paard krijgt antibiotische medicijnen.

WITTE LIJN-ZIEKTE

Deze aandoening is ook bekend als *white line disease* of *seedy toe*. De benaming is vreemd, aangezien het niet zozeer de witte lijn is die aangetast raakt. Het is vooral een aantasting van de proximale, ongepigmenteerde laag van de middenlaag van de hoefwand (zie pagina 34, onder 'Middenlaag'), door een combinatie van bacteriën en schimmels. Witte lijn-ziekte is een opportunistische infectie. Dit wil zeggen dat de hoornkwaliteit al minder moet zijn, wil de infectie kunnen aanslaan.

INFECTIE
Het door witte lijn-ziekte aangetaste weefsel kan op zijn beurt weer toegang bieden aan bacteriën die zorgen voor een infectie. Dit is dus wat anders dan een abces, zoals hiervóór beschreven. Als het goed is, behandelt je hoefverzorger deze infectie gelijktijdig met de witte lijn-ziekte.

BEHANDELING

HOEFWANDRESECTIE

Er ligt een taak voor je hoefverzorger om deze complicatie te behandelen. Vaak moet er namelijk een aanzienlijk deel van de hoefwand verwijderd worden. Dit wordt gedaan omdat de schimmel die bij deze aandoening betrokken is anaeroob is. Anaerobe organismen gebruiken geen zuurstof en kunnen zelfs worden gedood door zuurstof. Het openleggen van de hoefwand zorgt voor bestrijding van de schimmel met zuurstof. Er zijn hoefverzorgers die er niet voor kiezen de hoefwand te reseceren. Zij redeneren dat de aandoening een secondair probleem is dat vanzelf verdwijnt als de onderliggende oorzaak verwijderd wordt. Hier valt iets voor te zeggen indien de witte lijn-ziekte het enige probleem is dat we proberen te bestrijden. In het geval van hoefbevangenheid, waarin we zo snel mogelijk een gezonde hoef willen zien, verdient een grondige aanpak daarom de voorkeur.

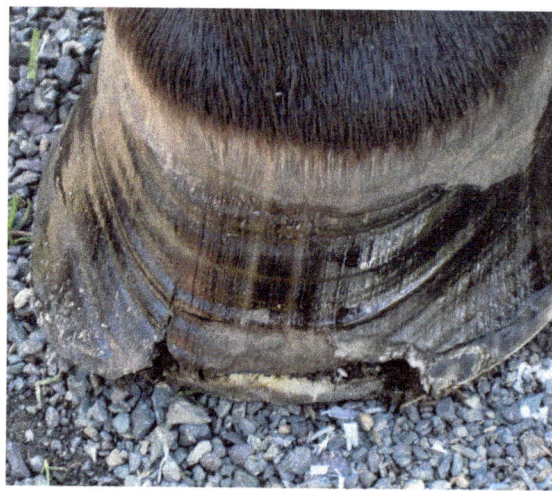

Witte lijn-ziekte
(foto: Mike Harris)

BEHANDELMIDDELEN

Middelen die de behandeling kunnen ondersteunen variëren van azijn, aangelengd met water tot kopersulfaat, van koudgeslagen honing tot chloor(dioxide) en van Imaverol tot colloïdaal zilverwater. Hoe heftiger het middel, hoe groter de kans op uitdroging en aantasting van gezond weefsel. Kijk uit met behandelmethoden waarbij de hoef wordt ingepakt met verband of midelen op vetbasis, nu je net gelezen hebt over anaerobe organismen. Overleg met je hoefverzorger of dierenarts welke methode jullie gaan hanteren. Het consequent en frequent behandelen met het gekozen middel zul je zelf moeten gaan doen.

PREVENTIE

Belangrijker dan welke behandeling moet worden toegepast, is preventie. Probeer uit te vinden waardóór de kwaliteit van het hoornweefsel zo slecht is. In veel gevallen is dat terug te voeren op voeding. Tekorten aan sporenelementen als zink en koper worden in verband gebracht met slecht hoornweefsel. Net als verstoringen in de balans tussen ijzer, koper, zink en mangaan. De aminozuren methionine en lysine zijn onmisbaar voor gezond hoornweefsel. Vanaf pagina 211 gaan we dieper in op deze sporenelementen en aminozuren.

Mechanische oorzaken, zoals een te lange hoefwand of standafwijkingen, die een deel van de hoefwand overbelasten zorgen eveneens voor beschadigingen die vrije toegang aan schimmels bieden. Op het gebied van huisvesting en beweging is ook veel te winnen. De ureum en ammoniak in de uitwerpselen van het paard, tasten de corneocyten (hoorncellen) aan.
Te natte ondergrond verweekt het hoefweefsel, terwijl te droge hoeven makkelijk scheuren.

De opportunistische schimmel profiteert hier direct van. De hoefnagelgaten zijn ook vaak het startpunt van witte lijn-ziekte.

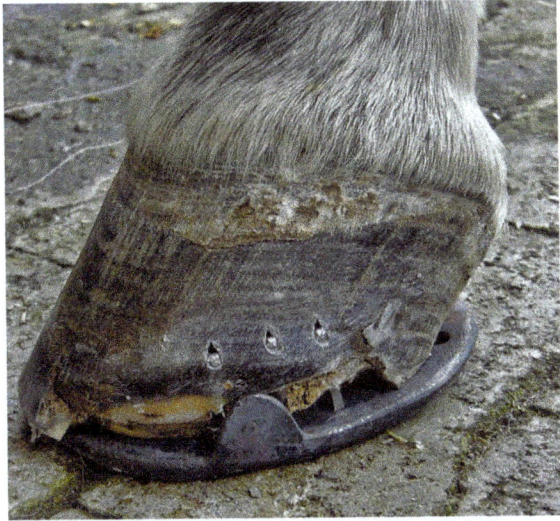

| Witte lijn-ziekte in een beslagen hoef
(foto: Patrick Brunner)

STRAALINFECTIE

Er kan er zich een rotstraal-achtige infectie aan de straal ontwikkelen, al dan niet met de bijbehorende doordringende stank. Dit kan als de vergrotende trap gezien worden van de straalinfectie, zoals die beschreven staat op pagina 161. Je hoefverzorger behandelt deze complicatie als rotstraal. Dit houdt in dat het aangetaste weefsel moet worden weggesneden. Vervolgens behandelt hij de onderkant van de hoef met een bacteriedodend middel. Zeer doeltreffend zijn jodium (jodiumtinctuur, povidonjodium) en theeboomolie. Tussen de bezoeken van je hoefverzorger in, behandel je deze complicatie zelf op deze wijze.

Gebruik in geen geval teer. Teer sluit de bacteriën in, zodat er geen zuurstof meer bij kan. Het zijn anaerobe bacteriën, wat wil zeggen dat ze zonder zuurstof goed gedijen. Daarbij bevat teer kankerverwekkende stoffen (polycyclische aromatische koolwaterstoffen/PAK). Je paard zal er niet direct kanker van krijgen, maar langdurig en veelvuldig gebruik is omwille van de PAK zeker af te raden.

BLOEDVERGIFTIGING

Bloedvergiftiging (sepsis) is ook een mogelijke complicatie. Klinische verschijnselen van bloedvergiftiging zijn o.a. koorts, algehele lusteloosheid (apathie) en verlies van eetlust. Roep direct de hulp in van je dierenarts als je denkt dat er sprake is van bloedvergiftiging.

ARTERIOVENEUZE ANASTOMOSEN

Naast temperatuur- en bloeddrukregulatie, zoals omschreven op pagina 43, spelen arterioveneuze anastomosen ook een rol bij bloedvergiftiging. De AVA's openen zich bij aanwezigheid of vermeerdering van bacteriën in de bloedbaan. De bacterie die de bloedvergiftiging veroorzaakt kan zo niet dieper in het hoefweefsel doordringen. Helaas stagneert de aanvoer van zuurstofrijk bloed, voedingsstoffen en lichaamseigen stoffen als hormonen en enzymen hierdoor ook. Als de bloedvergiftiging weer onder controle is, zal de bloedcirculatie weer normaal gaat verlopen. Dit kan reperfusieschade aan hoefweefsels opleveren. De hernieuwde aanvoer van zuurstof en voedingsstoffen veroorzaakt ontstekingsreacties en oxidatieve stress. Er komen te veel zuurstofverbindingen met celschade als gevolg.

ONTGIFTEN

Ontgiften – ook bekend als drainage of ontslakken – is het verwijderen van afval- en gifstoffen uit het paardenlichaam. Op pagina 95 en verder staan verschillende gifstoffen genoemd. Kijk eens kritisch naar deze lijst en bepaal of deze gifstoffen wellicht ook jouw paard 'vervuilen'. Veel ervan zijn eenvoudig te verwijderen door veranderingen door te voeren in voeding of toegediende medicijnen, of door ontworming of vaccinatie te stoppen dan wel te veranderen.

Gifstoffen als gevolg van chronische nier- of leverproblemen, bloedvergiftiging of spierbevangenheid vragen om een aanpak van deze primaire problemen.

Reinigingskuren met groene leem, chlorofyl of Schindlers mineralen heten ondersteunend te werken. Enig wetenschappelijk bewijs hiervoor ontbreekt.

Er zijn mycotoxinebinders in de handel die de giftige bijproducten van schimmels, zwammen en gisten in voedsel kunnen uitschakelen.

De beste manier om gifstoffen kwijt te raken is nog altijd door te vertrouwen op een goed functionerende lever, nieren, urinewegstelsel en darmen. Door beweging, door vezelrijk voedsel aan de darmen aan te bieden en uiteraard door te zorgen dat er geen nieuwe gifstoffen bijkomen en de hoeveelheid afvalstoffen laag blijft.

GEWICHTSBEHEERSING

Een te dik paard is niet gezond en niet normaal. Wil je niet dat je paard hoefbevangen raakt, zorg dan dat het geen overgewicht krijgt.

Er zijn twee soorten dikke paarden:
- Te dik door overmatige consumptie
- Te dik als gevolg van hormonale problemen

De eerste soort heeft een dikke buik en is zwaarder dan zou moeten. Dit paard heeft obesitas. Voedingsaanpassingen en beweging doen wonderen. De tweede soort heeft een vreemde vetverdeling. Er zijn vetophopingen boven de ogen, bij de manenkam, de schouders,

bovenop de romp, bij de staartinplant en de koker of uier. Deze vorm van overgewicht heet adipositas. Adipositas treffen we vaak aan bij paarden met EMS (zie pagina 99, onder 'Paarden-stofwisselingssyndroom'). Obesitas en adipositas kunnen ook samen voorkomen. Voor het gemak behandelen we ze in dit boek vanaf hier samen onder de noemer overgewicht.

Even los van de erfelijke component bij EMS is bij beide soorten sprake van een verkeerd voedings- en bewegingspatroon. Dit is terug te voeren op onvoldoende kennis van de voedselbehoefte van het paard in het algemeen, vaak op basis van verkeerde voorlichting door met name voerfabrikanten. Rassen die van oorsprong uit schrale gebieden komen hebben een lage energiebehoefte en worden dus makkelijk overvoerd. Ook zijn deze pony's 'gebouwd' op gewichtstoename in de overvloedige periode (voorjaar en zomer). Dat extra gewicht raken ze in de schrale periode (herfst en winter) weer kwijt. Bij huispaarden raakt dit systeem verstoord. Het interen op de reserves laten wij niet gebeuren. Een andere gekende oorzaak is de eigenaar die zijn paard wil verwennen. Dan zijn er nog de paarden die te weinig of onregelmatige beweging krijgen. Zolang de meeste paarden te dik zijn zal dit de norm blijven. Dikke paarden worden dan door veel mensen als gezond of mooi gezien. Helaas zijn er nog veel mensen die niet willen afwijken van andere paardenbezitters of van traditie en gewoonte.

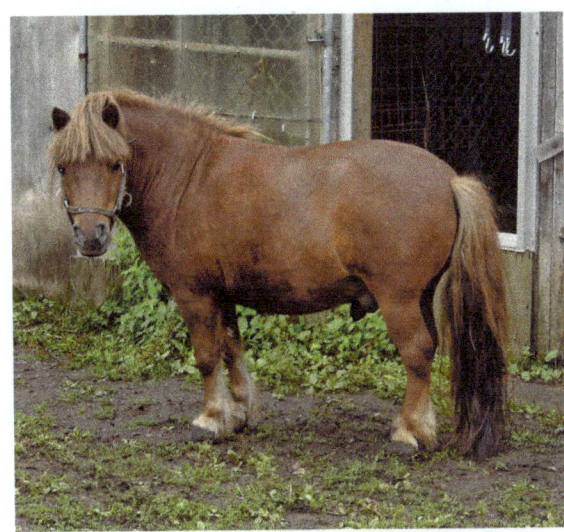

Een te dik paard is niet gezond en niet normaal
(foto: Deanna Fenwick)

GEWICHTSVERLIES (AFVALLEN)

Onder gewichtsverlies verstaan we in het kader van dit hoofdstuk doelbewust verlies van vetmassa, ofwel afvallen. Zorg voor voeding met minder NSK en meer SK (structurele koolhydraten, of: voedingsvezels). Neem graasbeperkende maatregelen (zie pagina 247, onder 'Overbegrazing'). Aangezien graasbeperkende maatregelen toch nog lastig te handhaven zijn, is géén gras misschien wel beter. Zeker bij EMS en PPID. Alleen hooi geven dus.

Een goede maatstaf om de hoeveelheid hooi te bepalen als het om afvallen gaat is 1,5% van het streefgewicht. Dit houd je gedurende een maand aan. Daarna hanteer je 1%. Moet het paard 500 kilo gaan wegen, dan is dat dus eerst 7,5 kilo hooi en daarna 5 kilo.

Zorg voor meer beweging. Dit is zo belangrijk dat je hulp moet inschakelen als je er zelf niet voor kunt zorgen. Zelfs als het paard niet afvalt verbetert beweging in ieder geval de gevoeligheid voor insuline. Lees ook de paragraaf 'Voeding en weidebeheer' op pagina 236 aandachtig door.

Meet en noteer wekelijks om de voortgang in kaart te brengen:
- Gewicht (zie kadertekst 'Het gewicht van een paard vaststellen' op pagina 182)
- CNS en BCS (zie kaderteksten op pagina 103 en 104)
- Halsomvang (zie pagina 144, onder 'Behandelplan')

Zorg dat het gewichtsverlies geleidelijk en niet te snel gaat. Bij te snel gewichtsverlies is er – vooral bij shetlandpony's, haflingers, fjorden, welshpony's en ezels – kans op hyperlipidemie (bloedvervetting, zie pagina 117). Door vasoconstrictie (vaatvernauwing) is dat nu juist weer een mogelijke veroorzaker van hoefbevangenheid. Te snel of te veel vrijkomend vet zorgt ook voor vervetting en daarmee aantasting van organen. De lever is hier gevoelig voor. Een gewichtsverlies van 1% van het streefgewicht per week is verantwoord.

Dikke paarden hebben grotere kans op hoefbevangenheid, maar ook vaak betere kansen op genezing, mits het gewicht weer onder controle gekregen wordt én blijft. Gesteld dat het overgewicht de enige boosdoener is natuurlijk.

SCHILDKLIERHORMONEN

Soms worden er synthetische schildklierhormonen voorgeschreven om gewichtsverlies te bereiken. Geef deze alleen als beweging en dieet het echt (!) niet voor elkaar krijgen. Weet dat een paard laten afvallen vaak net zoveel discipline kost als zelf afvallen. De medicijnen mogen nooit een vervanging voor de discipline zijn! Op pagina 219, onder 'Levothyroxine', gaan we dieper in op dit hormoon.

Boek je te weinig resultaat, roep dan de hulp in van een voedingsdeskundige. Of vraag je dierenarts mee te denken over een verstandig gewichtsbeheersingsplan.

HET GEWICHT VAN EEN PAARD VASTSTELLEN

- Weeg het paard het liefst op een weegbrug of gebruik de formule van Carroll & Huntington:
  - Meet de omtrek van je paard vlak achter de voorbenen
  - Houd het meetlint strak en wacht tot het paard uitgeademd heeft
  - Meet de lichaamslengte vanaf het borstbeen tot de zitbeenknobbel
  - Gewicht van het paard in kilo's is:

$$\frac{\text{omtrek tot de tweede macht x lichaamslengte}}{11900}$$

  Voorbeeld: Borstomvang 170 cm, lengte 210 cm

$$\frac{(170 \times 170) \times 210}{11900} = 510 \text{ kilo}$$

  - De formule heeft een marge van 10%. Dit paard weegt dus tussen de 459 en 561 kilo
- Om het gewicht van ijslanders te schatten deel je door 11400 in plaats van door 11900
- De formule voor veulens tot twee maanden oud is: (borstomvang in cm - 62,5)/0,7
- Het gewicht vaststellen met een meet- en weeglint is het minst nauwkeurig. Gemiddeld zit je er met deze methode ruim 65 kilo naast. Dat kan dus zowel 65 kilo te zwaar als te licht zijn.

HOEFBESCHERMING

Omdat het moeilijk is om te zien dat je paard pijn heeft, of omdat de hoefsmid denkt de genezing te bespoedigen met hoefijzers, worden er bij hoefbevangenheid vaak oplossingen gezocht in hoefbescherming. In het geval van ijzeren of kunststof hoefbeslag is dat geen goed idee. Hoefschoenen kunnen wel nuttig zijn.

THERAPEUTISCH HOEFBESLAG

Bij hoefbevangenheid wordt vanuit de hoefsmederij vaak gewerkt met therapeutisch hoefbeslag. Dit varieert van open-teen-ijzers of zelfs achterstevoren geplaatste ijzers tot ijzers die moeten lijken op een onbeslagen, natuurlijke hoef, van eggbar-ijzers tot ijzers die de hielhoogte of het afwikkelpunt van de hoef veranderen (rock 'n roll-ijzer), en van kunststof plakbeslag, al dan niet met allerhande zooltjes en schokdempers ertussen tot ijzers met ondersteuning van de straal (heartbar-ijzers). Sommige van deze laatste zelfs met een schroefmechanisme om de druk op de straal desgewenst te verhogen of te verlagen.

NADELEN

Er kleven zo veel nadelen aan, dat het gebruik van therapeutisch hoefbeslag sterk af te raden is. Het hoefmechanisme kan niet optimaal functioneren. Zuurstofrijk bloed gaat in beperkte mate naar de hoef; koolzuurrijk bloed wordt slecht afgevoerd. Hetzelfde geldt voor aan- en afvoer van respectievelijk voedings- en afvalstoffen. Deze laatste met name in de vorm van necrotisch weefsel van

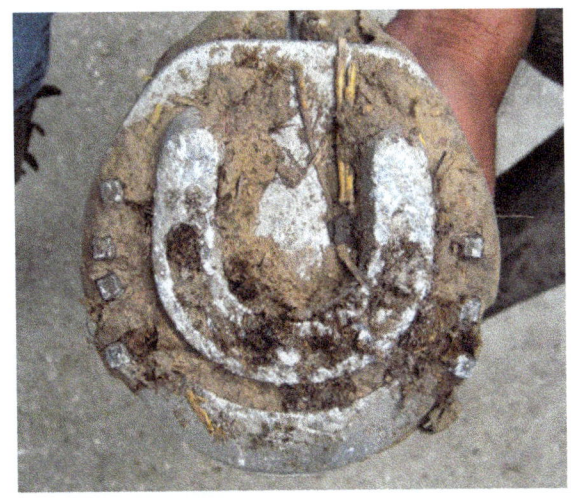

Rock 'n roll-ijzer
(foto: Ilse Bartholomeeusen)

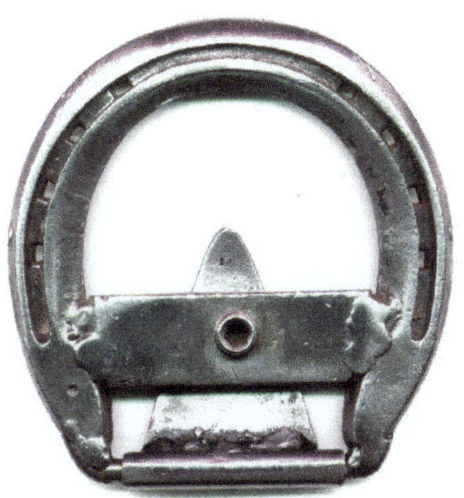

Heartbar-ijzer met schroefmechanisme
(foto: Mary Bayard Fitzpatrick)

de lamellenverbinding en ontstekingsresten. Het metabolisme raakt door het ophopen van afvalstoffen verstoord. Een straalinfectie zal ook makkelijker kunnen toeslaan.

Niet alleen de botten en gewrichten, maar ook het haarvatenstelsel in het onderbeen heeft last van zowel de sterke trillingen, als de traagheidskracht (centrifugaalkracht) die door hoefbeslag veroorzaakt worden. Op de korte termijn heeft dit negatieve gevolgen voor de doorbloeding, zoals hierboven omschreven. Artrose en verbening (ossificatie) van kraakbeenweefsel kunnen het langetermijngevolg zijn. Vooral voor paarden die keer op keer hoefbevangen raken is dit een deel van het probleem. Het kraakbeenweefsel is immers van belang voor de schok- en trillingsdemping.

Het paard kan de hoeven niet goed afwikkelen. Overbelasting en – ook in dit geval – ossificatie van het kraakbeenweefsel kunnen het gevolg zijn. Het hoefijzer wordt vastgenageld, -geschroefd of -geplakt aan de gedeeltelijk loszittende hoefwand. Deze is in het genezingsproces bezig om weer gezond aan te groeien. De belasting door het hoefijzer frustreert de aangroei van het gezonde weefsel: de lamellenverbinding. Deze 'scheurt' los.

Het doorboren van de hoefwand en de witte lijn met hoefnagels verzwakt de structuur van de hoefwand. Bovendien zal deze door de nagelgaten eerder uitdrogen. Bacteriën, microben en ammoniakverbindingen uit de uitwerpselen kunnen via de nagelgaten in de hoef dringen. De kans op witte lijn-ziekte neemt toe.

De hoefwand is tussen twee beslagbeurten niet bij te vijlen of te knippen. De hoefwand zal snel te lang worden en als een hefboom aan de lamellenverbinding gaan trekken. Er is geen of te weinig contact tussen de straal en de bodem. Hierdoor ontwikkelen de straal en het straalkussen zich niet voldoende. Dit leidt via een verminderd schokabsorptievermogen van de hoef tot meer landen op de teen. Het risico op het ontstaan of verergeren van traumatische hoefbevangenheid wordt groter.

De gevoeligheid van de zolen is een indicator van verbetering of verslechtering van de situatie. Doordat de zool van een beslagen hoef vrij van de grond blijft mis je deze informatie makkelijk. De zool kan bovendien niet voldoende uitharden, terwijl een stevige zool juist enige bescherming kan bieden aan het hoefbeen dat er van binnenuit tegenaan drukt. Dit geldt net zo voor de verminderde beweeglijkheid van de zool van een beslagen hoef. De kans op zoolkneuzingen en -abcessen wordt groter. Hierdoor wordt het paard nog gevoeliger dan het al is en kan minder goed de beweging nemen die het nodig heeft.

Een heartbar-ijzer geeft indirect constante druk op het straalkussen. Dit heeft juist afwisselend druk en drukverlichting nodig om in goede gezondheid te blijven. Een ijzer met verhoogde takken of wiggen om de spanning van de diepe buigpees te verminderen, verhoogt de druk op de punt van het hoefbeen. De al beschadigde lamellenverbinding in de voorzijde van de hoef komt onder grotere spanning te staan. Bovendien past de spierspanning van de diepe buigspier zich vrij snel aan, waardoor de kracht die hij via de diepe buigpees op het hoefbeen uitoefent weer op of in de buurt van het oude niveau komt. Een tijdelijke oplossing dus, die helaas vaak te lang wordt toegepast.

Vier andere nadelen van het verhogen van de hielen zijn:

- De achterzijde van de hoef wordt minder belast, terwijl daar nu juist de weefsels zitten die het grootste schok- en trillingsdempende vermogen hebben.
- De voet-kootbeenas wordt naar voren toe gebroken. De botten in het onderbeen komen steiler te staan. Het schok- en trillingsdempend vermogen neemt hierdoor af.
- De druk op de punt van het hoefbeen neemt toe. Dit kan bijdragen aan botdemineralisatie. Bovendien drukt het bot nu sterker op de al gevoelige zool.
- De kans op het optreden van medio-laterale hoefbeenkanteling (zie kadertekst op pagina 59) wordt groter.

> ➤ Bij de behandeling van hoefkatrol-ontsteking wordt vaak beslag met verhoogde takken of wiggen toegepast. De verhoogde belasting van de teen kan in dat geval traumatische hoefbevangenheid veroorzaken.

Er is minder gevoel in de hoeven en het paard voelt de grond niet waar het op loopt. Hij struikelt vaker en glijdt af en toe uit. Dit is voor een hoefbevangen paard pijnlijk, waardoor hij minder zal gaan bewegen dan goed voor hem is.

Mocht je, ondanks deze overweldigende hoeveelheid nadelen, toch hoefbeslag willen gebruiken, kies dan kunststof boven ijzer en plakken boven nagelen.

De verleiding om een hoefbevangen paard op ijzers te zetten is wel begrijpelijk. Het paard lijkt immers redelijk pijnvrij te kunnen lopen. Hij loopt daardoor echter meer, langer en sneller dan het herstellende weefsel aankan. De schijnbare winst van pijnvrijheid op korte termijn wordt tenietgedaan door een sterk vertraagd genezingsproces op lange termijn.

OVERGANGSFASE

Bedenk dat de ongemakken die kunnen optreden, voortkomen uit het (jarenlang) beslagen geweest zijn in combinatie met de hoefbevangenheid en niet uit het ontijzeren. De doorbloeding is al die tijd slecht geweest en de kwaliteit van het weefsel in de hoef heeft hier stevig onder te lijden gehad. De zool is gevoelig. Is het paard te jong op de ijzers gezet, dan zijn het straalkussen en hoefkraakbeen slecht ontwikkeld. Het klinkt hard, maar het paard zal hier doorheen moeten. Hoefschoenen kunnen in dit geval uitkomst bieden. Een goede hoefverzorger kan je hierover adviseren. Hij weet bovendien hoe hij de hoeven van je paard moet bekappen om de ongemakken te minimaliseren of helemaal te voorkomen.

HOEFSCHOENEN

Vanuit het standpunt dat alle paarden onder alle omstandigheden blootsvoets zouden moeten kunnen lopen, worden hoefschoenen door sommigen afgewezen als optie. Dit is spijtig en onterecht. Gebruik van schoenen is geen falen ten opzichte van deze nobele overtuiging, maar een manier om de periode van genezing goed, snel en pijnvrij door te komen. Het is een hulpmiddel dat na verloop van tijd overbodig wordt.

VOORDELEN

Pijnvrij bewegen zorgt voor betere doorbloeding en dus voor een snellere ontwikkeling van schok- en trillingsdempende weefsels, zoals straalkussen en hoefkraakbeen. Een verbeterde doorbloeding zorgt ook voor een betere aan- en afvoer van respectievelijk zuurstof- en koolzuurrijk bloed. Voedingsstoffen en lichaamseigen stoffen worden beter aangevoerd, afvalstoffen beter afgevoerd. Dit draagt niet alleen bij aan een snellere genezing van de hoefbevangenheid zelf, maar ook van de mogelijke complicaties, zoals abcessen. Een goede beweging versnelt ook het afnemen van oedeem (zie pagina 74). Laten we ook niet vergeten dat beweging voor verbranding van koolhydraten en dus gewichtsverlies zorgt.

De zoollederhuid kan ontstoken en overgevoelig zijn bij een hoefbevangen paard. In de overtuiging dat beweging goed is voor de genezing kun je het paard onbedoeld overvragen. Je riskeert hiermee beschadiging van de zoollederhuid en abcesvorming. Dit zet je paard zonder enige twijfel een paar stappen terug in het genezingsproces. Met hoefschoenen verlaag je dit risico aanzienlijk.

In tegenstelling tot therapeutisch hoefbeslag met ondersteuning van de zool en straal, valt bij hoefschoenen de ondersteuning steeds even weg als de hoef vrijkomt van de grond. Dit is buitengewoon belangrijk voor de doorbloeding. De bloedcirculatie in het paardenbeen wordt immers sterk ondersteund door afwisselende druk en drukverlichting in de hoef (zie kadertekst 'Hoefmechanisme' op pagina 36).

De hoefwand blijft gewoon te bekappen en de onderzijde van de hoef wordt optimaal beschermd en ondersteund. Dit in groot

contrast met therapeutisch beslag, dat als het ware van de plaats des onheils af groeit. Hoe langer het geleden is dat de hoefsmid is geweest, hoe minder het door hem beoogde effect nog van kracht is.

Het paard kan eerder weer gebruikt worden. Dit is vooral voor jou als eigenaar fijn. Het snelle herstel kan je helpen je motivatie op te krikken. Je paard zal daar alleen maar van profiteren.

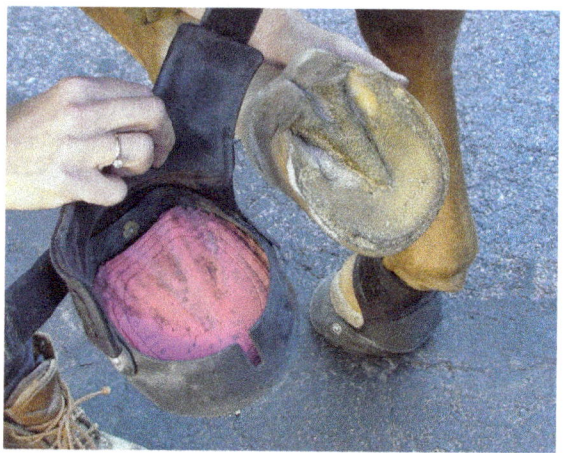

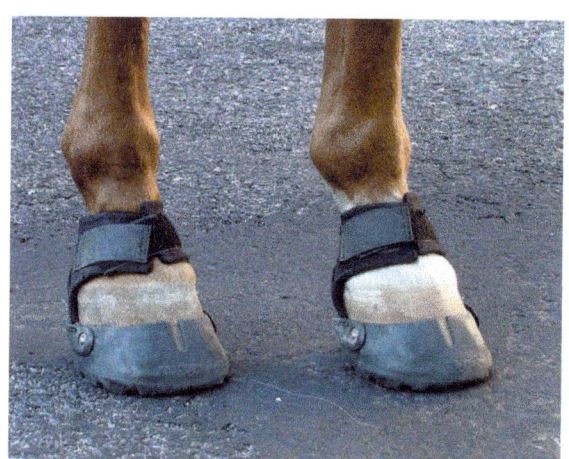

Hoefschoenen
(foto: Sherilyn Allen)

Sommige paarden komen door schoenen eindelijk uit de impasse van voortdurend hoefbevangen zijn. Het zal niet de eerste keer zijn dat een paard door hoefschoenen aan euthanasie ontkomt.

Een acuut hoefbevangen paard dat tijdens de eerste bekapping niet op drie benen kan staan is vaak wel te bekappen als hij even een schoen aan krijgt aan het been dat belast wordt tijdens het geven van een voet.

Hoefschoenen zijn weliswaar prijzig, maar toch voordeliger dan beslag. Hoefijzers slijten immers aldoor. Schoenen trek je uit na gebruik. Hierdoor gaan ze veel langer mee.

NADELEN
Nadeel is, net als bij hoefijzers, de traagheidskracht die inwerkt op de hoeven, botten, gewrichten en haarvaten. Waarbij aangetekend moet worden dat het paard in de herstelperiode waarschijnlijk alleen in stap voortbeweegt. Met die traagheidskracht zal het dan meevallen.

Normaal gesproken zorgt de ondergrond waar het paard op loopt voor een gelijkmatige verdeling van de druk over de onderzijde van de hoef. Bij het gebruik van hoefschoenen is dit in mindere mate het geval. Er treedt perifere belasting op, zoals beschreven pagina 122.

Een paard met schoenen aan voelt de grond niet goed waar het op loopt en kan daardoor vaker struikelen. De grip die de beschoeide hoeven op de ondergrond hebben 'klopt niet'. Paarden moeten hierdoor soms wennen aan die rare dingen aan hun hoeven.

Sommige paarden kunnen last krijgen van wondjes aan de kroonrand, de hoefballen of in de kootholtes. Dit is op te lossen met hoefsokken, bandages of tape.

Toegegeven, als de hoefsmid ijzers onderslaat, heeft de eigenaar er verder nauwelijks omkijken naar. Hoefschoenen aantrekken is een vaardigheid die je moet ontwikkelen. Het is een extra handeling voor je kunt gaan rijden. Je moet bovendien opletten of ze niet uitgaan.

INLEGZOOLTJES EN STRAALONDERSTEUNING
In aanvulling op hoefschoenen zijn er allerhande inlegzooltjes en ondersteuningsmaterialen te koop. Je kunt deze ook zelf maken. De materialen variëren in hardheid. Het is soms even zoeken naar het juiste materiaal. Een goed startpunt is een kniematje. Deze zijn te koop bij tuincentra. Ze zijn gemaakt van een niet absorberend, zacht maar slijtvast materiaal. Yogamatjes lenen zich ook prima voor de vervaardiging van zooltjes.

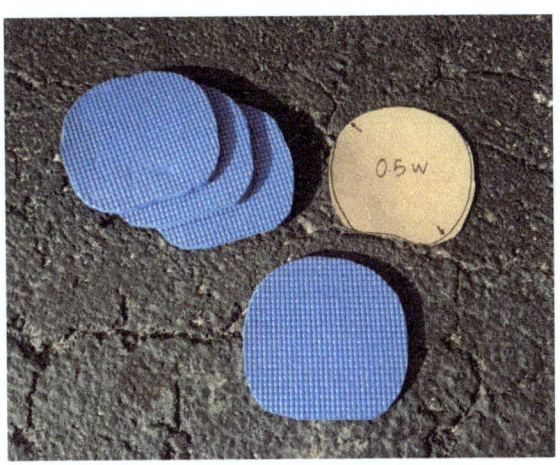

Inlegzooltjes van een yogamat gemaakt
(foto: The Other horse)

Heeft het paard te weinig straal dan is straalondersteuning een goed idee. Je bevestigt met duct-tape een driehoek ondersteuningsmateriaal in de vorm en maat van een gezonde straal aan de onderzijde van de hoef, voordat je de schoen aantrekt. Of je plakt het in de schoen dan wel op het zooltje. Er zijn ook kant-en-klare inlegzooltjes met straalondersteuning te koop.

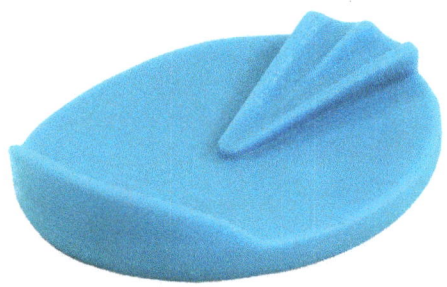

Inlegzooltje met straalondersteuning
(foto: Soft-ride)

Een paard dat jarenlang beslagen is geweest of met vergevorderde rotstraal kan juist dermate gevoelige stralen hebben dat je tijdelijk een driehoek uit de inlegzool wilt snijden om de straal te ontzien. Is er sprake van zoolperforatie, verwijder dan wat rubber aan de binnenzijde van de zool van de schoen of van de inlegzool om druk op het doorzakkende hoefbeen weg te nemen.

> ➤ Let wel goed op dat je niet per ongeluk met de inlegzooltjes of het straalondersteunend materiaal de hielhoogte verandert. Te grote hielhoogte verhoogt de druk op de pijnlijke lamellenverbinding, de zool en de punt van het hoefbeen.

Zachte inlegzooltjes kunnen het hiervóór beschreven probleem van perifere belasting goed oplossen.

Een goede hoefverzorger weet alles van de toepassing van zooltjes en straalondersteuning. Maak gebruik van zijn kennis en laat je voorlichten of laat hem de zooltjes of straalondersteuning maken.

Pasvorm

Niet-passende schoenen zijn lastig om aan te trekken, schuren de kroonrand, hoefballen en kootholte en gaan uit tijdens het rijden. Het is overbodig te zeggen hoe belangrijk het voor het paard en de motivatie van de eigenaar is dat dit alles niet het geval is. Je begint dus met de aanschaf van schoenen die goed passen. Voordat je dit kunt doen moet je de maat opnemen of laten nemen. Dit gebeurt op een correct bekapte hoef. De maatvoering is gebaseerd op de lengte en de grootste breedte van de hoef. Bij de lengte gaat het om de afstand tussen de teen en de achterzijde van de hiel. Meet dus niet tot aan de achterzijde van de hoefballen. Het breedste deel van de hoef bevindt zich precies halverwege de hoef, tussen de apex van de straal enerzijds en het einde van de steunsels en de middelste straalgroeve anderzijds.

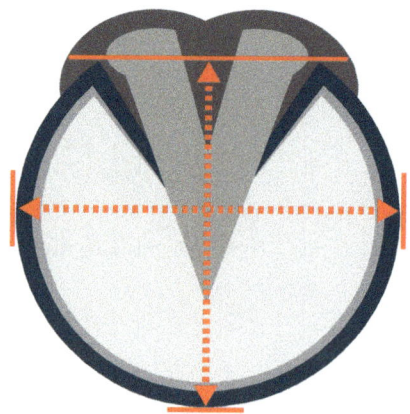

Maten hebben meestal enige overlap. Als de lengte en breedte in verschillende maten vallen, kun je het beste de grootste van de twee kiezen. Is het verschil meer dan een maat, kijk dan of een ander model of merk schoen wél een maat heeft die aansluit bij de hoeven van jouw paard.

In het geval van hoefbevangenheid speelt nog mee dat de vorm van de hoef substantieel kan veranderen. Waarschijnlijk passen hoefschoenen die aangemeten worden op het moment dat de witte lijn flink verbreed is, niet meer naarmate de hoef geneest. Goed nieuws dus voor het paard, minder goed voor de portemonnee. Dit mag uiteraard geen beletsel zijn. Je kunt met tweedehands schoenen de kosten aardig drukken.

> Voor zowel nieuwe als tweedehands schoenen gaat geldt dat ze zo goed mogelijk moeten passen. Bij tweedehands schoenen moet je goed opletten dat de schoenen niet scheef zijn afgesleten. Dit kan zowel aan de onderkant als aan de binnenkant het geval zijn.

Als een schoen niet perfect past, kan deze aangepast worden. Met een verfbrander (hittepistool) is de vorm van sommige merken schoenen te beïnvloeden. Met een hoefmes en rasp kun je materiaal verwijderen. Zo kan het handig zijn de teen van de schoen meer af te ronden dan de fabrikant heeft gedaan. In het geval van een hoefbeenkanteling wordt het afwikkelpunt naar achteren gebracht, zodat dit beter aansluit bij de positie van het hoefbeen. Net als bij de inlegzooltjes kun je deze aanpassingen het beste laten doen door iemand die hier ervaring mee heeft. Bij voorkeur is dit degene die je paard ook bekapt.

Een paard dat zwaar hoefbevangen is en te kampen heeft met een hoefbeenkanteling of een zinker zal de schoenen uren achtereen of zelfs permanent aan hebben. In dit geval is het nog belangrijker dat de schoenen perfect passen. Gebruik hoefsokken, bandages of tape om de kroonrand, kootholte en hoefballen te beschermen. Maak de schoenen regelmatig schoon, desinfecteer ze en laat ze drogen voor je ze weer aandoet. Controleer de pasvorm, de sluitingen en kijk of je paard nog steeds goed loopt met deze schoenen.

Bij een ernstig misvormde hoef kun je schoenen op maat laten maken. De zool kan dan desgewenst van extra zacht materiaal vervaardigd worden voor nog meer schok- en trillingsdemping.

Regelmatig en vakkundig hoefonderhoud is vereist om te zorgen dat de schoenen goed blijven passen en makkelijk aan- en uitgetrokken kunnen worden.

Veel hoefverzorgers hebben altijd een aantal soorten en maten schoenen bij zich en weten deze zo nodig dusdanig aan te passen dat ze perfect passen. Is dit bij jouw hoefverzorger niet het geval, dan kan hij je adviseren over de aanschaf, ze voor je bestellen of je doorverwijzen naar een collega die zich gespecialiseerd heeft in deze materie.

We zullen nu kijken we naar een aantal populaire merken en modellen. Let wel, dit overzicht is niet volledig.

SCOOT-BOOT

- ➕ Lichtgewicht
- ➕ Makkelijk aan te trekken
- ➕ Vocht loopt makkelijk weg
- ➖ Achterzijde en sluiting kunnen irritatie veroorzaken

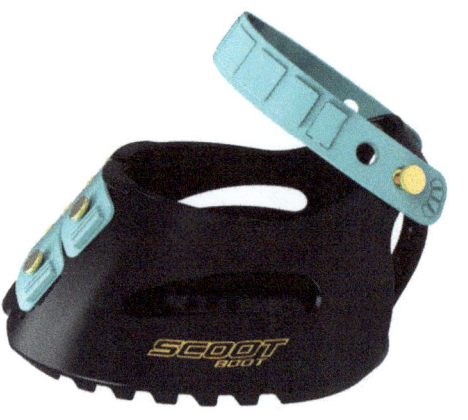

CAVALLO SIMPLE

- ➕ Makkelijk aan te trekken, blijft goed zitten
- ➕ Hoefballen zijn beschermd
- ➕ Geschikt voor paarden met hoeven die een grotere breedte dan lengte hebben
- ➕ Geschikt voor aangespannen rijden
- ➖ Kan irritatie in de kootholte veroorzaken

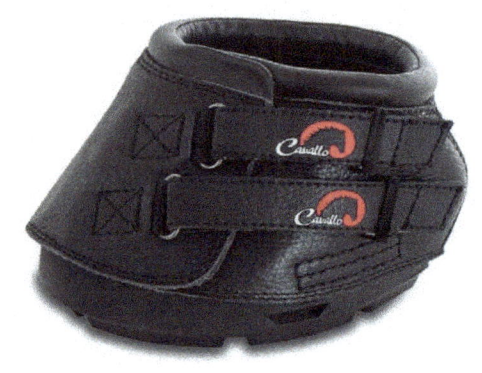

DALLMER CLOG

- ➕ Makkelijk aan te passen
- ➕ Slijtvast
- ➕ Aparte modellen voor- en achterhoeven
- ➕ Vocht loopt makkelijk weg
- ➖ Open zool, waardoor er perifere belasting optreedt

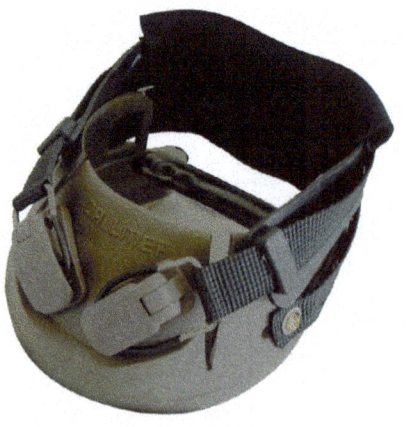

EQUINE FUSION
ALL TERRAIN ULTRA

- ➕ Zeer goede schokdemping
- ➕ Zachte binnenkant
- ➕ Geschikt voor afwijkende hoefvormen, zoals flares en brede lamellenwig

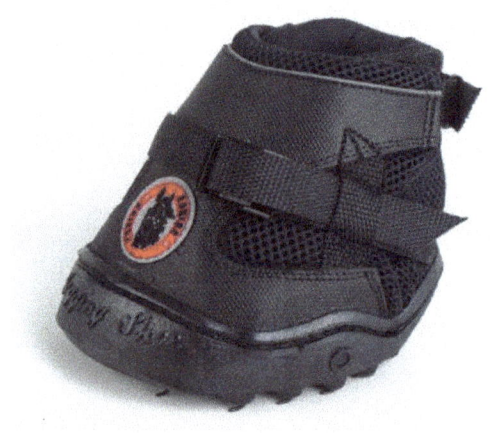

EASYBOOT STRATUS

- ➕ Therapeutische hoefschoen
- ➕ Aanpasbaar voor specifieke aandoeningen m.b.v. TheraPad-systeem
- ➕ Vocht loopt makkelijk weg
- ➕ Goede luchtcirculatie
- ➖ Aanpassingen vergen inzicht en ervaring

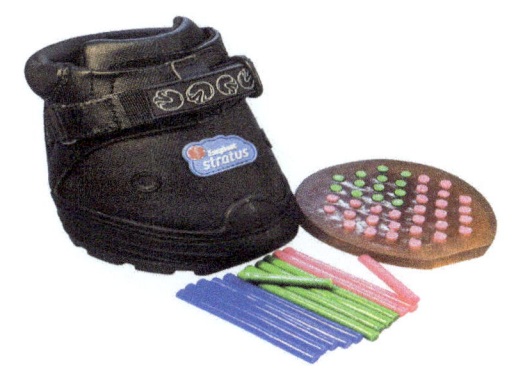

EASYBOOT CLOUD

- ➕ Therapeutische hoefschoen specifiek ontwikkeld voor hoefbevangen paarden
- ➕ Zachte zool
- ➖ Niet geschikt voor rijden

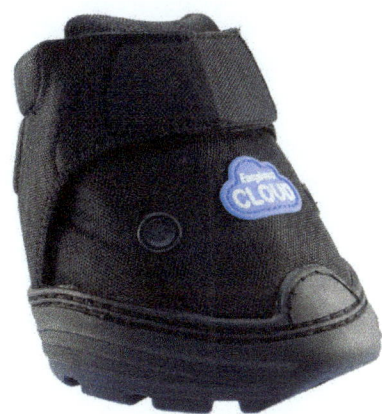

EASYBOOT ZIP

- ➕ Therapeutische hoefschoen
- ➕ Snelle en makkelijke oplossing om de hoef te beschermen
- ➖ Niet geschikt voor rijden

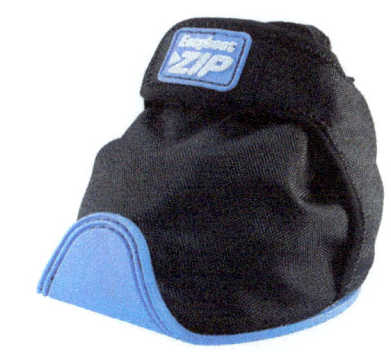

EASYBOOT GLOVE

- ➕ Lichtgewicht
- ➕ Makkelijk aan te trekken
- ➕ Geschikt voor paarden met hoeven die een grotere lengte dan breedte hebben
- ➖ Lastig uit te doen

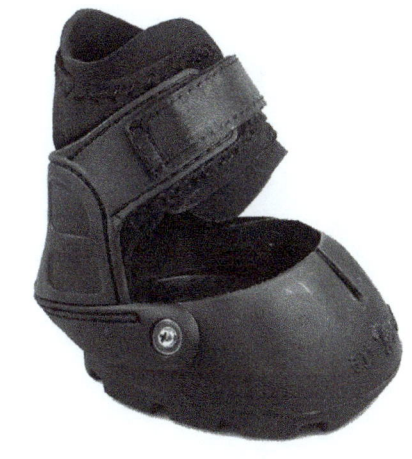

SOFT RIDE

- ➕ Therapeutische hoefschoen
- ➕ Extra zachte inlegzooltjes voor optimale schok- en trillingsdemping
- ➖ Niet geschikt voor rijden

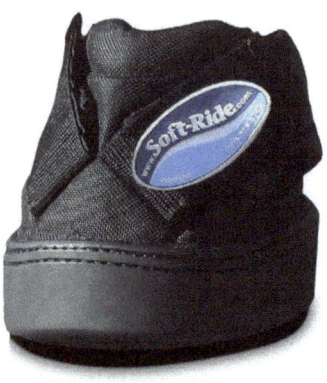

EVO BOOT

- ➕ Lichtgewicht
- ➕ Concave zool
- ➕ Flexibel

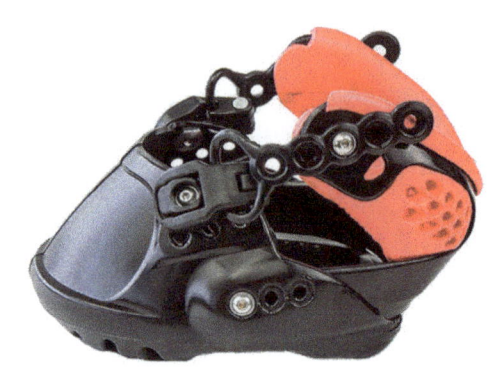

RENEGADE

- ➕ Blijft goed zitten
- ➕ Geschikt voor paarden met hoeven die een grotere lengte dan breedte hebben
- ➕ Vocht loopt makkelijk weg
- ➖ Minder geschikt voor afwijkende hoefvormen
- ➖ Te harde zool en geen mogelijkheid om losse inlegzooltjes te gebruiken
- ➖ Deze schoen moet voor het eerste gebruik op maat gemaakt worden

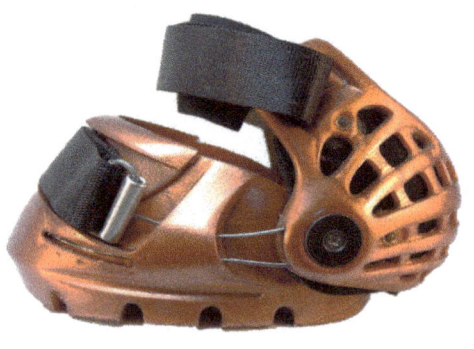

SWISS GALOPPERS

- ➕ Flexibel, geschikt voor verschillende hoefvormen
- ➕ Goede bescherming hoefballen
- ➕ Weinig slijtgevoelige onderdelen
- ➖ Te harde zool
- ➖ Weinig grote maten beschikbaar

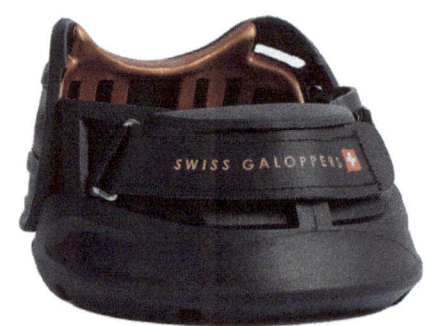

FIXATIE

De hoef kan, vooral in de acute fase of in het geval van een zinker, gefixeerd worden met behulp van gips of kunststof. Ondersteunend materiaal van de zool kan meegeplaatst worden in het gips. Dit laatste kan zodanig gevormd zijn dat het afwikkelpunt van de hoef tijdelijk veranderd wordt. Het doel van fixatie is het verbeteren van krachtverdeling in de hoef, verminderen van gevoeligheid en het voorkomen van (verdere) hoefbeenkanteling. In sommige gevallen wordt de fixatie gecombineerd met een kroonrandresectie (zie pagina 197).

NADELEN EN COMPLICATIES

Het gips wordt vaak twee tot vier weken omgelaten. Anders dan met röntgenfoto's is het verloop van de hoefbevangenheid niet meer waar te nemen. Het hoefmechanisme wordt beperkt, zij het in mindere mate dan bij hoefbeslag. Een verkeerd aangebracht gips geeft een onaanvaardbaar risico op afknelling van de bloedtoevoer. Sommige materialen die gebruikt worden voor fixatie zijn niet ademend. Dit kan schimmelvorming veroorzaken. Er bestaat een risico op huid- en wondinfectie. Het correct fixeren van een hoef wordt, om deze nadelen zo veel mogelijk te voorkomen, het best gedaan door een dierenarts of een hoefverzorger met ruime ervaring op dit gebied.

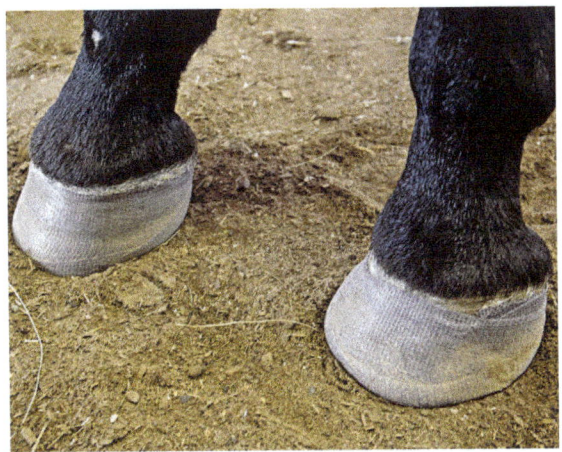

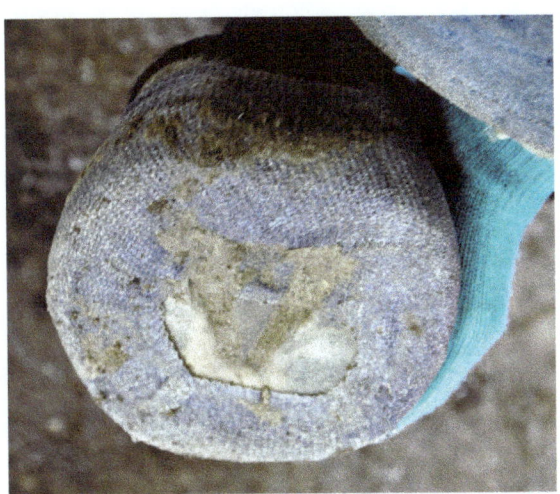

Fixatie met gipsverband
(foto's: Sarah Bernier)

BEWEGING

Vaak is gebrek aan voldoende beweging deels een oorzaak bij het ontstaan van hoefbevangenheid. Te weinig beweging betekent ook een slechte doorbloeding en vaak overgewicht. Voor een voorspoedige genezing is beweging dan ook noodzakelijk. Echter, als je je hoefbevangen paard laat bewegen voordat hij correct bekapt is, draag je waarschijnlijk alleen bij aan een verslechtering van zijn situatie. Om nog duidelijker te zijn: laat je paard geen meter bewegen voordat je hoefverzorger hem bekapt heeft.

Bemoedig elke beweging die het paard maakt – al is het gaan staan na een paar dagen liggen –, maar dwing hem zeker niet. De verzwakte lamellenverbinding moet niet verder beschadigen. De zool, waar van binnenuit het kantelende hoefbeen tegenaan drukt, moet uiterst voorzichtig belast worden. De beweging stimuleert het hoefmechanisme en daarmee de doorbloeding. Zuurstofrijk bloed gaat vol voedingsstoffen, hormonen en enzymen naar de hoef; koolzuurrijk bloed voert afvalstoffen af.

> ➤ Hierbij moet aangemerkt worden dat een groot deel van het bloed de dermale lamellen niet bereikt als gevolg van shunting (zie pagina 43, onder 'Arterioveneuze anastomosen'). Het is dus zaak het evenwicht te vinden waarbij de doorbloeding maximaal effect heeft en de beweging geen schade toebrengt aan de hoef. Een correcte bekapping is hierbij doorslaggevend.

Een hoefbevangen paard 'weet' welke beweging (gang, snelheid, afstand) het nodig heeft om de genezing te bespoedigen. Als je hem stalt, ontneem je hem deze mogelijkheid. Stalrust is geen oplossing, maar één van de oorzaken. Geef het paard de ruimte in een omgeving waar de voedselrisicofactoren (gras, eikels, beukennootjes, appels en dergelijke) minimaal zijn. Geef alleen weidegang als het risico beheersbaar is. Voedselrisico en weidegang komen in het volgende hoofdstuk uitgebreid aan bod.

Je kunt begeleid beweging geven vanaf Obel 1, of als het paard na één minuut merkbaar beter gaat lopen, op hoefschoenen door:

- Te wandelen met het paard
- Grondwerk of spelen met het paard
- Sociale interactie met andere paarden te bieden (zie pagina 257)
- Hooiplaatsen, drinkwatervoorziening en liksteen ver van elkaar verwijderd te plaatsen
- Een pad te maken in de wei of bak met schriklint of iets dergelijks (zie ook pagina 144, onder 'Behandelplan'). Een paddock paradise, zoals omschreven op pagina 255, stimuleert ook beweging.

> ➤ Let op dat de ondergrond óf vlak en stevig is, óf zand. Onregelmatigheden belasten de gevoelige zool te veel. Een te stevige ondergrond zorgt echter voor perifere belasting (zie pagina 122). Te diep zand of een zware bak kunnen te veel druk op de zool geven.

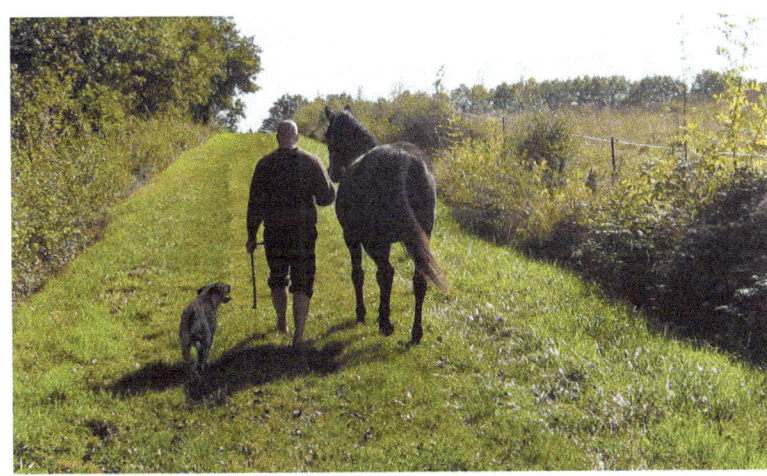

Beweging door wandelen

Rijden is in de acute fase geen goed idee. Jouw extra gewicht belast de hoeven te veel. Het paard kan door de pijnlijke hoeven moeilijker zijn evenwicht bewaren. Springen is uiteraard helemaal uit den boze.

Ga je weer rijden, doe dit dan vanaf Obel 0 op hoefschoenen met inlegzooltjes en als de zool van het paard voldoende dikte heeft (ongeveer een centimeter, vast te stellen door je hoefverzorger of, aan de hand van röntgenfoto's, door je dierenarts).

Voer het bewegingspatroon langzaam en gelijkmatig op in lengte en intensiteit. Maak de afstanden niet te lang, belast het paard niet te veel en rijd in een rustig tot middelmatig tempo. Laat het paard zelf bepalen waar het zijn hoeven neerzet. Let goed op signalen van pijn of vermoeidheid van je paard en respecteer deze direct. Voor longeren en beweging in een stapmolen geldt hetzelfde. De beweging op de volte belast bovendien de binnenste structuren van de hoef te veel. Beweging in een stapmolen is al snel geforceerd.

Sommige paarden overvragen zichzelf of de eigenaar wordt iets te enthousiast. Als beweging zorgt voor een verslechtering, moet je gelijk minderen.

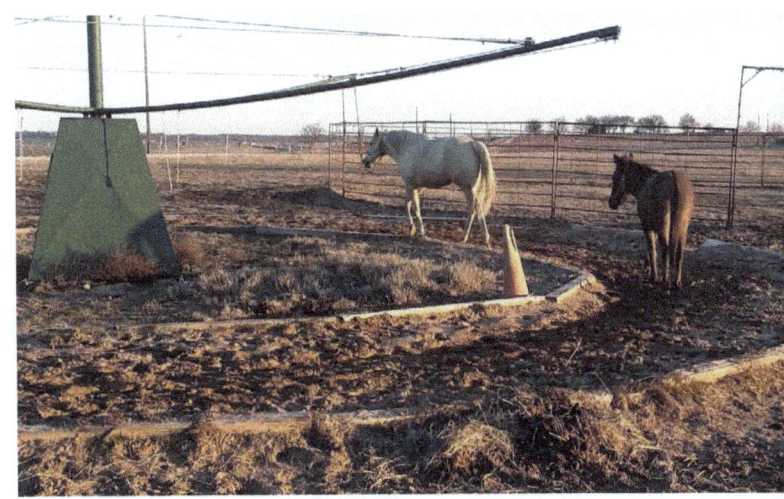

Geforceerd bewegen in een stapmolen
(foto: Liz Kilroy)

CHIRURGISCH INGRIJPEN

Voor de volledigheid – en gelijk als waarschuwing – behandelen we hier ook chirurgische ingrepen die soms toegepast worden. Uiteraard zijn er situaties denkbaar waarin dit soort ingrijpen wel nuttig of nodig kunnen zijn. Overleg dit dan goed met je dierenarts en probeer de mogelijke negatieve gevolgen zo objectief mogelijk in beeld te krijgen. Vraag ook een tweede mening van een andere dierenarts. Tenslotte is het misschien goed om na te denken of je zo'n ingreep werkelijk voor het welzijn van je paard doet of dat je eigen voordeel bij de resultaten zwaarder weegt. Bijna altijd is het bijstellen van je verwachtingen minder ingrijpend dan een operatieve ingreep.

TENOTOMIE EN DESMOTOMIE

Tenotomie is het doorsnijden van de diepe buigpees (ook: peesklieving). Het doorsnijden van de ondersteuningsband, het zogenoemde distaal check-ligament heet desmotomie (ook: ligamentklieving) om de kanteling van het hoefbeen op te heffen. Doel van deze ingreep is de trekkracht die de diepe buigpees via de diepe buigpees en de ondersteuningsbanden op het hoefbeen uitoefent, weg te nemen. Dit terwijl die trekkracht niet de hoofdoorzaak van het probleem is. De voornaamste oorzaak ligt in het onvermogen van de lamellen om, samen met de strekpees, tegenkracht te bieden aan met name de neerwaartse kracht van het lichaamsgewicht van het paard (zie kadertekst 'Diepe buigpees en hoefbeenkanteling' op pagina 60).

Vaak wordt deze methode in een laat stadium van de hoefbevangenheid toegepast en heeft dan eigenlijk alleen nog ten doel de levensduur te rekken. Een doel dat er maar sporadisch mee bereikt wordt.

NADELEN EN COMPLICATIES

Om de veranderende krachten in de hoef op te vangen wordt in veel gevallen weer therapeutisch hoefbeslag toegepast in combinatie met een agressieve bekapping om het hoefbeen parallel met de grond te forceren. Dit met alle nadelen van dien.

Zwellingen, pijn, osteitis (botontsteking) en osteomyelitis (beenmergontsteking), fibrose (bindweefselwoekeringen), artrose en gewrichtsmisvormingen en blijvende peessamentrekking kunnen als complicaties optreden. Er is veel en vaak lange nazorg nodig.

HOEFWANDRESECTIE

Hoefwandresectie is het geheel of gedeeltelijk wegnemen van de hoefwand. In het geval van hoefbevangenheid wordt een deel van de teen geresecteerd. In de chronische fase kan dit toegepast worden met als doel:

- Verwijderen van necrotisch weefsel
- Behandelen van abcessen
- Wegnemen van druk. Dit kan eventueel ook door kleine gaatjes te boren in de hoefwand, die na het wegvloeien van weefselvocht en serum weer afgesloten kunnen worden.

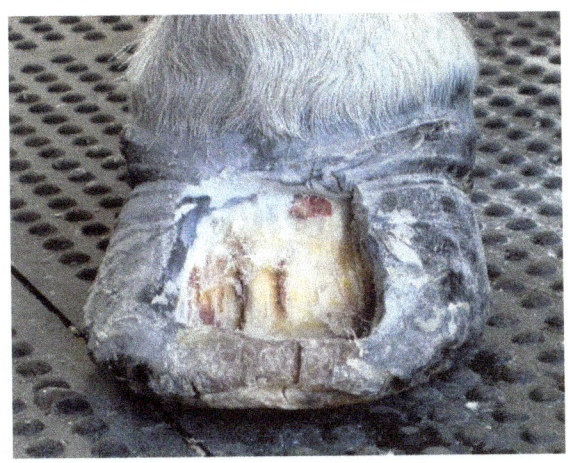

Gedeeltelijke hoefwandresectie
(foto: Simon Constable)

NADELEN EN COMPLICATIES

De kwartieren (zijwanden) kunnen te lijden krijgen onder te grote druk, doordat het teengedeelte minder of geen kracht meer kan opvangen. Dit probleem komt nog sterker tot uiting als de kwartieren niet correct bekapt worden. Verergering van de al aanwezige lamellaire onthechting kan nu het gevolg zijn. Bij een gebrekkige nazorg kunnen complicaties optreden als ontstekingen en abcessen of weefselwoekeringen.

KROONRANDRESECTIE

Het wegfrezen, -vijlen of -slijpen van een smal gedeelte van de hoefwand vlak onder de kroonrand heet kroonrandresectie. Dit wordt toegepast met de volgende doelen:

- Stimuleren van correcte hoefgroei in het teengedeelte
- Wegnemen van de blokkerende werking van de hoefwand op de bloedcirculatie
- Wegnemen van druk op de kroonlederhuid

NADELEN EN COMPLICATIES

Nadeel is dat de hoefwand verzwakt raakt, waardoor de kans op verder hoefbeenkanteling vaak groter wordt. Bovenop dezelfde mogelijke complicaties als bij een resectie, kunnen de randen van de groef de bloedcirculatie juist weer verstoren en zwellingen veroorzaken. Een uitpuiling van de kroonlederhuid (kroonlederhuidprolaps) behoort eveneens tot de ongewenste mogelijke resultaten.

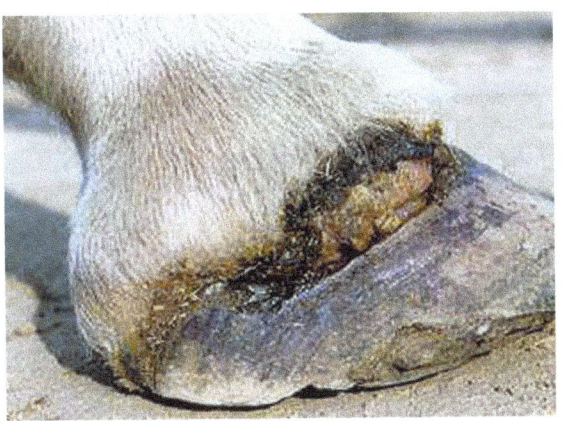

Kroonlederhuidprolaps als gevolg van een kroonrandresectie
(foto: Gretschen Fathauer)

STAMCELTRANSPLANTATIE

Beschadigde epitheelcellen (opperhuidcellen) worden constant vernieuwd. Dit proces, dat epidermale zelfvernieuwing genoemd wordt, vindt ook plaats in de hoef (zie pagina 33, onder 'Binnenlaag'). Een groot aantal lamellaire basale epitheelcellen in de grondlaag (zie pagina 33, onder 'Basale epitheelcellen') van de opperhuid, met name in die van de hoef- en steunselwand, zijn stamcellen die de specifieke cellen kunnen genereren die nodig zijn voor epidermale zelfvernieuwing. Het eiwit P63 is betrokken bij het onderhoud van de stamcellen. Naar blijkt wijkt de activiteit van P63 af in het geval van chronische hoefbevangenheid in vergelijking met gezonde paarden. De stamcellen produceren hierdoor onvoldoende epitheelcellen. Als gevolg hiervan verzwakt de lamellenverbinding. Een transplantatie van lichaamseigen stamcellen zou hier uitkomst kunnen bieden.

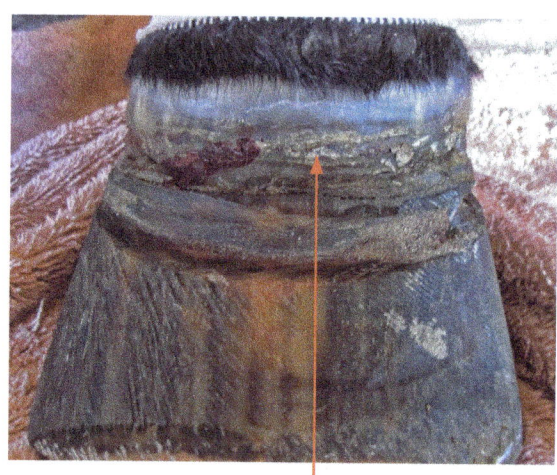

Hernieuwde hoefwandgroei
na stamceltherapie
(foto: Rood & Riddle stem cell laboratory)

NADELEN

Een stamceltransplantatie is een kostbare en specialistische ingreep. Bovenmdien kun je je afvragen of de kwaal niet al te ingewikkeld wordt bestreden. Misschien dat deze behandeling in de toekomst toegepast kan worden bij zeer uitzonderlijke gevallen van hoefbevangenheid waarin alle andere oplossingen werkelijk geen soelaas konden bieden.

ADERLATEN

Aderlaten (ook: flebotomie) is een oude behandelwijze die tegenwoordig weer af en toe wordt toegepast. Er wordt geprobeerd de bloeddruk te verlagen. De gedachte hierachter is tweeledig. Ten eerste vermindert een lagere bloeddruk de aanvoer van MMPs iets. Ten tweede zal het verlagen van de bloeddruk helpen voorkomen dat er te veel weefselvocht uit de haarvaten treedt. De kans op oedeemvorming tussen de hoefwand en het hoefbeen wordt hierdoor kleiner. De mogelijke schade die oedeem aan het hoefweefsel kan toebrengen zal kleiner zijn. De pulsaties in de hoef – en daarmee de pijn – worden minder. De bloeddruk zal zich echter na een aderlating weer vrij snel herstellen. Weliswaar meestal niet helemaal tot het oude niveau, maar het blijft met betrekking tot de oedeemvorming wel een symptoombestrijdende maatregel. Verder is de lagere aanvoer van MMPs maar van korte duur.

Een tweede streven is om de viscositeit (stroperigheid) van het bloed te verlagen. Na een aderlating probeert het lichaam zo snel mogelijk het bloedvolume weer op peil te brengen. Hiertoe wordt vocht aan weefsels onttrokken dat vervolgens aan het bloed wordt toegevoegd. Bloed met betere 'stromingseigenschappen' zou voor een betere doorbloeding moeten zorgen. Hiermee sluit de behandeling aan op de bloedcirculatie- en de overbelastingstheorie. Hier moet ook gezegd worden dat de viscositeit van het bloed zich weer snel zal herstellen naar het oude niveau.

Tenslotte probeert de dierenarts met deze behandeling in het bloed circulerende gifstoffen te verwijderen.

Nadelen en complicaties

De snelle wisselingen in bloedhoeveelheid
– en daarmee de vochthuishouding – hebben
nadelige effecten op de mineraalconcentraties
in het lichaam. Bovendien zijn er de volgende
mogelijke complicaties bij aderlaten:

- Hematomen (bloeduitstortingen)
- Microtromboses
- Vaatontsteking (vasculitis)
- Zenuw- of weefselschade, doordat het
  tourniquet te lang wordt omgelaten

ADERLATEN BIJ IJZERSTAPELING

Paarden kunnen via de voeding
te veel ijzer binnenkrijgen. In de
kadertekst 'IJzeroverschot en insulineresistentie' op pagina 82 heb je
gelezen dat de wetenschap veronder-
stelt dat dit een negatief effect heeft
op insulineresistentie. Een ander
probleem is het verschijnsel ijzerstapeling (hemochromatose).

Het geconsumeerde ijzer komt in het
bloed terecht. IJzer dat vervolgens
niet via de urine en galvloeistof
afgevoerd wordt, zal zich in verschillende organen ophopen. Het zijn
onder andere de milt, de alvleesklier,
de hypofyse, de huid, maar vooral de
lever waar ijzerstapeling plaatsvindt.

Je hebt in dit boek al verschillende
keren gelezen hoe belangrijk een
goed functionerende lever is met
betrekking tot hoefbevangenheid.
Om het ijzergehalte in het lichaam
te verlagen kan aderlating toegepast
worden. Het lichaam zal nieuw bloed
moeten aanmaken. Hier is ijzer voor
nodig. Het lichaam onttrekt dit aan
het in de lever opgeslagen ijzer.

MADENTHERAPIE

Een onalledaagse bio-chirurgische behandeling
met een nog experimenteel karakter is madentherapie. Hoewel de kans dat jouw paard deze
ooit zal ondergaan bijster klein is, bespreken we
hem hier toch.

Totdat antibiotische medicijnen in de jaren
dertig van de vorige eeuw op grote schaal in
de humane geneeskunde werden toegepast,
was het gebruik van maden redelijk gangbaar.
Geïnfecteerd of necrotisch weefsel kan namelijk
zeer efficiënt opgeruimd worden door steriele
maden van de vleesvlieg. De bacteriën die in dit
weefsel zitten worden door de maden verteerd.
Gezond of helend weefsel laten zij met rust.

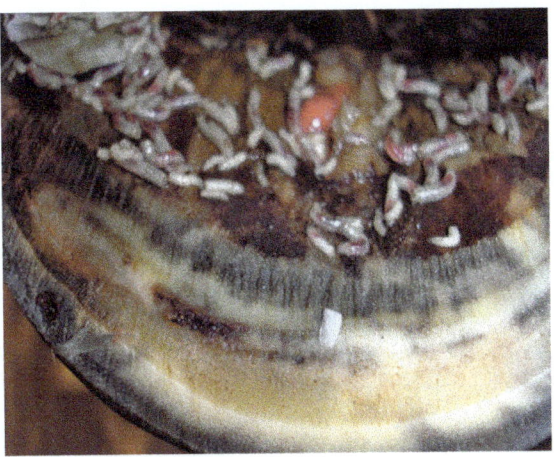

Madentherapie
(foto: Scott Morrison)

Door de aanwezigheid van maden verandert de
zuurgraad van het omliggende weefsel wat een
remmend effect heeft op bacteriegroei. Verder
scheiden ze een stof af, allantoïne genoemd,
die als eigenschap heeft dat het weefsel aanzet

tot de vorming van nieuwe cellen. Een tweede afscheidingsproduct is ammonia die een desinfecterende werking heeft. Bovendien produceren de maden enzymen die zowel ontstekingsremmend werken, het necrotisch weefsel zacht maken, de aanmaak van haarvaten stimuleren, als de binding van trombocyten (bloedplaatjes) vertragen. Door deze laatste eigenschap blijft de wond langer open, waardoor de maden hun goede werk kunnen blijven doen.

Tenslotte is er het gekrioel van de maden. Hierdoor wordt het weefsel geprikkeld als gevolg waarvan er sneller en meer herstelweefsel (granulatieweefsel) door het lichaam wordt aangemaakt. De enige bekende bijwerking is het gevolg van dit bewegen van de maden. Het paard kan geïrriteerd raken door het gevoel en met de hoef gaan schrapen of tegen de stalwand slaan.

De maden worden elke drie dagen vervangen door verse exemplaren. Vervolgens worden ze ingesloten met speciaal zuurstof- en vochtdoorlatend verband. Dit verband wordt dagelijks ververst. Bij een andere methode wordt de hoef in een soort gipsverband gezet waar vervolgens een opening in wordt gemaakt waarlangs de wond bereikt kan worden.

Moeten de maden in de zool aan het werk, dan wordt vaak een verbandijzer aangebracht waar een plaat op vast te schroeven is. Zo worden de maden niet verpletterd door het gewicht van het paard. Het kan zijn dat het middel hier erger is dan de kwaal. Gezien het experimentele karakter van de therapie is er waarschijnlijk ook een behandeling mogelijk zonder maden en dus zonder ijzer.

Meer dan zuurstof en hun buffet van geïnfecteerd of necrotisch weefsel hebben maden niet nodig. Vooral op plekken waar de doorbloeding slecht is kunnen zij dus goed werk verrichten. Op pagina 58, onder 'Vorm en staat van het hoefbeen', heb je kunnen lezen dat necrotisch weefsel onder andere door afgeknepen bloedvaten ontstaat.

De meest voorkomende toepassing van maden met betrekking tot hoefbevangenheid is bij ontstekingen aan het hoefbeen (osteitis). Hiertoe moet soms een opening in de hoefwand gemaakt worden om de maden ter bestemde plaatse te krijgen. Bij ernstige zoolperforaties met complicerende ontstekingen en bij chronische zoolabcessen lijkt deze therapie eveneens gunstige resultaten te leveren.

HIRUDOTHERAPIE

Een tweede vorm van bio-chirurgie is hirudotherapie, naar de Latijnse naam voor bloedzuiger *hirudo*, oftewel de therapeutische toepassing van bloedzuigers. Medicinale bloedzuigers werden duizenden jaren geleden al ingezet in de strijd tegen ziektes. In het speeksel van de bloedzuigers zitten stoffen die stollingsremmende, antibiotische, pijnstillende en ontstekingsremmende eigenschappen bezitten. Sommige van deze stoffen zijn ook lange tijd uit de bloedzuigers gewonnen voor de productie van medicijnen.

Vanuit de complementaire veterinaire geneeskunde is er weer interesse ontstaan voor de behandeling met bloedzuigers. Toepassing bij hoefbevangenheid gebeurt dan als alternatief voor chemische of fytotherapeutische remedies met de hierboven genoemde eigenschappen, met name als deze middelen niet (snel genoeg) effectief blijken te zijn.

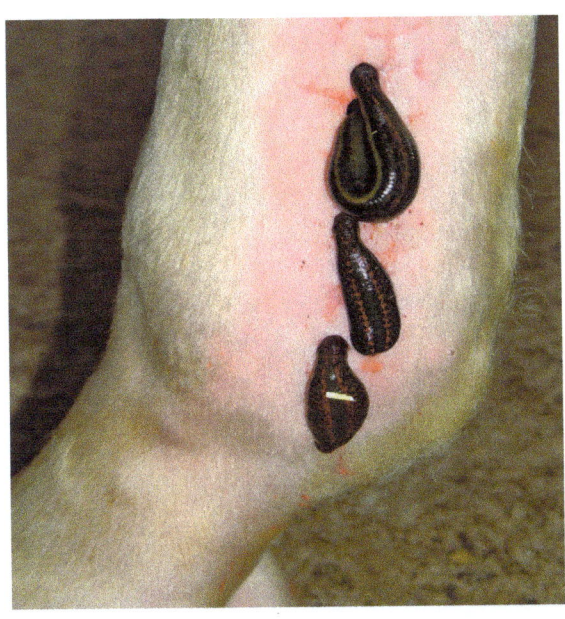

Bloedzuigers (hirudotherapie)
(foto: Kathmann Vital)

NADELEN EN COMPLICATIES

De beet kan jeuk en allergische reacties veroorzaken. Ook kunnen er ziekteverwekkers overgebracht worden, waaronder een bacterie die in de ingewanden van de bloedzuiger huist. Deze kan een infectie veroorzaken. Door gebruik te maken van steriel gekweekte, vervoerde en opgeslagen bloedzuigers en deze correct in te zetten, wordt dit risico gelukkig aanmerkelijk lager. Nadat de bloedzuigers verwijderd zijn blijft de wond lang open en nabloeden. Dit is een gevolg van de stollingsremmende stof hirudine die de bloedzuiger afscheidt. Overigens wordt dit ook als therapeutisch doel gezien.

Bloedzuigers mogen niet worden gebruikt bij paarden die stollingsremmende medicijnen zoals aspirine of fenylbutazon ('buut') krijgen. Dit geldt ook voor paarden die planten krijgen met stollingsremmende eigenschappen, zoals kaneel of fenegriek. Bij bloedarmoede is het gebruik van bloedzuigers af te raden, omdat dit door de behandeling erger kan wordent. De hirudotherapeut neemt voorafgaand aan de behandeling een uitgebreide anamnese af van het paard om deze contra-indicaties te ondervangen.

COMPLEMENTAIRE THERAPIEËN

Je weet nu dat je gericht bezig moet zijn de primaire en de faciliterende oorzaken en de complicaties van de hoefbevangenheid te bestrijden. Verderop in dit boek lees je hoe je de leefomstandigheden van je paard kunt verbeteren om daarmee bij te dragen aan een spoedig herstel. Naast deze mogelijkheden is er nog een keur aan complementaire of alternatieve therapieën voorhanden.

Onder andere homeopathie, aroma- en bloesemtherapie, elektro- en magneetveldtherapie worden toegepast om pijn en oedeem te verminderen, de bloedcirculatie te bevorderen, ontstekingen terug te dringen of het lichaam in balans te brengen. Reikibehandelingen, craniosacraaltherapie, bioresonantie, edelstenen en healing zouden volgens sommigen kunnen ondersteunen of zelfs genezen.

Het valt absoluut buiten het bestek van dit boek om al deze mogelijkheden te bekijken of te beoordelen op hun therapeutische waarde of hun wetenschappelijke grond. Als jij je comfortabel voelt bij deze behandelingsvormen, kun je overwegen ze toe te passen bij de genezing of preventie van hoefbevangenheid. Let alleen goed op of ze de behandeling, zoals in dit boek beschreven staat, niet in de wielen rijden. Kijk ook uit voor 'twee kapiteins op een schip'. Als verschillende behandelaars van je paard je tegenstrijdige adviezen geven, zal dat de genezing zeker niet bespoedigen.

Het is sterk aan te raden je grondig te verdiepen in het al dan niet bestaan van een wetenschappelijke onderbouwing van de therapie die je op het oog hebt. Anekdotisch bewijs is géén bewijs. Zelfs een sterke samenhang tussen een behandeling en een positieve uitkomst betekent niet dat er sprake is van oorzaak en gevolg.

Probeer ook de feiten niet uit het oog te verliezen. Een acupuncturist kan je helpen om oedeem te verminderen, maar als je paard ernstig insulineresistent is, zul je toch echt iets aan de voeding en beweging moeten veranderen.

We doen hieronder een greep uit de therapieën waarvan aangetoond is dat zij effectief kunnen zijn als ondersteunende therapie. Er bestaat geen enkel bewijs, anders dan anekdotisch, dat een van deze therapieën alléén, hoefbevangenheid kan genezen.

ACUPUNCTUUR, ACUPRESSUUR, SHIATSU

Acupunctuur, acupressuur en shiatsu zouden de gunstige effecten van een conventionele behandeling kunnen versterken en de bijwerkingen ervan beperken. Dit mede doordat het pijnverlichtend kan werken door het vrijmaken van de pijnstillende stof endorfine in het lichaam. Daarbij verbetert het de doorbloeding en helpt het bij het verminderen van oedeem. Eerder in dit boek heb je kunnen lezen dat de verhoogde toevoer van MMPs een oorzaak zou zijn van hoefbevangenheid. Tijdens de ontwikkelings- en acute fase zou een acupunctuurbehandeling die gericht is op het bevorderen van doorbloeding dus niet zo'n goed idee zijn.

> Er is bij mensen onderzoek gedaan waaruit bleek dat de verhoogde aanmaak van endorfine onafhankelijk was van de plaats op het lichaam waar het acupunctuurnaaldje werd ingebracht. Behandelen op de meridianen leverde geen beter resultaat op. De onderzoekers stelden dat de verhoogde aanmaak een reactie is op de pijn veroorzaakt door het naaldje.

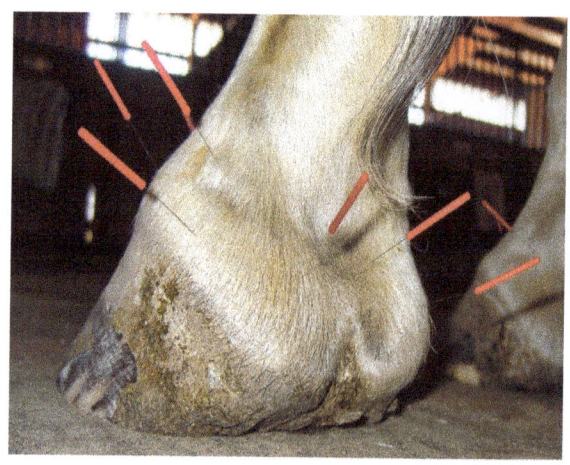

Acupunctuur
(foto: Lisa Lancaster)

MASSAGE

De laminitis-stand geeft vaak spierpijn. Masseren kan verlichting geven. Dit kun je vaak prima zelf doen. Voel of je gespannen spieren kunt ontdekken. Vooral boeg-, rug- en bilspieren kunnen last hebben. Massage van de diepe buigspier, met name volgend op een bekapping waarbij de hielen verlaagd zijn, kan helpen om het aanpassen van de spiertonus te bespoedigen.

Wrijf eerst met twee handen de spieren lekker warm, waarna je met de daadwerkelijke massage begint. Simpel kneden van de spieren helpt al goed. Losjes met je vuisten op de bilspieren trommelen is ook een eenvoudige massagetechniek. Let goed op dat je niet op gewrichten of andere gevoelige plekken trommelt.

Chronische spierspanning in de schouderspieren verhoogt uiteindelijk de trekkracht op de diepe buigpees. Er bestaat een eenvoudige handeling om het spier- en bindweefsel losser te maken. Hef het voorbeen op en 'vraag' het naar voren. Ondersteun het been onder de knie en de hoef. Doe je dit op de juiste wijze – en daar is enige oefening voor nodig – dan zul je zien dat het paard zelf het voorbeen strekt. Houd de hoef in lijn met de schouder en dicht bij de grond. Strek het been een keer of vier op deze wijze. Daarna plaats je het been zelf weer terug op de grond. Dit kun je dagelijks bij beide voorbenen doen. Een ernstig hoefbevangen paard doe je er geen plezier mee. Om te beginnen staat hij niet comfortabel op drie benen. Bovendien komt er tijdens deze handeling even meer spanning op de diepe buigpees te staan.

Het manipuleren van een ziek paard is niet zonder risico. Wees dus voorzichtig. Als je paard aangeeft dat hij je massages onaangenaam vindt, stop je gelijk. Je kunt daarna nog eens proberen om dezelfde massage zachter uit te voeren. Vindt je paard het dan nog steeds geen goed idee, stop dan helemaal. Bij de minste twijfel roep je de hulp van een fysiotherapeut of paardenmasseur in.

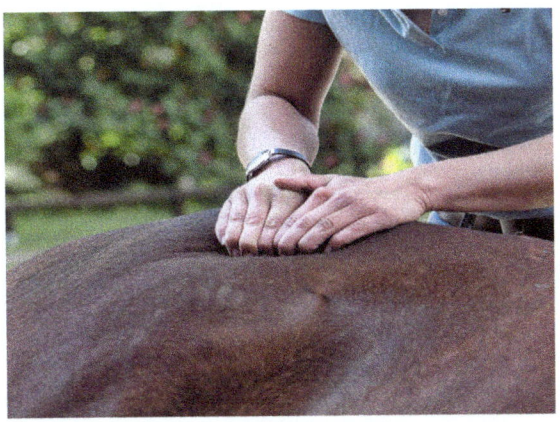

Massage
(foto: Wide open pets)

MANUELE LYMFEDRAINAGE

Door de bloeddruk in het bloedvatenstelsel wordt vocht door de vaatwanden van de haarvaten geperst. De uit de haarvaten geperste vloeistof heet weefselvloeistof.

Het lymfestelsel bestaat onder andere uit lymfevaten. Deze nemen weefselvloeistof op en voeren deze terug naar het bloedvatenstelsel. Zodra weefselvloeistof zich in een lymfevat bevindt, wordt het lymfevloeistof of kortweg lymfe genoemd.

Lymfe bevat veel water en koolstofdioxide (koolzuur) en een kleine hoeveelheid zuurstof. Daarnaast bevat lymfe hormonen, antistoffen die gifstoffen neutraliseren (antitoxinen), zouten, enzymen en lymfocyten (een bepaald soort leukocyten) die een rol spelen in de afweer tegen ziektekiemen. Tenslotte kunnen we veel afvalstoffen, beschadigde cellen, virussen en bacteriën in de lymfevloeistof vinden.

Belangrijke functies van het lymfestelsel zijn:
- Afvoer van weefselvloeistof
- Transport van leukocyten (witte bloedcellen)
- Afweer
- Afvoer van afvalstoffen

Het lymfestelsel heeft geen pomp, zoals het bloedvatenstelsel dat wel heeft. Lymfe wordt onder andere voortgestuwd door samentrekking van de skeletspieren, waar de lymfevaten tussendoor lopen, en door ritmische samentrekking van de lymfevaten zelf. Manuele lymfedrainage (MLD) is een massagetechniek, waarmee invloed uitgeoefend wordt op de lymfevaten. Dit gebeurt door de hierboven beschreven samentrekkingen met de handen te simuleren. Dit bevordert de opname en doorstroming van lymfe. Eventueel wordt met tape en speciale steunkousen gewerkt om het effect van de massage langer te laten voortduren.

MLD EN HOEFBEVANGENHEID
Recent onderzoek laat zien dat toepassing van MLD in de acute fase van hoefbevangenheid resulteert in sneller herstel en beperking van schade aan weefsels in de hoef. Dit zou kunnen komen, doordat MLD zorgt voor een betere afvoer van ontstekingsmediatoren,

zoals cytokines en adipokines. Eerder heb je gelezen hoe cytokines MMPs kunnen activeren, waarmee ze bijdragen aan het ontstaan van hoefbevangenheid.

Bepaalde adipokines verlagen de insulinegevoeligheid (zie pagina 100, onder 'Adipokines'). Een versnelde afvoer ervan zou dus gunstig zijn voor insulineresistente paarden. Een verminderde ontstekingsreactie resulteert daarnaast in minder ontstekingsresten en necrotisch weefsel en minder pijn.

Manuele lymfedrainage verlaagt de bloeddruk en vermindert oedeem, waardoor de druk in de hoefcapsule afneemt. Dit heeft een positief effect op de doorbloeding van de dermale lamellen en zorgt eveneens voor minder pijn. Bovendien lijkt er een verband te bestaan tussen MLD en een verbeterd glucose- en vetmetabolisme.

Net als andere oppervlakkige massagetechnieken reactiveert MLD bovendien indirect het parasympatisch zenuwstelsel. Dit deel van het autonome zenuwstelsel beïnvloedt verschillende orgaansystemen zodanig dat het lichaam in een toestand van herstel komt.

SPECIFIEKE TOEPASSINGEN
Deze therapie kan ook helpen om spierbevangenheid te voorkomen. Aangezien spierbevangenheid kan leiden tot hoefbevangenheid kan MLD hier een preventieve rol spelen. Een andere specifieke preventieve toepassing van MLD betreft grote koudbloedige trekpaarden met chronisch progressieve lymfoedeem (CPL). Deze aandoening heeft hoefbevangenheid als

mogelijke complicatie. MLD is een veelge-bruikte therapie bij deze paarden, die daarmee hoefbevangenheid zou kunnen voorkomen.

KRITIEK

Het onderzoek, waarop deze conclusies gebaseerd zijn, is uitgevoerd met een kleine onderzoekspopulatie en er was er geen controlegroep. Vooral dit laatste geeft ruimte aan twijfel of de positieve uitkomsten niet te danken kunnen zijn aan de veronderstelde – maar evenmin bewezen – effecten van massage in het algemeen. Het wachten is op gedegen dubbelblind gerandomiseerd onderzoek met controlegroep, waarna – in geval van een significant positieve uitkomst – een brede toepassing van deze therapie kan plaatsvinden.

ESSENTIËLE OLIËN

De doorbloeding is met rozemarijn- en jeneverbesolie te bevorderen. Zoals je hiervoor al hebt gelezen is stimuleren van de doorbloeding in de eerste twee fasen van hoefbevangenheid niet per se een goed idee. In de chronische fase is de hoef wel gebaat bij een betere doorbloeding. Gebruik alleen zuivere etherische olie. Meng tien druppels rozemarijnolie en vijf druppels jeneverbesolie met 100 ml. jojoba-olie. Dagelijks het hele been tot en met de kroonrand stevig masseren. De hoef zelf moet je niet behandelen. Als de kroonrand geïrriteerd raakt kun je de olie aanvullen met jojoba-olie tot 150 of 200 ml.

FYTOTHERAPIE

Bij fytotherapie maakt men gebruik van plantaardige geneesmiddelen. Let wel: kruiden zijn niet per definitie onschuldiger dan chemische middelen. Of de antibiotisch werkzame stof nu in het laboratorium wordt bereid of uit een plant wordt gewonnen doet niet af aan het feit dát je antibiotica geeft. Bovendien is dosering bij fytotherapie een heikel punt. Je kunt niet met zekerheid zeggen hoe groot het gehalte van een werkzame stof in een plant is. Tenslotte is de werkzame stof niet geïsoleerd toe te dienen. In een plant zitten altijd andere stoffen die je onbedoeld mee toedient. Raadpleeg dus altijd een fytotherapeut voor je kruiden therapeutisch toedient.

Er bestaan veel verschillende supplementen die een verbeterde insulinegevoeligheid, een verlaging van de bloedsuikerspiegel of op andere wijze een verlaagd risico op hoefbevangenheid claimen. Doorslaggevend en gedegen wetenschappelijk bewijs van deze werkzaamheid bij (levende insulineresistente en hoefbevangen) paarden is zeer schaars. Ook verschijnen er met regelmaat nieuwsberichten of zelfs onderzoeksverslagen waarin melding gedaan wordt van een mogelijk nieuw middel op basis van een actieve stof uit een plant. Zo bevat melkdistel silymarine dat schommelingen in de bloedsuikerspiegel vermindert. Hop wordt niet alleen gebruikt om bier op smaak te brengen. De vrouwelijke plant bevat lupuline, dat zou kunnen helpen om de snelle deling van bacteriën in de dikke darm en daarmee acidose aldaar tegen te gaan. Volg deze ontwikkelingen met aandacht, maar laat je niet gek maken. Wacht rustig af, zodat een stof zich als werkzaam en zinvol kan bewijzen. Bijvoorbeeld en bij voorkeur in een dubbelblind gerandomiseerd onderzoek met controlegroep. Aan de andere kant is een gebrek aan bewijs niet per definitie hetzelfde als een gebrek aan effectiviteit. Uitkomsten van onderzoek kunnen op allerlei wijzen vertekend worden. Het gaat in het kader van dit boek te ver om hier dieper op in te gaan. Samenvattend kunnen we zeggen dat je een gezond kritische houding zou moeten hebben ten aanzien van elke remedie die je je paard toedient. Zoek informatie op, vraag de mening van zowel voor- als tegenstanders. Het liefst van mensen die zich beroepsmatig met de materie bezighouden.

REMEDIES

Hieronder een kleine greep uit de beschikbare fytotherapeutische remedies:

- Boekweit, brandnetel, duizendblad, haagdoorn, kleefkruid en meidoorn stimuleren de bloedtoevoer naar de hoeven.
- Rozenbottel (hondsroos) bevat veel vitamine H (B8/biotine).
- Distel, gentiaan, laurier- en hazelaarbladeren versterken het bloed door aanmaak van rode bloedcellen (erytrocyten).
- Paardenbloem bevat vitamine A, B1-2-3-5-6-9, C, E, H, P, fosfor, kalium, mangaan, magnesium en zink. Daarbij heet het een ontgiftende werking te hebben voor lever en nieren. Zoals eerder gezegd bevatten paardenbloemen relatief veel NSK (ca. 27%) waaronder de fructaansoorten inuline en oligofructose.
- Brandnetel bevat veel silicium.
- (Melassevrije) bietenpulp stimuleert de uitscheiding van ammoniak en ontlast daarmee de lever. Het is daarbij arm aan NSK en een goede (tijdelijke) vervanger van gras. Het bevat echter wel veel ijzer.
- Zoals eerder in de boek te lezen staat zijn pijnstillende medicijnen niet altijd een goed idee. Wel kun je het paard

wilgentakken aanbieden. Met name amandelwilg en schietwilg bevatten veel salicine, een natuurlijke pijnstiller. Het paard kan naar eigen behoefte knagen aan het schors. Salicine is slecht voor de maag. Geef dus niet te veel.

Schietwilg, moerasspirea, meidoorn en duivelsklauw hebben een ontstekingsremmende werking.

> ➤ Geef geen duivelsklauw aan drachtige merries. Het heeft een vruchtafdrijvende werking.

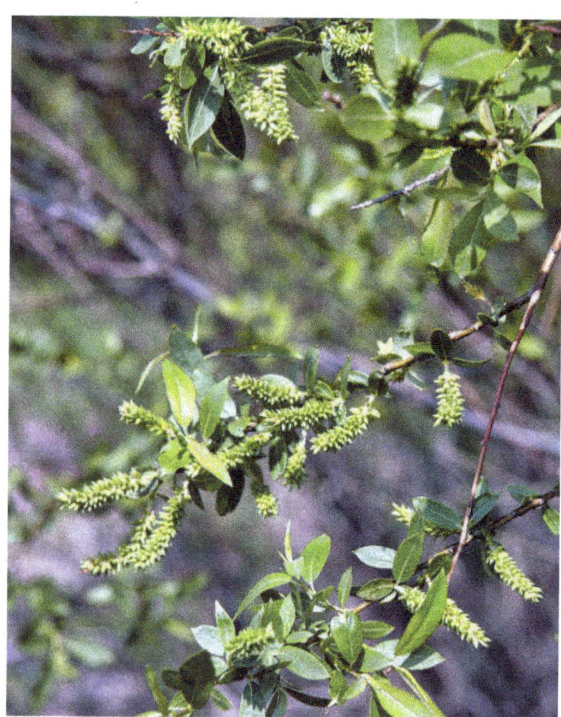

Amandelwilg bevat salicine
(foto: Robert Vidéki)

We zullen iets uitgebreider kijken naar de volgende vaak toegepaste fytotherapeuthische remedies:

- Psyllium
- Kaneel
- Kurkuma
- Fenegriek

PSYLLIUM

Psylliumvezel bestaat uit de vliesjes van de zaden van plantago, een plant uit het geslacht weegbree. Het wordt gebruikt bij de behandeling en preventie van zandkoliek. Vanuit de humane geneeskunde was al bekend dat vlozaad, zoals psyllium ook genoemd wordt, bovendien een gunstig effect heeft op de insulinegevoeligheid bij mensen met insulineresistentie of diabetes.

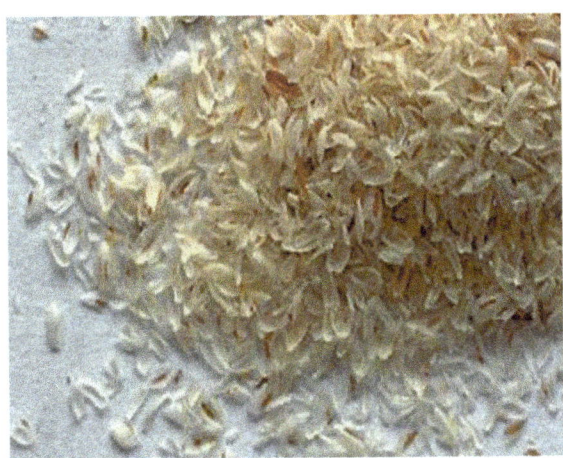

Psylliumvezel

Onderzoek bij paarden heeft ondertussen aangetoond dat paarden die gedurende langere tijd (60 dagen) psyllium als voedingssupplement krijgen, lagere gemiddelde bloedsuiker- en insulinewaarden hebben. Er werden lagere pieken in zowel de bloedsuiker- als insulinespiegel gemeten na het nuttige van voedsel met veel suiker. Paarden met obesitas, insulineresistentie of EMS zouden vanwege dit effect baat kunnen hebben bij preventieve supplementering met psyllium. Voor de volledigheid moet vermeld worden dat de onderzoeken uitgevoerd zijn op gezonde paarden zonder overgewicht, insulineresistentie of EMS.

Hoe psyllium glucosemetabolisme beïnvloedt is nog niet volledig bekend. Vermoed wordt dat het de opname van glucose uit de voeding vermindert. Dit zou kunnen komen, doordat psyllium de doorvoer van het voedsel door het maag-darmkanaal verhoogt, terwijl de koolhydraten uit de voedselmassa langzamer worden 'vrijgegeven'. Het voedsel blijft minder lang in de maag en het daar aanwezige maagzuur. De voorvertering verloopt daardoor anders, waardoor later in het darmkanaal de opname van glucose minder goed mogelijk is.

> ➤ Geef psyllium nooit in droge vorm. Het heeft een enorm absorptievermogen. In het maag-darmkanaal van het paard zou het daardoor zo veel vocht kunnen opnemen dat dit tot verstoppingen kan leiden.

KANEEL

Kaneelpoeder wordt gemaakt van de binnenbast van de scheuten van de kaneelboom. Kaneel blijkt, zelfs bij lage doses, een gunstig effect te hebben op de bloedsuikerspiegel bij mensen met diabetes type 2. Er is nog weinig onderzoek gedaan naar de werkzaamheid bij paarden. Bij een onderzoek uit 2011 werd geen significante verhoging van de insulinegevoeligheid waargenomen.

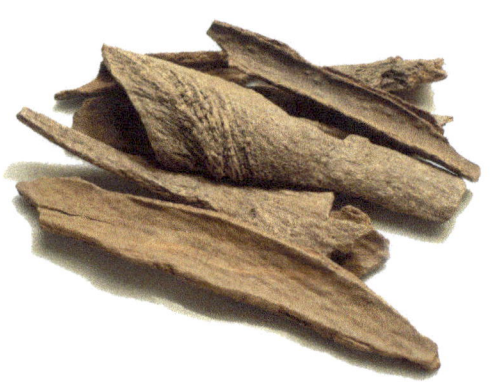

| Binnenbast van de kaneelboom

Kaneel bevat safrol en coumarine. Beide stoffen blijken bij proeven op ratten kankerverwekkend te zijn. Of dit bij paarden ook het geval is, is nog niet bekend. Langdurige blootstelling aan safrol kan leiden tot leverschade. Bovendien kan het apoptose in de hand werken. Apoptose is het gecontroleerd laten afsterven van cellen die een afwijking vertonen. Kaneel heeft een vasodilatief effect.

KURKUMA

Kurkuma (ook: geelwortel) is een poeder dat gemaakt wordt van de wortel van de gelijknamige plant. Kurkuma heeft onder andere een ontstekingsremmend effect en is een sterke antioxidant.

ANTIOXIDANT
Stof die de oxidatie van de cellen door vrije radicalen vermindert.

De werkzame stof curcumine verhoogt de aanmaak van adiponectine (zie pagina 101) en verlaagt die van leptine (zie pagina 101).

Over de veronderstelde verbeteringen met betrekking tot glucoseverlaging en insulineresistentie spreken wetenschappelijke bronnen elkaar tegen.

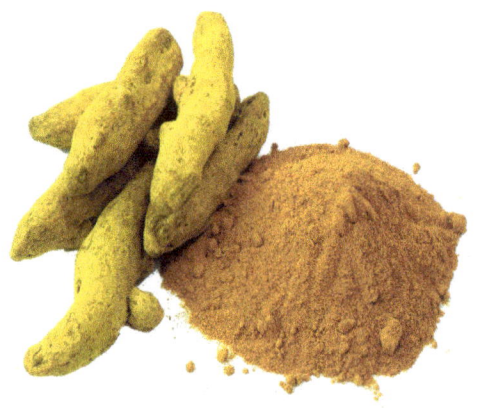

| Kurkuma

FENEGRIEK

Fenegriek (ook: Grieks hooi) is een plant uit de vlinderbloemenfamilie. De zaden van deze plant bevatten het aminozuur 4-hydroxyleucine dat de aanmaak van insuline stimuleert en de gevoeligheid voor dit hormoon verhoogt. Opvallend genoeg heeft dit aminozuur als het in pure vorm aan proefdieren gegeven wordt dit effect niet. De opname van glucose wordt eveneens verminderd door fenegriek. Bovendien hebben de werkzame stoffen uit de plant ontstekingsremmende eigenschappen. Het bevat, net als kaneel, de stollingsremmende stof coumarine. Dit is een fyto-oestrogeen.

FYTO-OESTROGEEN
Plantaardige stof die zo veel gelijkenis vertonen met oestrogeen dat het oestrogeenreceptoren kan bezetten.

SUPPLEMENTEN, HORMONEN
EN OVERIGE REMEDIES

Ter ondersteuning van de genezing of ter voorkoming van het opnieuw optreden van hoefbevangenheid kan het soms nodig zijn gebruik te maken van supplementen, hormonen en/of medicijnen. Het aanbod is zo enorm groot dat je niet mag verwachten dat dit hoofdstuk alles behandelt. We kijken naar een aantal veel gebruikte middelen en een tweetal relatief nieuwe medicijnen. Voor sommige middelen bestaat wetenschappelijk bewijs. Voor andere, zoals magnesium, beperkt het zich tot anekdotisch bewijs. Wees je er bovendien van bewust dat elke (farmaceutische) fabrikant ervan overtuigd is dat zijn product een wezenlijk verschil maakt bij de behandeling of preventie van hoefbevangenheid. Gedegen onderzoek en evaluatie van de werking worden niet altijd uitgevoerd.

> Een fabrikant kan een breedspectrum mineralen- en vitaminensupplement op de markt brengen met toevoeging van wat kruiden die bekend staan om een of andere positieve relatie met hoefbevangenheid. Zelfs al is in de naam ergens iets van 'lamina' of 'hoef' verwerkt, dan nog is dat geen garantie dat dit een werkzaam middel is.

SUPPLEMENTEN

Er worden allerhande supplementen voorgeschreven en verkocht. Nut en noodzaak van deze middelen is soms behoorlijk twijfelachtig. Van sommige stoffen is zelfs niet bekend of ze niet een averechts effect hebben. Daarbij zijn de supplementen die hoefgroei, zowel kwalitatief als kwantitatief, zeggen te bevorderen in de eerste fasen van hoefbevangenheid niet zo van belang.

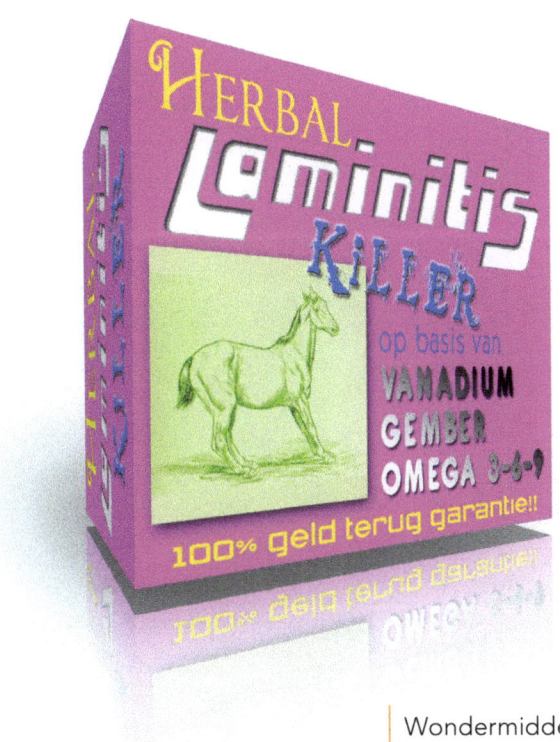

Wondermiddel?

Een gezond paard dat in natuurlijke, gezonde omstandigheden gehuisvest en gevoerd wordt, haalt de voedingsstoffen die essentieel zijn voor zijn gezondheid uit zijn voedsel en liksteen of maakt deze in het eigen lichaam aan. Toch zijn er individuele verschillen tussen paarden, zeker in het geval van een paard dat ziek is of dreigt te worden (hoefbevangen, insulineresistent/ EMS, PPID). Bovendien zijn de natuurlijke, gezonde leefomstandigheden voor gedomesticeerde paarden lastig te vinden of te creëren, als het al mogelijk is. De grond waar we onze paarden op huisvesten en waar we ons hooi van halen is verschraald of juist jarenlang overbemest. Hierdoor zitten er minder mineralen in dan een paard nodig heeft. Of de verhoudingen tussen deze stoffen kloppen niet. Aangezien paarden dag in, dag uit grazen op hetzelfde grasland met nauwelijks variëteit aan grassoorten of van hetzelfde hooi eten zal zich in de loop van de tijd een tekort opbouwen of een disbalans ontwikkelen. Aangezien een klein overschot minder schadelijk is dan een tekort, is aanvulling voor deze paarden eigenlijk altijd aan te raden.

TEKORTEN

Mineraaltekorten die we vaak in de bodem aantreffen zijn zink, koper en selenium. Andere tekorten zijn afhankelijk van de bodemtoestand en bemesting. Met aangepaste bemesting kunnen we tekorten niet in voldoende mate aanvullen. Selenium toevoegen is zelfs helemaal niet mogelijk. Soms is het niet of maar beperkt toegestaan een mineraal aan de bodem toe te voegen. Dit is bijvoorbeeld met koper het geval. Dan zijn er nog externe factoren die de opname van meststoffen door de plant negatief kunnen beïnvloeden. Droogte en een suboptimale zuurgraad van de bodem zijn hier goede voorbeelden van.

Het is doelmatiger om een mineralen- of vitaminekort direct in het paard aan te vullen. Vanzelfsprekend moet je eerst weten welke stoffen het paard tekortkomt. Een bloedonderzoek moet daarbij een al bestaand vermoeden kunnen bevestigen of ontkrachten. Toch is een bloedonderzoek niet altijd 100% betrouwbaar. Mineralen zijn zo belangrijk dat het lichaam tekorten zelf zal proberen aan te vullen, zo nodig ten koste van eigen weefsel. Denk hierbij aan botdemineralisatie in het geval van een calciumtekort. Een bloedonderzoek zal normale hoeveelheden calcium laten zien, terwijl er wel degelijk een tekort is.

Belangrijke aanvullende informatie haal je daarom uit een voedingsanalyse. Als je weet wat je paard te weinig binnenkrijgt via zijn voeding, weet je wat er aangevuld moet worden. Iets minder accuraat, maar nog steeds nuttig, is uitgaan van gemiddelde waarden van het ruwvoer. Door de ruime marges van mineralen zul je niet snel overdoseren. Een mineraal waarvan het lichaam maar zeer weinig nodig heeft, noemen we een sporenelement. Bij deze stoffen zijn de marges kleiner, maar ook weer niet dusdanig dat het gevaarlijk is om te supplementeren. Het gelijktijdig gebruik van verschillende supplementen kan wel gevaar voor overdosering opleveren.

Weet dat een groot overschot van bepaalde vitaminen of mineralen even schadelijk kan zijn als een tekort. Geef geen supplementen als niet duidelijk is dat het paard hier daadwerkelijk een tekort aan heeft. Bijvoorbeeld naar aanleiding van een bloedonderzoek of haaranalyse.

LIKSTEEN

Op veel websites en staat te lezen dat een mineralenliksteen aan te raden is. Aan het gebruik van zo'n steen kleeft echter een nadeel. Een paard reguleert alleen zijn zoutinname naar behoefte. Met andere mineralen kan hij dat niet. Heeft hij een grote behoefte aan zout dan zal hij gelijk met het zout ook een hogere hoeveelheid van de overige mineralen innemen. Vooral met sporenelementen is dat het geval. Jodium bijvoorbeeld kan via een liksteen in zulke grote hoeveelheden worden ingenomen dat het giftig wordt. Houd het dus toch maar liever bij een gewone liksteen en vul mineralen aan indien nodig.

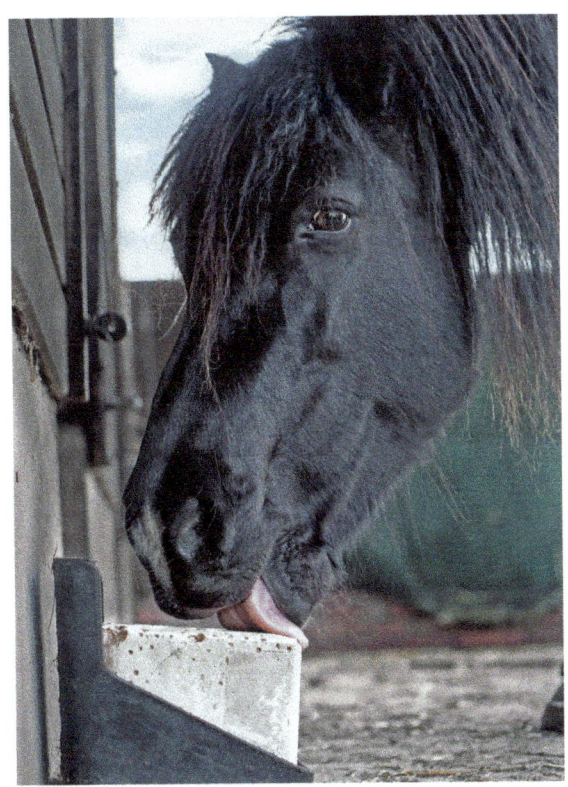

Liksteen
(foto: Karin Schouwenburg)

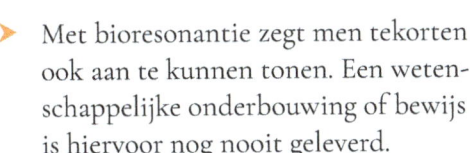

➤ Met bioresonantie zegt men tekorten ook aan te kunnen tonen. Een wetenschappelijke onderbouwing of bewijs is hiervoor nog nooit geleverd.

MINERALEN

CALCIUM (KALK)

Calcium is een mineraal dat van belang is voor de opbouw van de botten en voor het functioneren van zenuwen en spieren. Calcium is verder betrokken bij de bloedstolling, celgroei en de handhaving van het hormonaal evenwicht. Het speelt daarnaast een rol bij de energievoorziening van lichaamscellen. De onderlinge hechting van corneocyten (hoorncellen) wordt mede verzorgd door calcium.

Ga vooral niet zelf experimenteren met supplementen, maar maak gebruik van de kennis, het inzicht en de ervaring van een voedingsdeskundige. Om het gesprek goed aan te kunnen gaan zullen we een aantal vitaminen, mineralen, amino- en vetzuren kort, en uitsluitend in het kader van hoefbevangenheid en insulineresistentie/EMS behandelen.

OVERSCHOT

Een calciumoverschot belemmert de opname van ijzer, magnesium en mangaan.

TEKORT

Een calciumtekort draagt bij aan botdemineralisatie en verzwakking van de hoefwand. Naarmate paarden ouder worden, kunnen ze moeilijker calcium opnemen.

MAGNESIUM

Over magnesium heb je nu al veel gelezen. Vooral dat het de gevoeligheid van de spiercellen voor insuline zou kunnen verhogen. Het is een mineraal dat daarnaast nodig is voor botopbouw, opbouw van eiwitten, de overdracht van zenuwprikkels en het speelt een belangrijke rol bij het koolhydraatmetabolisme.

OVERSCHOT

Een magnesiumoverschot belemmert de opname van calcium. Teveel magnesium kan, in combinatie met een te hoge zuurgraad in de darmen, darmstenen veroorzaken. Magnesium is niet belastend voor de nieren. Dit gaat niet op voor paarden met nierproblemen.

TEKORT

Een magnesiumtekort draagt bij aan een verminderd koolhydraatmetabolisme. De verhouding calcium:magnesium in het ruwvoer moet voor insulineresistente paarden 1,5:1 zijn. De bovengrens is 2:1. Paarden krijgen niet snel een structureel magnesiumtekort als gevolg van een te lage innname van het mineraal. Bij pogingen om in een wetenschappelijk onderzoek een magnesiumtekort te veroorzaken moest jonge, opgroeiende paarden gedurende een opvallend lange tijd magnesium in de voeding onthouden worden. Het lijkt met name een overmatige calciuminname te zijn die de opname van magnesium verstoort. Al kan hooi ook te weinig magnesium bevatten. Een paard dat te veel kalium binnenkrijgt kan problemen krijgen met de opname van magnesium.

Weet dat een structureel magnesiumtekort in het paardenlichaam niet aan de hand van een bloedonderzoek vast te stellen is. Het magnesiumgehalte van het bloed is uiteraard wel te meten, maar is vooral een indicator van de hoeveelheid magnesium die kort daarvoor via het voedsel in het lichaam terecht is gekomen. Een spierbiopt kan wel iets zinnigs zeggen over de magnesiumvoorraad in het lichaam.

MAGNESIUMVERBINDINGEN

Organische magnesiumverbindingen, zoals magnesiumchelaat en magnesiumcitraat, worden het best opgenomen door het paardenlichaam.

Het anorganische magnesiumoxide wordt veel gebruikt. De opname van magnesium uit deze verbinding is echter laag. Volgens sommige schattingen bijna viermaal lager dan bij de meeste andere verbindingen het geval is. Bovendien werkt magnesiumoxide laxerend en bevat het te veel ijzer.

Magnesiumsulfaat (epsomzout) is niet aan te raden. Het bevat weinig magnesium, wordt eveneens slecht opgenomen en irriteert de darmen.

Magnesiumaspartaat en magnesiumglutamaat zijn neurotoxisch, waardoor ze de hersenen en het zenuwstelsel bij te langdurige belasting kunnen beschadigen.

CHROOM

Dit sporenelement verhoogt net als magnesium de insulinegevoeligheid van de spiercellen. De opname van chroom wordt positief beïnvloed door vitamine C.

OVERSCHOT

Een chroomoverschot is giftig.

TEKORT

Ruwvoer bevat nagenoeg altijd voldoende chroom. Het ontstaan van een chroomtekort is zeer onwaarschijnlijk.

VANADIUM

Dit sporenelement verhoogt eveneens de insulinegevoeligheid van spiercellen.

NATRIUM

Natrium is een metaal dat vooral in zout voorkomt. Dit mineraal heeft invloed op het regelen van de vochtbalans en bloeddruk in het lichaam en op het doorgeven van prikkels in het zenuwstelsel.

KALIUM

Kalium is een mineraal dat eveneens betrokken is bij het regelen van de vochtbalans en bloeddruk en de doorgifte van zenuwprikkels.

OVERSCHOT

Een kaliumoverschot belemmert de opname van magnesium.

TEKORT

Een kaliumtekort kan zorgen voor algehele lusteloosheid (apathie) en verzwakking. In ruwvoer zit meestal meer dan genoeg kalium. Een verminderde nierfuncie zou de oorzaak kunnen zijn van een tekort.

Het toedienen van een bufferoplossing, zoals soda, brengt de hoeveelheid kalium eveneens omlaag.

FOSFOR

Fosfor is een zogenoemd niet-metaal dat in de natuur alleen als verbinding voorkomt. Fosfor is, net als calcium, een belangrijk bestanddeel van de botten.

OVERSCHOT

Een fosforoverschot belemmert de opname van calcium, magnesium en zink.

TEKORT

Een fosfortekort draagt bij aan botdemineralisatie.

ZWAVEL

Zwavel is ook een niet-metaal. Onder andere de huid en hoeven hebben belang bij zwavelhoudende aminozuren. Dit omdat zwavel onmisbaar is voor de vorming van collageen en de hoornstof keratine. De doorbloeding van weefsels heeft ook baat bij dit mineraal. Zwavel is een antioxidant.

TEKORT

Een zwaveltekort vermindert de kwaliteit van het hoornweefsel van de hoef, vermindert de algemene conditie en vertraagt daarmee het herstel van ziektes.

IJZER

Het sporenelement ijzer is een belangrijk bestanddeel van hemoglobine, het eiwit dat verantwoordelijk is voor het transport van zuurstof in het bloed. Het is ook belangrijk voor het metabolisme.

OVERSCHOT

Een ijzeroverschot belemmert de opname van koper, zink en mangaan. De ideale verhouding ijzer:koper:zink:mangaan is 4:1:3:3. Koper, zink en mangaan mogen zelfs iets hoger zijn voor een paard met een ijzeroverschot. Een matig overschot van deze elementen remt de opname van ijzer. De opname van selenium wordt ook verminderd door een teveel aan ijzer.

IJzer zou bij kunnen dragen aan de ontwikkeling van insulineresistentie (zie kadertekst op pagina 82). In het geval van insulineresistentie wordt ijzer zelfs beter opgenomen dan gewoonlijk, waardoor een vicieuze cirkel ontstaat. IJzer is, als het overmatig opgenomen wordt, een vrije radicaal. Een overschot stapelt zich onder andere op in de lever en kan daarmee leverschade veroorzaken (zie kadertekst 'IJzeroverschot'). Helaas is ijzeroverschot een probleem waar steeds meer paarden mee te maken blijken te krijgen.

IJZEROVERSCHOT

De hoofdoorzaak van een ijzeroverschot bij paarden is de inname via voeding. Paarden met een ijzeroverschot – of een door een ijzeroverschot veroorzaakte verstoorde verhouding met koper, zink en mangaan – hebben vaak slechte hoeven. Denk hierbij aan 'onverklaarbare' hoefbevangenheid, steeds terugkerende abcessen, rotstraal, dunne zolen en scheurtjes in de hoefwand. Soms hebben ze een schilferige huid en verkleuring aan de manen en staart. Ze eten ook opvallend vaak aarde, boombast en planten waar andere paarden hun neus voor ophalen. Ze kunnen lusteloos overkomen. Bij paarden die dergelijke tekenen vertonen, kan de dierenarts besluiten een bloed- en/of leveronderzoek uit te voeren.

Bij een bloedonderzoek wordt er gekeken naar drie waarden: het ijzergehalte, het ferritinegehalte en de ijzerverzadiging. Als alle drie ongewoon hoog zijn, is dit een sterke aanwijzing dat er sprake kan zijn van een ijzeroverschot.

IJzerstapeling in de lever kan alleen met zekerheid vastgesteld worden door een leverbiopt te nemen. Als er geen klinische verschijnselen van ijzerstapeling zijn, is het zinloos dit – prijzige en pijnlijke – weefselonderzoek uit te laten voeren.

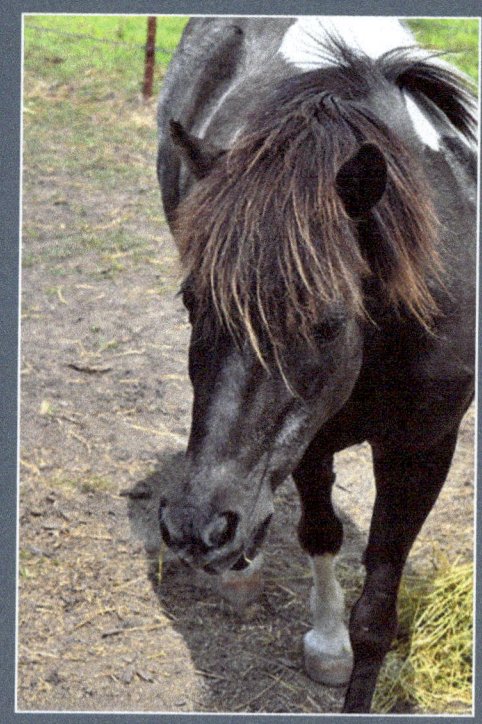

Verkleuring aan de manen
(foto: Horse ideology)

> ➤ Wees voorzichtig met supplementen tegen bloedarmoede. Deze zijn vaak herkenbaar aan iets als 'haemo' of 'ferro' in de naam en zitten bomvol ijzer.

TEKORT

Een ijzertekort leidt tot een verlaging van het hemoglobinegehalte in het bloed en daarmee tot een verminderde aanvoer van zuurstof aan weefsels.

Paarden die voldoende ruwvoer krijgen zullen langs die weg geen ijzertekort ontwikkelen.

MANGAAN

Mangaan is een sporenelement. Mangaan is essentieel voor de vorming van kraakbeen en botweefsel. Verder is het betrokken bij de metabolisatie van koolhydraten en aminozuren. Mangaan is een antioxidant.

OVERSCHOT

Een mangaanoverschot belemmert de opname van ijzer, koper, zink, fosfor en selenium en kan bijdragen aan het ontstaan van zenuwschade.

TEKORT

Een mangaantekort kan leiden tot botdemineralisatie en draagt bij aan de ontwikkeling van insulineresistentie.

KOBALT

Kobalt is een sporenelement dat onderdeel is van vitamine B12. Het is betrokken bij het reguleren van enzymactiviteit en ontwikkeling van de opperhuid, waaronder de hoeflederhuid.

TEKORT

Een kobalttekort kan leiden tot een vitamine B12-tekort en een verminderde kwaliteit van de hoeflederhuid.

ZINK

Sporenelement dat een rol speelt bij het koolhydraatmetabolisme. Het is verder nodig bij weefselgroei en -vernieuwing van met name corneocyten. Het is een onderdeel van de enzymen die nodig zijn voor de vorming van keratine. Zink is een antioxidant.

OVERSCHOT

Een zinkoverschot belemmert de opname van koper en ijzer.

TEKORT

Een zinktekort ontstaat bij te weinig zink in het ruwvoer of doordat er te veel ijzer of mangaan ingenomen wordt. De eerder genoemde ideale verhouding ijzer:koper:zink:mangaan van 4:1:3:3 vraagt in dat geval om supplementering met zink. Een zinktekort draagt bij aan een tragere hoefgroei en een dunne zwakke hoefwand.

KOPER

Sporenelement dat betrokken is bij de vorming van bind- en botweefsel. Koper zorgt ervoor dat ijzer wordt vastgelegd in hemoglobine en is daarmee van belang voor een optimale zuurstofvoorziening van weefsels. Koper is een antioxidant.

OVERSCHOT

Een koperoverschot belemmert de opname van ijzer. Doordat een ijzeroverschot veel meer voor de hand ligt, is een koperoverschot vooral hypothetisch.

Tekort

Een ernstig kopertekort draagt bij aan botdemineralisatie. In kunstmest zit vaak het metaal molybdeen. Overmatige bemesting met dit metaal kan leiden tot een kopertekort in het gras en hooi. Net als bij zink kan kopersupplementering nodig zijn in het geval van een ijzer- of mangaanoverschot.

Selenium

Dit sporenelement is, in combinatie met vitamine E, een belangrijke antioxidant. Het helpt als zodanig bij de bescherming van cellen.

Overschot

Een seleniumoverschot vermindert de hoornkwaliteit van de hoef. Een ernstig overschot kan leiden tot seleniumvergiftiging.

Tekort

Een seleniumtekort vermindert de algemene conditie en vertraagt daarmee het herstel van ziektes.

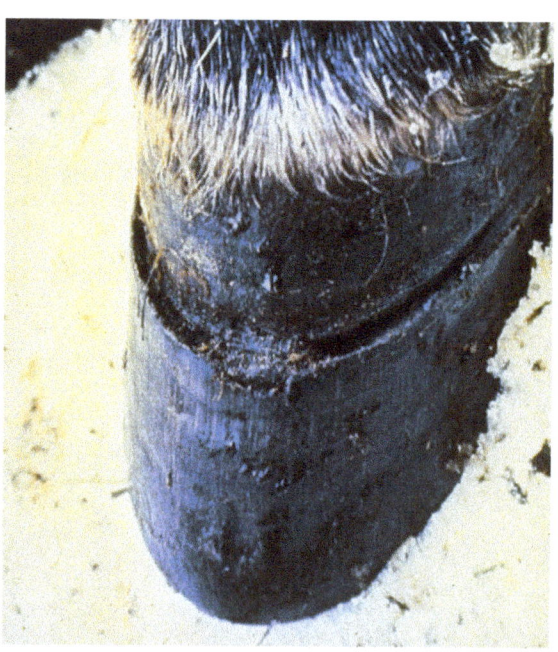

Vitaminen

Vitamine A (retinol)

Vitamine A is betrokken bij ontwikkeling van de opperhuid, waaronder de hoeflederhuid.

Tekort

Een vitamine A-tekort draagt bij aan een tragere hoefgroei.

Vitamine B1 (thiamine)

Deze vitamine speelt, net als alle andere B-vitaminen een rol bij het eiwit-, vet-, en koolhydraatmetabolisme en bij de geleiding van zenuwprikkels. Vitamine B1 maakt het paard zelf aan in de dikke darm.

Vitamine B2 (riboflavine), Vitamine B3 (niacine), Vitamine B5 (panthotheenzuur)

Deze vitaminen zijn eveneens betrokken bij het eiwit-, vet, en koolhydraatmetabolisme. Vitamine B3 maakt het paard zelf aan in de dikke darm.

Vitamine B6 (pyridoxine)

Deze vitamine is van belang voor de metabolisatie van aminozuren, de geleiding van zenuwprikkels en een gezonde hoefgroei. Vitamine B6 produceert het paard zelf (endosynthese).

Vitamine B8 (biotine/vitamine H)

Vitamine H is zwavelhoudend en zou een gunstig effect op de hoefgroei hebben. Dit effect is overigens pas na zes maanden supplementering zichtbaar. Wetenschappelijke onderzoeken spreken elkaar tegen over het effect op hoefgroei en hardheid van het hoornweefsel.

Een scherpe horizontale rand in de hoef duidt op seleniumvergiftiging
(foto: N.A. Irlbeck)

TEKORT

Een vitamine H-tekort draagt bij aan
een verzwakking van de lamellenverbinding. Melkzuurvorming in de darmen
zorgt voor een verminderde aanmaak van
deze vitamine.

VITAMINE B12 (CYANOCOBALAMINE)

Deze vitamine is belangrijk voor de productie
van bloedcellen en het glucosemetabolisme.
Vitamine B12 maakt het paard voor een groot
deel zelf aan in de dikke darm.

TEKORT

Een tekort aan vitamine B12 leidt tot een
verlaging van het hemoglobinegehalte in
het bloed en daarmee tot een verminderde
aanvoer van zuurstof aan weefsels.

VITAMINE C (ASCORBINEZUUR)

Dit is een sterke antioxidant. Het paard maakt,
in tegenstelling tot mensen, zelf vitamine C
in de lever aan. Deze vitamine bevordert de
opname van ijzer. Vooral bij insulineresistente
paarden dus zeker niet supplementeren.

VITAMINE D3 (CHOLECALCIFEROL)

Het paard maakt onder invloed van zonlicht
zelf vitamine D3 aan. Zongedroogd hooi bevat
ook veel van deze vitamine.

TEKORT

Een vitamine D-tekort heeft een negatief
effect op de opname van fosfor, calcium
en magnesium.

VITAMINE E

Deze vitamine helpt bij de afvoer van afvalstoffen. Vitamine E draagt bij aan vochtregulatie
van de hoefwand. Het is een antioxidant. Een
vitamine E-tekort kan bij een hoefbevangen
paard optreden als gevolg van de ontsteking
in de lamellen. De werking van vitamine E
is optimaal als er ook voldoende selenium
beschikbaar is.

TEKORT

In gras zit meestal voldoende vitamine E.
In hooi, zeker als het ouder wordt, loopt
de hoeveelheid snel terug. Inkuilen en de
aanwezigheid van schimmels in hooi verlagen
de hoeveelheid vitamine E eveneens.

AMINO- EN VETZUREN

De kleinste bouwstoffen van eiwitten zijn
aminozuren. Veertien van de benodigde twee-
entwintig aminozuren maakt het paard zelf
aan. De resterende acht zal hij via zijn voedsel
moeten binnenkrijgen. Dit zijn de essentiële
aminozuren. Dat is meestal geen probleem,
behalve met methionine en lysine.
Luzernehooi en bietenpulp bevatten methionine en lysine. Je zult hier wel een aan-
zienlijke hoeveelheid van moeten bijvoeren.
Supplementering kan nodig blijven.

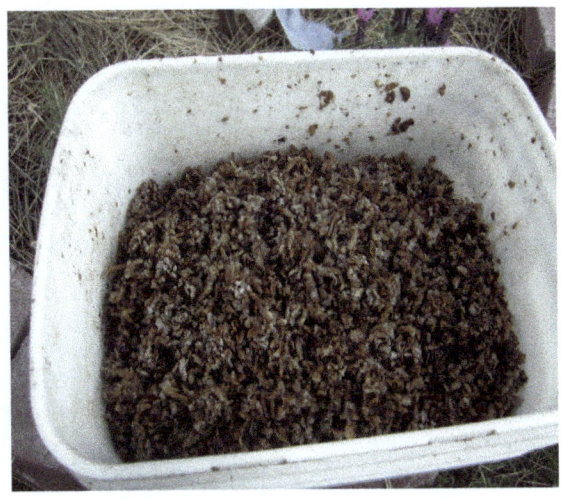

Bietenpulp bevat methionine en lysine
(foto: Haiku farm)

METHIONINE

Dit is een zwavelrijk aminozuur dat invloed heeft op de dichtheid van het hoornweefsel. Bovendien helpt dit aminozuur vetophopingen te voorkomen. Methionine is nodig voor een goede werking van vitamine B12. Het is een antioxidant.

LYSINE

Dit aminozuur draagt bij aan de vorming van collageen, kraakbeen en ander bindweefsel. De hoornkwaliteit van de hoefwand is deels afhankelijk van voldoende lysine. Ook is het van belang voor de opname van calcium door de spiercellen.

OMEGA-3

Er blijkt een verband te bestaan tussen omega-3-vetzuren en verminderde vasoconstrictie. Omega-3 speelt ook een rol bij de bloeddruk. Paarden die voldoende van dit essentiële vetzuur binnen krijgen hebben minder last van hoge bloeddruk. Hoge bloeddruk zou bij kunnen dragen aan de verhoogde toevoer van zowel TIMPs als MMPs en hun triggers, (zie pagina 76, onder 'Enzymtheorie').

Omega-3 heeft dus zowel een gewenst als een ongewenst effect. Omega-3 vermindert de aanmaak van het kraakbeenafbrekende enzym ADAMTS-4. Tenslotte zorgt omega-3 voor minder microtromboses (bloedklontering).

Omega-3 haalt het paard uit groen gras. In de winter of als het paard graasbeperkende maatregelen geniet, is lijnzaad een goede bron.

> ➤ Een aantal van de hier besproken stoffen kunnen een positief effect op de hoefgroei hebben. Nu is het inderdaad zo dat er bij de genezing van hoefbevangenheid een nieuwe hoefwand moet groeien. Het is echter de vraag of de hoefgroei bespoedigd moet worden. Als de hoef in een gezond tempo groeit, is geduld belangrijker dan supplementen.

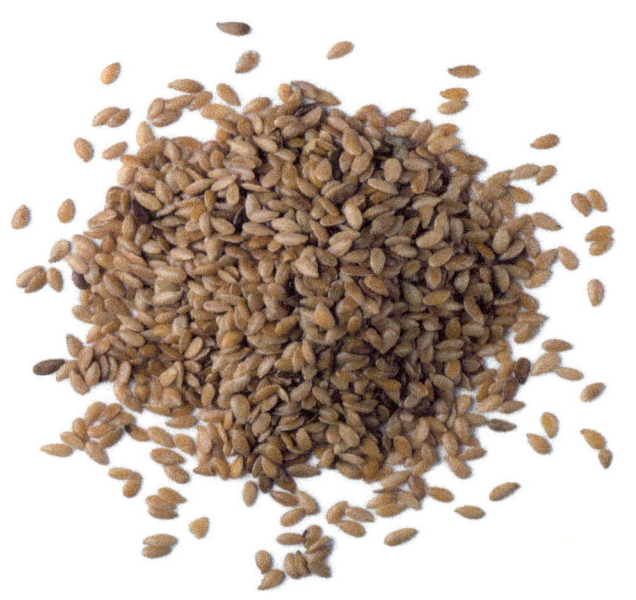

Lijnzaad is een bron van omega-3

HORMONEN

In sommige gevallen kan de dierenarts synthetische hormonen voorschrijven om op het hormonale systeem van het paard in te grijpen.

Tot de hormonen behoren:

- Schildklierhormonen
- Dopamine-agonisten en serotonine-antagonisten

SCHILDKLIERHORMONEN

Zoals in het hoofdstuk 'Theorieën en oorzaken' beschreven staat, werden de klinische verschijnselen lang toegeschreven aan verminderde schildklierwerking. Een verhoogde aanmaak van lichaamseigen glucocorticoïden (bijnierschorshormonen) verstoort de werking van de hypofyse (hersenaanhangsel), als gevolg waarvan de werking van de schildklier weer negatief beïnvloed wordt. Met de schildklier zelf is dus niets mis. Het voorschrijven van synthetische schildklierhormonen uitgaande van de veronderstelling dat de schildklier niet goed werkt is dus volkomen zinloos.

LEVOTHYROXINE

Levothyroxine (ook: T4-hormoon, L-thyroxine of Thyro-L) is een synthetisch schildklierhormoon dat, als het in hoge dosering wordt gegeven, de werking van de schildklier verhoogt. Hierdoor versnelt het metabolisme met gewichtsverlies als gevolg. Gekscherend wordt het om die reden wel 'dieet in een potje' genoemd. Er zijn onderzoeken waaruit blijkt dat ook de gevoeligheid voor insuline toeneemt.

Het staat buiten kijf dat aanpassingen in de voeding en beweging veruit de voorkeur genieten bij de bestrijding van overgewicht. Toch zijn er gevallen denkbaar waarin dit middel bestaansrecht heeft. Een hoefbevangen paard dat absoluut moet vermageren, maar als gevolg van de pijn niet kan bewegen, zou als overbrugging dit middel kunnen gebruiken.

Uiteraard worden ook de nodige aanpassingen in de voeding doorgevoerd tijdens de behandeling met levothyroxine. Houd er hierbij rekening mee dat het middel de eetlust verhoogt. Grote waakzaamheid is dus geboden bij weidegang. Zodra beweging weer enigszins mogelijk is dient het gebruik ook weer afgebouwd te worden. Neem hier vier weken de tijd voor. Er bestaat een reële kans dat er tijdens of na de afbouw een terugval te zien is, doordat het metabolisme weer afneemt in snelheid.

> ➤ Geef levothyroxine alleen onder begeleiding van een dierenarts die ervaring heeft met dit middel. En, zoals al eerder geschreven, als beweging en dieet het echt (!) niet voor elkaar krijgen. Weet dat een paard laten afvallen vaak net zoveel discipline kost als zelf afvallen. De medicijnen mogen nooit een vervanging voor de discipline zijn.

DOPAMINE-AGONISTEN EN SEROTONINE-ANTAGONISTEN

Deze middelen worden aan paarden met EMS of PPID gegeven om respectievelijk de dopaminereceptoren te activeren en de serotoninereceptoren te deactiveren. Hiermee probeert de dierenarts de aanmaak van ACTH te beperken. Dopamine-agonisten worden soms in combinatie met synthetische enzymremstoffen gegeven, die de afbraak van dopamine zullen vertragen. Deze middelen verminderen de klinische verschijnselen enigszins, maar lossen het probleem niet op. Op lange termijn kunnen ze leverschade veroorzaken.

PERGOLIDE

Pergolide wordt gecommercialiseerd onder de merknaam Prascend. Het is sinds oktober 2012 de enige dopamine-agonist die voor veterinair gebruik mag worden voorgeschreven. Het gebruik van Permax en Celance – medicijnen die in de humane geneeskunde worden voorgeschreven bij de ziekte van Parkinson – is sindsdien niet meer toegestaan.

In veel gevallen kan de dosering na het 'aanslaan' van dit medicijn naar beneden bijgesteld worden. Tijdens de seizoensgebonden stijging van ACTH (zie pagina 110) is het raadzaam de dosering te verhogen. Vanaf december kan het paard dan weer op zijn gewone dosering gezet worden.

BROMOCRIPTINE

Het gebruik van het medicijn Parlodel (werkzame stof bromocriptine) is af te raden omwille van de bijwerkingen. Bovendien wordt het bij orale toediening slechter opgenomen dan Prascend.

CYPROHEPTADINE

Cyproheptadine is een serotonine-antagonist en anti-histaminicum die voorgeschreven kan worden als de maximale dosis pergolide niet voldoende is om de klinische verschijnselen te onderdrukken. Het wordt op de markt gebracht onder de merknaam Periactine.

> ➤ Bij muizen is aangetoond dat het gebruik van cyproheptadine de kans op epileptische aanvallen verhoogt. Bij PPID-paarden die te maken hebben met dit neurologische probleem wordt Periactine daarom niet voorgeschreven.

CURATIEVE REMEDIES

Hieronder vallen niet alleen probleemoplossende remedies, maar ook middelen die problemen onderdrukken of verbergen.

Tot de curatieve remedies behoren:
- Antibiotische medicijnen
- Pijnstillende en ontstekingsremmende medicijnen
- Zenuwblokkerende medicijnen
- Bloeddrukverlagende medicijnen
- Stollingsremmende medicijnen
- Vasodilatieve medicijnen
- Bloedsuikerverlagende medicijnen
- Antihistaminische medicijnen
- Enzymremmende medicijnen
- Antioxidanten
- Botulinetoxine

> Alle geneesmiddelen geven kans op bijwerkingen. In het geval van een hoefbevangen paard kunnen bijwerkingen de kwaal weer verergeren.

ANTIBIOTISCHE MEDICIJNEN

Antibiotische medicijnen (ook: antibiotica) worden vaak voorgeschreven om de ontsteking terug te dringen. Bij hoefbevangenheid is er sprake van een steriele ontsteking. Een ontsteking zonder bacteriën dus. Het gebruik van antibiotica is hier dus volkomen zinloos. Antibiotica doden bovendien ook de goede bacteriën in het paardenlijf. Bij een zoolperforatie die gepaard gaat met een ontsteking is het wel vaak nodig deze laatste met antibiotica aan te pakken.

PIJNSTILLENDE EN ONTSTEKINGSREMMENDE MEDICIJNEN

De meeste pijnstillende medicijnen zijn ook ontstekingsremmend. Het zijn NSAID's (niet-steroïde anti-inflammatoire drugs). Veel voorgeschreven middelen zijn fenylbutazon ('buut' of Equipalazone), flunixine (Banamine) en ketoprofen (Dinalgen). Deze vallen onder de noemer niet-selectieve NSAID's (zie kadertekst 'Maag-darmkanaal problemen en niet-selectieve NSAID's/aspirine' op pagina 222).

NADELEN

Pijnstillende medicijnen maskeren de ontstekingspijn en maken dat een paard meer of anders beweegt dan goed voor hem is.

De lamellenverbinding is al aangetast en zal door verder overbelasting, vooral in combinatie met een gebrekkige bekapping, verder beschadigen.

Mogelijke complicaties van (overmatig) gebruik van NSAID's zijn:

- Maagzweren
- Darmontstekingen
- Leverproblemen
- Nierproblemen
- Vasthouden van vocht
- Oedeem
- Bloedstollingsproblemen

Maagzweren zijn eventueel te voorkomen met geneesmiddelen die de maagwand beschermen.

Er is een nieuwe generatie selectieve NSAID's op de markt die minder bijwerkingen veroorzaken. Dit zijn suxibuzone (Danilon) en firocoxib (Equioxx). Met name maagproblemen treden bij het gebruik hiervan minder op. Bijwerkingen bij deze selectieve NSAID's kunnen optreden met betrekking tot het hart.

Recente ontwikkelingen suggereren dat paracetamol ook effectief als pijnstiller toegepast zou kunnen worden. Overdosering kan echter leiden tot leverschade. Paarden met een verminderde leverfunctie zouden om deze reden helemaal niet behandeld moeten worden met paracetamol.

De eerste twee punten hierboven genoemd – maskeren van de ontstekingspijn en overbelastingsrisico – blijven bij selectieve NSAID's wel van kracht. Dit geldt ook voor natuurlijke middelen op basis van kruiden (waaronder duivelsklauw), zoals No-Bute.

MAAG-DARMKANAALPROBLEMEN EN NIET-SELECTIEVE NSAID'S/ASPIRINE

COX is een enzym dat betrokken is bij ontstekingen. Bepaalde NSAID's kunnen COX remmen. Er zijn twee soorten COX. Dit zijn COX-1 en COX-2. Niet-selectieve NSAID's en aspirine maken geen onderscheid tussen beide soorten.

COX-1 draagt niet alleen bij aan ontstekingen maar is ook van belang voor het normaal functioneren van het maag-darmkanaal. Dit laatste raakt verstoord door de enzymremmende werking van de niet-selectieve NSAID's. Het bestrijden van ontstekingen beïnvloedt dus onbedoeld de positieve werking van COX-1.

> In deze middelen zit vaak suiker om de consumptie wat te vergemakkelijken. Een hoefbevangen paard zou eigenlijk helemaal geen suikers moeten krijgen. Neem dit mee in de afweging.

Vanuit de menselijke geneeskunde zijn fentanylpleisters bekend, die nu ook – zij het op beperkte schaal – bij paarden toegepast kunnen worden. Dit zijn pleisters die gereguleerd de sterke pijnstiller fentanyl afgeven en inwerken op het centraal zenuwstelsel. Het is een opiaat, zoals morfine dat ook is. Over bijwerkingen is nog weinig bekend.

Nadeel is dat de dosering niet bij te stellen is. De werkzame stof hoopt zich namelijk op in het onderhuidse vetweefsel en blijft nog een tijd doorwerken na het verwijderen van de pleister. Een ander nadeel is dat de omgevingstemperatuur invloed heeft op de werking.

VOORDELEN

Tegenover de opgesomde nadelen van het gebruik van pijnstilling is te stellen dat een teveel aan pijn de aanmaak van de hormonen adrenaline, noradrenaline en dopamine, de zogenoemde catecholamines, stimuleert. Dit leidt tot een verhoging van de bloedsuikerspiegel en een vernauwing van bloedvaten (vasoconstrictie). Neem dit mee in de beslissing om wel of geen pijnstillende medicijnen te geven.

Bovendien stimuleert voorzichtige beweging, op correct bekapte hoeven met hoefschoenen, de doorbloeding. Pijnstilling kan helpen om de scherpe randjes van de pijn te halen, waardoor het paard het aandurft om te gaan bewegen.

Uiteraard moet de afweging steeds gemaakt worden tussen wat 'humaan' is en wat 'goed' is voor het paard. Daarbij moet de pijnstillende werking ook zeker niet overschat worden. Het is een lastige afweging, maar je ontkomt er vaak niet aan. Het is niet per definitie goed of slecht om pijnstillende medicijnen te gebruiken. Uitgangspunt moet zijn: niet, tenzij het onthouden van pijnstilling de genezing belemmert. Hier bestaat geen pasklare oplossing voor. Overleg goed met je dierenarts over dit onderwerp.

ZENUWBLOKKERENDE MEDICIJNEN

Deze middelen blokkeren de mogelijkheid van zenuwen om pijnsignalen door te sturen. Waar de pijnstillende werking van NSAID's niet óverschat moet worden, moet het effect van blokkers niet ónderschat worden. Een paard dat een dergelijk middel toegediend krijgt zal zeker door de pijn heenlopen. De kans op beschadiging van het kwetsbare weefsel in de hoef is groot. Een dierenarts zal met een goed verhaal moeten komen om het gebruik van een zenuwblokker te rechtvaardigen.

BLOEDDRUKVERLAGENDE MEDICIJNEN

De bloeddruk speelt een minimale rol binnen de enzymtheorie. Verlagen van de bloeddruk in de ontwikkelings- en acute fase zou het proces enigszins kunnen vertragen. Het effect is daarmee ook minimaal te noemen. Volgens de bloedcirculatietheorie zou het verlagen van de bloeddruk kunnen helpen voorkomen dat er te veel weefselvocht uit de haarvaten treedt. Dit verkleint de kans op oedeemvorming tussen de hoefwand en het hoefbeen. De verhoogde druk in de haarvaten is alleen geen oorzaak, maar een van de vele gevolgen van het ontstaan van hoefbevangenheid. Bloeddrukverlagers worden hier dus als symptoombestrijding ingezet. Knoflook werkt ook bloeddrukverlagend en wordt vaak gegeven als plantaardig alternatief.

Onderzoek heeft laten zien dat knoflook giftig zou zijn voor paarden. Bij een dagelijkse dosering van 0,2 gram gevriesdroogde knoflook per kilo lichaamsgewicht kan het paard al een bepaalde vorm van bloedarmoede ontwikkelen. Voor een paard van 600 kilo is dit 120 gram. Dit is het equivalent van ongeveer 350 gram verse knoflook. Als je weiland niet overgroeid is met wilde knoflook is de kans dat je paard dergelijke hoeveelheden binnenkrijgt te verwaarlozen.

STOLLINGSREMMENDE MEDICIJNEN

Zoals je eerder hebt gelezen worden deze medicijnen vaak ten onrechte bloedverdunnende medicijnen genoemd. Door de stolling van het bloed te remmen zal een oppervlakkige wond inderdaad langer blijven bloeden. Hieruit is het idee ontstaan dat het bloed dunner zou zijn. Dit is niet het geval. Bovendien is de dikte van het bloed niet het probleem. Onderzoekers spreken elkaar op dit punt overigens tegen. Eventueel kan vanaf Obel 3 een stollingsremmend medicijn, zoals heparine, voorgeschreven worden om microtromboses op te lossen.

ASPIRINE

Aspirine wordt ook voorgeschreven als stollingsremmend medicijn. Het heeft een remmend effect op de binding van trombocyten (zie pagina 79). Het effect is echter van korte duur aangezien aspirine in het paardenlichaam slecht opgenomen en vervolgens snel afgebroken wordt. Als er naast aspirine nog andere

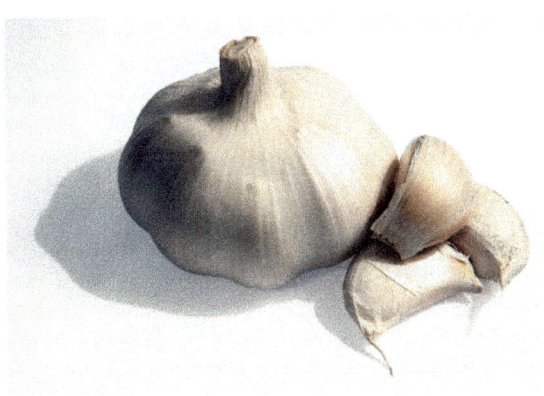

Knoflook werkt bloeddrukverlagend
(foto: Dominic Morel)

NSAID's worden toegediend daalt de stollingsremmende werking nog verder. Activering van trombocyten en de erop volgende vorming van microtromboses vindt bij endocrinopathische hoefbevangenheid overigens helemaal niet plaats. Van traumatische hoefbevangenheid is het nog niet bekend of stollingsproblemen een rol spelen. Alleen bij SIRS-gerelateerde hoefbevangenheid zou het gebruik van aspirine als stollingsremmer dus te verdedigen zijn. Daar moet bij opgemerkt worden dat de activering van trombocyten bij deze vorm van hoefbevangenheid een gevolg is van de ontsteking in het lamellenweefsel en geen oorzaak. Het bestrijden van de ontsteking met een effectievere ontstekingsremmer dan aspirine zou dan voldoende moeten zijn. Aspirine heeft de zwakste ontstekingsremmende en pijnstillende werking van alle NSAID's bij paarden.

De scherpe rand van het hoefbeen kan, in het geval van een hoefbeenkanteling, de bloedvaten in de zoollederhuid beschadigen. Krijgt het paard aspirine, dan leidt de stollingsremmende werking mogelijk tot bloeduitstortingen.

OVERIGE STOLLINGSREMMENDE MEDICIJNEN
De effecten van het activeren van trombocyten kunnen ook beperkt worden met DMSO, fenylbutazon ('buut' of Equipalazone), flunixine (Banamine) en ketoprofen (Dinalgen).

VASODILATIEVE MEDICIJNEN
Pentoxifylline wordt voorgeschreven om de bloedvaten te verwijden, te zorgen dat de bloedcellen minder makkelijk aan elkaar kleven en de bloedstolling wat te verminderen. De werking is minimaal te noemen.

Acepromazine is een kalmerend middel dat ook een vasodilatief (vaatverwijdend) en een bloeddrukverlagend effect heeft. Het is niet duidelijk of dit effect zich uitstrekt tot de lamellen. Als het al zo is, dan alleen na inspuiting in een ader (intraveneus) en niet na orale toediening of inspuiting in een spier (intramusculair). Paarden met PPID die met pergolide behandeld worden moeten zeker geen acepromazine krijgen. Pergolide is een dopamine-agonist, acepromazine een dopamine-antagonist.

Het aminozuur arginine heeft een vasodilatief effect dat o.a. wordt aangewend in het geval van winterbevangenheid (zie pagina 114).

BLOEDSUIKERVERLAGENDE MEDICIJNEN
Uit de humane geneeskunde zijn stoffen bekend die medicamenteus gebruikt worden bij de behandeling van diabetes type 2, die ook effect hebben bij insulineresistente paarden. Dit zijn metformine en pioglitazon.

METFORMINE
Metformine remt de vorming van glucose uit eiwitten en vetten in de lever. Daarnaast bevordert het de glucoseopname door spiercellen. Het middel remt de opname van glucose in de dunne darm. Door deze effecten is er sprake van een beter gereguleerde bloedsuikerspiegel, wat een gunstig effect heeft op de gevoeligheid van het lichaam voor insuline.

NADEEL
Bij oraal gebruik bij paarden komt metformine maar in beperkte mate daadwerkelijk in de lever. Bij langdurig gebruik neemt de werkzaamheid bovendien af. Er is nog onvoldoende bekend wat het precieze effect

is van de verhoogde toevoer van suiker naar de blinde en dikke darm nu deze in mindere mate in de dunne darm wordt opgenomen. Hoogstwaarschijnlijk treedt er verzuring (acidose) op (zoals beschreven op pagina 87, onder 'Melkzuurvorming, acidose en darmwandschade') met alle gevolgen vandien.

FYTOTHERAPEUTISCHE ALTERNATIEVEN

Plantaardige varianten voor metformine zijn gemberwortel, steenbreker en balsempeer. Wilde spinazie bevat ecdysonen. Dit zijn plantaardige hormonen die eveneens een bloedsuikerverlagend effect hebben.

> ➤ Net als bij levothyroxine (zie pagina 219) geldt hier: gebruik enkel nadat tevergeefs is geprobeerd de insulineresistentie door voedings- en bewegingsaanpassingen te beteugelen. Paarden die door de pijn niet voldoende kunnen bewegen zouden met dit middel op weg geholpen kunnen worden. Zodra beweging weer mogelijk is, dient het gebruik afgebouwd te worden. Overleg goed met je dierenarts als jij of hij dit middel zou willen toepassen.

PIOGLITAZON

Pioglitazon is een ander medicijn dat de gevoeligheid voor insuline verhoogt en dat getest is op gebruik bij paarden. De uitkomsten van wetenschappelijk onderzoek laten nog veel te wensen over. Bovendien lijkt het middel kankerverwekkend te zijn.

ANTIHISTAMINISCHE MEDICIJNEN

Lichaamseigen histamine speelt onder andere een rol bij ontstekingen en verwondingen. Het heeft een sterk vasodilatief effect. Met antihistaminische medicijnen (ook: antihistaminica) wordt soms geprobeerd de bloedvaten te vernauwen om daarmee de aanvoer van aanvoer van zowel TIMPs als MMPs en hun triggers omlaag te brengen.

Histamine lijkt ook een rol te spelen bij de aanmaak van ACTH. Indirect kan met het toedienen van antihistaminische medicijnen dus ook geprobeerd worden om bij paarden met PPID dit hormoon te remmen. Het onder 'Dopamine-agonisten en serotonine-antagonisten' genoemde middel cyproheptadine (Periactine) is zo'n antihistaminisch medicijn.

ENZYMREMMENDE MEDICIJNEN

In het hoofdstuk 'Theorieën en oorzaken' heb je gelezen hoe een verstoring van de balans tussen de eiwit afbrekende enzymen MMP-2 en ADAMTS-4 en hun lichaamseigen enzymremstoffen (TIMPs) in de acute fase kan bijdragen aan het verergeren van hoefbevangenheid. Door het toedienen van synthetische enzymremstoffen kan de activiteit van de MMPs beperkt worden. Hiermee zou de ziekte in de acute fase geremd of zelfs gestopt kunnen worden. Enzymremmende medicijnen die voor dit doel, vooralsnog experimenteel, gebruikt worden zijn marimastat en batimastat.

INTRAVENEUZE TOEDIENING

Naast dat deze medicijnen bij intraveneuze toediening snel door het lichaam worden afgebroken, blijkt het lastig te zijn deze middelen te bestemder plaatse te krijgen. Dit geldt overigens voor veel medicijnen die hun werk specifiek in het lamellenweefsel moeten uitvoeren. Bovendien kunnen er veel en ernstige bijwerkingen optreden.

BASALE MEMBRAAN

Tussen de dermale en de epidermale lamellen bevindt zich het basale membraan (zie pagina 32). Ook de lamellaire basale epitheelcellen (zie pagina 33) die verantwoordelijk zijn voor de lamellaire aanhechting vinden we aan de avasculaire (=geen bloedvaten bevattende), epidermale zijde van het basale membraan. Zuurstof, voedingsstoffen, hormonen en enzymen bereiken deze cellen via diffusie, door het basale membraan, vanuit de haarvaten in de dermale lamellen. Dit geldt evenzo voor de werkzame stoffen van de hier beschreven enzymremmende medicijnen.

SHUNTING

De doorbloeding van de haarvaten wordt echter in belangrijke mate beïnvloed door de werking van arterioveneuze anastomosen (shunts) in de hoef. Deze directe verbindingen tussen slagaderen en aderen kunnen zich openen of sluiten, waarmee ze de bloedtoevoer naar de hoef regelen. Dit mechanisme, dat shunting genoemd wordt, maakt dat het moeilijk te voorspellen is óf en in welke mate de werkzame stoffen uit het medicijn de basale epitheelcellen zullen bereiken.

INTRA-OSSALE TOEDIENING

Het blijkt effectiever om het medicijn, onder plaatselijke verdoving en zenuwblokkade, met een naald direct in het beenmerg van het hoefbeen te spuiten. De bloedtoevoer naar de dermale lamellen vindt namelijk voor het grootste deel plaats via bloedvaten die vanuit het hoefbeen komen. Nadeel is dat elk been apart behandeld moet worden.

REGIONAAL GEÏSOLEERDE PERFUSIE

Bij deze procedure wordt de bloedvoorziening van het been tijdelijk met een tourniquet geïsoleerd van de rest van het lichaam. Vervolgens wordt het geneesmiddel, wederom onder plaatselijke verdoving en zenuwblokkade, in de bloedvaten gespoten. Dit circuleert dan enige tijd (ca. 45 minuten) in het onderbeen. Deze behandeling wordt een paar maal, met tussenpozen van zes uur, herhaald. Doordat vitale lichaamsdelen niet bereikt worden door het geneesmiddel, kan een relatief hoge dosis gebruikt worden. In het geval van de hier beschreven medicijnen blijkt deze wijze van toediening veel effectiever dan intraveneuze toediening. De kans op bijwerkingen is lager. Net als bij intra-ossale toediening moet elk been apart behandeld worden. Er is kans op complicaties zoals bloedvatontsteking (vasculitis), ontsteking van het onderhuidse bindweefsel (cellulitis), zwellingen, hematomen (bloeduitstortingen) en zenuw- of weefselschade, doordat het tourniquet te lang wordt omgelaten.

ANTIOXIDANTEN

Vrije radicalen zijn moleculaire bijproducten van het normale metabolisme, van ontstekingen dan wel van medicijnen, achtergebleven pesticiden (o.a. fungiciden, herbiciden en insecticiden) op voedsel, zware inspanningen, stress, obesitas en adipositas die allerhande leed zouden kunnen veroorzaken. Bloedvaten worden er kwetsbaarder door en ze beschadigen enzymen. Antioxidanten zijn stoffen die de schade door vrije radicalen zouden kunnen beperken. Doorslaggevend wetenschappelijk bewijs voor toepassing van antioxidanten is nog niet gevonden.

Veel van de gebruikte antioxidanten zouden ook op andere vlakken heilzaam zijn, zoals bloedcirculatie, bloeddruk, reiniging van de lever (ontgiften) en verbetering van vetwaarden in het bloed.

Bekende antioxidanten zijn:

- Dimethylsulfoxide (DMSO)
- Dimethylglycine (DMG)
- Vitamine E en selenium (onder andere effectief bij een ijzeroverschot)
- Vitamine C (maakt het paard zelf)
- Methylsulfonylmethaan (MSM), bevat zwavel
- Co-enzym Q10
- Superoxide dismutase (SOD)
- Methionine
- Zink
- Koper
- Zwavel

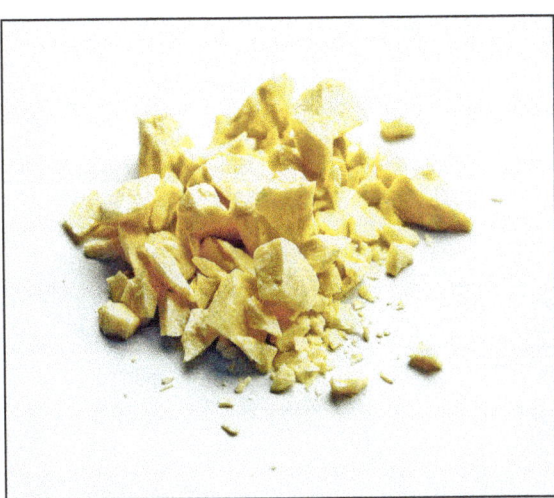

Zwavel is een antioxidant

BOTULINETOXINE

Botulinetoxine (vooral bekend onder de merknaam Botox) wordt ingespoten in de spierbuik van de diepe buigspier om deze (deels) te verlammen. Hierdoor is de trekkracht van de diepe buigpees lager, wat de genezing aan de voorzijde van de hoef vergemakkelijkt. Deze behandeling is nog in een experimentele fase.

Paarden reageren vele malen sterker op botulinetoxine dan mensen. De kans op overdosering is dus niet ondenkbaar.

PREVENTIEVE REMEDIES

Preventieve geneesmiddelen bewijzen hun nut vooral in de acute fase van hoefbevangenheid. Met name paarden die steeds weer hoefbevangen raken, kun je op deze manier soms behoeden voor een nieuwe ziekteperiode.

Tot de preventieve geneesmiddelen behoren:

- Antibiotische medicijnen
- Probiotische medicijnen
- Oliën
- Darmzuiverende middelen
- Bufferoplossing

> ➤ Uiteraard mag het niet zo zijn dat je volledig gaat vertrouwen op preventieve geneesmiddelen. Dus ook hier leggen we de nadruk op het feit dat je de diepere oorzaken van de hoefbevangenheid moet zien te vinden en uitschakelen.

ANTIBIOTISCHE MEDICIJNEN

Eerder heb je gelezen dat het niet zinvol is antibiotische medicijnen te geven om de steriele ontsteking van de lamellen terug te dringen. In de preventieve fase kan het echter wel helpen om antibiotische medicijnen te geven die de overmatige aanwezigheid van streptokokken en melkzuurbacillen in de dikke darm verminderen. Vanuit preventief oogpunt zijn er positieve resultaten aangetoond. Bij paarden die zich al in de acute fase van de ziekte bevinden doet het nagenoeg niets.

Een bekend middel is Founderguard. Dit is een virginiamycine. Dit antibiotium wordt al 30 jaar in de veeteelt toegepast. Dit heeft als gevolg dat bacteriën resistent beginnen te worden. Dit is een belangrijke reden oom geen antibiotica op preventiebasis toe te dienen. Founderguard is in Nederland niet verkrijgbaar. Bestellen via internet levert hoge verzendkosten op.

PROBIOTISCHE MEDICIJNEN

Je kunt probiotische medicijnen geven om de zuurgraad en bacteriehuishouding in de darmen te herstellen. Het geven van probiotica is het kunstmatig toevoegen van bacteriën. Of deze bacteriën ook echt de darmen bereiken, en niet eerder in de spijsvertering afgebroken worden, is de vraag. Er is zelfs een onderzoek waaruit naar voren is gekomen dat een overgrote meerderheid van de bacteriën (11 van de 13 soorten) het productieproces van het probiotische medicijn zelfs niet overleven. Veel toegepast worden: mannan-oligosachariden, biergist en melkzuurbacillen.

OLIËN

In het geval van het overmatig consumeren van granen is het belangrijk om koliek te voorkomen. Dit kan met paraffine-olie of plantaardige oliën. Naast de laxerende werking blokkeert het ook de opname van gifstoffen door de darmwand.

> ➤ Andere laxerende middelen toedienen is in de acute fase geen goed idee. Veel paarden hebben in deze fase al uitdrogingsverschijnselen.

DARMZUIVERENDE MIDDELEN

Geactiveerde koolstof of vollersaarde heeft een sterk zuiverende werking in de darmen. Met koolstof moet je niet zelf gaan experimenteren in de vorm van Norit. Het is namelijk belangrijk dat het paard de juiste dosering krijgt.

Hippo-ex-laminitis is een middel dat zegt de balans in de darmflora te herstellen en de lever te ondersteunen met de afvoer van gifstoffen (ontgiften).

BUFFEROPLOSSING

De zuurgraad van de darm kan omlaag gebracht worden door het inbrengen van een bufferoplossing, oftewel zuurteregelaar. Dit gebeurt via een darmcanule of operatief via de buikwand. Door in een vroeg stadium in te grijpen op de zuurgraad wordt geprobeerd de erop volgende keten van gevolgen te doorbreken. Deze behandeling bevindt zich nog in een experimenteel stadium. Vooralsnog is men er nog niet in geslaagd de hoefbevangenheid geheel te voorkomen. Wel kan het proces vertraagd worden. Hierdoor is de eigenaar en de behandelaars meer tijd gegund in de verdere behandeling.

Orale toediening van een bufferoplossing, zoals zuiveringszout (natrium bicarbonaat) of soda (sodium bicarbonaat), in koud water kan in noodgevallen, zoals een overmatige inname van graan, helpen om een al te sterke daling in de zuurgraad in de darmen binnen de perken te houden. Het koude water vertraagt bovendien het vergistingsproces een beetje.

Het is echter niet zeker of het zout de dikke darm bereikt voor het verteerd is. Er bestaat ook sodium bicarbonaat in een vorm die maag en dunne darm ongeschonden passeert. Equishure is zo'n middel. Vooralsnog is het niet in Nederland verkrijgbaar.

Toediening via een neussonde blijkt de werkzaamheid van een bufferoplossing te verhogen.

EUTHANASIE

Er is nog nooit een paard aan hoefbevangenheid overleden. Het zijn de ernst en de duur van de ziekte en de complicaties in combinatie met het gebrek aan uitzicht op genezing, die maken dat er op een bepaald moment nagedacht zal moeten worden of het nog ethisch verantwoord is het paard in leven te laten. Paarden kunnen hun eigen belangen niet vertegenwoordigen. De verantwoordelijkheid om te beslissen over het al dan niet euthanaseren van een paard ligt hierdoor altijd bij jou als eigenaar. Jij kent je paard als geen ander; jij bent bekend met zijn geschiedenis en herkent afwijkingen in zijn normale gedragskenmerken. Jij bent dan ook de eerste in lijn om de kwaliteit van het leven van je paard in te schatten. Hoewel de uiteindelijke beslissing bij jou ligt, is de dierenarts in de meeste gevallen het best in staat om goed geïnformeerde uitspraken te doen over de balans tussen prognose en welzijn van het paard. Hij

kan de situatie van jouw paard in een breder perspectief plaatsen en vergelijken met andere paarden die hij in zijn praktijk heeft gehad.

Een goede dierenarts maakt een objectieve inschatting waarbij hij nogmaals uitgebreid naar de aard en de ernst van zowel de oorzaken, de kreupelheid als de complicaties zal kijken. Hij zal kritisch de gekozen behandelmethodes en hun succes evalueren. Het succes van pijnbestrijding is hierbij belangrijk. Hij overlegt met de andere behandelaars van je paard, zoals de hoefverzorger. Als het goed is, is hij eerlijk genoeg om ook te kijken in hoeverre jij in staat bent de benodigde zorg te bieden. Is het, om wat voor reden dan ook, niet mogelijk om je paard adequaat te helpen, dan is het niet eerlijk om hem daaronder te laten lijden. Aan jou de keus om te beslissen wat de uitkomst in dat geval zal zijn.

De hier beschreven, goede dierenarts doet alleen uitspraken over de belangen en het welzijn van je paard. Wat de gevolgen voor je winstpuntencollectie zullen zijn, nu je paard minder inzetbaar voor de sport zal zijn, valt niet onder zijn expertise. Bovendien staat er bij hem geen emotionele band in de weg van het maken van een objectieve beoordeling. Iets wat bij de eigenaar van het paard bijna altijd het geval is.

Het is een moeilijke beslissing om te maken, die vaak bij de eigenaar meer tijd in beslag neemt dan wat de dierenarts vanuit het belang van het paard wenselijk acht. Gelukkig weet hij dat dit nu eenmaal onderdeel uitmaakt van zijn werk. Hij zal je de tijd geven om na te denken over zijn advies. Tijdens dit proces moet je niet aarzelen hem zo nodig nogmaals te vragen dit advies te onderbouwen. Vraag eventueel de opinie van een tweede dierenarts. Kun je werkelijk nog geen afstand doen van je paard, dan is terminale of palliatieve zorg misschien nog een optie. Of je paard daarbij gebaat is, is een tweede.

PREVENTIE

De kans dat je dit boek leest, omdat je een hoef-bevangen paard hebt, is groot. Om die reden is een groot deel van het boek aan behandeling gewijd. Preventie van het (opnieuw) optreden van hoefbevangenheid is echter minstens zo belangrijk. Helaas is preventie niet altijd moge-lijk. In het begin van dit boek heb je gelezen dat hoefbevangenheid in zekere zin geen ziekte is, maar een manifestatie van problemen op één of meer plekken ergens anders in het paarden-lichaam. Het is een complex klinisch verschijn-sel van één of meer aandoeningen.

Het hoofdstuk 'Theorieën en oorzaken' laat zien welke kwalen en problemen hoefbevan-genheid kunnen veroorzaken. Al die factoren herkennen en vervolgens constant en volledig onder controle houden is onbegonnen werk. Sommige aandoeningen kunnen bovendien ongeneeslijk zijn. Vroeg of laat zal dit tot een dermate verhoogd risico op het optreden van hoefbevangenheid leiden, dat een klein zetje al voldoende is om de misère te laten beginnen. Is je paard, ondanks alle voorzorgsmaatregelen en goede zorgen toch hoefbevangen geraakt, dan zal preventie zich moeten richten op het voorkomen van verergering en het optreden van complicaties.

De wat pessimistische boodschap is dat je het idee dat hoefbevangenheid altijd te voorkomen is, beter kunt laten varen. Dit neemt niet weg dat het streven moet zijn om het risico zo veel mogelijk te beperken.

RISICOPAARDEN

Preventie begint met het vaststellen of je paard tot een risicogroep behoort. In dat geval verdient al het navolgende nog extra aandacht.

Risicogroepen zijn:
- Appaloosa's, welsh-, dartmoor-, en exmoor- en shetlandpony's, morgans, cobs, new foresters en ijslanders, doordat zij een grotere aanleg hebben om overgewicht en insulineresistentie te ontwikkelen. Dit geldt ook voor ezels, muilezels en muildieren.
- KWPN en Engels volbloed paarden. Deze rassen hebben relatief vaak dunne en platte zolen, wat de kans op traumatische hoefbevangenheid vergroot.
- Paarden met overgewicht, insulineresistentie, EMS of PPID
- Oudere paarden, aangezien deze langer aan chronische risicofactoren zijn blootgesteld dan jongere paarden en vaak al eerder hoefbevangen zijn geweest. Bovendien krijgen ze helaas vaak minder beweging dan voorheen. Tenslotte komt PPID vaker voor bij oudere paarden.
- Bepaalde bloedlijnen binnen andere rassen
- Grote koudbloedige trekpaarden
- Paarden die lijden aan een andere ziekte of een (chronische) ontsteking ergens in het lichaam
- Dekhengsten, doordat ze te overdadig gehouden worden en doordat hun pijngrens (tijdelijk) verhoogd kan zijn
- Merries die onlangs geveulend hebben
- Alle paarden waarbij onvoldoende rekening wordt gehouden met hun natuurlijke behoeften op het gebied van huisvesting, voeding, beweging en hoefverzorging.

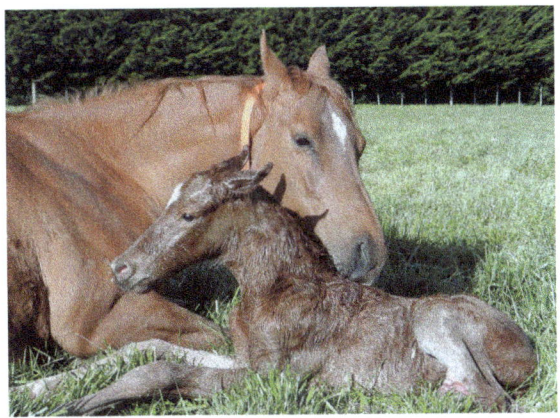

Merries die onlangs geveulend hebben lopen een verhoogd risico
(foto: Haiku farm)

PREVENTIEVE MAATREGELEN

Nagenoeg alle aanwijzingen uit dit en het volgende hoofdstuk over voeding, beweging, huisvesting en sociale interactie zijn als preventieve maatregelen toe te passen. Ongeacht of je paard tot een risicogroep behoort zijn er enkele nuttige preventieve maatregelen die je kunt nemen. Zorg voor zo natuurlijk mogelijke leefomstandigheden voor je paard. Besteed veel aandacht aan NSK-preventie (zie pagina 246). Let op het gewicht en de vetverdeling van je paard. Een CNS (zie pagina 103) hoger dan drie in combinatie met een BCS (zie pagina 104) hoger dan zes geeft een kans op hoefbevangenheid van 75%! Geef eventueel magnesium als je insulineresistente paard daar goed op reageert. Geef voldoende en goede beweging. Gebruik geen hoefbeslag. Voorkom traumatische hoefbevangenheid. Voorkom gifstoffen in je paard. Houd de algehele gezondheid van je paard in de gaten. Hiermee kun je de kans op aandoeningen die hoefbevangenheid kunnen veroorzaken, verminderen. Wacht niet te lang als je vermoedt dat je paard ziek is. Vraag je dierenarts bovendien jaarlijks een routine-gezondheidsonderzoek uit te voeren. Zeker voor paarden ouder dan 15 jaar is dit aan te raden. En tenslotte: fok niet met exemplaren uit risicorassen die vaak en 'onverklaarbaar' hoefbevangen zijn.

HERHALINGSRISICO

Let extra op bij paarden die al eens hoefbevangen zijn geweest. Zij lopen grotere kans het weer te worden. De oorzaken kunnen zijn:

- De beschadigde of zich herstellende lamellen zijn gevoeliger voor hoefbevangenheid veroorzakende factoren.
- Eerder pijn in de hoef als gevolg van beschadigde weefsels en zenuwen. Pijn veroorzaakt verhoging van de bloedsuikerspiegel en vasoconstrictie.
- Een samengeperste zool geeft minder bescherming en dus meer pijn.
- De primaire of faciliterende oorzaken zijn toch niet allemaal en helemaal verdwenen.

LOGBOEK

Nogmaals, raakt het paard ondanks alle goede zorgen keer op keer hoefbevangen, dan is er toch nog een aspect dat jij, je hoefverzorger of je dierenarts over het hoofd ziet. Een logboek bijhouden is dan extra belangrijk.

Noteer hier minimaal de volgende zaken in:
- Halsomvang. Meet de hals in het midden (tussen kruin en schoft) met een meetlint. De hals moet ontspannen zijn, terwijl het hoofd omhoog is.

- Gewicht (zie kadertekst 'Het gewicht van een paard vaststellen' op pagina 182):
  - CNS (zie pagina 103)
  - BCS (zie pagina 104)
- Foto's
- Obel (zie pagina 48), PGS (zie pagina 70)
- Toegediende medicijnen, supplementen en dergelijke

Noteer ook:
- Voedselveranderingen
- Opvallende weersomstandigheden
- Huisvestingsveranderingen
- Weidetijden
- Hoe het paard zijn beweging heeft gekregen
- Vaccinaties, wormenkuren (datum, soort, hoeveelheid)
- Opvallende veranderingen in houding en gedrag van het paard

Misschien ontdek je na verloop van tijd patronen die je kunnen helpen verborgen oorzaken te vinden. Zoek niet naar meer oorzaken tegelijkertijd. Concentreer je op één ding. Is dat hem niet, dan door naar de volgende. Houd je zoektocht ook bij in het logboek.

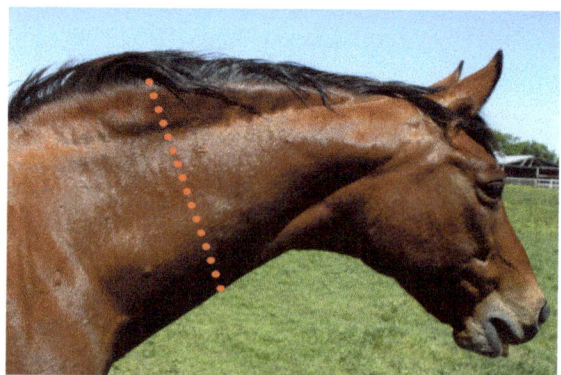

Halsomvang meten
(foto: Mark DePaolo)

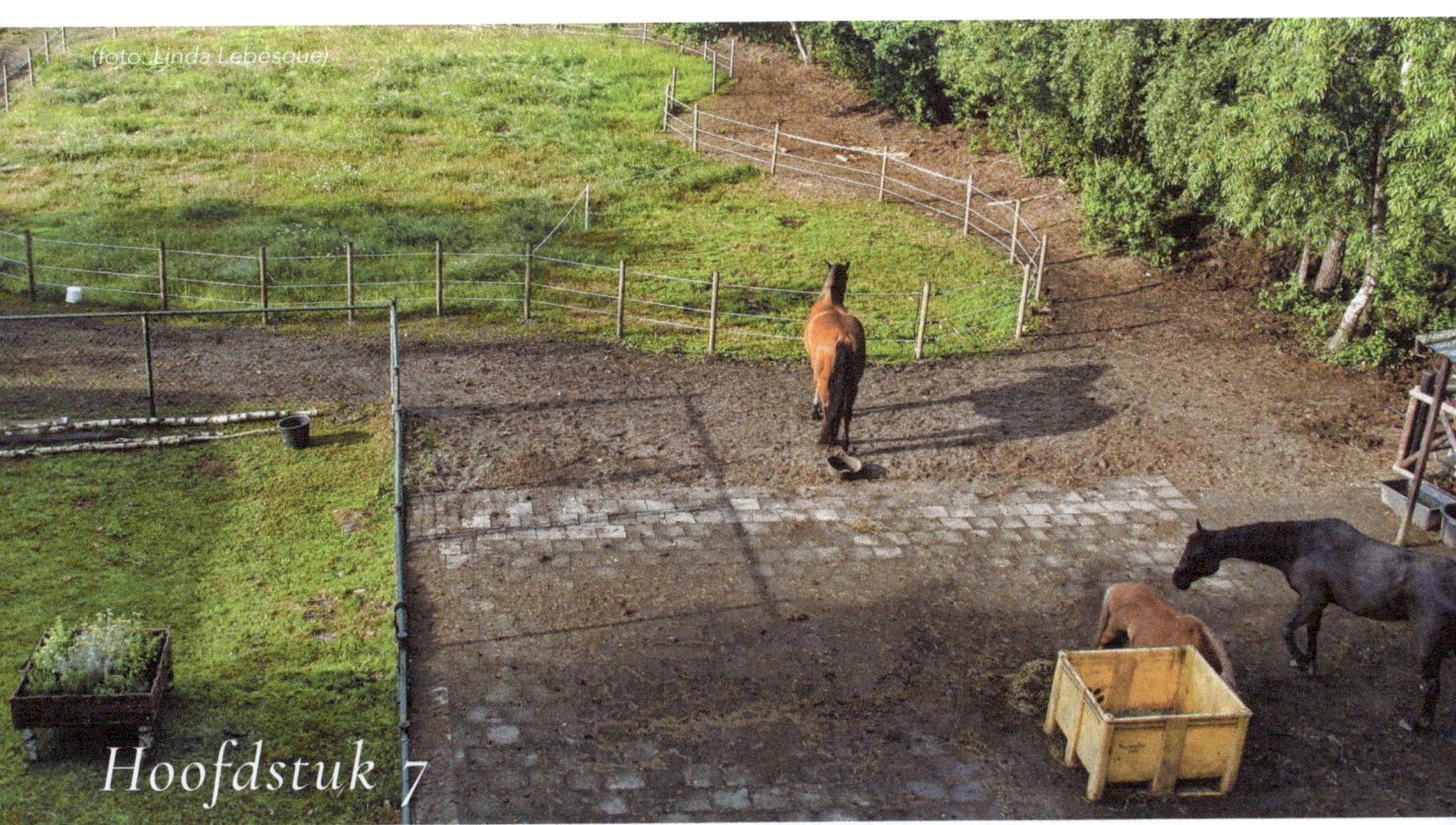

(foto: Linda Lebesque)

Hoofdstuk 7

LEEFOMSTANDIGHEDEN

DOMESTICATIE IS EEN GROVE INBREUK OP HET WEZEN VAN HET PAARD. WIE OOIT WILDE PAARDEN IN KUDDEVERBAND IN HUN NATUURLIJKE OMGEVING HEEFT GEZIEN WEET HOE ZEER WIJ ONZE HUISPAARDEN, ONDANKS ALLE GOEDE BEDOELINGEN, STRUCTUREEL TEKORTDOEN.

EEN PAARD IS EEN SOCIAAL DIER DAT DE RUIMTE NODIG HEEFT. MEER SOCIALE INTERACTIE EN RUIMTE DAN DIE DE MENS HEM GEEFT. EEN PAARD HEEFT VRIJE KEUS UIT HET VOEDSELAANBOD. WIJ ONTNEMEN HET DIE KEUS. EEN PAARD KAN GAAN EN STAAN WAAR EN WANNEER HET WIL. MAAR NIET BIJ ONS. ER IS DUS WAT BETREFT LEEFOMSTANDIGHEDEN ALTIJD RUIMTE VOOR VEEL VERBETERING.

Dit is, samen met de paragrafen over bekappen en beweging uit het vorige hoofdstuk, misschien wel het belangrijkste hoofdstuk uit dit boek. Een paard waarvoor de leefomstandigheden gelijk zouden zijn aan die van een wild paard zou snel enorme verbeteringen in zijn gezondheid laten zien. Het zou profiteren van een goede doorbloeding van zijn hoeven, een uitgebalanceerd metabolisme hebben en een gezond patroon van spanning en ontspanning kennen. Onderschat ook het zelfgenezend vermogen van dit paard niet. Een paard dat in optimale omstandigheden leeft is sterker, heeft een beter afweersysteem en een grotere levensdrang. Het reageert daardoor beter op behandelingen en geneest sneller. Simpel gezegd: hoe dichter je bij de natuur van het paard komt, hoe groter de genezingskansen.

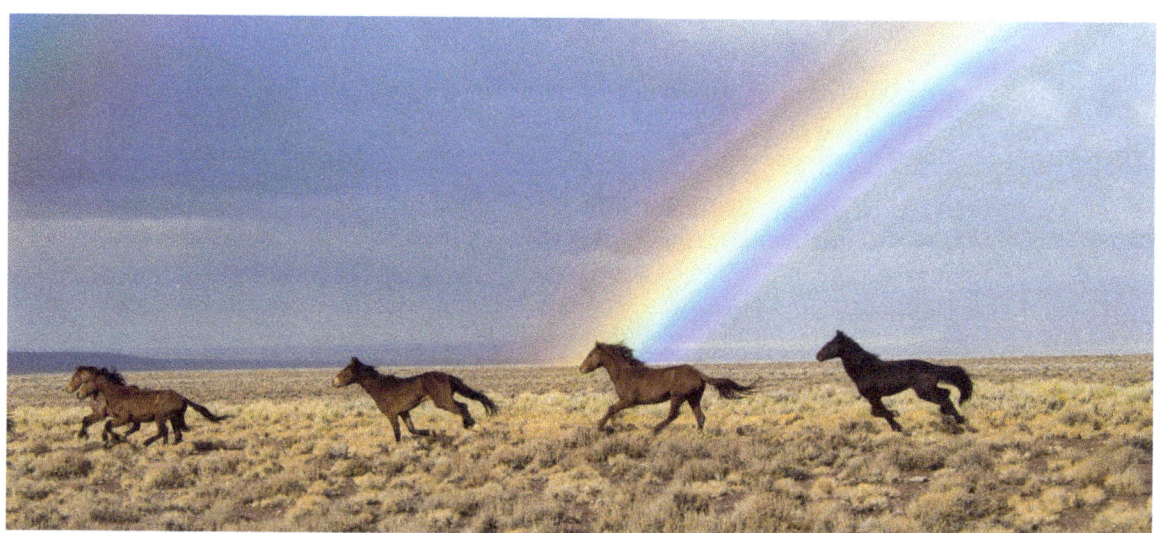

DOELRICHTING IN PLAATS VAN DOEL

Helaas kunnen wij hem die leefomstandigheden niet bieden. De keuze tot het houden van een paard is per definitie een inperking van de vrijheden en mogelijkheden voor het paard. We rijden nu eenmaal paard, hebben beperkte ruimte, tijd en middelen en kunnen daarbij het wezen, de essentie van het paard nooit doorgronden.

Wat we wel kunnen doen is proberen het paard zoveel mogelijk tegemoet te komen door zijn leefomstandigheden in zijn voordeel te veranderen. Het eerste en eenvoudigste wat we daartoe kunnen doen is stoppen met de gewenste veranderingen tot absoluut doel te maken. Zolang het doel niet bereikt is, schieten we immers eigenlijk tekort. Hierdoor zullen we snel afhaken en tevreden zijn met hoe we het tot nu toe voor ons paard hebt geregeld. We doen dit onder het motto: "Zó slecht is het nou toch ook weer niet".

Als je denkt in doelrichting, is elke stap een verbetering. Dit komt je motivatie ten goede, waardoor je sterker geneigd zult zijn door te zetten en je ogen open te houden voor nieuwe mogelijkheden tot verbetering. Als je doelrichting bijvoorbeeld is om je paard meer ruimte te geven, is elke ochtend een paar uurtjes in de paddock, in plaats van 23 uur per dag op stal, al een verbetering. In die doelrichting is nog veel meer te bereiken. Wees voor nu tevreden met deze verbetering én kijk dan hoe je verder kunt gaan.

Het ligt voor de hand, maar permanente toegang tot de paddock zou de volgende stap kunnen zijn. Voor je het weet staat je paard het hele jaar rond in een kudde met een natuurlijke samenstelling op vele hectares grond. Of misschien nog wel beter dan dat.

Er is met wat creativiteit en samenwerking met anderen veel mogelijk. Kom je niet zo ver in de gewenste richting, dan is er nog geen man overboord. Zolang je maar doet wat je kunt en kritisch blijft.

Misschien kun jij je paard echt niet beter bieden dan wat jij, als je eerlijk bent, vindt dat hij nodig zou hebben. Als je daar zelfs met een flinke dosis creatieve oplossingen geen verandering meer in kunt aanbrengen, is het misschien eerlijker tegenover je paard om een andere (tijdelijke) eigenaar of verzorger voor hem te zoeken.

Gelukkig hoef je het zover bijna nooit te laten komen. In dit hoofdstuk kijken we welke verbetering je kunt aanbrengen in de manier waarop je je paard huisvest, het weiland beheert, sociale interactie biedt en – buitengewoon belangrijk – voedt.

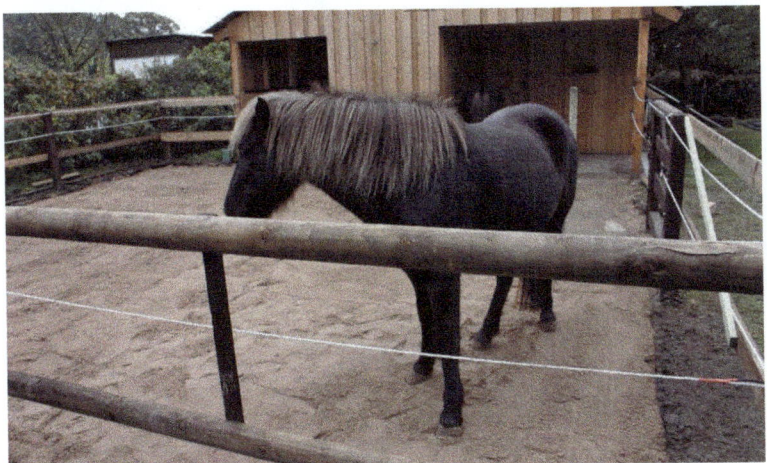

Permanente toegang tot de paddock: een stap in de goede richting
(foto: Novus)

VOEDING EN WEIDEBEHEER

Er bestaan veel verschillende goede boeken en websites die een gezonde en natuurlijke voedingswijze behandelen. De paragrafen op deze bladzijden beperken zich tot de aspecten die met hoefbevangenheid te maken hebben. Uiteraard is het zinvol de hele wijze van voeding van je paard eens goed tegen het licht te houden. Hoe dichter je bij de natuur van je paard komt, hoe gezonder en sterker hij zal worden.

SPIJSVERTERINGSPROCES

Het spijsverteringsproces van het paard vindt hoofdzakelijk plaats in de dikke en de blinde darm. Met name de ruwe celstof cellulose (maar ook hemicellulose dat samen met cellulose en lignine de structurele koolhydraten vormt) wordt hier verteerd. Dit gebeurt onder invloed van bacteriën en bepaalde eencelligen.

De cellulose – een lange keten van koolhydraten – wordt door de bacteriën afgebroken tot glucose. De glucose wordt door de bacteriën zelf gebruikt. Zij produceren hierbij vluchtige vetzuren. Deze vetzuren zijn belangrijk voor de spijsvertering van het paard. In de lever van het paard worden vetzuren omgezet in glucose.

Krijgt het paard te weinig cellulose dan zullen de bacteriën en eencellige microben gedeeltelijk afsterven, waardoor verdere vertering van nieuwe aanvoer van cellulose moeilijk wordt.

Eerder in het spijsverteringskanaal worden niet-structurele koolhydraten, de NSK, verteerd. Dit gebeurt in de dunne darm. Zoals omschreven op pagina 87, onder 'Melkzuurvorming, acidose en darmwandschade', kan het paard deze koolhydraten maar in beperkte mate goed verwerken. Even herhalend:

- Grote hoeveelheden NSK kan het paard niet goed in de dunne darm verteren
- De onverteerde NSK komen in de dikke darm terecht
- De bacteriën in de dikke darm gaan zich snel delen om alsnog te zorgen voor vertering van deze koolhydraten
- Dit zorgt voor een overmatige melkzuurvorming, wat weer leidt tot een te lage zuurgraad in de darm
- Door de lage zuurgraad worden cellulose-verwerkende eencellige microben vernietigd

> ➤ Slechts een klein deel van de fructanen wordt in de dunne darm verteerd. Het merendeel wordt in de dikke darm verteerd.

De NSK bevinden zich niet alleen in krachtvoer, melasse, gras, fruit, wortels of granen, maar ook in bepaalde (on)kruiden. Paardenbloemen, reigersbek, kweekgras en rode klaver staan bekend om enorme fructaangehaltes. Bovendien heeft het fructaan in paardenbloemen een lage polymerisatiegraad (zie kadertekst 'Polymerisatiegraad en melkzuurvorming' op pagina 90).

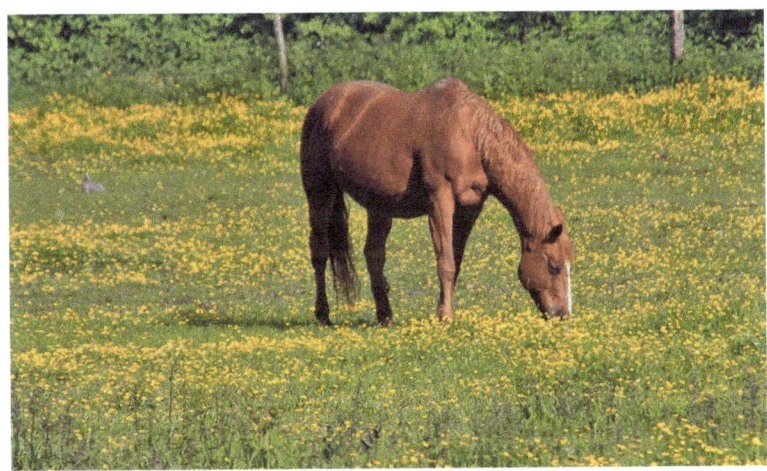

Paardenbloemen bevatten veel fructaan

Het hoge NSK-gehalte van paardenbloemen stelt ze in staat droogteperiodes te overleven. Omdat paarden ze graag eten, kan dit bijdragen aan het hoge aantal gevallen van hoefbevangenheid tijdens droogte.

Zelfs in dood gras kunnen de gehaltes nog te hoog zijn. Beemdlangbloem bijvoorbeeld is een grassoort die zijn voedingsstoffen 'mee het graf in neemt'. De groene kleur van gras komt van het eiwit chlorofyl en zegt niets over de hoeveelheid NSK.

In de natuur eten paarden naast gras ook kruiden, schors, bladeren, wortels en zelfs fruit en noten. In een samenstelling en hoeveelheid die afhankelijk is van het ter plaatse heersende aanbod. Een wijdverbreid misverstand is dat wat paarden kúnnen eten ook onmisbaar is in hun voeding. Dat paarden bijvoorbeeld noten eten, wil echter niet zeggen dat zij niet zónder noten kunnen. Het grootste deel uit het aanbod van voedsel is juist tamelijk eenzijdig: celluloserijke planten.

> De mogelijkheden die paarden hebben in hun voedselkeuze zorgen wel dat er stoffen opgenomen kunnen worden met een antibiotische, pijnstillende of bloedreinigende werking. Op pagina 205, onder 'Fytotherapie', lees je over de toepassing van planten voor dit doel.

Uit het eenzijdige voedsel krijgt het paard voldoende vitaminen, mineralen en aminozuren binnen. Het overgrote deel van de vitaminen

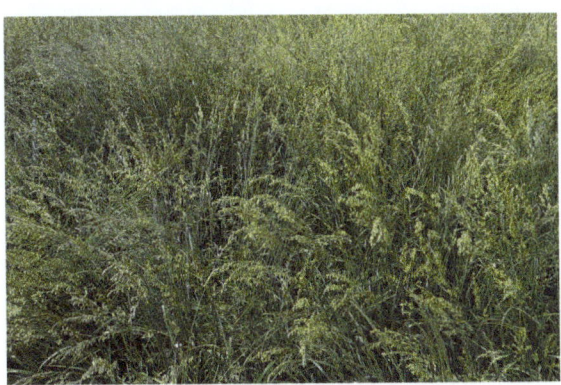

Beemdlangbloem
(foto: Ivan Procházka)

wordt in de dikke darm geproduceerd door de daar aanwezige bacteriën. Dit zijn met name de vitaminen B1, B6 en B12, C en K.

Het paard is afhankelijk van een evenwichtige darmflora en een constante zuurgraad in de darmen. De snel verteerbare NSK kunnen zowel het evenwicht als de zuurgraad verstoren. Zoals je eerder hebt gelezen, kunnen medicijnen, waaronder met nadruk wormdrijvende medicijnen, dat ook.

ONNATUURLIJKE VOEDING EN VOEDINGSPATROON

Huispaarden leven vaak op onnatuurlijke voeding en een onnatuurlijk voedingspatroon. Hier volgen een paar voorbeelden.

PIEKEN
Het metabolisme is niet gebouwd op pieken in de bloedsuikerspiegel. Pieken ontstaan door voedsel te rantsoeneren, oftewel te voeren in porties. We geven hierdoor vaak meer dan goed is per keer en minder dan goed is per dag. Bovendien ervaart het paardenlichaam de grote verschillen tussen de pieken en de dalen als honger. Dit heeft als gevolg dat het metabolisme zich aanpast. Suikers worden als vet opgeslagen. Het paard wordt te dik.

NIET-STRUCTURELE KOOLHYDRATEN
Nagenoeg alle paardenvoeders zijn of op basis van granen, of zitten bomvol melasse, of allebei. De NSK uit dit voedsel zijn problematisch. Op lange termijn door het kunnen bijdragen aan koliek, spierbevangenheid en overgewicht; op korte termijn, zoals omschreven in de vorige paragraaf. Het verband met hoefbevangenheid zal ondertussen duidelijk zijn.

OVERETEN
Paarden eten te veel uit verveling, of omdat ze niet binnenkrijgen wat ze nodig hebben. Een bekend probleem is het paard dat bij gebrek aan voldoende cellulose aan het hout van zijn stal begint te knagen.

IJZER
Slootwater of opgepompt grondwater kan te veel ijzer bevatten. Te veel ijzer bemoeilijkt de opname van onder andere koper en zink. Deze mineralen zijn belangrijk voor het paard. Koper is niet alleen van belang voor de hoeven en pezen maar is ook een antioxidant. Zink heeft invloed op de hardheid van het hoornweefsel van de hoef. Eerder heb je gelezen dat er een verband lijkt te bestaan tussen ijzer en insulineresistentie (zie pagina 82) en dat een ijzeroverschot tot orgaanschade kan leiden (zie kadertekst 'Aderlaten bij ijzerstapeling' op pagina 199). Meer over drinkwater lees je verderop.

VOEDSELAANBOD
Plotselinge verandering van voedsel druist in tegen de natuurlijke voedselbehoefte van het paard. Veranderingen treden vaak op bij een nieuwe eigenaar, verplaatsen naar een ander weiland, (andere) bemesting of de overgang van een weiland naar winterstalling.

> ➤ Een abrupte overgang van onbeperkt grazen naar enkel granen, biks of paardenmuesli is niet ongewoon voor veel gedomesticeerde paarden. Vooral in de eerste vier dagen na deze omschakeling vinden er grote veranderingen plaats in de zuurgraad van de darmen en daarmee de hoeveelheid streptokokken en melkzuurbacillen.

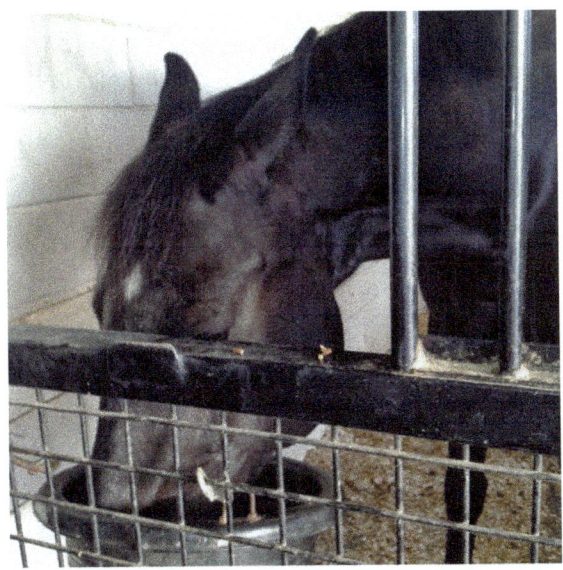

Onnatuurlijke krachtvoeding

Slechte kwaliteit voedsel
Voorbeelden van slechte kwaliteit voedsel zijn:
- Oud of beschimmeld hooi
- Hooi met kiezelsteentjes, zand of andere ongeregeldheden
- Schadelijke bacteriën in kuilgras

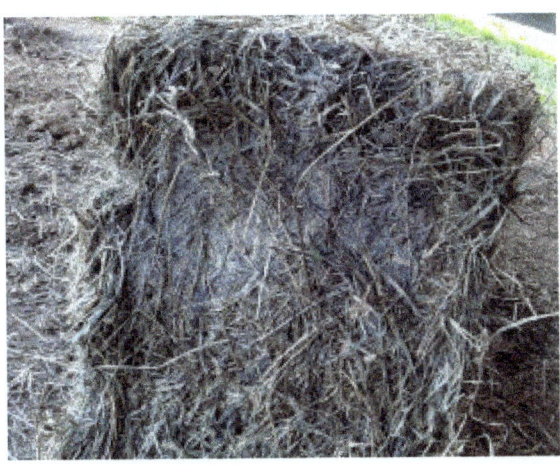

Beschimmeld hooi
(foto: Kate Light)

VERBETERMOGELIJKHEDEN

Hieronder volgt een niet-uitputtend overzicht van mogelijkheden om de voeding van je paard te verbeteren. De nadruk ligt hierbij op optimale spijsvertering en genezing van, dan wel vermindering van kans op hoefbevangenheid.

Algemeen
Vermijd wisselingen in het aanbod van voedsel. Moet je overgaan op ander voedsel, maak dan de overgang zo geleidelijk mogelijk. Zo kan de darmflora zich aanpassen.

Heb je je paard in training voor zware inspanning, kies dan caloriebronnen met langzaam verteerbare vezels, zoals pectine en (hemi)cellulose. Sojaschroot, bietenpulp en luzernehooi zijn hier voorbeelden van. Bij een hoefbevangen paard schort je de training natuurlijk op tot het paard genezen is.

> ➤ Sommige hoefbevangen paarden reageren slecht op luzernehooi. Waarschijnlijk zetten zij eiwitten buitengewoon effectief om in suiker. Luzernehooi bevat veel eiwitten.

Het paard moet de hele dag over vezelrijk ruwvoer beschikken. Een paard heeft behoefte aan voedingsvezels. Krijgt hij deze niet voldoende binnen, dan zal hij blijven eten van het gras. In ernstiger gevallen begint hij aan de omheiningspalen of ander hout dat hij voorhanden heeft.

> ➤ Vezelrijk wil niet per definitie zeggen laag in NSK.

DRINKWATER

Zorg altijd voor vers drinkwater en houd de drinkwatervoorziening vrij van:

- Algen
- Dode bladeren
- Dode insecten
- Mest en urine
- Roestvorming door leidingen en/of drinkbak

Je kunt het water laten testen. Bevat het grond- of slootwater te veel nitriet, nitraat, ammoniakverbindingen, ijzer of zout, meng dan met regen- of kraanwater of geef zelfs alleen een van deze laatste twee. Weet dat kraanwater te veel fluoride kan bevatten. Behalve op mineralen kun je ook laten testen op zware metalen en de hoeveelheid schadelijke bacteriën.

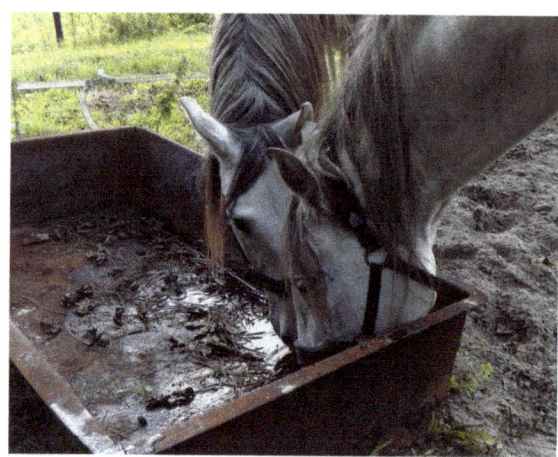

Roestvorming in het drinkwater
(foto: Sabine Baron)

PUTWATER

Vooral ondiepe putten (tot 20 meter diep) hebben een verhoogde kans op allerlei verontreiniging. Let extra op als er een mestput in de directe omgeving van je bron ligt. Diepere putten geven juist vaker water met te veel ijzer, natrium, fluoride, chloride en ammonium.

REGENWATER

Houd ook de kwaliteit van je regenwater in de gaten. Zinken dakplaten, goten en regenpijpen verhogen het zinkgehalte van het water vaak te veel. Oude zinken drinkbakken kunnen deze verontreiniging ook geven.

OPPERVLAKTEWATER

Sloot- en ander oppervlaktewater is vaak vervuild door illegale lozingen, mest en pesticiden. Blauwalg en salmonella huizen ook vaak in dit soort water. Het is de minst goede keus voor je paard.

HOOI

Kies bij voorkeur luzernehooi. Graszaadhooi kan ook een optie zijn, al kleven daar ook wel nadelen aan. (zie kadertekst 'Graszaadhooi' op pagina 242).

Geef eventueel hooi van verstandig bemest land of hooi dat geoogst is op een moment dat het NSK-gehalte laag was. Het is goed mogelijk met een boer van tevoren te overleggen over het moment van oogsten.

VOEDINGSANALYSE

Laat hooi bij een laboratorium voor grond- en gewasonderzoek testen op het gehalte EOK, zetmeel en fructaan. Hooi met minder dan 10% EOK in de droge stof is (relatief) veilig voor hoefbevangen paarden. Hier komt luzernehooi ook goed uit de bus. Het heeft ongeveer de helft minder NSK en een hoog magnesiumgehalte. Het bevat, zoals eerder gezegd, wel veel eiwitten wat voor sommige paarden niet zo goed uitpakt. Daarentegen is het samen met graszaadhooi een goede combinatie om het lage eiwitgehalte van deze laatste weer te compenseren. Kies bij voorkeur luzernehooi met weinig blad en veel stengels.

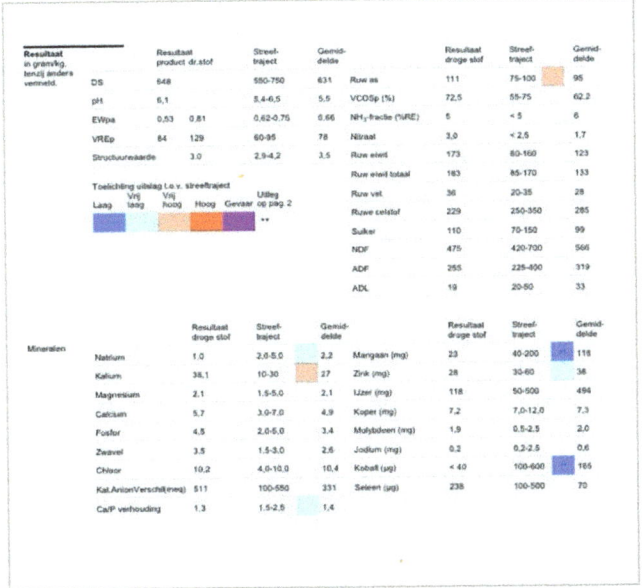

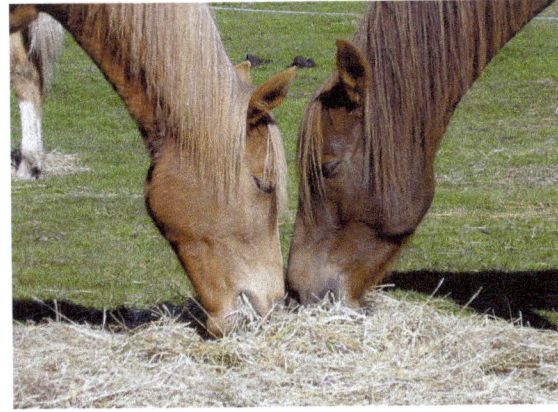

Vezelrijk ruwvoer
(foto: Cynthia Cooper)

Sommige mensen geven oud hooi in de veronderstelling dat hier minder NSK in zitten. Dit is niet het geval. Oud hooi bevat alleen minder vitaminen. Niet aan te raden dus.

Kruidenhooi, milieuhooi, natuurhooi en boshooi zijn termen voor hooi dat gewonnen wordt uit natuurgebieden. De grond in deze gebieden is doorgaans langdurig onbemest gebleven, waardoor de voedingswaarde, NSK-gehalte, mineralen en sporenelementen wisselend en meestal niet bekend zijn. Ook is er een hoger risico op aanwezigheid van ongewenste, zelfs giftige, planten. Hier staat tegenover dat de gevarieerde samenstelling ook voordelig voor het paard kan zijn. Je zult dit hooi hierom moeten laten onderzoeken op zowel samenstelling als kwaliteit.

Voedingsanalyserapport
Suikers zijn in dit onderzoek helaas niet verder gespecificeerd
(foto: BLGG)

WEILAND

Overweeg het opnieuw inzaaien van het weiland met een speciaal paardenweidemengsel (zie kadertekst 'Gras zaaien' op pagina 242).

Een paard dat het hele jaar op een onbemest weiland staat, met 's winters extra ruwvoer, kan zich beter aanpassen aan wisselingen van de graskwaliteit.

> ➤ Eerder heb je gelezen dat alle factoren voor de groei van het gras in orde moeten zijn. Te arme weidegrond verhoogt dus de kans op hoge NSK-gehaltes.

GRASZAADHOOI

Graszaadhooi is een beoogd restproduct dat overblijft bij de teelt van gras voor het zaad. Gras dat gemaaid is op het moment dat de plant vol in het zaad staat wordt eveneens graszaadhooi genoemd. Het overgrote deel van de NSK zit in het zaad dat naar de zaadhandel gaat. De lange hooistengels die overblijven bestaan voornamelijk uit ruwe celstof (structurele koolhydraten) en vormen, gedroogd tot hooi, goed energie-arm ruwvoer voor hoefbevangen paarden of paarden die gewicht moeten verliezen. Bovendien moeten paarden langer kauwen op dit ruwvoer. Dit zorgt voor een verhoogde speekselproductie wat de spijsvertering ten goede komt. De structurele koolhydraten maken daarnaast dat de darmen harder aan het werk moeten.

De meest gekweekte grassoorten zijn Engels en Italiaans raaigras, rood- en rietzwenkgras. Soms wordt ook veldbeemdgras of timotheegras gebruikt. Timotheegras en roodzwenkgras bevatten van nature minder NSK's dan de andere genoemde grassoorten. Dit geldt vanzelfsprekend ook voor het hooi van deze grassen. Met een beetje geluk kan je fouragehandelaar je dit hooi leveren.

Toch kleven er ook nadelen aan het voeren van graszaadhooi. Zo bevat het minder vitaminen, mineralen, sporenelementen en eiwitten dan gewoon hooi. Nu is dat probleem relatief eenvoudig op te lossen door de tekorten te supplementeren. Een groter probleem is het feit dat er voor de productie van graszaad vaak gebruik gemaakt wordt van gras dat bewust besmet is met een symbiotische schimmel (endofyt), die de plant sterker maakt en beschermt tegen insectenvraat. Helaas geeft deze schimmel ook een gifstof (mycotoxine) af die in verband wordt gebracht met hoefbevangenheid. Het kan ontstekingsreacties veroorzaken of verergeren. Verder heeft het een vasoconstrictief (vaatvernauwend) effect. Dit kan leiden tot een verminderde doorbloeding van de lamellen en een verhoging van de bloeddruk in de hoef. Met het blote oog is niet vast te stellen of het graszaadhooi met endofyten besmet is. Het is daarom aan te raden de hooileverancier om een telersovereenkomst te vragen waarin expliciet vermeld staat dat het hooi geen endofyten bevat. Een derde nadeel van graszaadhooi is dat het vrijwel altijd bespoten is geweest om ziektes in het zaad te voorkomen. Vervolgens wordt het gras voor de oogst doodgespoten. Er wordt vaak kwistig met kunstmest gestrooid en de teelt vindt plaats op een door monocultuur uitgeputte bodem. Niet per definitie de ideale omstandigheden voor 'gezond' hooi.

SNEDES

De eerste snede is de hele grasplant inclusief bloem en zaad. De plant heeft de hele groeicyclus voltooid en is door opslag van voedingsstoffen in het zaad zeer voedingsrijk. Bij hooi van de eerste snede is de kans groot dat het geoogst is bij weer met een hoog NSK-risico.

Is de plant weer aangegroeid dan kan een tweede snede gemaaid worden. De plant is minder groot dan bij de eerste snede. Bloei en zaadvorming wordt niet altijd bereikt. Deze snede is dus lager in opbrengst en in voedingswaarde. Meestal zit is er minder ruwe celstof in de tweede en derde snede en is het gras bijna altijd te veel bemest geweest.

GRAS ZAAIEN

Verwijder het oude gras eerst helemaal. Laat een bodemanalyse doen en vraag een bemestingsadvies. Herhaal deze stap elke vijf jaar. Zaai in met een speciaal paardenweidemengsel. Dit zal minder grassoorten bevatten met veel NSK. Geef het nieuw ingezaaide land de tijd om sterk te worden. Beweid pas na op zijn minst een half jaar of twee keer hooien. Bijzaaien om kale plekken tegen te gaan gaat helaas het beste met Engels raaigras dat veel NSK bevat.

KUILGRAS, VOORDROOG EN STRO

KUILGRAS

Gras dat door vergisting wordt geconserveerd noemen we kuilgras. Het wordt in plastic verpakt als het vochtgehalte van het maaisel nog hoger dan 70% is. Het bevat veel eiwitten. Een deel van de eiwitten wordt afgebroken tot ammoniak. Dit heeft overbelasting van lever en nieren tot gevolg en een verstoring van de bacteriecultuur (darmflora) in de dikke darm. Wil je kuilgras geven hanteer dan dezelfde selectie-eisen als bij hooi:

- Grofstengelig
- Laag in NSK
- Een zo hoog mogelijk drogestofgehalte
- Zo laag mogelijk in eiwitten

De laatste twee punten zijn, gezien de eigenschappen van kuilgras, lastig te waarborgen.

Het vergistingsproces verbruikt veel EOK en fructaan. Verdere vermindering van deze WOK is niet alleen onnodig, maar ook onverstandig. De kans bestaat dat er een tweede vergistingsproces op gang komt. Dit kan leiden tot een toename van ongewenste bacteriën.

Bij gras dat op de ouderwetse manier onder afdekzeil wordt ingekuild worden soms verschillende lagen over elkaar ingekuild. Dit wordt wel 'lasagnakuil' genoemd. Dit wordt gedaan om wisselende voedingswaarden tussen verschillende snedes hooi op te vangen. Het laten testen op NSK-gehalte is hier sterk aan te raden. Toch kun je misschien beter kijken of je niet iets anders tot je beschikking kunt krijgen dan deze vorm van kuilgras.

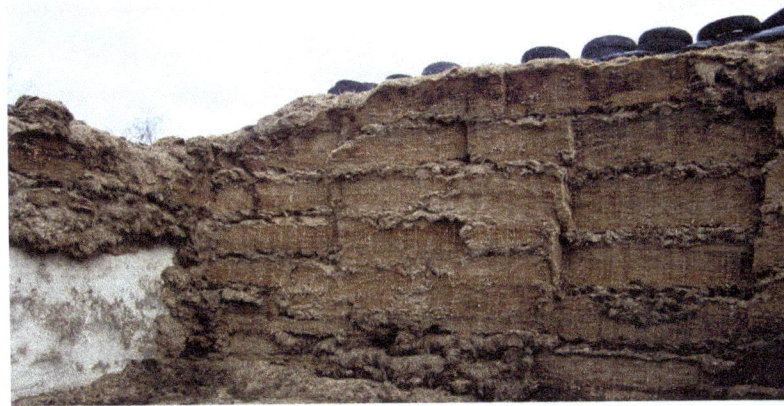

Lasagnakuil

VOORDROOG

Voordroog is gras dat verpakt wordt als het vochtpercentage van het maaisel tussen de 40% en 60% ligt. Het gras heeft langer kunnen groeien en bevat daardoor minder eiwitten dan kuilgras. Het drogestofgehalte van voordroog is hoger dan dat van kuilgras. Net als bij kuilgras treedt er vergisting op, zij het in mindere mate. Dit verlaagt de hoeveelheid EOK en fructaan ten opzichte van hooi. Uiteraard gelden ook bij voordroog de selectie-eisen die bij hooi gesteld moeten worden.

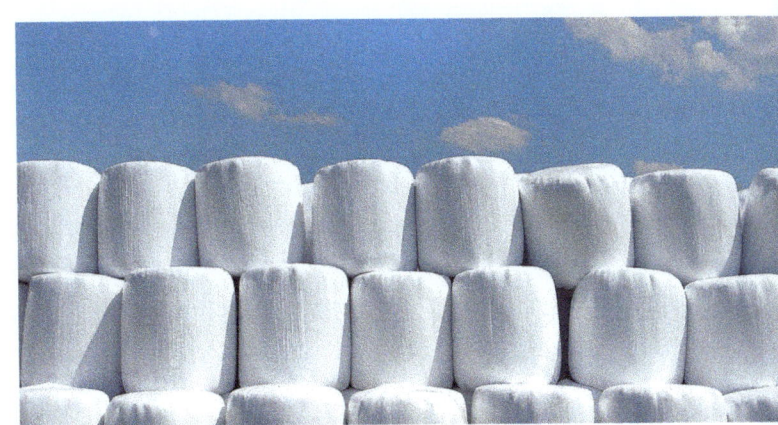

Voordroog

> ➤ In kuilgras en voordroog kan een bacterie zitten, clostridium botulinum genaamd, die leeft op de kadavers van kleine velddieren en die gevaarlijk is voor paarden. De gifstof die deze bacterie afscheidt veroorzaakt botulisme. Vooral in een eiwitrijk en zuurstofarm milieu, zoals een kuil- of voordroogbaal, gedijt hij goed. Controleer dus op de aanwezigheid van deze kadavers.

STRO

Bij de vertering van (grote hoeveelheden) stro worden ammoniakverbindingen gevormd, die de lever en nieren te zwaar kunnen belasten.

AANVULLEND VOEDSEL

Een gezond paard dat goed gras en ruwvoer krijgt en de beschikking heeft over een liksteen en vers, schoon drinkwater, heeft verder geen aanvullend voedsel nodig. Een ziek paard kan baat hebben bij bepaalde planten die al dan niet in zijn weiland groeien. Wil je met planten of kruiden de gezondheid van je paard verbeteren, raadpleeg dan een fytotherapeut voor een gedegen advies. Op pagina 205, onder 'Fytotherapie', heb je hier al het een en ander over kunnen lezen.

> ➤ Hoe graag je paard ook appeltjes, paardensnoepjes, suikerklontjes en andere versnaperingen lust: hij heeft ze niet nodig. Is je paard hoefbevangen of wordt hij dat makkelijk, dan zijn deze aanvullingen zelfs slecht voor hem.

VOEDSELBELONING

Wil je je paard een voedselbeloning geven, of gewoon iets lekkers toestoppen, dan zijn de volgende lekkernijen 'veilig' voor hem:
- Selderij
- Sla
- Koolblad
- Komkommer, courgette, pompoen
- Zonnebloem- en pompoenpitten
- Pinda's met dop en al
- Erwtenpeulen

LIKSTEEN

Natrium is een mineraal dat een paard moeizaam verkrijgt. Zorg voor een goede liksteen met zout, mineralen en sporenelementen. Geef een hoefbevangen paard eventueel een steen met een laag calciumgehalte. Te veel calcium frustreert de opname van magnesium, terwijl een hoefbevangen paard magnesium vaak goed kan gebruiken (zie pagina 212, onder 'Magnesium'). Selenium wil je ook niet in de liksteen vinden. Het risico op seleniumvergiftiging is reëel.

De belangrijkste kwaliteit van een liksteen afkomstig uit de Himalaya is dat deze lang in een vliegtuig heeft gezeten. Hij bevat bovendien te weinig zink, koper en mangaan.

Stenen die naar appel smaken of melasse bevatten laat je ook het beste in de winkel liggen. Het paard moet aan de steen likken om zout en mineralen binnen te krijgen, niet omdat hij het lekker vindt.

Let er tenslotte op dat de steen een zo laag mogelijk ijzergehalte heeft. Vooral de roodgekleurde likstenen bevatten veel ijzer.

VOEDINGSSUPPLEMENTEN

Voedingssupplementen zijn in het algemeen niet nodig. Alle benodigde vitaminen, waaronder vitamine H (B8/biotine) haalt een paard uit evenwichtige voeding of maakt het zelf in de darmen aan.

OVERGEWICHT BESTRIJDEN

Al is het nu aan de late kant, het is de moeite waard een paard met overgewicht af te laten vallen. Doe dit met beleid (zie pagina 181, onder 'Gewichtsverlies (afvallen)').

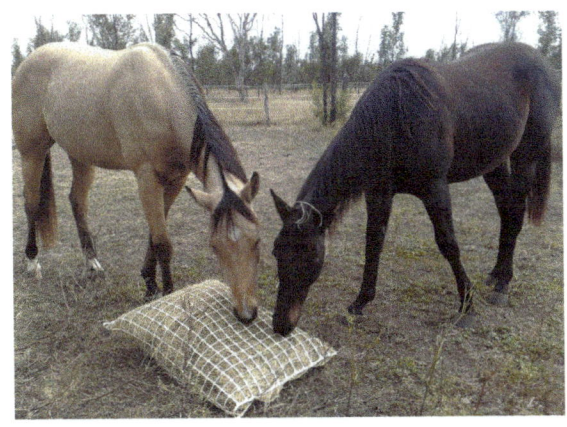

Hooikussen
(foto: Tracy Dunn)

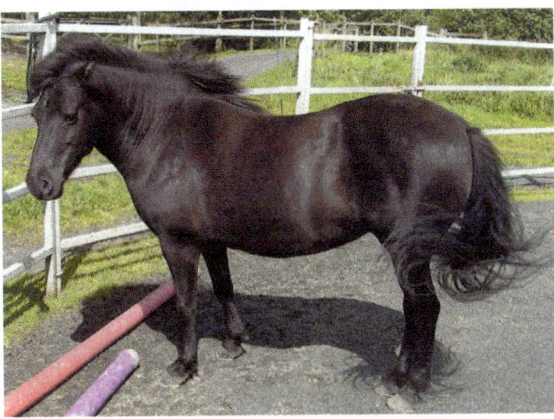

Paard met obesitas dat af moet vallen
(foto: Janice Hutchinson)

WIJZE VAN AANBIEDEN

De wijze van aanbieden van het voer is soms ook voor verbetering vatbaar. Met een hooikist bedekt met een stuk betongaas is de snelheid waarmee het hooi gegeten wordt omlaag te brengen. Let wel op dat het paard niet met de hoeven vast kan komen te zitten. Met wat creativiteit kun je vrij eenvoudig zelf een hooikussen maken.

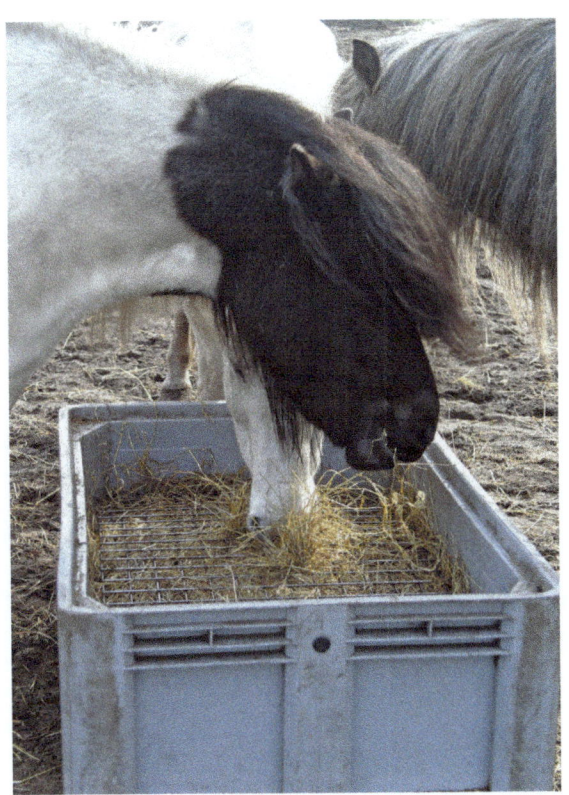

Hooikist
(foto: Marja van Run)

Paarden eten en drinken vanaf grondniveau. Monteer de hooiruif, liksteen, drink- en voerbak dus niet aan de paddock- of stalwand. Bij het eten vanaf de grond komt er echter wel meer druk op de voorzijde van de hoeven. Een ernstig hoefbevangen paard zou dus baat kunnen hebben bij het aanbieden van voedsel op ongeveer een meter hoogte. Leg hooi nooit op een zanderige ondergrond.

Zorg dat de hooiplaatsen, drinkwatervoorziening en liksteen ver van elkaar verwijderd zijn. Dit houdt het paard in beweging. Uiteraard zorg je dat een paard dat door de pijn nog niet goed kan bewegen, zonder inspanning bij zijn voedsel en water kan komen.

NSK-PREVENTIE

We gaan nu kijken hoe we kunnen zorgen dat de inname van NSK tot een minimum beperkt blijft.

> ➤ Ongeveer al het onderstaande is natuurlijk een beetje dweilen met de kraan open. Je paard volledig op grasland zetten en dan proberen het NSK-gehalte laag houden is wat omslachtig. Een paddock paradise met veel minder en beter beheersbaar gras is een stuk meer in de richting van de natuur van het paard. Meer hierover op pagina 254, onder 'Huisvesting',

ALGEMEEN

Het gehalte NSK van gras en onkruid kan enorm schommelen. Natuur-, weers- en omgevingsfactoren kunnen zorgen voor een verdrievoudiging. Deze factoren spelen een veel grotere rol dan de genetische aanleg van bepaalde grassoorten. Hooi bijvoeren op een risicoweiland is verstandig.

Gras dat snel groeit is lager in NSK. De koolhydraten worden voor de groei opgesoupeerd. De hoeveelheid NSK in het gras is 's nachts lager. Er vindt dan namelijk bij gebrek aan licht geen fotosynthese plaats, terwijl de plant wel suikers verbrandt. Je zou dus alleen 's nachts weidegang kunnen bieden.

> ➤ Hang een (weerbestendig) bordje op aan het hek van het weiland waarop je duidelijk uitlegt waarom je het niet op prijs stelt als mensen je paard ongevraagd voeren. Zet hier ook je telefoonnummer op zodat de goedbedoelende voorbijganger je desgewenst om meer informatie kan vragen. De kans dat dit gebeuren zal is nihil, maar het laat zien hoe graag je wilt dat de boodschap overkomt.

GRAASMASKER

De toppen van het gras hebben een lager NSK-gehalte. Een graasmasker kan helpen om te verhinderen dat het paard het gras tot de wortel afgraast. Het eettempo gaat bij het gebruik van een graasmasker omlaag. Het voedsel komt langzamer en gelijkmatiger in het spijsverteringskanaal. Bovendien kan het paard langer op het weiland blijven waardoor het meer beweging krijgt.

Let op dat het masker goed past en voorzien is van een panieksluiting. Dit laatste om te voorkomen dat het paard zich verwondt, mocht het ergens blijven haken. Als het goed is kan het paard gewoon drinken. Controleer dit.

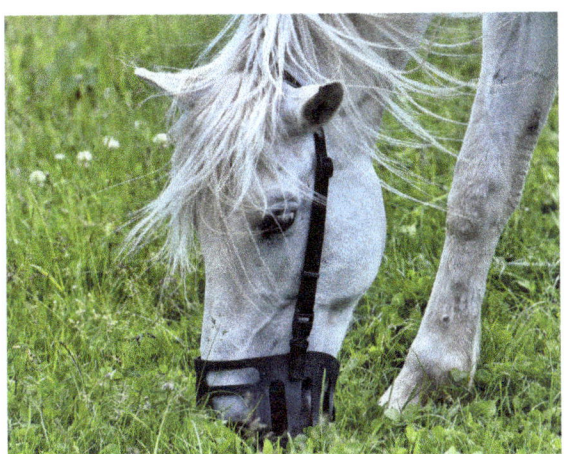

Graasmasker
(foto: Alexas fotos)

Sommige paarden vinden het een matig idee dat je ze een korf omdoet en weigeren vervolgens te eten. Andere snappen niet helemaal dat ze nog kúnnen eten. Laat ze zien wat de bedoeling is door wat gras door de gaatjes van de korf te duwen. Het masker kan geheel of gedeeltelijk met duct-tape afgesloten worden. Zo komt het paard wel aan zijn beweging toe maar kan niet of nauwelijks grazen.

Het dragen van een graasmasker kan stress opleveren wat voor een paard met PPID niet goed is. Deze paarden hebben al constant te veel cortisol in hun lijf. De stress zorgt voor een verdere verhoging (zoals beschreven op pagina 116, onder 'Stress').

Sommige paarden worden zo handig in het grazen met de korf dat andere graasbeperkende maatregelen, zoals op de volgende pagina beschreven, alsnog nodig zijn.

Controleer regelmatig of het masker nog goed vast zit. Een paard dat lang met een masker loopt en het opeens kwijt is kan zich gaan overeten met alle risico's van dien.

Levert deze graasbeperkende maatregel te veel problemen op, bedenk dan dat het paard beter af is in een paddock met hooi dan in een weiland met gras en een graasmasker om.

> De aanwezige grassoorten in het weiland hebben eveneens invloed op de effectiviteit van een graasmasker. Sommige grassen worden meer gewaardeerd dan andere. Als beide aanwezig zijn gaat de voorkeur van het paard bijvoorbeeld naar beemdlangbloem uit boven Engels raaigras. In tegenstelling tot Engels raaigras heeft beemdlangbloem bovendien een staande groeiwijze en is dus makkelijker te eten met een graasmasker. In een weiland waar dit lekkerdere gras veel groeit blijkt een graasmasker dus minder effectief.

OVERBEGRAZING
Het NSK-gehalte in kort, afgeknabbeld gras is hoog. De sterkere grassoorten zullen dit beter overleven dan de zwakkere. Een hoog NSK-gehalte onderscheidt de sterke van de zwakke planten. Voorkom daarom altijd overbegrazing.

De bloemen van bloeiend gras bevatten veel NSK. Probeer door een juist begrazingsbeleid, zoals strookbegrazing, weilandrotatie of beperking in weidegang te voorkomen dat gras gaat bloeien. Eventueel zelfs maaien als dat de enige oplossing is om bloei te voorkomen.

GRAS MAAIEN

Wees voorzichtig met maaien. Te kort gras krijgt veel zonlicht wat stijging van suiker tot gevolg heeft. Weegbree, klaver en paardenbloemen hebben hun bladeren plat op de grond en ontkomen zo aan de grasmaaier. Ze zijn echter wel hoog in fructaan. Distels, eveneens hoog in fructaan, gaan nieuwe loten maken als ze gemaaid worden. Ten overvloede: het maaisel is geen paardenvoer.

STROOKBEGRAZING
Met schriklint en prikpaaltjes is het te begrazen gebied dagelijks op te schuiven, te vergroten en te verkleinen.

WEILANDROTATIE
Verdeel je weiland, afhankelijk van de grootte, in maximaal zes stukken. Laat de paarden de stukken afgrazen tot het gras zo'n vier centimeter hoog is. Door te maaien kun je het gras stimuleren zich via wortelscheuten en uitlopers te verveelvoudigen. Maak het perceel dat de paarden verlaten vrij van onkruid en mest, bemest en besproei het eventueel en laat rustig aangroeien. Zo'n drie weken na maaien en bemesten is gras weer geschikt om begraasd te worden.

BEPERKING IN WEIDEGANG
Paarden die makkelijk hoefbevangen raken (overgewicht, EMS, PPID, risicorassen) zouden zeker niet te veel of zelfs helemaal niet op grasland moeten staan. Geef dit soort paarden alleen toegang tot de wei op momenten dat het NSK-risico laag is. Op andere momenten zet je het paard in de rijbak, paddock of in noodgevallen op het erf achter schriklint.

Je zult verbaasd staan hoe inventief paarden worden om polletjes gras onder hekken vandaan te knabbelen. Gebruik schriklint om ze er weg te houden of verwijder het gras door het met landbouwplastic te bedekken.

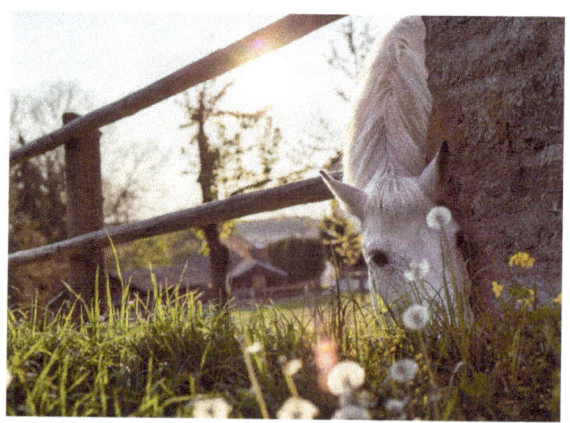

Inventief grazen
(foto: Rainer Maiores)

Een paard dat uit zijn kudde wordt gehaald en apart wordt gezet raakt van slag. De stress die dat veroorzaakt draagt negatief bij aan herstel. Naast het effect, zoals omschreven op pagina 116, kan een afgezonderd paard uit onrust en onzekerheid te veel gaan bewegen. Hij gaat dwangmatig bewegen of op zoek naar zijn kudde.

Zorg dat hij zijn maatjes kan zien of geef hem gezelschap van één van hen, een schaap of een geit. Doe dit bij paarden die ernstig en acuut hoefbevangen zijn alleen als ze enigszins tot bewegen in staat zijn. Het gezelschap kan ze anders nopen tot meer beweging dan goed voor ze is. In de paragraaf 'Sociale interactie' gaan we hier straks verder op in.

Het paard aan het halster laten grazen is ook een mogelijkheid om de graastijd te beperken.

> ➤ Houd het paard goed in de gaten, zodra de graasbeperkende maatregelen verminderd worden. Als de eerste signalen van verergering van de hoefbevangenheid zich aandienen, weet je dat je het grazen weer moet inperken.

HET LEREND EFFECT VAN BEPERKING IN WEIDEGANG

In 2011 is er onderzoek gedaan naar de hoeveelheid gras en hooi die pony's eten als ze beperkt worden in hun weidegang. Opvallend resultaat was dat zij in de eerste week van het onderzoek, per dagelijkse weidegang van drie uur, een hoeveelheid aten die gelijk staat aan ongeveer een half procent van hun lichaamsgewicht. In week zes was dit al verdubbeld tot bijna één procent. In zes weken tijd hadden de dieren geleerd dat je maar beter voort kunt maken als je in het weiland gezet wordt.

WEERSOMSTANDIGHEDEN

Een stralend zonnetje in combinatie met helder vriesweer of na nachtvorst? Geen weidegang! Nachttemperaturen onder de vijf graden verhogen het risico zelfs al aanzienlijk.

> ➤ Er zijn minstens drie nachten nodig waarin de temperatuur boven de vijf graden ligt voor het weer verantwoord is het paard 's morgens zonder hooi op het weiland te zetten.

Een lange droogteperiode, vooral in combinatie met zon, vergroot ook de kans op hoge NSK-gehaltes. Bij sommige grassen schiet het fructaan omhoog, bij andere de enkelvoudige suikers. De nieuwe groei na zo'n droogteperiode – als het weer heeft geregend dus – bevat eveneens veel NSK. Vuistregel is: grazen is pas verantwoord als er minstens twee blaadjes per uitloper van het grasplantje zijn.

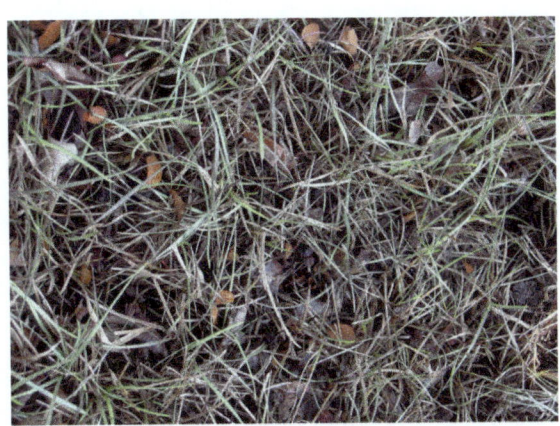

Door droogte beschadigd gras
(foto: Katie Fitzgerald)

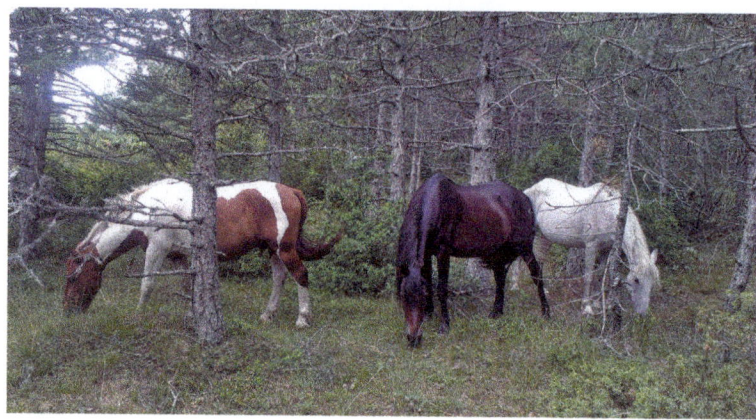

Een bosperceel
als huisvestingsalternatief

Op een zonnige dag na een warme nacht wordt het NSK-gehalte gedurende de dag hoger. Vroeg in de ochtend, liefst vóór zonsopgang, is dan het beste moment om je paard op de wei te zetten. Op een warme, bewolkte dag nemen de waarden juist af en is 's middag en 's avonds weiden dus beter.

SCHADUW

Licht speelt een belangrijke rol bij fotosynthese. Weilanden die veel in de schaduw liggen zijn daardoor vaak veiliger. Naast bomen, schuren en dergelijke is vaak schaduw. Let wel op naast welke bomen je het paard zet. De grond rondom een eik of beuk die eikels of beukennootjes in het rond strooit kun je het best met schriklint onbereikbaar maken.

Plant eventueel snelgroeiende bomen, zoals berk, wilg, populier of esdoorn. De valse christusdoorn groeit ook snel en heeft een dicht bladerdek van kleine blaadjes die veel schaduw geven. Er bestaan rassen zonder doorn.

Bijkomend voordeel is dat de wortels van de bomen de bodem beschermen tegen het wegspoelen van de bovenste vruchtbare laag. Grazen in het bos is ook een goede preventieve maatregel. Je hoeft alleen maar het idee los te laten dat enkel een weiland goed voor je paard is.

Tenslotte is er de extra beweging die het paard krijgt. Bosgrond is immers wat uitdagender dan weiland. Let wel op de aanwezigheid van ongewenste planten en bomen en obstakels, zoals stronken, konijnenpijpen of oude afrasteringen. Bomen die ondiep wortelen kunnen schade aan de wortels oplopen. Met schriklint kun je het wortelgestel beschermen. Uiteraard zorg je voor voldoende ruwvoer bij gebrek aan gras.

HOOI, GRAS EN (ON)KRUIDEN

HOOI

Laat hooi bij een laboratorium voor grond- en gewasonderzoek testen op NSK-gehalte. Is dit niet mogelijk, probeer dan proefondervindelijk vast te stellen hoe het paard reageert. Een paard dat gevoelig is voor het ontwikkelen van hoefbevangenheid laat snel resultaten zien in de vorm van een verminderde of juist vergrote halsomvang (zie pagina 103, onder 'Cresty Neck Score'). Door hooi te weken gaat het NSK-gehalte omlaag (zie kadertekst 'Hooi weken' op pagina 147).

> Haver- en gerstehooi worden vaak gezien als veilig. Het idee daarachter is dat de koolhydraten allemaal in de aren zouden zitten. De haver- en gerstkorrels worden echter geoogst op het moment dat zij goed vol zetmeel zitten. De WOK blijven in hoge concentraties achter in de stengel.

Grassen en hun NSK-gehalte

Verschillende bronnen spreken elkaar tegen over de hoeveelheid NSK in verschillende grassoorten. Kijk om die reden dus niet naar de grassoort alleen, maar neem alle aspecten die in dit hoofdstuk beschreven staan, mee in de risico-analyse.

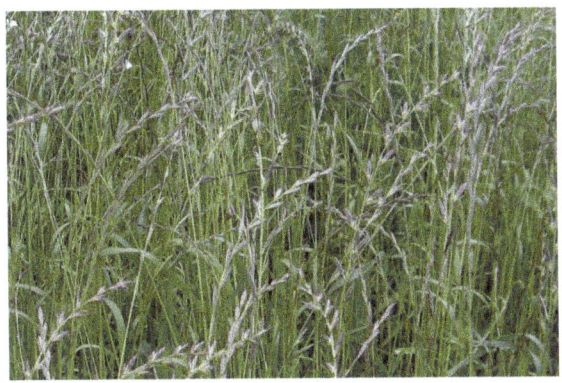

Italiaans raaigras
(foto: Jirí Kamenícek)

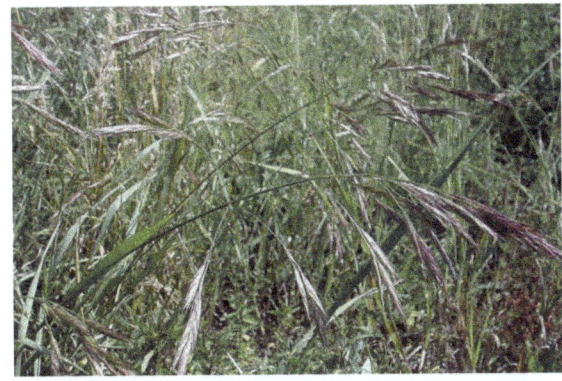

Dravik
(foto: Radim Paulic)

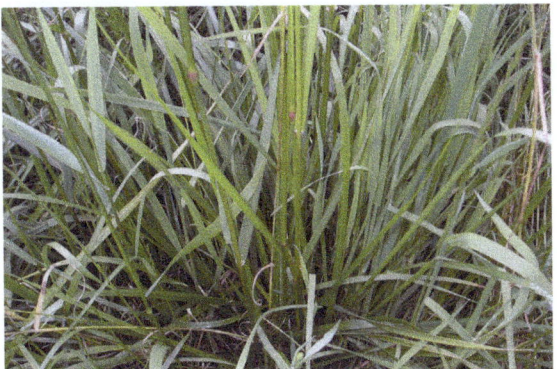

Rietzwenkgras
(foto: Václav Hrdina)

NSK-GEHALTE PER GRASSOORT

HOOG
- Engels en Italiaans raaigras
- Dravik
- Rietzwenkgras
- Beemdlangbloem

GEMIDDELD
- Veldbeemdgras

LAAG
- Kropaar
- Doddegras (met name timotheegras)
- Roodzwenkgras
- Gestreepte witbol
- Grote vossenstaart

Niet-gecultiveerde grassen die van origine op een bepaalde plek voorkomen hebben zich goed aangepast aan de omstandigheden en zijn meestal lager in NSK.

Hollands en Vlaams grasland is vaak gekweekt op hoge melk- of vleesproductie. De focus ligt daarbij op verhoging van NSK. Veel Engels raaigras dus. Overweeg het opnieuw inzaaien van het weiland met een paardenweidemengsel (zie kadertekst 'Gras zaaien' op pagina 242).

(ON)KRUIDEN

Zowel kruiden als onkruid kunnen akelig hoge concentraties NSK bevatten. Houd het weiland vrij van woekerende (on)kruiden. Schapen kunnen daarbij bijzonder goed van pas komen.

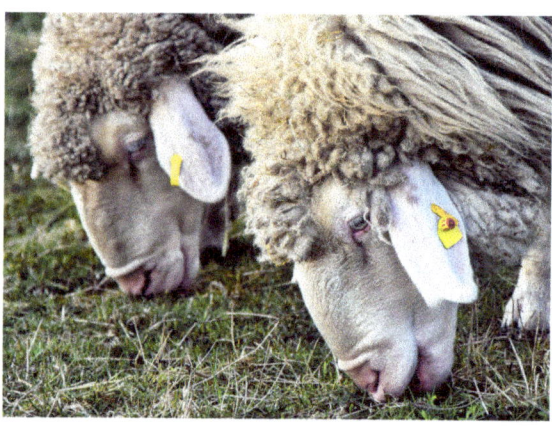

Ecologische onkruidverdelgers
(foto: Ulrich Leone)

Vingergras, weegbree, wilde cichorei en vogelmuur bevatten veel ijzer. Bij deze laatste kan dit zelfs tot 40 keer zo hoog zijn als het ijzergehalte in gras. Op de pagina's 82 en 214 heb je gelezen waarom je de inname van ijzer maar beter kunt beperken. Ironisch genoeg bevatten deze planten weinig NSK.

BEMESTING

Weidegrond met maar één soort gras op voedselarme grond geeft een hoger risico. Te weinig voedingsstoffen maken dat de plant niet goed kan groeien en dus het NSK-gehalte laten oplopen. Laat de grond analyseren en vraag een bemestingsadvies. Geef duidelijk aan dat het om land gaat waar paarden op (komen te) staan. In het geval van hoefbevangen paarden verdient het element kalium extra aandacht (zie kadertekst 'Kalium').

> ➤ Voor natuurlijke, soortenrijke weilanden geldt dit niet. De gras- en kruidensoorten die karakteristiek zijn voor de aanwezige grondsoort groeien prima op voedselarme grond.

KALIUM

Door jarenlange overbemesting kan er een kaliumoverschot in de bodem ontstaan. Vooral gedroogde kippenmest bevat veel kalium. Te veel kalium in de bodem en daarmee in de plant, verstoort de opname van calcium en magnesium door het gras. Hierdoor raakt de eiwitproductie in de plant verstoord. Dit laatste resulteert weer in bovenmatige hoeveelheden NSK in het gras.

Een paard dat te veel kalium binnenkrijgt kan problemen krijgen met de opname van magnesium, dat dus al in lagere concentraties in het gras zit. De werking van een magnesiumsupplement kan daardoor lager worden dan verwacht.

Overleg met het laboratorium dat het bemestingsadvies samenstelt, hoe het kaliumgehalte zo laag mogelijk gehouden kan worden, zonder dat er een kaliumtekort gaat ontstaan. Zowel de hoeveelheid magnesium in het gras als de opnamecapaciteit van het paard van dit mineraal zullen kunnen stijgen.

> Houd rekening met het feit dat een bemest weiland een hogere productie geeft. De hoeveelheid NSK in de plant daalt dus, maar de hoeveelheid planten kan dermate toenemen dat er per saldo meer NSK in de hele grasmat zitten. Met strookbegrazing, graasmasker en beperking van de graastijd is de consumptie in te perken.

Verschillende laboratoria geven helaas verschillende analyses en adviezen. Let op dat ook de mineralen calcium, magnesium, zwavel. natrium, ijzer, fosfor en eventueel kobalt, koper, zink en mangaan in de analyse zijn meegenomen alsmede de zuurgraad van de bodem. Vraag ook om een interpretatie van de uitkomsten. Houd er rekening mee dat een bodemanalyse niet representatief is voor de hoeveelheid mineralen die uiteindelijk door de grasplant opgenomen wordt.

> De bodem waar het gras op groeit kan te zuur zijn (lage pH). Hierdoor neemt de grasplant relatief veel ijzer op. Dit is ook het geval op natte bodems. In Noordwest-Europa bevat de bodem vaak te veel ijzer.

Met kalk is eenvoudig de zuurgraad van de grond te optimaliseren. Paardenland is meestal te zuur. De pH van een paardenweide zou tussen de 6,5 en 7,2 moeten liggen. Leem en kleigronden komen hier makkelijker bij in de buurt dan zand of zandleem.

Compost (door de mens bewerkstelligde vertering), of liever nog humus (verteringslaag in de bodem zonder menselijk ingrijpen), is een relatief veilige manier van bemesten. Nadeel is dat de samenstelling van meststoffen niet af te stemmen is op de tekorten in de bodem.

De NSK-arme grassoorten (met name timotheegras, roodzwenkgras en kropaar) gedijen minder goed op kalk- en voedselarme gronden.

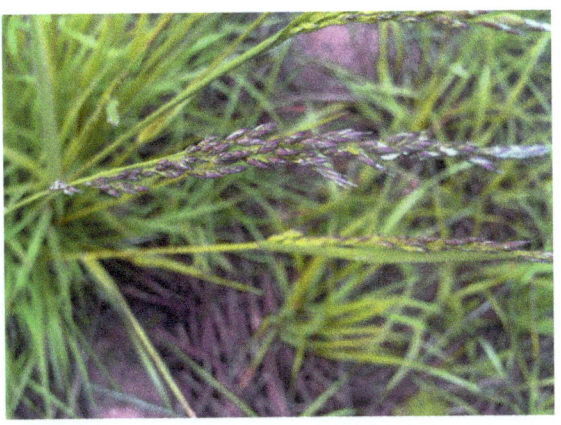

Roodzwenkgras
(foto: Lubomír Klátil)

DROOGTE

Droogte heeft als gevolg dat de plant niet voldoende water krijgt voor een goede groei. Je kunt droogte bestrijden door te sproeien of door het land te beplanten met bomen. De boomwortels zorgen dat het vocht beter vastgehouden wordt.

Weidegrond met een te hoog zoutgehalte heeft een effect dat vergelijkbaar is met te droge grond en hangt er zelfs vaak mee samen. Het zoutgehalte wordt bepaald door alle minerale zouten die in de grond aanwezig zijn. Meestal zijn deze grotendeels afkomstig van meststoffen die in het verleden aan de grond zijn toegevoegd. Zowel kunstmest als organische mest, compost en humus.

In tijden van droogte, als het water uit de bodem verdampt, stijgt de concentratie van het zout. De wortels lopen schade op, doordat het water aan hun cellen wordt onttrokken door de zoute grond. De plant kan niet voldoende water opnemen. Door te sproeien voorkom je in ieder geval gedeeltelijk dat de plant uitdroogt.

Het zoutgehalte kan door een grondlaboratorium getest worden. Als je land jarenlang intensief bemest is heb je ook al wel enige aanwijzing.

EXTERNE FACTOREN
Schade aan het gras kan tenslotte veroorzaakt worden door onverwachte vorst, hagel, vertrapping, insectenvraat en dergelijke. Als de bloei verstoord wordt door dergelijke externe factoren ontwikkelt het zaad zich niet. De NSK blijven dan achter in de stengel.

HUISVESTING

Eerder in dit hoofdstuk is het weiland al een paar keer aan bod gekomen. Dat was vanuit het oogpunt van de voeding van het paard. Dit keer kijken we naar het weiland als huisvesting. We beperken ons hier tot huisvestingstips die te maken hebben met hoefbevangenheid. Voor de hand liggende zaken als een veilige weide zonder gevaarlijke voorwerpen of afrastering waar de paarden zich aan kunnen verwonden blijven dus buiten beschouwing.

STAL
Stalrust is geen oplossing maar een (mede)oorzaak. Het beperkt het paard veel te veel in zijn bewegingsvrijheid. Een gebrekkige doorbloeding van de hoeven is het gevolg. Daarbij komt de stress met al zijn negatieve effecten. Bied het paard dus, als het NSK-risico beheersbaar is, continue weidegang met inloopstal of natuurlijke schuilgelegenheid. Heb je geen beschikking over een weiland, zet je paard dan

zo veel mogelijk in een paddock of rijbak. Bij gebrek aan paddock is soms met schriklint op het erf een aanvaardbare tijdelijke oplossing te creëren. Als dit alles echt niet mogelijk is, kun je misschien enkele stallen samentrekken tot een loopstal.

> ➤ Heb je geen andere optie dan eenzame opsluiting in een stal te bieden, denk dan eens goed na of het misschien mogelijk is dat iemand anders, op een andere plek, tijdelijk de zorg voor het paard over kan nemen.

BODEMBEDEKKING
Een paard waarvoor staan pijnlijk is, zal vaker op de zachte bodembedekking gaan liggen. Zorg dus dat deze steeds schoon blijft. Zaagsel als bodembedekking heeft de eigenschap dat het vocht sterk absorbeert en daarmee de

hoeven uitdroogt. Krab modderige hoeven om die reden liever niet uit. Het zaagsel onttrekt dan het vocht aan de modder in plaats van aan de hoeven.

ONDERGROND

Als je in het verleden hebt gezorgd voor een afwisselende en deels verharde ondergrond, zorg dan dat het hoefbevangen paard even niet op het gedeelte met kiezelstenen en keien kan komen. De zool is nog te gevoelig.

In de vorige paragrafen heb je al gelezen waarom het huisvesten van je paard op een perceel bosgrond helemaal niet zo'n gek idee is.

Het land moet zeker niet te nat zijn. Het risico op stuklopen van het gras wordt er groter van. Zorg voor een efficiënte afwatering.

PADDOCK PARADISE

Een prachtige manier van huisvesting van je paard is het door Jaime Jackson ontwikkelde concept paddock paradise. Een rondom het terrein lopende route, in de vorm van een breed pad, hier en daar verbonden met een aantal grotere paddocks is hier het uitgangspunt. Dit pad stimuleert een natuurlijke beweging bij paarden. Het concept is gebaseerd op het gegeven dat paarden in het wild steeds weer dezelfde vaste routes volgen die gebieden met water, voedsel, mineralen en andere interessante elementen met elkaar verbinden.

In het paddock paradise kun je allerlei natuurlijke elementen en uitdagingen creëren om de beweging te stimuleren. Meer beweging betekent

een betere doorbloeding en een betere slijtage en groei van de hoeven en een betere lichamelijke en psychische gezondheid in het algemeen.

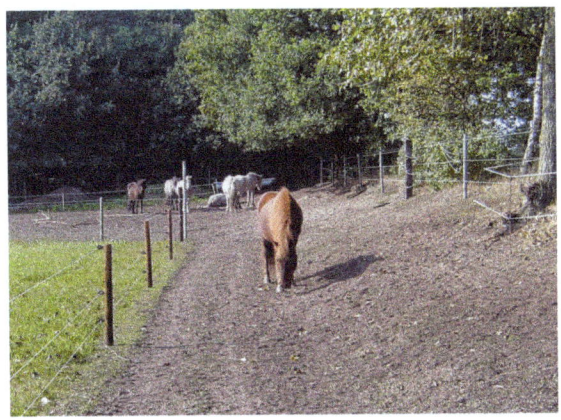

Op stap in een paddock paradise
(foto: Marja van Run)

Een greep uit de mogelijkheden:
- Diverse hooiplaatsen, drinkwatervoorziening en liksteen ver van elkaar verwijderd
- Inloopstallen of andere schuilmogelijkheden
- Bosrand, bossages of windsingel integreren
- Hoogteverschillen
- Verharding met tegels, betonplaten, grind en keien

RIVIERGRIND

Hoefbevangen paarden hebben vaak opvallend veel baat bij een ondergrond die bedekt is met riviergrind. Het verdeelt de kracht optimaal over de pijnlijke onderzijde van de hoef. Je kunt zien dat je paard baat heeft bij deze oplossing als hij er zelf in gaat staan als hij de keuze heeft en er meer tijd doorbrengt dan op andere plekken in zijn leefomgeving. We zien ook vaak verbetering van de afwijkingen in stand, beweging en gedrag die beschreven staan vanaf pagina 53. Een goede grindbodem bestaat uit een laag van minimaal 10 centimeter dik riviergrind met een doorsnede van circa 5 tot 10 millimeter. Te kleine grindkorrels kunnen klem komen te zitten in de straalgroeven en kunnen in de verbrede witte lijn of lamellenwig dringen. Te grote grindkorrels kunnen zoolkneuzingen opleveren. Het beste stort je het grind op een onderlaag van geel zand bedekt met antiworteldoek.

Voorbeeld van een paddock paradise

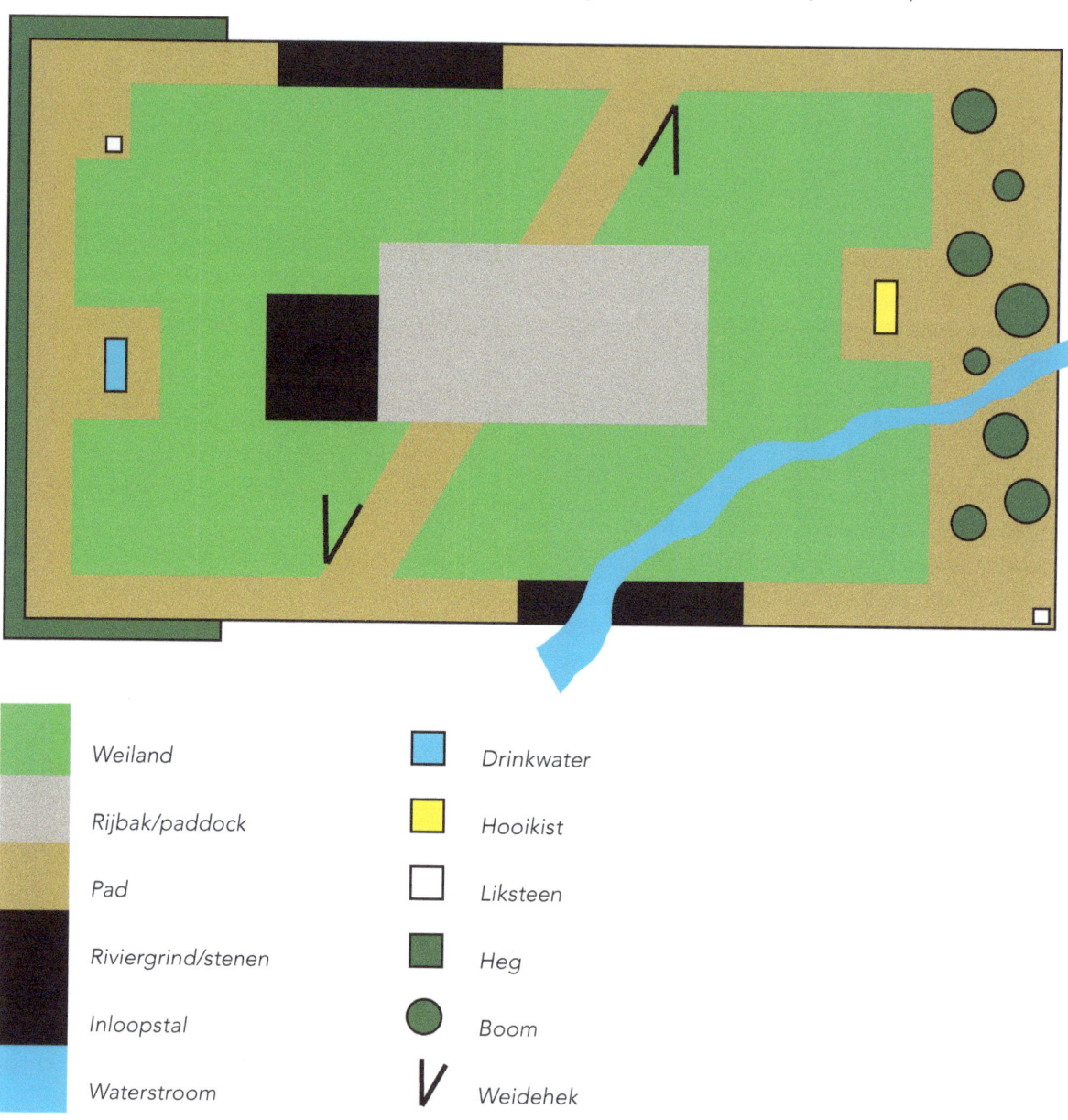

Weiland	Drinkwater
Rijbak/paddock	Hooikist
Pad	Liksteen
Riviergrind/stenen	Heg
Inloopstal	Boom
Waterstroom	Weidehek

SOCIALE INTERACTIE

Als je hoefbevangen paard weer enigszins tot bewegen in staat is, is het goed hem gezelschap te bieden. Kies een rustig paard voor hem uit. Liefst is dit een paard waar de patiënt al een goede band mee heeft. Als het mogelijk is, laat je je het paard (weer terug) in kuddeverband leven. Maak de kudde niet te groot. Een paard heeft minstens een halve hectare nodig.

Is bovenstaande niet mogelijk, overweeg dan het gezelschap van een schaap of geit te bieden. Paarden gaan ook goed samen met ezels. Er bestaat dan echter wel een verhoogde kans op besmetting met longworm bij het paard. Door te ontwormen met ivermectine of moxidectine is dit risico wel te beheersen.

> ➤ Vertrouw niet op mestonderzoek waar het gaat om longworm bij paarden. De eieren van deze worm zijn namelijk niet in de mest te vinden.

Sociale interactie is voor een hoefbevangen paard van groot belang. Het zorgt niet alleen voor meer en natuurlijkere beweging, maar maakt ook dat het paard zich beter voelt. Wie zich beter voelt, geneest beter.

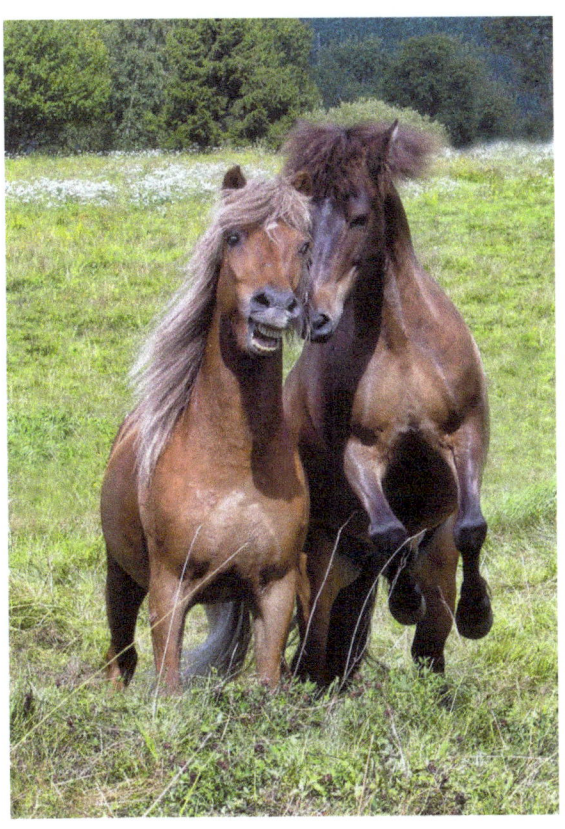

Wie zich beter voelt, geneest beter
(foto: Hanna Dalberg)

In deze lijn ligt ook sociale interactie tussen paard en verzorger. Laat een hoefbevangen paard niet aan zijn lot over. Alleen de benodigde behandelingen en maatregelen bieden is uiteraard van (levens)belang, maar het paard zal sneller genezen als het daarnaast je liefdevolle aandacht krijgt. Laat hem voelen dat je samen de strijd aangaat tegen de hoefbevangenheid. Geloof je niet dat dit zo is, wees dan in elk geval verbaasd hoe je eigen motivatie en doorzettingsvermogen erdoor zullen toenemen.

Een paard hecht sterk aan een bestaande sociale relatie, of deze nu met een ander paard is of met een ezel, geit of schaap. Het scheiden kan stress opleveren met de gevolgen zoals beschreven op pagina 116. Moet je paard naar een veterinaire kliniek, overweeg dan de hinnikende, balkende, mekkerende of blatende partner mee te laten gaan.

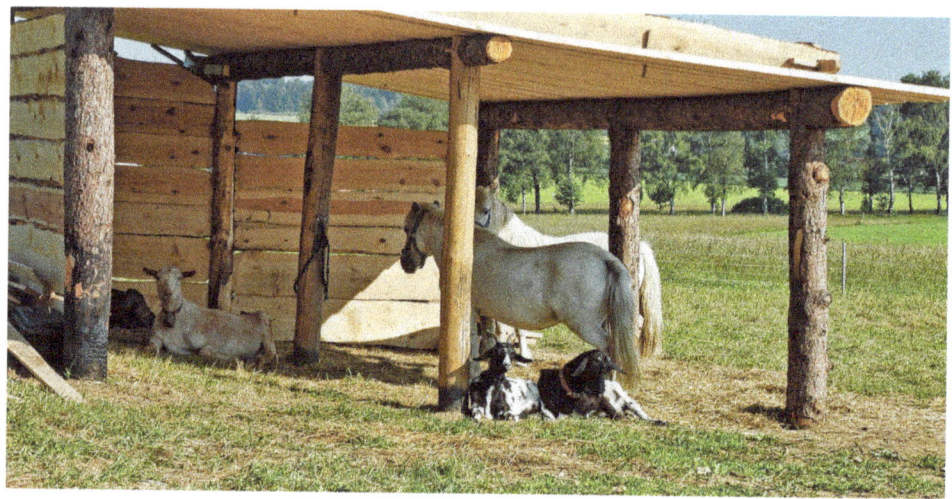

Een paard hecht sterk aan sociale relaties

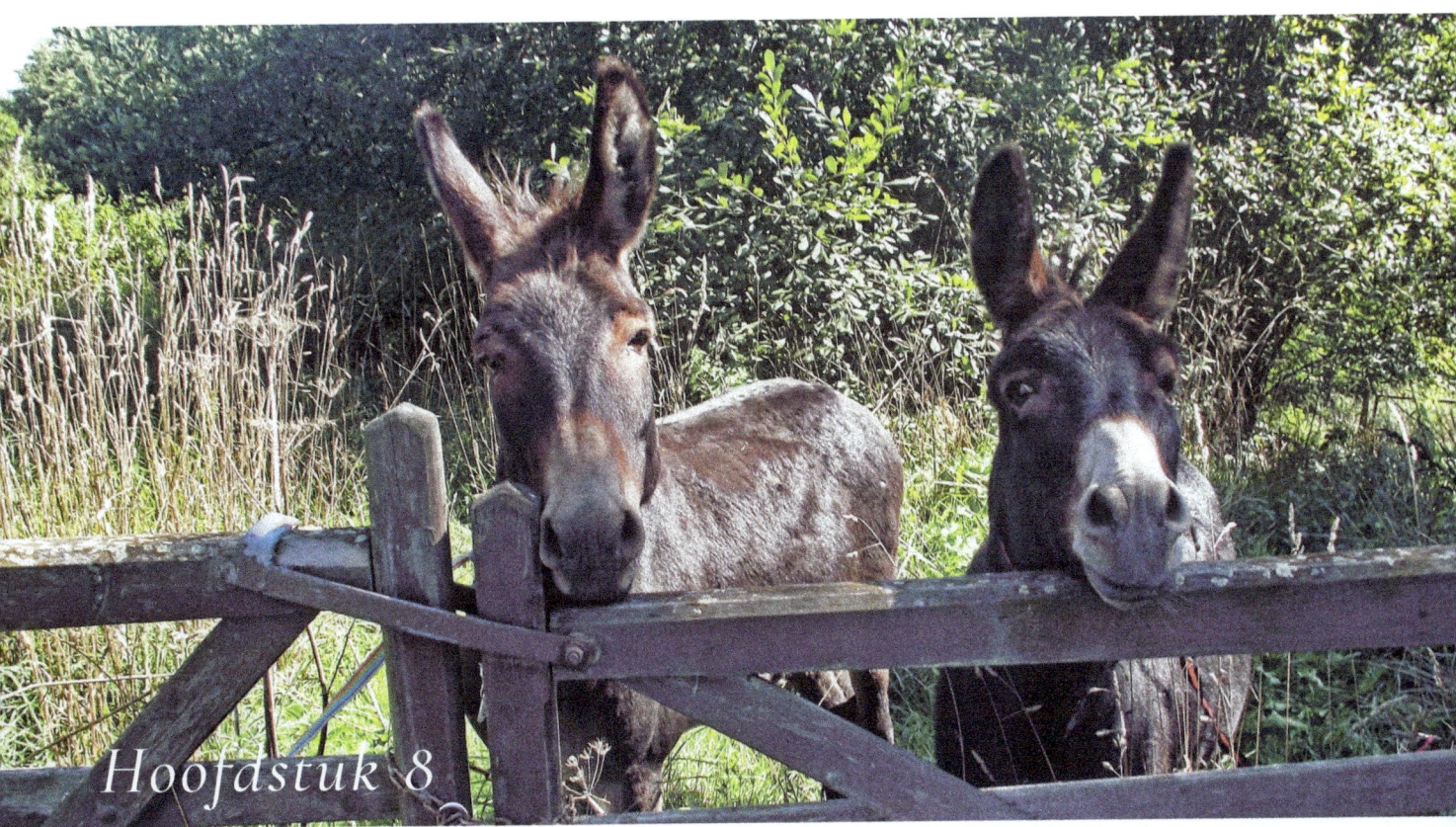

Hoofdstuk 8

EZELS

ONDANKS DE VELE VERSCHILLEN TUSSEN EZELS EN PAARDEN WORDT DE EZEL MAAR AL TE VAAK GEZIEN ALS EEN LASTIG EN LUIDRUCHTIG KLEIN PAARD MET LANGE OREN. ZOWEL DIERENARTSEN, HOEFVERZORGERS ALS EIGENAREN VAN EZELS MAKEN ZICH SCHULDIG AAN DIT VOOROORDEEL. DIT IS NIET ALLEEN ONTERECHT MAAR IN SOMMIGE GEVALLEN ZELFS SCHADELIJK VOOR DE EZEL.

NET ALS PAARDEN ZIJN EZELS ONTVANKELIJK VOOR HOEFBEVANGENHEID. WE ZULLEN ONS IN DIT LAATSTE HOOFDSTUK TOESPITSEN OP DE BELANGRIJKSTE VERSCHILLEN TUSSEN EZELS EN PAARDEN MET BETREKKING TOT DE DIAGNOSE, BEHANDELING EN PREVENTIE VAN HOEFBEVANGENHEID.

Zoals gezegd gaan we nu kijken naar de ezel. Voor muilezels en muildieren ligt een en ander weer net even iets anders dan voor ezels. Muilezels (paardenhengst x ezelmerrie) neigen meer naar ezels, terwijl muildieren (ezelhengst x paardenmerrie) meer op paarden lijken. Paardezels laten we voor het gemak maar even weg uit dit boek.

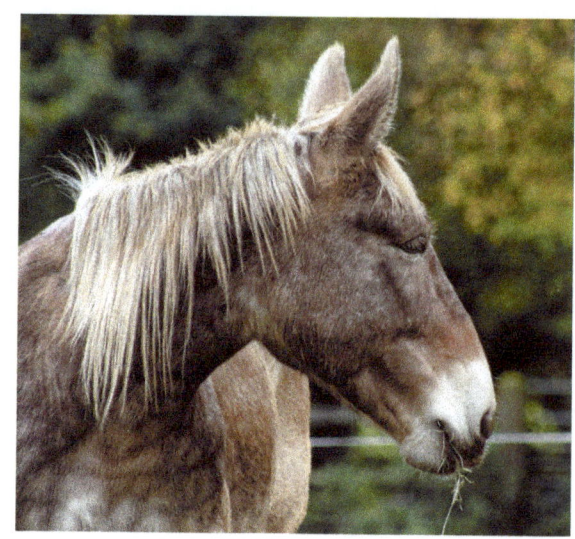

Muildier
(foto: Mulography)

FYSIOLOGISCHE VERSCHILLEN

De opvallendste fysiologische verschillen in het kader van dit hoofdstuk hebben betrekking op:

- Lichaamstemperatuur
- Polsslag
- Ademhalingsfrequentie
- Body Condition Score

LICHAAMSTEMPERATUUR

Ezels hebben een lagere lichaamstemperatuur dan paarden. Voor volwassen ezels is deze gemiddeld 36,8 °C. Voor een paard ligt het gemiddeld bijna een hele graad hoger op 37,7 °C. Er is bij een ezel dus eerder sprake van verhoging of koorts; een klinisch verschijnsel van acute hoefbevangenheid.

POLSSLAG

Een ander klinisch verschijnsel is een sterke polsslag met een hogere frequentie dan normaal. Bij ezels is een polsslagfrequentie tussen de 36 en 48 slagen per minuut normaal. Een polsslag van 48 zou bij een paard alarmerend kunnen zijn. Bij hen slaat het hart tussen de 28 en 40 keer per minuut.

ADEMHALINGSFREQUENTIE

De ademhalingsfrequentie ligt bij een ezel hoger. Tussen de 12 en 28 adembewegingen per minuut tegenover 8 tot 14 bij het paard.

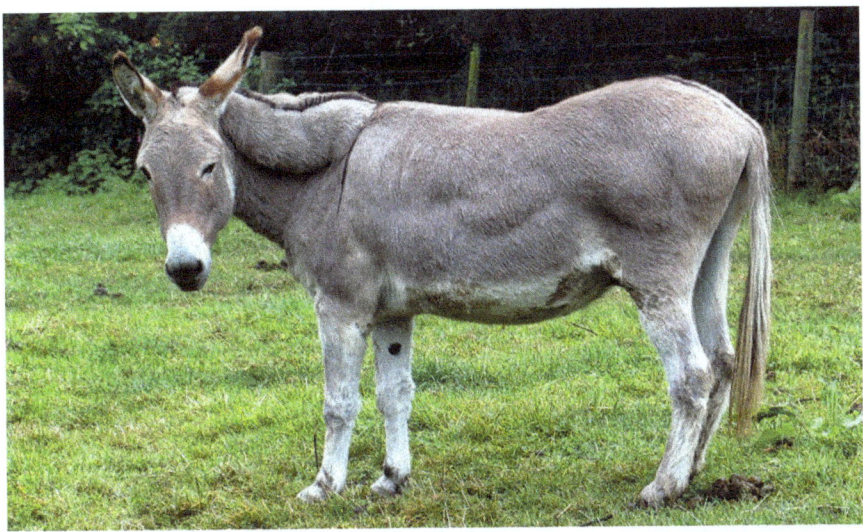

Een ezel met een BCS van 5
(foto: The Donkey sanctuary)

BODY CONDITION SCORE

De *Body Condition Score* (BCS) is een beoordelingssysteem om de lichaamsconditie van paarden vast te stellen. Een te hoge BCS geeft een hoger risico op hoefbevangenheid. De BCS, zoals die voor paarden gebruikt wordt, is niet geschikt voor ezels. Een BCS die bij het paard de waarde 'goed' geeft is voor ezels al 'vet'. Veel ezels zijn te dik zonder dat de eigenaar dit door heeft. Op de volgende pagina staat een versie van de BCS voor ezels.

PATHOFYSIOLOGISCHE VERSCHILLEN

Met betrekking tot de fysiologie van het zieke dier – de pathofysiologie – vinden we verschillen op het gebied van:

- Vochthuishouding
- Pijngrens
- EMS
- PPID
- Hyperlipidemie
- Traumatische hoefbevangenheid

VOCHTHUISHOUDING

De vochthuishouding is anders. Een ezel zal minder snel uitdrogingsverschijnselen tonen. De inname en het verlies aan vocht via urine en mest moeten dus extra goed in de gaten gehouden worden bij een zieke ezel.

BODY CONDITION SCORE (BCS) EZELS

	BOVENKANT HALS	SCHOFT	RUG EN KRUIS	RIBBEN	ACHTERHAND
1. MAGER	Dunne hals. Wervels zijn makkelijk voelbaar. Hals gaat abrupt in de schouder over. Schouderbot makkelijk voelbaar	Doornuitsteeksels zijn prominent en makkelijk voelbaar	Doorn- en dwarsuitsteeksels zijn prominent en makkelijk voelbaar	Ribben zijn duidelijk voel- en zichtbaar. Opgetrokken buik	Staartinzet en heupbotten steken uit
2. REDELIJK	Enige spiervorming. Lichte welving waar de hals in de schouder overgaat	Doornuitsteeksels zijn enigszins bedekt maar nog wel voelbaar	Doorn- en dwarsuitsteeksels zijn onder lichte druk voelbaar. Matige rugbespiering	Ribben zijn niet meer zichtbaar, maar wel voelbaar	Heupbotten zijn voelbaar. Matige bespiering
3. GOED	Goede spiervorming. Wervels en schouder zijn voelbaar onder een laag van bespiering en vet. De hals gaat vloeiend in de schouders over	Doornuitsteeksels zijn bedekt met een laag van bespiering en vet. De schoft gaat vloeiend in de rug over	Afzonderlijke doorn- en dwarsuitsteeksels zijn niet voelbaar. Goede rugbespiering	Ribben zijn bedekt met een laag van bespiering en vet. Ribben zijn onder lichte druk voelbaar. Stevige buik met goede spierspanning	Goede bespiering. Heupen ogen rond. Heupbotten zijn onder lichte druk voelbaar
4. VET	Dikke nek. Harde manenkam. Schouder bedekt met vet	Brede schoft. Botten zijn alleen nog te voelen door stevig te drukken	Afzonderlijke doorn- en dwarsuitsteeksels zijn alleen nog te voelen door stevig te drukken. Duidelijke richel in de rug	Ribben zijn aan de rugzijde alleen nog te voelen door stevig te drukken. Richting de buik zijn ze nog wel makkelijk voelbaar. Overontwikkelde buik	Ronde achterhand. Heupbotten alleen nog te voelen door stevig te drukken. Vetophopingen evenredig verdeeld
5. ERG VET	Manenkam dreigt naar opzij te vallen of doet dit al. Uitpuilend vet op de schouder	Brede schoft. Botten zijn niet meer te voelen	Brede rug. Doorn- en dwarsuitsteeksels zijn niet voelbaar. Diepe groef in de rug met uitpuilend vet aan weerszijden	Sponsachtige vetophopingen op en tussen de ribben. Ribben zijn niet of nauwelijks voelbaar. Hangbuik	Heupbotten zijn niet voelbaar. Onevenredig verdeeld, uitpuilend vet aan weerszijden van de staartinzet

Pijngrens

Ezels hebben een hogere pijngrens dan paarden. Bij het overschrijden van die grens tonen zij, stoïcijns als ze lijken, hun pijn minder snel. Al zou het ook kunnen zijn dat de mens de pijnuitingen van een ezel minder goed weet te herkennen. Hoe het ook zij, het bemoeilijkt het fysiek onderzoek door de dierenarts of hoefverzorger.

Het kan langer duren voor wij in de gaten hebben dat er iets ernstigs aan de hand is. Zoolperforatie – een complicatie van hoefbevangenheid waarbij het hoefbeen de zool doorboort – is iets wat we bijvoorbeeld vaker bij ezels zien dan bij paarden. Hoefbeendeformatie is ook vaak ernstiger dan we van buitenaf gezien vermoeden. Tenslotte vallen de (ernst van) primaire oorzaken, zoals koliek of ontstekingen, minder snel op door het stille lijden van de ezel.

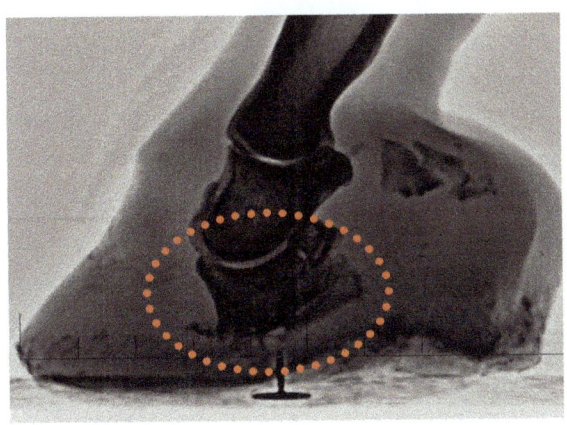

Ernstig hoefbevangen ezelhoef met vergevorderde hoefbeendeformatie
(foto: Alfons Geerts)

EMS

Evolutionair gezien heeft het metabolisch systeem van de ezel nog niet de tijd gehad zich aan te passen aan de moderne tijd. Met zijn Noord-Afrikaanse afkomst is dit systeem nog ingesteld op voedsel met weinig NSK en veel langzaam verteerbare ruwe celstof.

Dit in combinatie met het luie leven als ecologische grasmaaier, waar zo akelig veel ezels toe veroordeeld zijn, heeft als gevolg dat zij vaak lijden aan het paarden-stofwisselingssyndroom EMS. Dit ziektebeeld, dat uitgebreid omschreven staat op pagina 99, maakt hen vatbaar voor het ontwikkelen van hoefbevangenheid. We moeten ons ervan bewust van zijn dat dit laatste niet zozeer een verschil is tussen ezels en paarden. Het is eerder een andere manier van hoe wij ezels huisvesten, voeden en laten bewegen.

PPID

Zoals je eerder in dit boek hebt gelezen is ACTH een hormoon dat door de hypofyse wordt afgescheiden en de productie van cortisol bepaalt. Een verhoogde cortisolspiegel vergroot de kans op hoefbevangenheid. Ezels hebben vaker een praam op hun lip dan paarden. Bij het gebruik van een praam zal de hoeveelheid ACTH in het bloed bij ezels sterk stijgen. Dat beïnvloedt een ACTH-test voor het vaststellen van PPID (zie pagina 110).

De klinische verschijnselen van PPID komen bij ezels, vooral in het beginstadium, minder duidelijk naar voren. De hoefbevangenheid kan hierdoor wél het gevolg zijn van deze aandoening zonder dat de eigenaar op de hoogte is dat de ezel PPID heeft.

HYPERLIPIDEMIE

Hyperlipidemie (bloedvervetting) kan door vasoconstrictie (vaatvernauwing) in de hoeven hoefbevangenheid veroorzaken of laten verslechteren. De kans op hyperlipidemie is voor ezels groter dan voor paarden. Dit komt doordat zij een gebrek aan of verlies van eetlust (anorexia) ontwikkelen als reactie op pijn, met hyperlipidemie als gevolg. Dit leidt bij ezels bovendien sneller tot orgaanfalen en overlijden. Hyperlipidemie treedt bij ezels vaak op na een periode van stress.

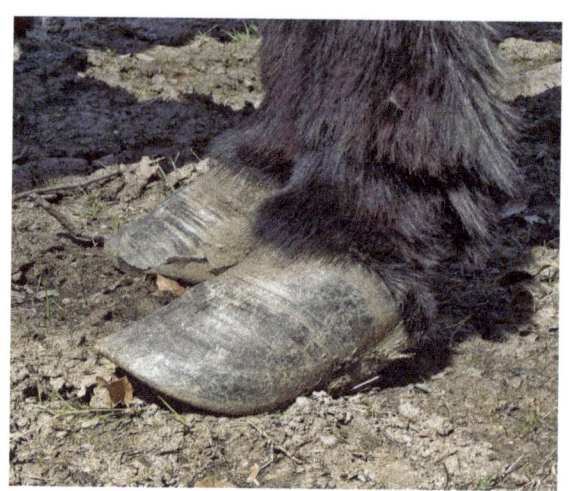

TRAUMATISCHE HOEFBEVANGENHEID

Bij traumatische hoefbevangenheid (ook: belastingsbevangenheid) raakt het hoefweefsel beschadigd doordat het niet bestand is tegen overmatige belasting. Overbelasting van een of meer benen kan komen doordat een ander deel van het lichaam ontzien wordt. Bijvoorbeeld als gevolg van zenuwbeschadigingen, botbreuken of infecties van een gewricht. Deze specifieke oorzaak van traumatische hoefbevangenheid komen we vaak tegen bij ezels. Hun hoge pijngrens in combinatie met gevoeligheid voor hoefproblemen als witte lijn-ziekte en rotstraal zorgt ervoor dat deze makkelijk over het hoofd wordt gezien.

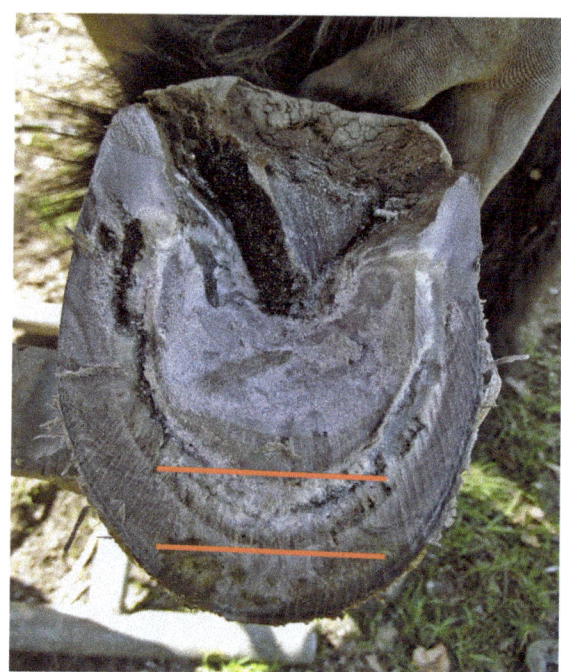

Traumatische hoefbevangenheid
Te lange hoefwand die als een hefboom aan de lamellenverbinding trekt

GEDRAG

Ezels zijn gewoon lastig. Zo is het volgens velen. Toch is veel van het in onze ogen lastige gedrag goed te verklaren. Laten we kijken naar deze vier aspecten van het gedrag van de ezel:

- Voeten geven
- Verdedigingsmechanisme
- Sociaal gedrag
- Prestaties

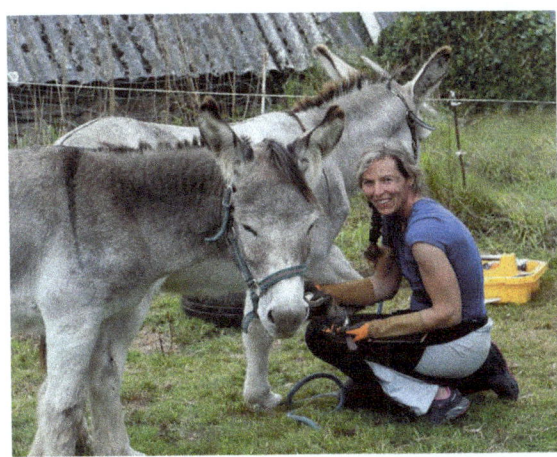

Help een ezel zijn balans te vinden

VOETEN GEVEN

De omgang met een ezel, vooral als hij pijn heeft, kan lastig zijn, doordat wij minder vaak iets van hem verlangen. In het dagelijks leven is de ezel al bovengemiddeld gehecht aan het staan op alle vier zijn benen. Geef hem, zeker nu hij pijnlijke hoeven heeft, even de tijd om zijn balans te vinden na het opnemen van een been. Zijn smalle bouw maakt het belangrijk dat de opgenomen benen goed onder het lichaam gehouden worden. Trek je het been weg van het lichaam, dan zal de ezel snel zijn evenwicht verliezen en daar op de hierna beschreven wijze op reageren.

VERDEDIGINGSMECHANISME

Waar paarden vluchtdieren zijn, zal een ezel in bedreigende situaties eerder verstijven (bevriezen) dan vluchten. Dwang heeft op een ezel dan ook vaak een tegengesteld effect. De kans is groot dat hij daardoor tot de aanval overgaat. Dat doet hij dan met minder waarschuwende signalen vooraf dan we van paarden gewend zijn. Een hoefbevangen ezel heeft pijn.

De stress die hij daardoor ervaart kan maken dat hij vanuit zijn bevroren toestand in één keer hard uithaalt met een achterbeen om zijn behandelaar c.q. belager weg te jagen. Een ezel kan ook goed zijwaarts slaan. Bovendien ziet hij kans met zijn achterbeen naar je hoofd te slaan als je zijn voorbeen opgetild vasthoudt. Een klap op je voorhoofd behoort ook tot de mogelijkheden als je dacht dat je zijn achterbeen maximaal gebogen omhoog hield.

In plaats van vechten zal een ezel er ook voor kunnen kiezen om er toch maar vandoor te gaan. Heeft hij dat besluit eenmaal genomen, dan houd je hem niet zomaar tegen. Een hoefbevangen ezel bekappen in het open veld is een uitgesproken slecht idee. Beter is het om te kiezen voor een veilige afgesloten ruimte. Kort aanbinden ondergaat een ezel beter dan een paard.

Een praam is bij een ezel minder effectief. Je kunt een ezel beter fixeren door het hoofd stevig onder je arm vast te houden en het oor aan de basis te omklemmen.

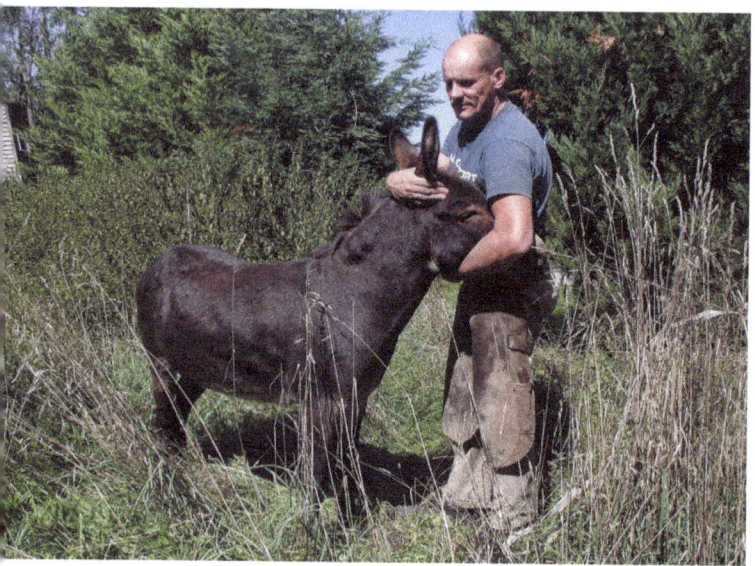

Fixeren van een ezel

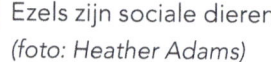

Ezels zijn sociale dieren
(foto: Heather Adams)

SOCIAAL GEDRAG

Meer nog dan paarden zijn ezels zeer sociale dieren die een hechte band kunnen ontwikkelen met andere ezels, paarden of zelfs evenhoevigen. Toch zie je vaak ezels alleen staan. Dit levert chronische stress op. Stress veroorzaakt hormonale, bloedsuiker- en doorbloedingsproblemen. Drie soorten problemen die, zoals je eerder in dit boek hebt gelezen, sterk gerelateerd zijn aan de ontwikkeling van hoefbevangenheid.

PRESTATIES

Een vierde factor waar we rekening mee moeten houden betreft niet zozeer het gedrag als wel zijn prestaties. Wij hebben onze ezels minder vaak in handen dan paarden. Deze laatste worden per slot van rekening vaker gebruikt voor sport of recreatie. Subtiele verschillen in prestatie springen minder in het oog bij een ezel die alle dagen in het weiland staat, dan bij een paard dat dagelijks gebruikt wordt. Laten deze subtiele verschillen nu vaak de eerste en uiterst belangrijke signalen zijn die ons duidelijk maken dat het dier hoefbevangen kan zijn.

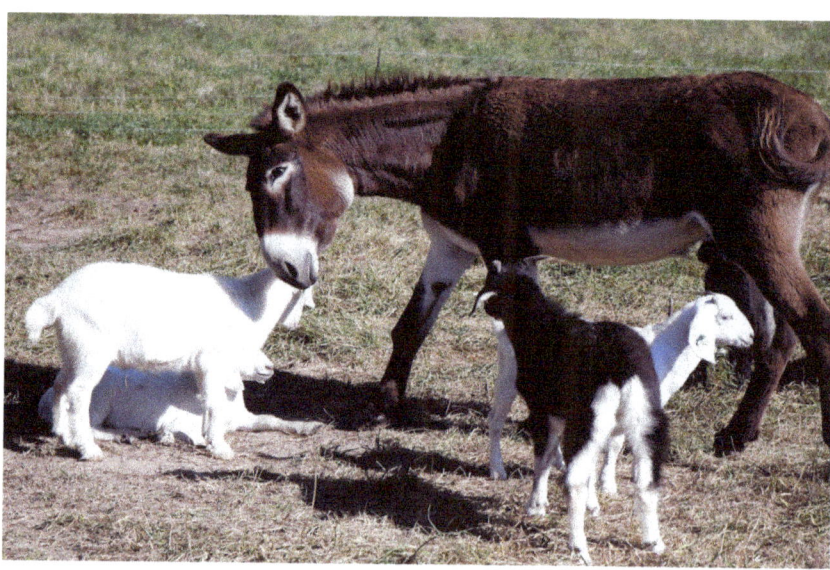

HOEVEN

Ook al is hoefbevangenheid géén hoefziekte, de ernstigste – of in elk geval duidelijkste – kenmerken zijn wel in de hoeven te vinden. Om deze goed te kunnen interpreteren is het goed om het volgende te weten.

LAMINITISRINGEN

Deze diepe groeiringen in de hoefwand als gevolg van hoefbevangenheid zijn in ezelhoeven minder goed zichtbaar dan in paardenhoeven.

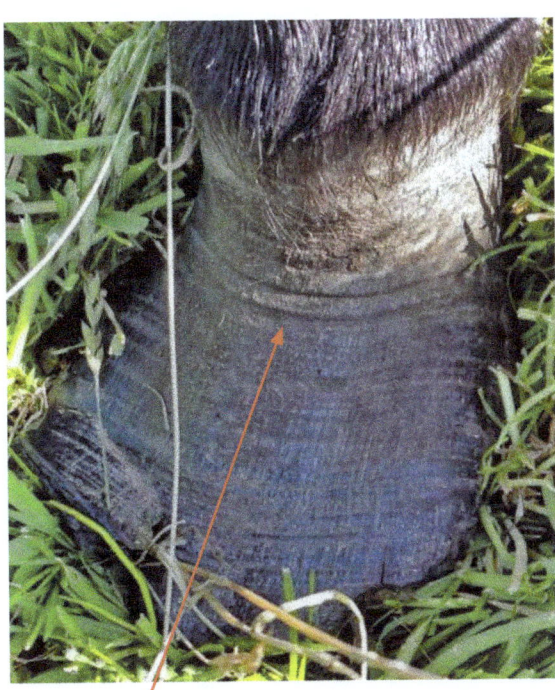

Laminitisringen

HOEFBEEN

Het hoefbeen van een ezel heeft een iets andere vorm dan dat van een paard. Het is langwerpiger, smaller en U-vormig. Het is belangrijk daar bij de beoordeling van röntgenfoto's rekening mee te houden.

LAMELLENVERBINDING

De lamellenverbinding in de ezelhoef heeft minder lamellen dan die we in de paardenhoef vinden. Lamellaire onthechting, het gedeeltelijk verbreken van de lamellenverbinding, treedt hierdoor sneller op. Het risico op een hoefbeenkanteling of een zinker is hierdoor ook groter dan bij paarden.

WITTE LIJN-ZIEKTE

Ezels zijn gevoeliger voor witte lijn-ziekte. Dit is een aantasting van de witte lijn door een combinatie van bacteriën en schimmels.

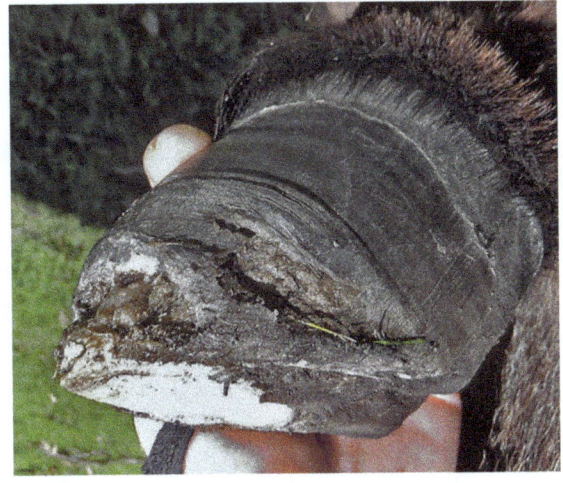

Witte lijn-ziekte
(foto: Marika Haase)

ZOOL

De zool van een ezelhoef groeit bijna even hard als de hoefwand. Dit vraagt om ervaring met het bekappen. Een goede hoefverzorger heeft deze ervaring uiteraard. De zool van een ezelhoef is holler dan die van een paardenhoef. Hierdoor zou het kunnen gebeuren dat je minder snel doorhebt dat er sprake is van een zinker. De zool laat in dat geval nog enige holling zien, terwijl het hoefbeen wel degelijk gezonken is.

BEKAPPEN

Ezelhoeven worden vaak te stijl bekapt. Een al gekanteld hoefbeen zal hierdoor nog harder en pijnlijker van binnenuit op de zool drukken. Ook bij een ezelhoef is het streven om het hoefbeen parallel met de grond te zetten.

Veel ezels worden niet vaak genoeg bekapt. Dit heeft drie redenen. Ten eerste het hiervoor genoemde feit dat de zool ook flink groeit. Het valt minder snel op dat de hoef(wand) te lang is als het verschil tussen de hoefwand en de zool maar een paar millimeter is. Het geheel van hoefwand en zool kan ondertussen al wel centimeters te lang zijn. Ten tweede zijn er hoefverzorgers die ezels te vervelend of te min vinden.

Het kan lastig zijn iemand te vinden die je ezel wil bekappen. Ten slotte is er de 'waarde' van de ezel. Is de ezel slechts een weidemaatje van het sport- of recreatiepaard, dan staat hij daardoor wat lager op de affectieve ladder. De eigenaar wil er om deze reden misschien niet te veel geld aan uitgeven. Als de hoefverzorger dan ook nog eens zegt dat twee bekappingen per jaar genoeg zijn, kan de ezel het wel vergeten wat betreft voldoende bekappen. Een ezel moet gewoon net zo vaak bekapt worden als een paard.

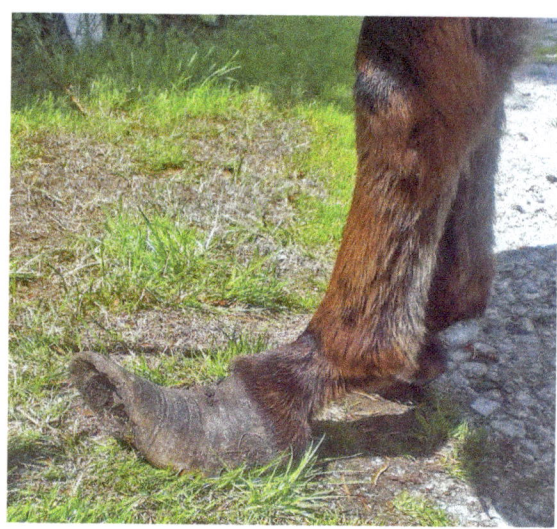

Ernstig achterstallig hoefonderhoud

VOEDING

VOEDSELKEUZE

Ezels zoeken meer variatie en zijn selectiever in hun voedselkeuze. Zij zijn, zoals gezegd, meer op zoek naar voedsel met veel voedingsvezels (ruwe celstof) en weinig NSK. Ezels kunnen dit voedsel ook beter verteren dan paarden. Gedomesticeerde ezels lopen door hun efficiëntere spijsvertering een groter risico op het ontwikkelen van overgewicht in onze overdadige weilanden. Overgewicht is een beruchte oorzaak van hoefbevangenheid. Graasbeperkende maatregelen, zoals

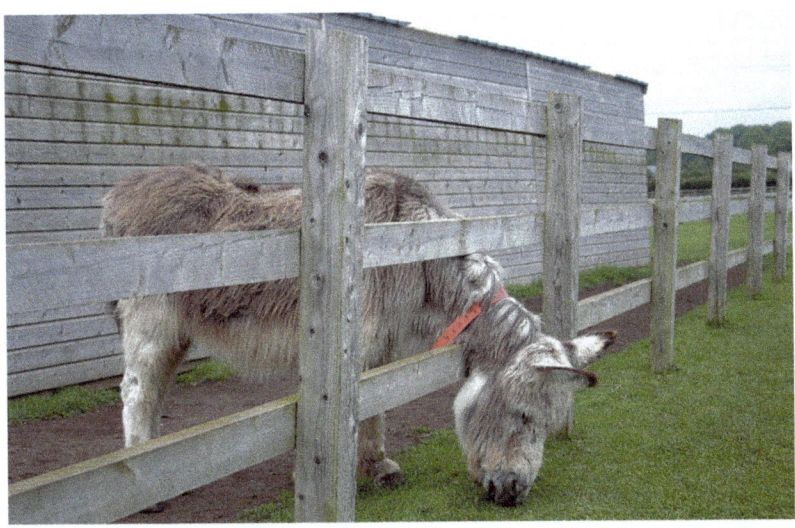

| Creatief grazen

weilandrotatie, strookbegrazing, beperking in weidegang en graasmaskers zijn voor ezels eerder noodzakelijk dan voor paarden.

GIFTIGE PLANTEN
De kans op het binnenkrijgen van giftige planten is door het zoeken naar variatie in het voedsel iets groter. Gifstoffen in planten kunnen het lichaam beschadigen of een kwaal veroorzaken die vervolgens hoefbevangenheid faciliteert.

Onderschat nooit de vindingrijkheid van een ezel. Als hij kán ontsnappen, zál hij ontsnappen. Je hebt dan niet meer in de hand wat en hoeveel hij eet. Ezels zijn ook buitengewoon handig in het bereiken van plantjes die buiten de afrastering staan.

MEDICIJNEN

Van medicijnen wordt niet altijd een aparte dosering voor ezels gehanteerd. Toch reageert het lichaam van de ezel vaak anders op medicijnen. Voordeel is dat bijwerkingen minder vaak voorkomen. Sommige pijnstillende en ontstekingsremmende medicijnen (NSAID's) worden zó snel afgebroken dat het gebruik als pijnstiller zinloos is. Andere worden juist weer veel langzamer afgebroken dan in een paardenlichaam, waardoor het risico op overdosering op de loer ligt.

NAWOORD

Het is goed mogelijk dat je na het lezen van dit boek wat overdonderd bent door alle informatie. Het kan ook zijn dat je het met het een en ander niet eens bent. Vooral het idee dat ernstige gevallen van hoefbevangenheid zonder hoefijzers op te lossen zouden zijn, stuit vaak op weerstand. Bedenk dat er meer wegen naar Rome leiden. Het feit bijvoorbeeld dat je hier gelezen hebt dat stollingsremmende medicijnen niet nodig zijn, betekent niet dat het geven van stollingsremmers per definitie slecht is. Voor elke therapie, elk middel of elke dieetaanpassing die werkt bij één paard is een ander paard te vinden waarvoor het tegenovergestelde het geval is. Probeer dus uit het boek te halen wat jij denkt wat goed is. Stel kritische vragen aan iedereen die zich met de genezing van jouw paard bemoeit. Stel deze vragen vooral ook aan jezelf.

Heb je iets gemist in dit boek of is een bepaald onderwerp naar je zin niet ver genoeg uitgediept? Alle opbouwende kritiek is van harte welkom via hoefbevangen.info/contact
Is dit boek je goed bevallen en denk je dat andere paardeneigenaren er ook iets aan zouden hebben? Op de site waar je het boek gekocht hebt, kun je een beoordeling en commentaar achterlaten.

Blijf op de hoogte van nieuwe ontwikkelingen op het gebied van hoefbevangenheid. Met regelmaat verschijnen er nieuwe artikelen op hoefbevangen.info en facebook.com/remcosikkel.
Je kunt me ook volgen op instagram.com/remco_sikkel.

hoefbevangen.info	facebook.com /remcosikkel	instagram.com /remco_sikkel

DANKWOORD

Er is nog nooit een boek geschreven zonder hulp van anderen. Frans Veldman, Koen Theys en Heleen Davies hebben kritisch naar de tekst van de eerste druk gekeken en daarmee bijgedragen aan de actualiteit, volledigheid en correctheid van de informatie. Marja van Run heeft dat gedaan bij de tekst over paddock paradise. Philip Johnson heeft me zeer geduldig de lastige materie van PPID uitgelegd. Suzanne Buijsse heeft me enorm geholpen met de tekst over mineralen, vitaminen en aminozuren. Bijna alle substantiële veranderingen ten opzichte van de eerste druk van dit boek heb ik ter beoordeling voorgelegd aan de studiegroep anatomische hoefverzorging. Veertig mensen weten immers meer dan één. Veertigmaal dank.

Het enthousiasme dat mensen over de hele wereld hebben getoond door mij toe te staan hun foto's belangeloos te gebruiken heeft mij geraakt. Ik heb mijn uiterste best gedaan hen allemaal te noemen op pagina 285. Cynthia Cooper, Brian Hampson, Chris Pollitt, Christoph von Horst en Maren Hellige wil ik apart bedanken. De laatste drie hebben mij uniek materiaal in handen gegeven. Cynthia heeft me veel mooie foto's gestuurd. Daarnaast heeft zij actief bemiddeld naar andere fotografen en paardeneigenaren. Mocht ik een fotograaf vergeten zijn, dan hoor ik dit graag via hoefbevangen.info/contact

Dit is nu al het derde boek waar Christel Provaas nauwkeurig de taal- en typfouten uit heeft weten te houden.

Veel mensen hebben mij beïnvloed bij het schrijven van mijn boek. Het voorrecht om te mogen werken met mijn klanten, maar bovenal hun paarden, pony's en ezels, maakt dat ik steeds met veel plezier aan het werk ga. Hiervoor ben ik het meest dankbaar van alles.

Le Quartier (Frankrijk), mei 2018

Remco Sikkel

BRONNEN

BOEKEN

- Adams and Stashak's lameness in horses / Gary Baxter (ed.). - 2011, ISBN : 978-0-813-81549-7
- Color atlas of the horse's foot / Christopher Pollitt. - 2000, ISBN : 0-7234-1765-2
- Consumer's guide to alternative therapies in the horse / David Ramey. - 1999, ISBN : 1-58245-062-5
- Current therapy in equine medicine / Edward Robinson. - 2008, ISBN : 1-4160-5475-8
- Diagnosis and management of lameness in the horse / Michael Ross (et al.). - 2003, ISBN : 978-0-7216-8342-3
- Diseases and disorders of the horse / Derek Knottenbelt, Reginald Pascoe. - 2003, ISBN : 0-7020-2743-x
- Equine behavior : a guide for veterinarians and equine scientists / Paul McGreevy. - 2004, ISBN : 0-7020-2634-4
- Equine clinical nutrition : feeding and care / Lon Lewis. - 1995, ISBN : 0-8121-1636-4
- The equine distal limb : an atlas of clinical anatomy and comparative imaging / Jean-Marie Denoix. - 2000, ISBN : 1-84076001-x
- Equine exercise physiology : the science of exercise in the athletic horse / Kenneth Hinchcliff (et al.). - 2008, ISBN : 978-0-7020-2857-1
- Equine laminitis / James Belknap. - 2017, ISBN : 978-1-119-16909-3
- Equine laminitis : current concepts / Christopher Pollitt. - 2008, ISBN : 1-74151-651-x
- Equine laminitis : managing pasture to reduce the risk / Kathryn Watts. - 2010, ISBN : 1-74254-036-8
- Equine nutrition and feeding / David Frape. - 2010, ISBN : 1-4051-9546-0
- Equine pathology / James Rooney. - 1999, ISBN : 0-8138-2334-x
- Equine podiatry / Andrea Floyd. - 2007, ISBN : 0-7216-0383-1
- Equine science / Rick Parker. - 2007, ISBN : 1-4180-3254-9
- Essential fatty acid supplementation as a preventative for carbohydrate overload-induced laminitis / K. Neely, D. Herthel
- Explaining laminitis and its prevention / Robert Eustace. - 1996, ISBN : 0-9518974-0-3
- Feed your horse like a horse : optimize your horse's nutrition for a lifetime of vibrant health / Juliet Getty. - 2009, ISBN : 1-60844-214-4
- Forages : an introduction to grassland agriculture / Robert Barnes (ed.). - 2003, ISBN : 0-8138-0421-3
- Founder : prevention and cure the natural way / Jaime Jackson. - 2001, ISBN : 0-9658007-3-3

- Horse journal : guide to equine supplements and nutraceuticals / Eleanor Kellon. - 2008, ISBN : 1-59921-178-5
- The horse nutrition handbook / Melyni Worth. - 2010, ISBN : 1-60342-541-1
- Horse owner's veterinary handbook / Tom Gore, Paula Gore, James Giffin. - 2008, ISBN : 0-470-12679-5
- Horse owners guide to natural hoof care / Jaime Jackson. - 2002, ISBN : 0-9658007-6-8
- Improving the foot health of the domestic horse : the relevance of the feral horse foot model / Brian Hampson and Christopher Pollitt. - 2011, ISBN : 978-1-74254-319-2
- Insulin-induced laminitis : an investigation of the disease mechanism in horses / Melody de Laat (et al.). - 2011, ISBN : 978-1-74254-295-9
- Keeping a horse the natural way : a natural approach to horse management for optimum health and performance / Jo Bird. - 2002, ISBN : 0-7641-5411-7
- The lame horse / James Rooney. - 1998, ISBN : 0-929346-55-6
- Laminitis explained / David Ramey. - 2006, ISBN : 1-872119-55-7
- Making natural hoof care work for you / Pete Ramey. - 2003, ISBN : 0-9658007-7-6
- More insights into: laminitis in the Arabian horse / Tobias Reuben Menis. - 2012, ISBN : 1-4461-5693-1
- Natural methods for equine health and performance / Mary Bromiley. - 2009, ISBN : 1-4051-7929-5
- Paard natuurlijk : gezondere paarden en betere prestaties in sport en recreatie / Frans Veldman, Ilona Kooistra. - 2007, ISBN : 90-809285-3-4
- Practical guide to lameness in horses / Ted Stashak, Cherry Hill. - 1996, ISBN : 0-683-07985-9
- Preventing laminitis in horses : a practical guide to decreasing the risk of laminitis (founder) in your horse / Christine King, Richard Mansmann. - 2000, ISBN : 0-9674926-1-0
- Understanding equine medications : your guide to horse health care and management / Barbara Forney. - 2007, ISBN : 1-58150-151-x
- Understanding laminitis / Fran Jurga (et al.). - 1998, ISBN : 0-9390499-8-8
- Understanding the equine foot / Fran Jurga. - 1998, ISBN : 0-939049-96-1
- Veterinary advice on laminitis in horses / Rebecca Hamilton-Fletcher. - 2004, ISBN : 1-86054-247-6
- Who's afraid of founder? : laminitis demystified : causes, prevention, and holistic rehabilitation / Hiltrud Strasser. - 2003, ISBN : 978-0-9685988-4-9

ARTIKELEN

- Acute equine laminitis: Exciting prospects afoot / S. Bailey, *Vet. J.* 206.2 (2015): 121-122
- Adiponectin and leptin are related to fat mass in horses / C. Kearns (et al.), *Vet. J.* 172.3 (2006): 460-465
- Adipokine, chemokine, and cytokine expression profiles in adipose tissue depots of lean and overweight ponies / P. Weber (et al.) *J. Equine Vet. Sci.* 33.10 (2013): 846
- The anatomy and physiology of the suspensory apparatus of the distal phalanx / C. Pollitt, *Vet. Clin. North Am. Equine Pract.* 26.1 (2010): 29-49
- Assessment of horse owners' ability to recognise equine laminitis: A cross-sectional study of 93 veterinary diagnosed cases in Great Britains / D. Pollard (et al.), *Equine Vet. J.* DOI: 10.1111/evj.12704
- Association of maximum voluntary dietary intake of freeze-dried garlic with Heinz body anemia in horses / W. Pearson (et al.), *Am. J. Vet. Res.* 66.3 (2005): 457-460
- Batimastat (BB-94) inhibits matrix metalloproteinases of equine laminitis / C. Pollitt (et al.), *Equine Vet. J.* 26 (1998): 119-124
- Burden of infection and insulin resistance in healthy middle-aged men / J. Fernández-Real (et al.), *Diabetes care* 29.5 (2006): 1058-1064
- Carbohydrate alimentary overload laminitis / C. Pollitt, *Vet. Clin. North Am. Equine Pract.* 26.1 (2010): 65-71
- Changes in proportions of dry matter intakes by ponies with access to pasture and haylage for 3 and 20 hours per day respectively, for six weeks / J. Ince (et al.), *J. Equine Vet. Sci.* 31.5 (2011): 283
- Chronic laminitis : managing the foundered horse / D. Walsh, *homesteadvet.net*
- Chronic progressive lymphedema in draft horses / V. Affolter, *Vet. Clin. North Am. Equine Pract.* 29.3 (2013): 589-605
- Clinical anatomy and physiology of the normal equine foot / C. Pollitt, *Equine Vet. Educ.* 4.5 (1992): 219-224
- Clinical and genetic investigation of Connemara hoof wall separation syndrome / C. Finnp (et al.), *J. Equine Vet. Sci.* 33.10 (2013): 857
- Clinical outcome of 14 obesity-associated laminitis cases managed with the same rehabilitation protocol / D. Taylor (et al.), *J. Equine Vet. Sci.* 33.10 (2013): 870
- Clinical presentation, diagnosis, and prognosis of chronic laminitis in Europe / R. Eustace, *Vet. Clin. North Am. Equine Pract.* 26.2 (2010): 391-405
- Clinical research abstracts of the British equine veterinary association congress 2015 / E. Hammersley (et al.), , *Equine Vet. J.* 48.24 (2015)
- Clinical updates I : Laminitis / J. Orsini, *J. Equine Vet. Sci.* 30.9 (2010): 455-459
- Clinical use of triamcinolone acetonide in the horse (205 cases) and the incidence of glucocorticoid-induced laminitis associated with its use / M. McCluskey (et al.), *Equine Vet. Educ.* 16.2 (2004): 86-89

- Comparison of hair follicle histology between horses with pituitary pars intermedia dysfunction and excessive hair growth and normal aged horses / M. Innera (et al.), *Vet. Dermatol.* 24.1 (2013): 212-217
- Comparison of insulin sensitivity of horses adapted to different exercise intensities / S. turner (et al.), *J. Equine Vet. Sci.* 31.11 (2011): 645-649
- A comparison of seven methods for continuous therapeutic cooling of the equine digit / A. van Eps (et al.), *Equine Vet. J.* 48 (2016): 120-124
- Continuous digital hypothermia initiated after the onset of lameness prevents lamellar failure in the oligofructose laminitis model / A. van Eps (et al.), *Equine Vet. J.* 46.5 (2014): 625-630
- Comparison of Vitex agnus castus extract and pergolide in treatment of equine Cushing's syndrome / J. Beech (et al.), *Proc AAEP* (2002): 177
- A comparison of weight estimation methods in adult horses / E. Wagner (et al.), *J. Equine Vet. Sci.* 31.12 (2011): 706-710
- Comparison of weight loss, with or without dietary restriction and exercise, in standardbreds, Andalusians and mixed breed ponies / S. Potter (et al.), *J. Equine Vet. Sci.* 33.5 (2013): 339
- Contrasting structural morphologies of 'good' and 'bad' footed horses / R. Bowker, *Proc. Am. Assoc. Equine Pract.* 49 (2003): 186-209
- Corticosteroid-associated laminitis / S. Bailey, *Vet. Clin. North Am. Equine Pract.* 26.2 (2010): 277-285
- Cresty neck scoring : how to? / T. Cubitt, *poulingrain.com*
- Curcumin activates AMPK and suppresses gluconeogenic gene expression in hepatoma cells / T. Kim (et al.), *Biochem. Biophys. Res. Commun.* 388.2 (2009) 377-382
- Curcumin: from ancient medicine to current clinical trials / H. Hatcher (et al.), *Cell Mol. Life Sci.* 65.11 (2008): 1631-1652
- Current concepts on the pathophysiology of pasture-associated laminitis / R. Geor, *Vet. Clin. North Am. Equine Pract.* 26.2 (2010): 265-276
- Current understanding of the equine metabolic syndrome phenotype / R. Geor (et al.), *J. Equine Vet. Sci.* 33.10 (2013): 841-844
- Decreased expression of p63, a regulator of epidermal stem cells, in the chronic laminitic equine hoof / R. Carter (et al.), *Equine Vet. J.* 43.5 (2011): 543-551
- Diabetes, insulin resistance, and metabolic syndrome in horses / P. Johnson (et al.), *J. Diabetes Sci. Technol.* 6.3 (2012): 534-540
- Diagnosis and treatment of foot infections / B. Agne, *J. Equine Vet. Sci.* 30.9 (2010): 510-512
- Dietary fructan carbohydrate increases amine production in the equine large intestine : implications for pasture-associated laminitis / C. Crawford (et al.), *J. Anim. Sci.* 85.11 (2007): 2949-2958
- Dietary management of obesity and insulin resistance : countering risk for laminitis / R. Geor, *Vet. Clin. North Am. Equine Pract.* 25.1 (2009): 51-65
- Digital hypothermia inhibits early lamellar inflammatory signalling in the oligofructose laminitis model / A. van Eps (et al.), *Equine Vet. J.* 44.2 (2012): 230-237
- Documentation of the clinical outcome of four laminitis cases managed with the same hoof care and dietary management protocol / D. Taylor (et al.), *J. Equine Vet. Sci.* 30.2 (2010): 114-115

- The effect of airflow on thermographically determined temperature of the distal forelimb of the horse / S. Westermann (et al.), *Equine Vet. J. Equine Vet. J.* 45.5 (2013): 637-641
- Effect of continuous digital hypothermia on lamellar inflammatory signaling when applied at a clinically-relevant timepoint in the oligofructose laminitis model / K. Dern (et al.), *J. Vet. Intern. Med.* 32.1 (2018): 450-458
- Effects of a supplement containing chromium and magnesium on morphometric measurements, resting glucose, insulin concentrations and insulin sensitivity in laminitic obese horses / K. Chameroy (et al.), *Equine. Vet. J.* 43.3 (2011): 494-499
- Effects of barefoot trimming and shoeing on the joints of the lower forelimb and hoof morphology of mature horses / D. Proske (et al.), *The Prof. Anim. Scientist* 33.4 (2017): 483-489
- Effects of clopidogrel and aspirin on platelet aggregation, thromboxane production, and serotonin secretion in horses / B. Brainard (et al.), *J. Vet. Intern. Med.* 25.1 (2011): 116-122
- Effect of environmental conditions on degree of hoof wall hydration in horses / B. Hampson (et al.), *Am. J. Vet. Res.* 73.3 (2012): 435-438
- The effect of hoof angle variations on dorsal lamellar load in the equine hoof / G. Ramsey (et al.), *Equine Vet. J.* 43.5 (2011): 536-542
- The effect of oral metformin on insulin sensitivity in insulin-resistant ponies / K. Tinworth (et al.), *Vet. J.* 191.1 (2012): 79-84
- The effect of soaking on carbohydrate removal and dry matter loss in orchardgrass and alfalfa hays / K. Martinson (et al.), *J. Equine Vet. Sci.* 32.6 (2012): 332-338
- The effect of soaking on protein and mineral loss in orchardgrass and alfalfa hay / K. Martinson (et al.), *J. Equine Vet. Sci.* 32.12 (2012): 776-782
- Effects of a "two-hit" model of organ damage on the systemic inflammatory response and development of laminitis in horses / E. Tadros (et al.), *Vet. Immunol. Immunopathol.* 150.1-2 (2012): 90-100
- Effects of industrial polystyrene foam insulation pads on the center of pressure and load distribution in the forefeet of clinically normal horses / J. Schleining (et al.), *Am. J. Vet. Res.* 72.5 (2011): 628-633
- Effects of intracecal buffer solution treatment in apoptosis of epidermal lamellar cells in horses with experimental laminitis / A. Souza (et al.), *J. Equine Vet. Sci.* 30.2 (2010): 113
- Effects of Ω-3 (In-3) fatty acid supplementation on insulin sensitivity in horses / T. Hess (et al.), *J. Equine Vet. Sci.* 33.6 (2013): 446-453
- Effects of oral administration of levothyroxine sodium on serum concentrations of thyroid gland hormones and responses to injections of thyrotropin-releasing hormone in healthy adult mares / C. Sommardahl (et al.), *Am. J. Vet. Res.* 66.6 (2005): 1025-1031
- Effect of orally administered sodium bicarbonate on caecal pH / E. Taylor (et al.), *Equine Vet. J.* 46.2 (2013): 223-226
- Effect of restricted grazing on hindgut pH and fluid balance / P. Sicilliano, *J. Equine Vet. Sci.* 32.9 (2012): 558-561
- Effectiveness of acupuncture in veterinary medicine: systematic review / G. Habacher (et al.), *J. Vet. Intern. Med.* 20,3 (2006): 480-488

- Effects of incretin hormones on beta-cell mass and function, body weight, and hepatic and myocardial functions / S. Mudaliar (et al.), *Am. J. Med.* 123.3 (2010): S19-27
- Effects of the insulin-sensitizing drug pioglitazone and lipopolysaccharide administration on insulin sensitivity in horses / J. Suagee (et al.), *J. Vet. Intern. Med.* 25 (2011): 356-364
- Efficacy of trilostane for the treatment of equine Cushing's syndrome / C. McGowen (et al.), *Equine Vet. J.* 35.4 (2003): 414-418
- Endocrine disorders and laminitis / E. Tadros (et al.), *Equine Vet. Educ.* 25.3 (2013): 152-162
- Endocrinopathic laminitis / C. McGowan, *Vet. Clin. North Am. Equine Pract.* 26.2 (2011): 233-237
- Endocrinopathic laminitis in the horse / P. Johnson (et al.), *Clin. Tech. Equine Pract.* 3.1 (2004): 45-56
- Endocrinopathic laminitis, obesity-associated laminitis, and pasture-associated laminitis / N. Frank, *Proc. Am. Assoc. Equine Pract.* 54 (2008): 341-346
- Endocrinopathic laminitis: reducing the risk through diet and exercise / N. Menzies-Gow, *Vet. Clin. North Am. Equine Pract.* 26.2 (2010): 371-378
- Epidemiological study of pasture-associated laminitis and concurrent risk factors in the South of England / N. Menzies-Gow (et al.), *Vet. Rec.* 167.18 (2010): 690-694
- Equine hyperlipaemia: a review / K. Hughes (et al), *Aus. Vet. J.* 82.3 (2004): 136-142
- Equine laminitis : a revised pathophysiology / C. Pollitt, *Proc. Am. Assoc. Equine Pract.* 45 (1999): 189-192
- Equine laminitis: what is all the hype about hyperinsulinaemic laminitis? / C. Wylie, *Vet. J.* 196.2 (2013): 139-140
- Equine metabolic syndrome / N. Frank, *Vet. Clin. North Am. Equine Pract.* 27.1 (2011): 73-92
- Equine metabolic syndrome : more unknowns than knowns / Kentucky Equine Research, *J. Equine Vet. Sci.* 26 (2006): 543-545
- Equine pituitary pars intermedia dysfunction / D. McFarlane, *Vet. Clin. North Am. Equine Pract.* 27.1 (2011): 93-113
- Estimation of the body weight of Icelandic horses / G. Hoffmann (et al.), *J. Equine Vet. Sci.* 33.11 (2013): 893-895
- Evaluation of systemic immunological hyperreactivity after intradermal testing in horses with chronic laminitis / I. Wagner (et al.), *Am. J. Vet. Res.* 64 (2003): 279-283
- Expression of endothelin in equine laminitis / L. Katwa (et al.), *Equine Vet. J.* 31.3 (1999): 243-246
- De ezel, net even anders / Ellen Graaf-Roelfsema (et al.), *Diergeneeskundig Memorandum* 56.3 (2009): 1-76
- Factors involved in the prognosis of equine laminitis in the UK / P. Cripps (et al.), *Equine. Vet. J.* 31.5 (1999): 433-442
- Fecal pH and microbial populations in thoroughbred horses during transition from pasture to concentrate feeding / M. van den Berg (et al.), *J. Equine Vet. Sci.* 33.4 (2013): 215-222
- Feeding naturally / L. Ross-Williams, *naturalhorsetalk.com*
- Fructose-induced leptin resistance exacerbates weight gain in response to subsequent high-fat feeding / A. Shapiro (et al.), *Am. J. Physiol. Regul. Integr. Comp. Physiol.* 295.5 (2008): 1370-1375

- Functional anatomy of the cartilage of the distal phalanx and digital cushion in the equine foot and a hemodynamic flow hypothesis of energy dissipation / R. Bowker (et al.), *Am. J. Vet. Res.* 59.8 (1998): 961-968
- Gastrointestinal derived factors are potential triggers for the development of acute equine laminitis / J. Elliott (et al.), *J Nutr.* 136.7 suppl. (2006): 2103S-2107S
- Glucose transport in the equine hoof / K. Asplin (et al.), *Equine Vet. J.* 43.2 (2011): 196-201
- The growth and adaptive capabilities of the hoof wall and sole : functional changes in response to stress / R. Bowker, *Proc. Am. Assoc. Equine Pract.* 49 (2003): 146-168
- Histological and morphometric lesions in the pre-clinical, developmental phase of insulin-induced laminitis in Standardbred horses / M. de Laat (et al.), *Vet. J.* 195.3 (2013): 305-312
- Histopathological examination of chronic laminitis in Kaimanawa feral horses of New Zealand / B. Hampson (et al.), *N. Z. Vet. J.* 60.5 (2012): 285-289
- Histopathology of equine hoof wall, skin and chestnut in acute spontaneous laminitis / O. Wattle (et al.), *J. Equine Vet. Sci.* 30.2 (2010): 116
- Home care for horses with chronic laminitis / J. Orsini (et al.), *Vet. Clin. North Am. Equine Pract.* 26.1 (2010): 215-223
- Home care nursing for the laminitic horse / J. Wrigley, *J. Vet. Sci.* 31.10 (2011): 605-609
- Hoof mass, motion and the mythos of P3 rotation / J. Jackson, *SRP Bulletin* 113 (2006)
- Hyperinsulinemic laminitis / M. de Laat (et al.), *Vet. Clin. North Am. Equine Pract.* 26.2 (2010): 257-264
- Hyperlipaemia in a donkey / J. Tarrant (et al.), *Aus. Vet. J.* 76.7 (1998): 466-469
- Influence of feeding status, time of the day, and season on baseline adrenocorticotropic hormone and the response to thyrotropin releasing hormone-stimulation test in healthy horses / E. Diez de Castro (et al.), *Domest. Anim. Endocrinol.* 48 (2014): 77-83
- The interaction of grazing muzzle use and grass species on forage intake of horses - a preliminary study / E. Glunk (et al.), *J. Equine Vet. Sci.* 33.5 (2013): 357
- Lamellar metabolism / O. Wattle, C. Pollitt, *Clin. Tech. Equine Pract.* 3.1 (2004): 22-33
- Laminar leukocyte accumulation in horses with carbohydrate overload-induced laminitis / R. Faleiros (et al.), *J. Vet. Intern. Med.* 25.1 (2011): 107-115
- Laminitis and the equine metabolic syndrome / P. Johnson (et al.), *Vet. Clin. North Am. Equine Pract.* 26.2 (2010): 239-255
- Laminitis attack : the first line of defense / D. Walsh (et al.), *safergrass.org*
- Laminitis in feral horses: where, when, and why? / B. Hampson, *J. Equine Vet. Sci.* 31.10 (2011): 594-595
- Laminitis in przewalski horses kept in a semireserve / K. Budras, *J. Vet. Sci.* 2.1 (2001): 1-7
- Laminitis : recognition of at-risk individuals, and methods of prevention / B. Ange, *J. Equine Vet. Sci.* 30.9 (2010): 471-474
- Laminitis theory : shots around the target / C. Pollitt, *laminitisreserach.org*
- Laminitis treatment : a natural medicine perspective / J. Harman, *Hoofcare & Lameness: J. Equine Foot* 73 (s.a.)

- Leidingwater, water uit de put of een stromend beekje : wat is de beste keuze voor jouw paard / H. Boon, *CAP* 5 (2010): 56-60
- Magnesium disorders in horses / A. Stewart, *Vet. Clin. North Am. Equine Pract.* 27.1 (2011): 149-163
- Managing hoof abscesses : options for treating this frequent and frustrating cause of lameness / S. O'Grady, *equipodiatry.com*
- Managing obesity in pasture-based horses / I. Becvarova (et al.), *Compend. Contin. Educ. Vet.* 34.4 (2012): 1-4
- Maggot debridement therapy for laminitis / S. Morrison, *Vet. Clin. North Am. Equine Pract.* 26.2 (2010): 447-450
- Medical acupuncture for equine laminitis / L. Lancaster, *J. Equine Vet. Sci.* 31.10 (2011): 604
- Metabolic predispositions to laminitis in horses and ponies: obesity, insulin resistance and metabolic syndromes / R. Geor, *J. Equine Vet. Sci.* 28.12 (2008): 753-759
- Microbial events in the hindgut during carbohydrate-induced equine laminitis / G. Milinovich (et al.), *Vet. Clin. North Am. Equine Pract.* 26.1 (2010): 79-94
- Morphometry and abnormalities of the feet of Kaimanawa feral horses in New Zealand / B. Hampson (et al.), *Aust. Vet. J.* 88.4 (2010): 124-131
- A multicenter, matched case-control study of risk factors for equine laminitis / P. Alford (et al.), *Prev. Vet. Med.* 49.3-4 (2001): 209-222
- Nutrition and exercise in the management of horses and ponies at high risk for laminitis / R. Geor, *J. Equine Vet. Sci.* 30.9 (2010): 463-470
- Overview of current laminitis research / S. Eades, *Vet. Clin. North Am. Equine Pract.* 26.1 (2010): 51-63
- Pasture-associated laminitis / R. Geor, *Vet. Clin. North Am. Equine Pract.* 25.1 (2009): 39-50
- Pasture management to minimize the risk of equine laminitis / K. Watts, *Vet. Clin. North Am. Equine Pract.* 26.2 (2010): 361-369
- Pasture nonstructural carbohydrates and equine laminitis / A. Longland (et al.), *J. Nutr.* 136.7 (2006): 2099-2100
- Pathophysiology and clinical features of pituitary pars intermedia dysfunction / D. McFarlane, *Equine Vet. Educ.* DOI: 10.1111/eve.12237
- Pathology of the distal phalanx in equine laminitis : more than just skin deep / J. Engiles, *Vet. Clin. North Am. Equine Pract.* 26.1 (2010): 155-165
- The perils of excess potassium / B. Lee, *albrechtsanimals.typepad.com*
- A potential link between insulin resistance and iron overload disorder in browsing rhinoceroses investigated through the use of an equine model / B. Nielsne (et al.), *J. Zoo Wildl. Med.* 43.3 (2012): 61-65
- Pregnancy-associated laminitis in mares / P. Johnson (et al.), *J. Equine Vet. Sci.* 29.1 (2009): 42-46
- A preliminary study into the use of manual lymphatic drainage to support recovery from laminitis / H. Powell, *J. Equine Vet. Sci.* 33.10 (2013): 872
- Preventing laminitis in the contralateral limb of horses with non-weight-bearing lameness / R. Redden, *Clin. Tech. Equine Pract.* 3.1 (2004): 57-63

- Primer on dietary carbohydrates and utility of the glycemic index in equine nutrition / P. harris (et al.), *Vet. Clin. North Am. Equine Pract.* 25.1 (2009): 23-37
- Prognostic indicators of poor outcome in horses with laminitis at a tertiary care hospital / J. Orsini (et al.), *Can Vet J* 51.6 (2010): 623-628
- Prosthetics : science, not science fiction / S. Wenholz, *The Horse* juli 01(2005)
- Psyllium lowers blood glucose and insulin concentrations in horses / S. Moreaux (et al.), *J. Equine Vet. Sci.* 31.1 (2011): 160-165
- Recent research into laminitis / P. Huntington (et al.), *ker.com*
- Regional intravenous limb perfusion compared to systemic intravenous administration for marimastat delivery to equine lamellar tissue / C. Underwoord (et al.), *J. Vet. Pharmacol. Therap.* 38 (2015): 392-399
- A reproducible model for long-term rehabilitation of the foundered equine metabolic syndrome horse / D. Bicking, *J. Equine Vet. Sci.* 33.10 (2013): 870-871
- A retrospective evaluation of laminitis in horses / R. Hunt, *Equine. Vet. J.* 25.1 (1993): 61-64
- Review of equine piroplasmosis / L. Wise (et al), *J. Vet. Intern. Med.* 27 (2013): 1334-1346
- A review of factors affecting carbohydrate levels in forage / K. Watts (et al.), *J. Equine Vet. Sci.* 24.2 (2004): 84-86
- A review of recent advances and current hypotheses on the pathogenesis of acute laminitis / L. Katz (et al.), *Equine. Vet. J.* 44.6 (2012): 752-761
- A review of unlikely sources of excess carbohydrate in equine diets / K. Watts, *J. Equine Vet. Sci.* 25.8 (2005): 338-344
- Risk factors for development of acute laminitis in horses during hospitalization: 73 cases (1997-2004) / C. Parsons (et al.), *J. Am. Vet. Med. Assoc.* 230.6 (2007): 885-889
- Risk factors for equine laminitis: a systematic review with quality appraisal of published evidence / C. Wylie (et al.), *Vet. J.* 193.1 (2012): 58-66
- Ruwvoer : vaak onderschat, maar van onschatbare waarde / N. Rietman, *In de strengen* 67.21 (2005): 16-21
- Serum cortisol concentrations in response to incremental doses of inhaled beclomethasone dipropionate / B. Rush (et al.), *Equine. Vet. J.* 31.3 (1999): 258-261
- Short-term incubation of equine laminar veins with cortisol and insulin alters contractility in vitro: possible implications for the pathogenesis of equine laminitis / J. Keen (et al.), *J. Vet. Pharmacol. Ther.* 3 (2012)
- Some laminitis problems in horses may be caused by excessive iron intake / D. Pitzen, *naturalhorsetrim.com*
- Stress bij paarden / A. ten Napel, *holistischdierenarts.nl*
- The structure, innervation and location of arteriovenous anastomoses in the equine foot / C. Pollitt (et al.), *Equine. Vet. J.* 26.4 (1994): 305-312
- Supporting limb laminitis / A. van Eps (et al.), *Vet. Clin. North Am. Equine Pract.* 26.2 (2010): 287-302
- Treating laminitis : beyond the mechanics of trimming and shoeing / W. Baker, *Vet. Clin. North Am. Equine Pract.* 28.2 (2012): 441-455

- Treatment of equine metabolic syndrome: a clinical case series / R. Morgan (et al.), *Equine. Vet. J.* 48 (2016): 422-426
- Using the Horse Grimace Scale (HGS) to assess pain associated with acute laminitis in horses (Equus caballus) / Dalla costa (et al.), *Animals (Basel)*. 3.6 (2016): 8
- Venograms for use in laminitis treatment / S. Eastman (et al.), *J. Equine Vet. Sci.* 32.11 (2012): 757-759
- What is the risk that corticosteroid treatment will cause laminitis? / E. Knowles, *Equine Vet. Educ.* 16.2 (2018): doi.org/10.1111/eve.12901
- What's new in laminitis research I - pathophysiology and prevention / J. Orsini (et al.), *J. Equine Vet. Sci.* 32.10 (2012): 641-647
- What's new in laminitis research II - advances in laminitis treatment / N. Grenager (et al.), *J. Equine Vet. Sci.* 32.10 (2012): 647-653
- When to euthanase / J. Yeates, *Vet. Rec.* 166 (2010), 370-371
- Winter care of the insulin resistant horse / E. Kellon, *naturalhorsejourney*

WEBSITES

- animalhealthfoundation.com
- deepdyve.com
- hoofrehab.com
- hoofwear.com
- ironfreehoof.com
- j-evs.com
- jn.nutrition.org
- journalofanimalscience.org
- ker.com
- laminitisresearch.org
- naturalhorsetrim.com
- naturalhorseworld.com
- ncbi.nlm.nih.gov/pubmed
- paardenhoeven.info
- paardnatuurlijk.nl
- paddockparadijs.nl
- safergrass.org
- thehorse.com
- thelaminitissite.org

FOTOGRAFEN

- Advanced equine therapies (advancedequinetherapies.co.uk)
- Albert Uderzo
- Alexas fotos
- Alfons Geerts (edigit.nl)
- Andrew Grimm (andrewgrimm.net)
- Barry Rice (sarracenia.com)
- BLGG (eurofins-agro.com)
- Brian Hampson (wildhorseresearch.com)
- Carlton veterinary hospital (carltonvethospital.com)
- Cavallo Inc. (www.cavallo-inc.com)
- Cheryl Henderson (abchoofcare.com)
- Chris Pollitt
- Christoph von Horst (plastinate.com)
- The Chronicle of the horse (chronofhorse.com)
- Cindy Altorf
- Claudia Beutel
- Cynthia Cooper (naturalhorseworld.com)
- Dallmer
- David Stephens
- Deanna Fenwick (fenwickgraphics.ca)
- Easycare Inc. (www.easycareinc.com)
- Elizabeth Fish
- Equine fusion (eqfusion.com)
- Esther Bosch
- Gretschen Fathauer (naturalhorsetrim.com)
- Haiku farm
- Hanna Dalberg
- Heidi Billing
- Helen Morrell (veterinary-thermal-imaging.com)
- Horse ideology
- Ilse Bartholomeeusen
- Inka Piegsa-Quischotte
- Ivan Procházka
- John D. Baird
- James H. Miller (forestryimages.org)
- Jamie Berning
- Jamie Nye
- Jan-Maree Vodonovich (janmareeart.co.nz)
- Janice Hutchinson
- The Japanese society of equine science
- Jirí Kamenícek
- Jirí Novák
- John Donovan
- John Randall
- John Ruter (forestryimages.org)
- Justyna Furmanczyk
- Karan Rawlins
- Karin Schouwenburg
- Kathmann Vital, Vechta (kathmann-vital.de)
- Kathy Wellington (willowellfarms.com)
- Katie Fitzgerald
- Kate Light
- Kathmann Vital
- Kim Hillegas
- Lacelyn Seibel (barefoot-buckwild.com)
- Laura Vos
- Leslie Potter
- Linda Lebesque (natuurlijkpaarden.nl)
- The Liphook equine hospital (liphookequinehosp.co.uk)
- Lisa Lancaster (lancasterequine.com)
- Livia Straten
- Liz Jaynes
- Liz Kilroy
- Lucy Priori
- Maria Alexandra
- Marion Ryan
- Marja van Run (paddock paradijs.nl)
- Mark DePaolo
- Marlou van Blitterswijk

- Mary Bayard Fitzpatrick (americanblacksmith.com)
- Matthias Zomer
- Michael Kesl
- Michael Porter
- Mike Harris
- Mike van Dijk
- Mulography
- Museum für Naturkunde, Berlijn (naturkundemuseum-berlin.de)
- Myhre equine clinic (myhreequine.com)
- N.A. Irlbeck (bugwood.org)
- Nicolette Kosterman
- Novus
- The Other horse
- Patrick Brunner (huf-beschlag.ch)
- Pavel Šinkyrík
- Polyplas (polyplas.com.au)
- Radim Paulic
- Rainer Maiores
- Rebekah Wallace (bugwood.org)
- Renegade hoof boots (www.renegadehoofboots.com)
- Robert Vidéki
- Rood & Riddle stem cell laboratory (roodandriddle.com)

- Ruth Steele
- Sabine Baron
- Saginaw valley equine clinic (saginawvalleyequine.com)
- Sarah Bernier
- Scoot boots (scootboots.com)
- Scott Morrison
- Sherilyn Allen (saginawvalleyequine.com)
- Simon Constable (equine-vets.com)
- Skyro
- Soft-ride (softrideboots.com)
- Sophie Gent (equiscan.co.uk)
- Swiss horse boot (www.swisshorseboot.de)
- TACTvolle Hufpflege (facebook.com/tactvollehufpflege)
- Tanja Boeve
- Terry Spivey
- Tracy Dunn
- Ulrich Leone
- University of Veterinary Medicine Hanover, Clinic for horses
- Václav Hrdina
- Vladimír Motycka
- W. Ellenberger
- Wesley De Candt
- Wide open pets (wideopenpets.com)

BOTANISCHE NOMENCLATUUR

Botanische nomenclatuur is de formele, wetenschappelijke naamgeving van planten. Hieronder vind je de botanische namen van de in dit boek genoemde planten en bomen.

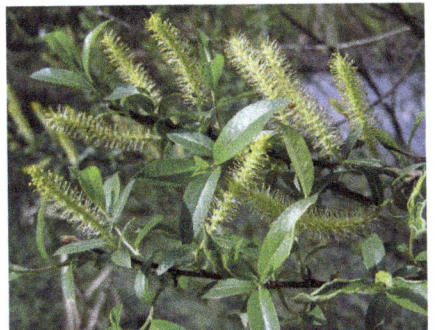

(foto: František Brabec)

AMANDELWILG

Familie: Salicaceae
Geslacht: Salix
Soort: Salix Triandra

Het geslacht Salix omvat 400 soorten waaronder de amandelwilg

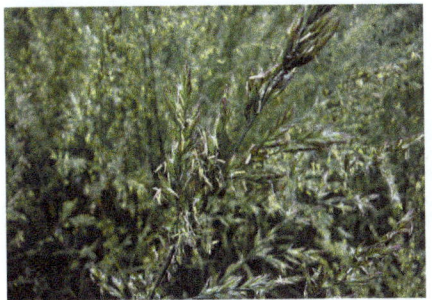

(foto: Michael Kesl)

BALSEMPEER

Familie: Cucurbitaceae
Geslacht: Momordica
Soort: Momordica charantia

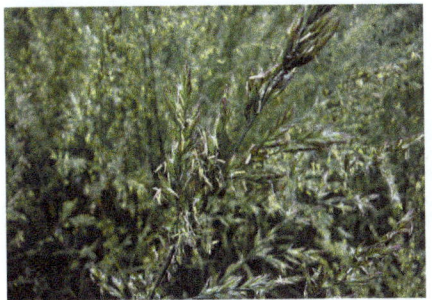

(foto: Ivan Procházka)

BEEMDLANGBLOEM

Familie: Poaceae
Geslacht: Festuca
Soort: Festuca Pratensis

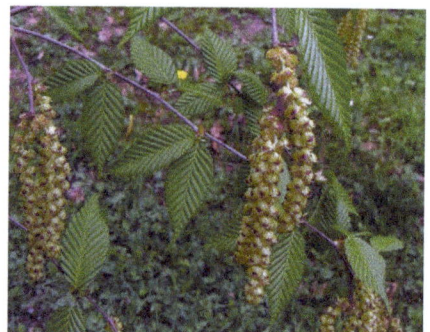

Gele berk
(foto: Radim Paulic)

BERK

Familie: Betulaceae
Geslacht: Betula

Het geslacht Betula bestaat uit 60 soorten waaronder de gele berk (Betula Alleghaniensis).

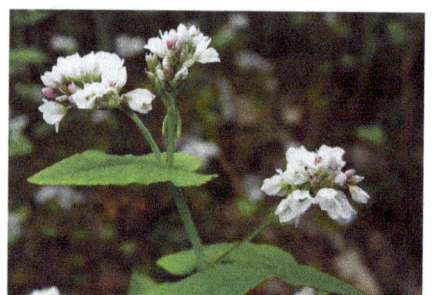

(foto: Stanislav Krejcík)

BOEKWEIT

Familie: Polygonaceae
Geslacht: Fagopyrum
Soort: Fagopyrum Esculentum

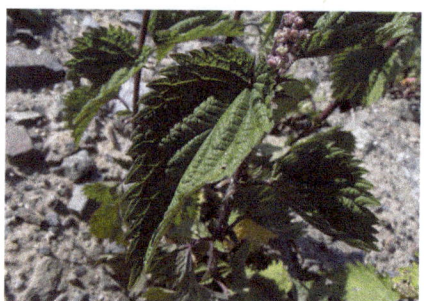

Grote brandnetel
(foto: Jirí Kamenícek)

BRANDNETEL

Familie: Urticaceae
Geslacht: Urtica

Het geslacht Urtica bestaat uit 45 soorten waaronder de grote brandnetel (Urtica Dioica).

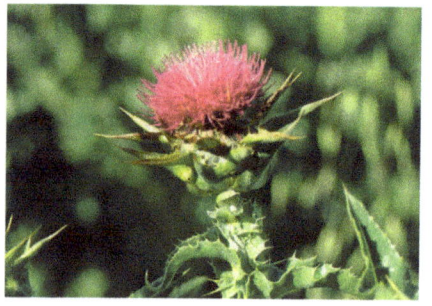

Melkdistel
(foto: John Randall)

DISTEL

Familie: Asteraceae

De familie Asteraceae omvat 14 geslachten waaronder de melkdistel (Silybum Marianum).

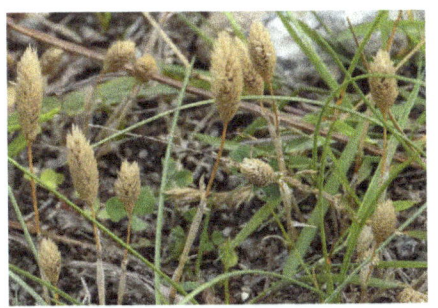

Zanddoddegras
(foto: Eva Olsen)

DODDEGRAS

Doddegras is een geslacht uit de grassenfamilie
Familie: Pooideae
Geslachtengroep: Aveneae

Zanddoddegras (Phleum Arenarium) is een van de soorten uit deze familie.

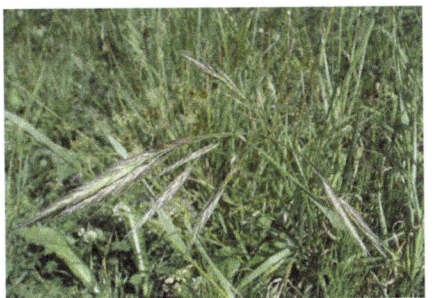

(foto: Radim Paulic)

DRAVIK

Familie: Poaceae
Geslacht: Bromus

Het geslacht Bromus omvat 170 soorten.

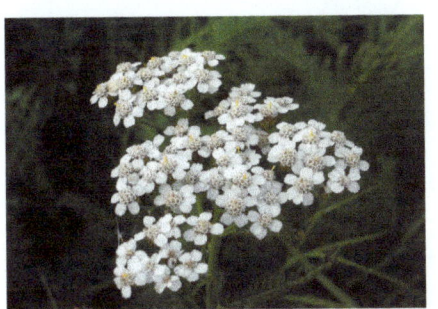

(foto: Tomas Leibelt)

DUIZENDBLAD

Familie: Asteraceae
Geslacht: Achillea
Soort: Achillea Millefolium

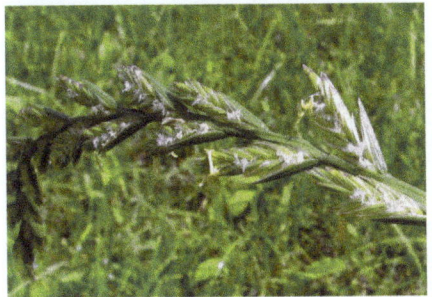

(foto: Jirí Kamenícek)

ENGELS RAAIGRAS

Familie: Poaceae
Geslacht: Lolium
Soort: Lolium Perenne

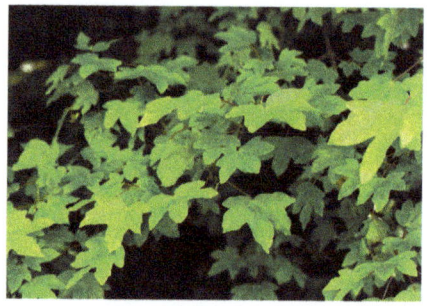

Veldesdoorn
(foto: Tomas Figura)

ESDOORN

Familie: Aceraceae of Sapindaceae
Geslacht: Acer

Het geslacht Acer omvat 128 soorten waaronder
de veldesdoorn (Acer Campestre).

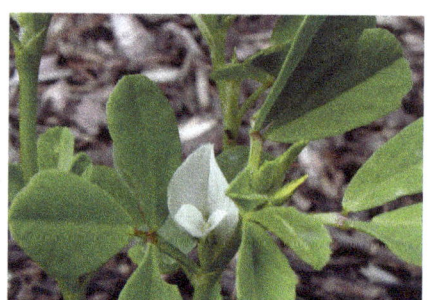

(foto: Michael Kesl)

FENEGRIEK

Familie: Fabaceae
Geslacht: Trigonella
Soort: Trigonella Foenum-Graecum

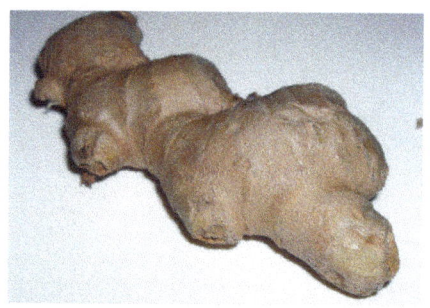

(foto: Miran Rijavec)

GEMBER

Familie: Zingiberaceae
Geslacht: Zingiber
Soort: Zingiber Officinale

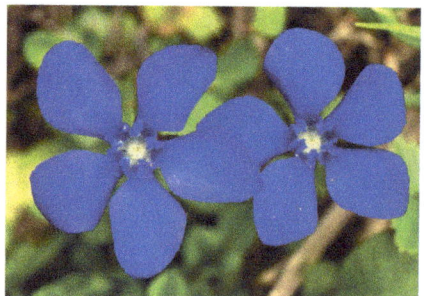

Voorjaarsgentiaan
(foto: Vladimír Nejeschleba)

GENTIAAN

Familie: Gentianaceae
Geslacht: Gentiana
Soort: Gentiana

Het geslacht Gentiana omvat 400 soorten waaronder
de voorjaarsgentiaan (Gentiana Verna).

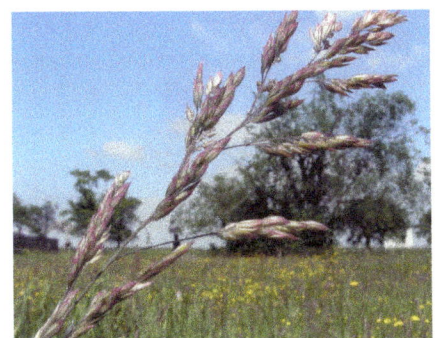

(foto: Radim Jirí Kamenícek)

GESTREEPTE WITBOL

Familie: Poaceae
Geslacht: Holcus
Soort: Holcus Lanatus

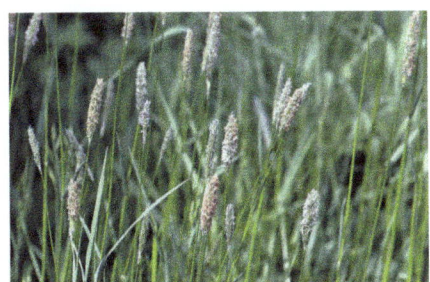

(foto: Lubomír Klátil)

GROTE VOSSENSTAART

Familie: Poaceae
Geslacht: Alopecurus
Soort: Alopecurus Pratensis

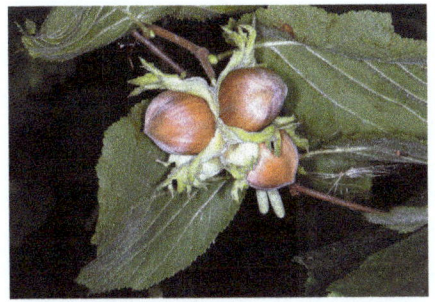

Gewone hazelaar
(foto: Vladimír Motyka)

HAZELAAR

Familie: Betulaceae
Geslacht: Corylus

Het geslacht Corylus omvat 18 soorten waaronder
de gewone hazelaar of hazelnoot (Corylus Avellana).

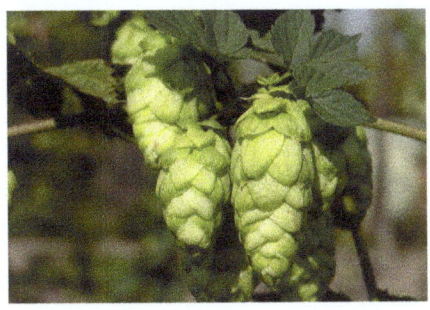

(foto: Vladimír Nesvadba)

HOP

Familie: Cannabaceae
Geslacht: Humulus Lupulus

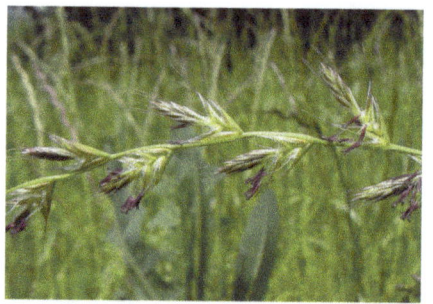

(foto: Jirí Kamenícek)

ITALIAANS RAAIGRAS

Familie: Poaceae
Geslacht: Lolium
Soort: Lolium Multiflorum

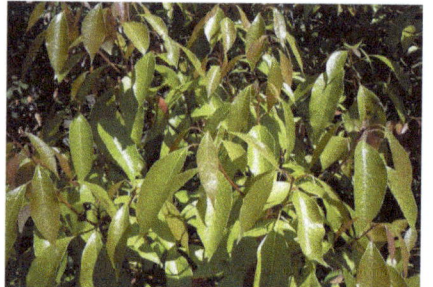

Kamferboom
(foto: Tamara Horová)

KANEEL

Familie: Lauraceae
Geslacht: Cinnamomum

Het geslacht Cinnamomum omvat meer dan 300 soorten waaronder de kamferboom (Cinnamomum Camphora).

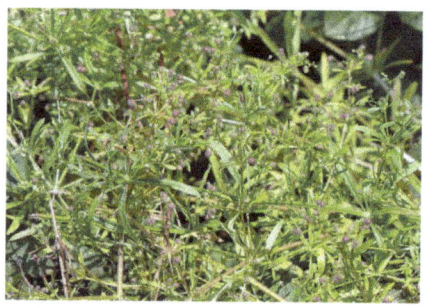

(foto: Lubomír Klátil)

KLEEFKRUID

Familie: Rubiaceae
Geslacht: Galium
Soort: Galium Aparine

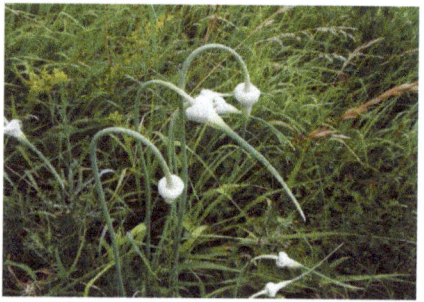

(foto: Ondrej Zicha)

KNOFLOOK

Familie: Alliaceae
Geslacht: Allium
Soort: Allium Sativum

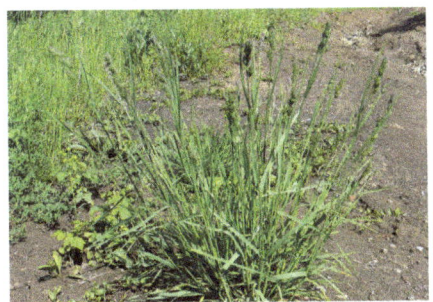
(foto: Vojtech Herman)

KROPAAR

Familie: Poaceae
Geslacht: Dactylis
Soort: Dactylis Glomerata

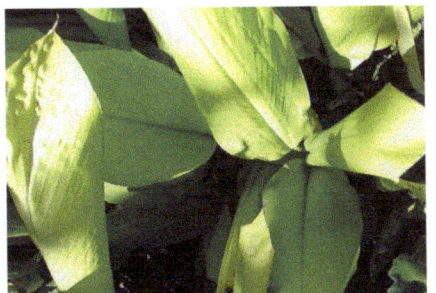
(foto: Kim Starr)

KURKUMA

Familie: Zingiberaceae
Geslacht: Curcuma
Soort: Curcuma Longa

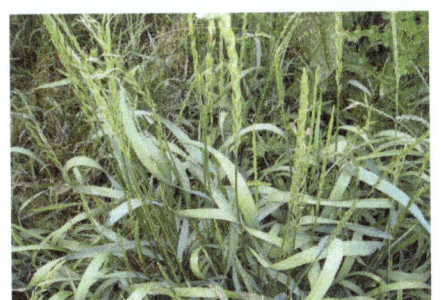
(foto: Radim Paulic)

KWEEKGRAS

Familie: Poaceae
Geslacht: Elymus
Soort: Elymus Repens

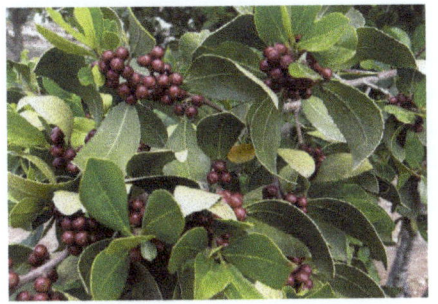
Echte laurier
(foto: Pavel Buršík)

LAURIER

Familie: Lauraceae

De familie Lauraceae omvat meer dan 50 geslachten en meer dan 3000 planten waaronder de echte laurier (Laurus Nobilis).

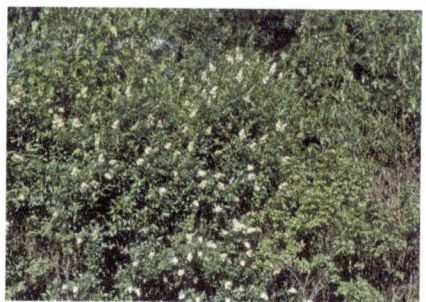

Wilde liguster
(foto: Richard Webb)

LIGUSTER

Familie: Oleaceae
Geslacht: Ligustrum
Soort: Ligustrum

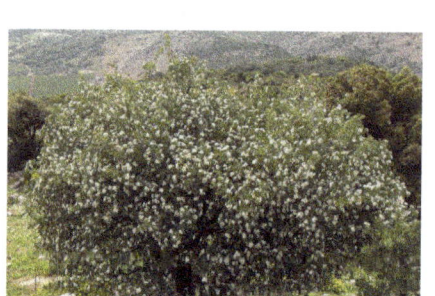

Azarooldoorn
(foto: Pavel Buršík)

MEIDOORN

Familie: Rosaceae
Geslacht: Crataegus

Het geslacht Crataegus omvat ongeveer 200 soorten waaronder the Azarooldoorn (Crataegus Azarolus).

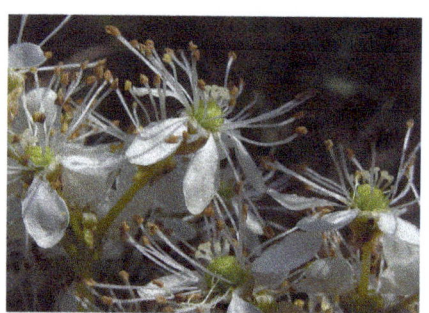

(foto: Jirí Kamenícek)

MOERASSPIREA

Familie: Rosaceae
Geslacht: Filipendula

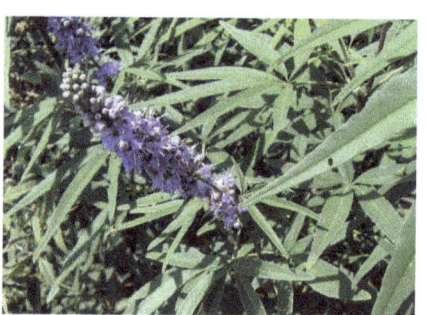

(foto: František Pleva)

MONNIKSPEPER

Familie: Lamiaceae
Geslacht: Vitex
Soort: Vitex Agnus-Castus

Synoniem: kuisheidsboom

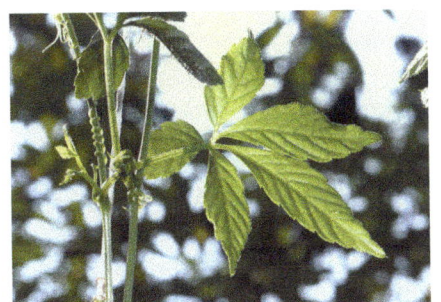

(foto: Petr Voboril)

ONSTERFELIJKHEIDSKRUID

Familie: Cucurbitaceae
Geslacht: Gynostemma
Soort: Gynostemma Pentaphyllum

Synoniem: jiaogulan

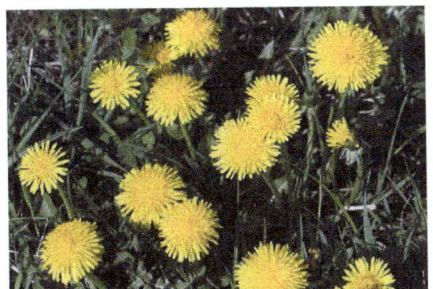

Gewone paardenbloem
(foto: Stanislav Krejcík)

PAARDENBLOEM

Familie: Asteraceae
Geslacht: Taraxacum

Het geslacht Taraxacum omvat 34 soorten waaronder de gewone paardenbloem (Taraxacum Officinale).

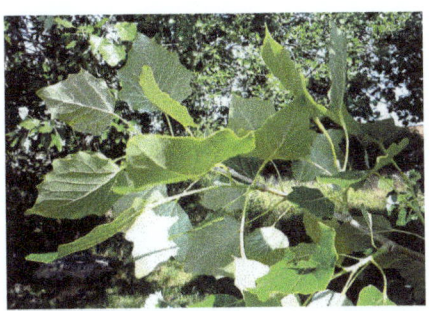

Witte populier
(foto: Jirí Kamenícek)

POPULIER

Familie: Salicaceae
Geslacht: Populus

Het geslacht Populus omvat 35 soorten waaronder de witte populier (Populus Alba).

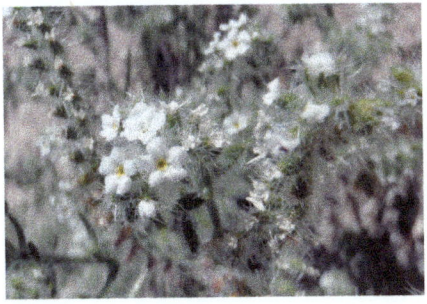

(foto: Stacy Manson)

PSYLLIUM

Familie: Plantaginaceae
Geslacht: Plantago
Soort: Plantago Ovata

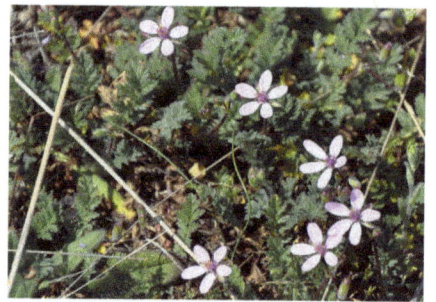

(foto: Lubomír Klátil)

REIGERSBEK

Familie: Geraniaceae
Geslacht: Erodium
Soort: Erodium Cicutarium

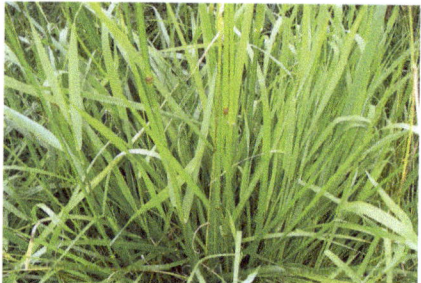

(foto: Václav Hrdina)

RIETZWENKGRAS

Familie: Poaceae
Geslacht: Festuca
Soort: Festuca Arundinacea

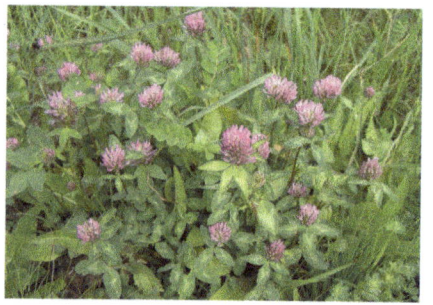

(foto: Lubomír Klátil)

RODE KLAVER

Familie: Fabaceae
Geslacht: Trifolium
Soort: Trifolium Pratense

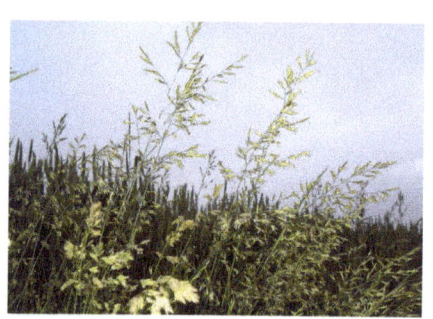

(foto: Václav Hrdina)

ROODZWENKGRAS

Familie: Poaceae
Geslacht: Festuca
Soort: Festuca Rubra

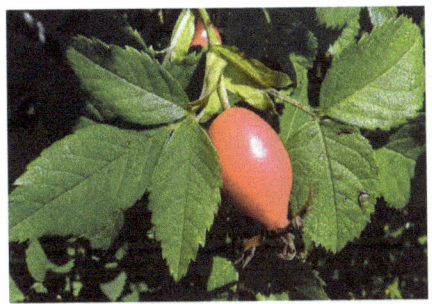

(foto: Peter Kocna)

ROZENBOTTEL

Familie: Rosaceae
Geslacht: Rosa
Soort: Rosa Canina

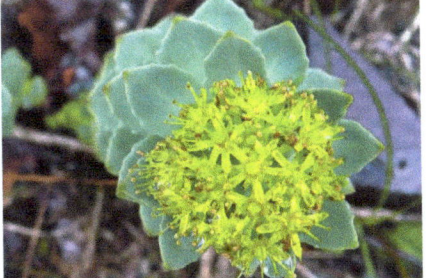

(foto: Václav Hrdina)

ROZENWORTEL

Familie: Crassulaceae
Geslacht: Rhodiola
Soort: Rhodiola Rosea

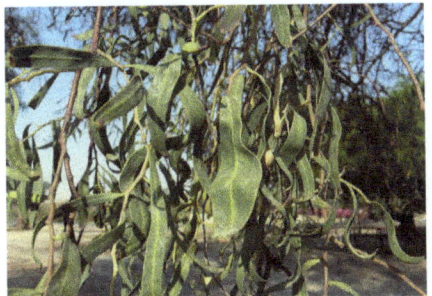

(foto: Pavel Buršík)

SCHIETWILG

Familie: Salicaceae
Geslacht: Salix
Soort: Salix Alba

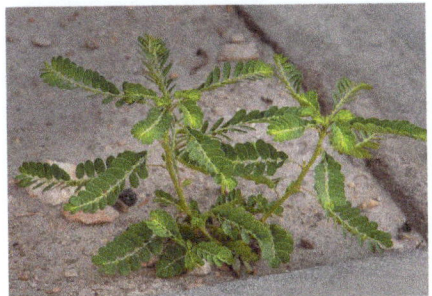

(foto: Alexey Sergeev)

STEENBREKER

Familie: Phyllanthaceae
Geslacht: Phyllanthus
Soort: Phyllanthus Niruri

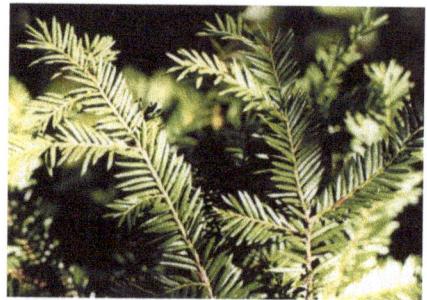

(foto: Bill Cook)

TAXUS

Familie: Taxaceae
Geslacht: Taxus
Soort: Taxus

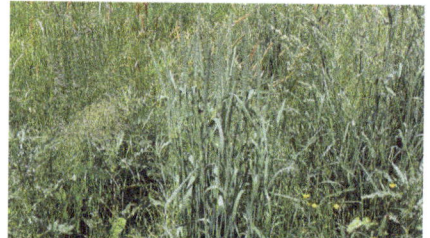

(foto: Vojtech Herman)

TIMOTHEEGRAS

Familie: Poaceae
Geslacht: Phleum
Soort: Phleum Pratense

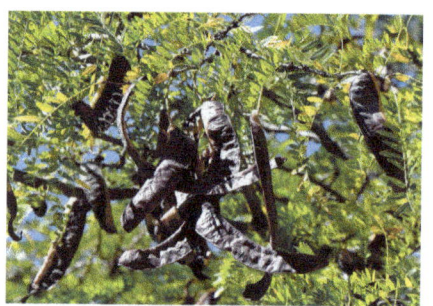

(foto: Tomáš Machácek)

VALSE CHRISTUSDOORN

Familie: Fabaceae
Geslacht: Gleditsia
Soort: Gleditsia Triacanthos

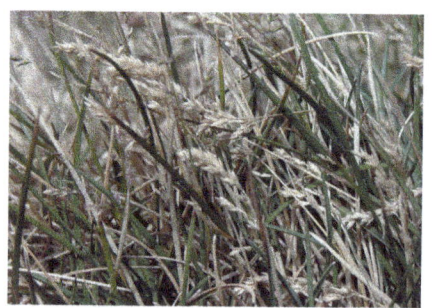

(foto: Kim Starr)

VELDBEEMDGRAS

Familie: Poaceae
Geslacht: Poa
Soort: Poa Pratensis

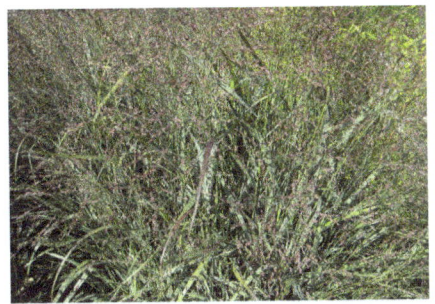

(foto: Vojtech Herman)

VINGERGRAS

Familie: Poaceae
Geslacht: Panicum
Soort: Panicum Virgatum

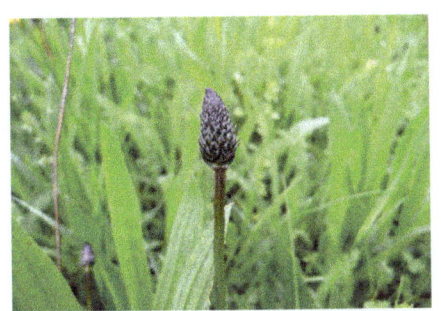

(foto: Tamara Horová)

VOGELMUUR

Familie: Caryophyllaceae
Geslacht: Stellaria
Soort: Stellaria Media

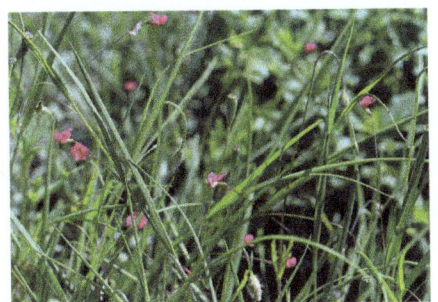

Smalle weegbree
(foto: Pavel Šinkyrík)

WEEGBREE

Familie: Plantaginaceae
Geslacht: Plantago

Het geslacht Plantago omvat 18 soorten waaronder
de smalle weegbree (Plantago Lanceolata).

WIKKE

Familie: Fabaceae
Geslacht: Vicia

Het geslacht Vicia omvat 140 soorten waaronder de graslathyrus (Lathyrus Nissolia).

Graslathyrus
(foto: Jan Ševcík)

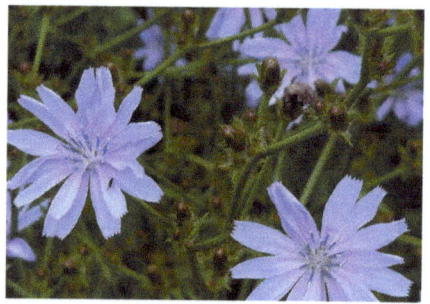
(foto: Pavel Šinkyrík)

WILDE CICHOREI

Familie: Asteraceae
Geslacht: Cichorieae
Soort: Cichorium Intybus

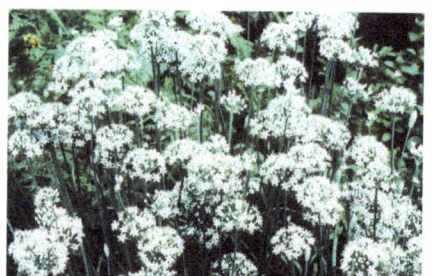
(foto: John Ruter)

WILDE KNOFLOOK

Familie: Alliaceae
Geslacht: Allium
Soort: Allium Ursinum

Synoniem: borslook, daslook, uienbloem, woutknooplook

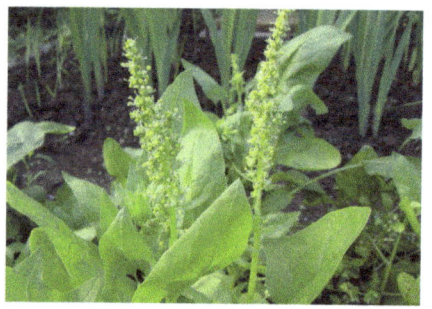
(foto: František Pleva)

WILDE SPINAZIE

Familie: Amaranthaceae
Geslacht: Spinacia
Soort: Spinacia Oleracea

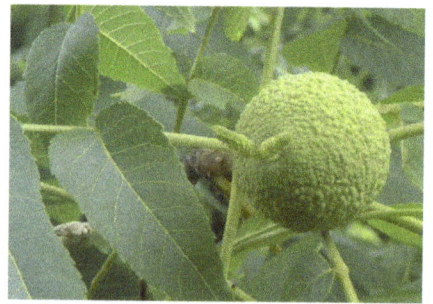
(foto: Robert Vidéki)

ZWARTE WALNOOT

Familie: Juglandaceae
Geslacht: Juglans
Soort: Juglans Nigra

VRAGENLIJST

Eigenaar
Naam: _____

Adres: _____ Postcode: _____

Plaats: _____

Telefoon: _____ Mobiel: _____

E-mail: _____

Dierenarts
Naam: _____

Praktijk: _____

Adres: _____ Postcode: _____

Plaats: _____

Telefoon: _____ Mobiel: _____

E-mail: _____

Gegevens en staat van het paard
Naam: _____

Geslacht: ☐ merrie ☐ ruin ☐ hengst

Leeftijd: _____

Ras: _____

Hoefbevangen sinds: _____

Nieuw geval van hoefbevangenheid: ja/nee

(Eerste keer, dan wel het paard is minstens 14 dagen lang terug op zijn oude niveau geweest zonder enige vorm van pijnstilling)

Vastgesteld door: ☐ dierenarts ☐ hoefverzorger ☐ vorige/andere hoefverzorger
☐ eigenaar ☐ anders, nml. _____

Staat van de hoeven:

```
[                                                        ]
[                                                        ]
[                                                        ]
```

Stand *(bijv. laminitis-stand, vier voeten onder lichaam):*

```
[                                                        ]
[                                                        ]
[                                                        ]
```

Beweging:

Obel:　　☐ 1 ☐ 2 ☐ 3 ☐ 4
Halsomvang:
Gewicht: _____
Methode:　　☐ weegbrug ☐ Carrol & Huntington ☐ weeglint
Overgewicht: ja/nee
CNS:　　☐ 0 ☐ 1 ☐ 2 ☐ 3 ☐ 4
BCS:　　☐ 1 ☐ 2 ☐ 3 ☐ 4 ☐ 5 ☐ 6

Onderliggende kwalen:
☐ PPID
☐ EMS
☐ verminderde lever- en/of nierfunctie
☐ vitamine- en/of mineralentekorten
☐ ziekte van Lyme/piroplasmose
☐ hyperlipidemie
☐ anders, nml. _____

GESCHIEDENIS VAN HET PAARD

Bij eigenaar sinds: _____
Eerder bevangen geweest: ja/nee
Indien ja, wanneer: _____
Genezen verklaard: ja/nee
Erfelijke aanleg (bijv. ras, bloedlijn): ja/nee
Stressfactoren:

DIAGNOSTIEK

Zo mogelijk foto's, dierenartsverslagen, onderzoeksrapporten e.d. bijvoegen.

Oorzaak:

Volgens: □ dierenarts □ hoefverzorger □ vorige/andere hoefverzorger
□ eigenaar □ anders, nml. _____

Omschrijving fysiek onderzoek *(bekloppen hoefwand, visiteertang, monsteren in beweging)*:

```



```

Beeldvorming:
□ thermografische foto's
□ röntgenfoto's
□ scintigram

Korte omschrijving uitkomst:

```



```

Bloedonderzoek:
□ insuline
□ leptine
□ glucose(tolerantie)
□ ACTH, Alfa-MSH, beta-endorfine
□ cortisol

Is PPID en/of EMS/insulineresistentie hiermee vastgesteld: ja/nee

Differentiële diagnose:
□ zoolkneuzing
□ artritis
□ bekap-/beslagfouten
□ anders, nml. _____

COMPLICATIES

Abcessen: □ LV □ RV □ LA □ RA
Specificeer *(bijv. RV kroonrand mediaal)*:

```



```

Opname kliniek noodzakelijk: ja/nee
Wordt behandeld: ja/nee
Korte omschrijving behandeling: _____

Zoolperforatie: ☐ LV ☐ RV ☐ LA ☐ RA
Opname kliniek noodzakelijk: ja/nee
Wordt behandeld: ja/nee
Korte omschrijving behandeling: _____

Kroonlederhuidprolaps: ☐ LV ☐ RV ☐ LA ☐ RA
Opname kliniek noodzakelijk: ja/nee
Wordt behandeld: ja/nee
Korte omschrijving behandeling: _____

Witte lijn-ziekte: ☐ LV ☐ RV ☐ LA ☐ RA
Wordt behandeld: ja/nee
Korte omschrijving behandeling: _____

Straalinfectie: ☐ LV ☐ RV ☐ LA ☐ RA
Wordt behandeld: ja/nee
Korte omschrijving behandeling: _____

Bloedvergiftiging: ja/nee
Opname kliniek noodzakelijk: ja/nee
Wordt behandeld: ja/nee
Korte omschrijving behandeling: _____

BEHANDELING, PREVENTIE
Korte omschrijving behandeling:

Medicijnen:
☐ antibiotisch
☐ pijnstillend en ontstekingsremmend *(NSAID's: fenylbutazon, flunixine, ketoprofen, suxibuzone, firocoxib, fentanyl)*
☐ zenuwblokkerend
☐ bloeddrukverlagend
☐ stollingsremmend *(heparine, aspirine)*
☐ vaatverwijdend *(pentoxifylline, acepromazine)*
☐ bloedsuikerverlagend *(metformine, pioglitazon)*
☐ antihistaminisch
☐ enzymremmend
☐ antioxidanten *(DMSO, DMG, MSM)*
☐ botulinetoxine
☐ anders, nml. _____

Preventieve middelen:
☐ paraffine of plantaardige olie
☐ darmzuivering *(geactiveerde koolstof, vollersaarde, Hippo-ex-laminitis)*
☐ probiotica
☐ bufferoplossing *(zuiveringszout, soda)*
☐ anders, nml. _____

Supplementen:
- mineralen
  ☐ magnesium, chroom, vanadium
  ☐ mangaan
  ☐ selenium
  ☐ zwavel
  ☐ zink
  ☐ anders, nml. _____
- vitaminen
  ☐ vitamine H/B8 *(biotine)*
  ☐ vitamine E
  ☐ anders, nml. _____
- aminozuren
  ☐ omega-3
  ☐ arginine
  ☐ lysine
  ☐ methionine
  ☐ anders, nml. _____

Fytotherapeutische middelen:
☐ IR gerelateerd *(kaneel, fenegriek, zilverkaars, monnikspeper)*
☐ pijnstillend, ontstekingsremmend *(bijv. No-Bute)*
☐ anders, nml. _____

Hormonen:
☐ schildklierhormonen *(bijv. levothyroxine)*
☐ dopamine-agonisten, serotonine-antagonisten *(pergolide, cyproheptadine, bromocriptine)*

Complementaire therapieën:
☐ koudetherapie
☐ acupunctuur, acupressuur, shiatsu
☐ massage, manuele lymfedrainage
☐ essentiële oliën: _____

Chirurgische ingrepen:
☐ tenotomie/desmotomie
☐ hoefwand-/kroonrandresectie
☐ anders, nml. _____

Hoefbescherming:
☐ nooit beslagen geweest
☐ ontijzerd
sinds: _____
korte omschrijving transitie:

☐ noodzooltjes gemaakt
☐ hoefschoenen
merk/type: _____
sinds: _____
hoe vaak aan, omschrijf effect:

☐ fixatie
(sinds) wanneer:
    ☐ zoolbescherming aangebracht

Bekappen *(omschrijf kort de methode van bekappen)*:

Bodem-, gras- en/of hooionderzoek *(omschrijf kort de uitkomst en het verbeteradvies)*:

Voeding(aanpassingen) *(omschrijf kort, bijv. alleen hooi en liksteen, het hooi wordt geweekt)*:

Aanpassingen aan de leefomgeving:
☐ paard heeft gezelschap
☐ graasbeperking
    ☐ paard uit het weiland gehaald
    ☐ graasmasker
    ☐ strookbegrazing, weilandrotatie, beperking in weidegang
    ☐ anders, nml. _____
☐ paddock paradise
☐ anders, nml. _____

COMMUNICATIEAFSPRAKEN

Wanneer, hoe en met wie wordt de voortgang geëvalueerd *(bijv. tweewekelijks, via email, dierenarts in CC)*:

Wie mag foto's op sociale media publiceren:

OVERIGE OPMERKINGEN

Deze vragenlijst is te downloaden op hoefbevangen.info/vragenlijst

VERKLARENDE WOORDENLIJST

Woorden die vaker voorkomen in dit boek of die in de tekst niet verder gespecificeerd zijn, staan hier opgenomen met een beperkte definitie. Dit wil zeggen dat zij gedefinieerd zijn binnen het kader van het onderwerp van dit boek. De cursief gedrukte woorden in de beschrijvingen staan elders in deze woordenlijst uitgelegd. Gebruik de index op pagina 319 als deze woordenlijst tekortschiet.

A

ACTH
AdrenoCorticoTroop Hormoon. Een hormoon dat door de *hypofyse* wordt afgescheiden.

ADAMTS-4
A disintegrin like and metalloproteinase with thrombospondin type 1 motif 4. Kraakbeenafbrekend *enzym*.

ADIPOKINE
Eiwit geproduceerd door vetcellen dat onder andere een rol speelt op het gebied van het afweersysteem.

ADIPONECTINE
Een *adipokine* die insulinegevoeligheid van het lichaam verhoogt. Het is daarmee een van de *hormonen* die zorgen voor het optimaal houden van de bloedsuikerspiegel.

ADIPOSITAS
Vorm van overgewicht waarbij er sprake is van abnormale vetophopingen en -verdeling.

ADRENALINE
Hormoon (en *neurotransmitter*) dat onder andere de omzetting van *glycogeen* in *glucose* regelt. Het komt vrij bij opwinding, stress, pijn, hitte, kou en fysieke inspanning. Het werkt *vasoconstrictief*. Adrenaline maakt deel uit van de groep *catecholamines*.

ALFA-MSH
Een *melacortine* die onder andere de glucose-opname door de lever verhoogt en de glucoseproductie uit de lever verlaagt. Het heeft ook een ontstekingsremmend effect. Het kan een verhoogde pijngevoeligheid veroorzaken (hyperalgesie). Bij paarden met *PPID* is de productie van dit *hormoon* verhoogd.

ALVLEESKLIER
Gemengde klier in de twaalfvingerige darm die *enzymen*, waaronder *insuline*, afscheidt om de afbraak van makkelijk verteerbare componenten zoals *zetmeel*, vet en eiwitten te bevorderen.

AMINOZUUR
Bouwstof van eiwitten.

ANASTOMOSE
Natuurlijke vaatverbinding.

ANTIOXIDANT
Stof die de oxidatie van de cellen door *vrije radicalen* vermindert.

APOPTOSE
Het gecontroleerd laten afsterven van cellen die een afwijking vertonen.

ARTERIOVENEUZE ANASTOMOSE
Directe verbindingen tussen een slagader en een ader.

B

BASALE EPITHEELCEL
'Jonge' *keratinocyt* die zich in de grondlaag van de opperhuid bevindt.

BASALE MEMBRAAN
Bindweefselvlies dat de *dermale* en de *epidermale lamellen* aan elkaar hecht.

BCS
Body Condition Score. Beoordelingssysteem om de lichaamsconditie van paarden te classificeren.

BETA-ENDORFINE
Een *melacortine* die onder andere een ontstekingsremmende en pijnstillende werking heeft. Bij paarden met *PPID* is de productie van dit *hormoon* verhoogd.

BLOEDSERUM
Heldergele vloeistof die overblijft na de stolling van bloed.

BOTDEMINERALISATIE
Verminderde botmassa als gevolg van een calciumgebrek of het langdurig gebruik van bepaalde *NSAID's*. Botdemineralisatie omvat zowel *osteopenie* als *osteoporose*. Ook botontkalking genoemd.

C

CATECHOLAMINES
Verzamelnaam voor de hormonen *adrenaline*, *dopamine* en *noradrenaline*.

CNS
Cresty Neck Score. Beoordelingssysteem om de halsomvang en daarmee overgewicht van paarden te classificeren.

COLLAGEEN
Eiwit in bindweefsel en (kraak)been.

CORNEOCYT
Dode *keratynocyt*.

CORTICOSTEROÏDE
Chemische variant op het lichaamseigen bijnierschorshormoon *cortisol*.

CORTISOL
Bijnierschorshormoon dat wordt afgescheiden om (in stress-situaties) eiwitten en vetten snel in *glucose* om te zetten.

CYTOKINE
Eiwit dat een rol speelt in het afweersysteem. Het kan de activiteit van *MMPs* verhogen.

D

DERMALE LAMEL
Dunne strook lederhuidweefsel gevormd op de buitenzijde van de hoeflederhuid. Elke dermale lamel is, net zoals de *epidermale lamellen*, bedekt met 150 tot 200 secondaire dermale lamellen. De primaire en secondaire dermale lamellen 'grijpen' in de primaire en secondaire epidermale lamellen.

DESMOSOOM
Eiwitstructuur in het celmembraan van de *keratinocyten* die ervoor zorgen dat deze cellen onderling kunnen hechten.

DESMOTOMIE
Doorsnijden van de ondersteuningsband, het zogenoemde check-ligament, in een poging de kanteling van het hoefbeen op te heffen. Ook ligamentsklieving genoemd.

DOPAMINE
Aan *adrenaline* verwant hormoon (en *neurotransmitter*). Het heeft een *vasoconstrictief* effect. Het stuurt ook de middenkwab van de *hypofyse* aan in de aanmaak van *melanocortines*. Het heeft er een remmend effect op. Dopamine maakt deel uit van de groep *catecholamines*.

DOPAMINE-AGONIST
Medicijn dat de dopaminereceptoren activeert en daarmee het lichaam beter laat reageren op *dopamine*.

E

EMS
Equine Metabool Syndroom. Paardenstofwisselingssyndroom dat vergelijkbaar is met diabetes type 2 bij mensen.

ENDOCRINOPATHISCHE HOEFBEVANGENHEID
Hoefbevangenheid die optreedt als gevolg van hormonale problemen.

ENDORFINE
Morfine-achtige stof die het lichaam zelf als pijnstiller aanmaakt.

ENDOTHEEL
Laagje cellen dat de binnenkant van bloed- en lymfvaten bedekt.

ENDOTOXINE
Giftig celwandbestanddeel van *gram-negatieve bacteriën* dat vrijkomt als deze bacteriën sterven.

ENDOTOXINE MICROTROMBOSE
Klein bloedstolsel als gevolg van *endotoxines*.

ENTEROVIRUS
Zeer klein virus dat in de darm en de ontlasting huist.

ENZYM
Een eiwit dat een chemische reactie veroorzaakt, mogelijk maakt of versnelt.

ENZYMREMSTOF
Stof die de activiteit van *enzymen* kan beperken.

EOK
Zie: Ethanol-oplosbare koolhydraten

EPIDERMALE LAMEL

Dunne strook opperhuidweefsel gevormd op de binnenzijde van de hoefwand. Elke epidermale lamel is, net zoals de *dermale lamellen*, bedekt met 150 tot 200 secondaire epidermale lamellen. De primaire en secondaire epidermale lamellen 'grijpen' in de primaire en secondaire dermale lamellen.

ETHANOL-OPLOSBARE KOOLHYDRATEN

Enkelvoudige suikers (waaronder *glucose* en *fructose*) en tweevoudige suikers (waaronder *sucrose*).

ET-1

Endotheline-1. *Hormoon* dat geproduceerd wordt door het *endotheel*. Het heeft een sterk *vasoconstrictieve* werking.

EXOTOXINE

Door *gram-positieve bacteriën* afgescheiden gifstof.

EXTRACELLULAIRE MATRIX

Structuur buiten de cellen die stevigheid en steun biedt aan de cellen. Het *basale membraan* is een extracellulaire matrix.

F

FRUCTAAN

Bepaald soort *water-oplosbare, niet-structurele koolhydraat*. Er bestaan verschillende typen fructaan. Relevant in het kader van hoefbevangenheid zijn inuline en oligofructose.

FRUCTOSE

Enkelvoudige (vruchten)suiker. Valt onder de *ethanol-oplosbare, niet-structurele koolhydraten*.

FYTO-OESTROGEEN

Plantaardige stof die zo veel gelijkenis vertonen met *oestrogeen* dat het oestrogeenreceptoren kan bezetten.

FYTOTHERAPIE

Toepassing van plantaardige geneesmiddelen ter bevordering of behoud van de gezondheid.

G

GLUCAGON

Hormoon gevormd in de *alvleesklier*. Het bepaalt de glucoseproductie in de lever.

GLUCOCORTICOÏDEN

Bijnierschorshormonen met werking op het gebied van de vorming van *glucose*, remming van allergische reacties en ontstekingsreacties. De belangrijkste glucocorticoïde is *cortisol*. Glucocorticoïden worden onder invloed van *ACTH* geproduceerd.

GLUCOSE

Enkelvoudige (druiven)suiker. Valt onder de *ethanol-oplosbare, niet-structurele koolhydraten*.

GLUT-1

Glucose transporter 1. *Enzym* dat onafhankelijk van *insuline* de toevoer van *glucose* regelt naar cellen met een hoge glucosebehoefte.

GLYCOGEEN
Omgezette *glucose* in de spieren en de lever. Ook spiersuiker genoemd.

GRAM-NEGATIEVE BACTERIE
Bacterie met een extra membraan om de celwand heen. Als deze bacterie sterft komen er *endotoxinen* vrij.

GRAM-POSITIEVE BACTERIE
Bacterie met één dikke celwand die anders is van samenstelling dan lichaamscellen van het paard. Deze bacterie geeft *exotoxinen* af.

H

HEMIDESMOSOOM
Eiwitstructuur in het celmembraan van de *keratinocyten* die er voor zorgen dat deze cellen aan het *basale membraan* kunnen hechten.

HISTAMINE
Stof die in vrijwel alle lichaamsweefsels voorkomt. Histamine speelt onder andere een rol bij ontstekingen en heeft een sterk *vasodilatief* effect. Bovendien stimuleert het de aanmaak van *ACTH*. Histamine is een *neurotransmitter* en *hormoon*.

HOEFCAPSULE
De hoefcapsule (of hoornschoen) bestaat uit hoefwand, steunsels, zool, straal, hoefballen, witte lijn en perioplum.

HOEFGEWRICHT
Meervoudig gewricht dat gevormd wordt door het kroonbeen, het hoefbeen en het straalbeen.

HOEFBEENKANTELING
Veranderde hoek van het hoefbeen ten opzichte van de *hoefcapsule*.

HOEFCAPSULEROTATIE
Veranderde hoek van de *hoefcapsule* ten opzichte van het hoefbeen.

HOEFMECHANISME
Het bij belasting in beweging beurtelings uitzetten en vernauwen van de hoef. Dit draagt onder andere bij aan de bloedcirculatie en aan schokabsorptie.

HORMOON
Stof die in het lichaam wordt gevormd door een aantal organen (waaronder de schildklier, de bijnieren en de geslachtsorganen), die via de bloedstroom of zenuwen bepaalde organen en weefsels bereikt en daar invloed op uitoefent.

HYPERGLYKEMIE
Een sterk verhoogd suikergehalte van het bloed.

HYPERINSULINEMIE
Een verhoogde *insuline*spiegel in het bloed als gevolg van een te hoge insulineproductie.

HYPERLIPIDEMIE
De aanwezigheid van een verhoogd vetgehalte in het bloed. Ook bloedvervetting genoemd.

HYPERTRICHOSE
Overmatige, krullende haargroei ten gevolge van *PPID*.

HYPOFYSE
Hormoonklier onder aan de hersenen, die onder andere *ACTH* afscheidt.

HYPOTHALAMUS

Deel van de tussenhersenen dat direct boven de *hypofyse* ligt en deze klier aanstuurt.

I

IGF-1

Insuline-achtige groeifactor 1. Een *hormoon* dat onder andere verantwoordelijk is voor de groei van cellen en weefsels.

INFECTIE

Besmetting veroorzaakt door een ziektekiem zoals een bacterie, schimmel, virus of parasiet.

INFILTRATIE

Fase van een *ontsteking*sproces waarbij witte bloedcellen uit de bloedbaan het ontstoken gebied binnendringen.

INSULINE

Hormoon dat door de *alvleesklier* geproduceerd wordt. Het reguleert het glucosemetabolisme.

INSULINERESISTENTIE

Omstandigheid waarbij het lichaam niet goed reageert op *insuline*. Hierdoor wordt bloedsuiker niet optimaal opgenomen en blijft de bloedsuikerspiegel te hoog.

INTERNE VOET

Alle anatomische onderdelen die zich in de *hoefcapsule* bevinden.

ISCHEMIE

Onvoldoende toevoer van bloed naar een weefsel, met zuurstoftekort als gevolg, meestal resulterend in de verstoring van het celmetabolisme en daardoor celdood.

K

KATABOLISME

Vorm van metabolisme waarbij tot het eigen weefsel behorende materie wordt afgebroken.

KERATINE

Een vezeleiwit dat de basis vormt van onder andere *corneocyten*. Keratine wordt ook hoornstof genoemd.

KERATINOCYT

Levende epitheelcel (opperhuidcel).

KROONRANDRESECTIE

Het wegfrezen, -vijlen of -slijpen van een gedeelte van de hoefwand vlak onder de kroonrand.

L

LAMELLAIRE ONTHECHTING

Het gedeeltelijk verbroken raken van de *lamellenverbinding*.

LAMELLENVERBINDING

De verbinding tussen *dermale* en *epidermale lamellen*, inclusief het tussenliggende *basale membraan*. De lamellenverbinding waarborgt de verbinding tussen de hoefwand en het hoef(kraak)been.

LAMELLENWIG

Het geheel van woekerende *keratinocyten*, *corneocyten*, oud ontstekingsbloed, serum, dood hoefmateriaal en ontstekingen, dat kan ontstaan in de ruimte tussen hoefwand en hoefbeen.

LAMINITIS

Benaming van hoefbevangenheid in het Engels. Tot voorheen werd de focus voornamelijk gelegd op een ontsteking van de dermale lamellen (laminae). Vandaar de uitgang -itis die duidt op een ontsteking.

LAMINITISRING

Diepere groeiring in de hoefwand als gevolg van hoefbevangenheid.

LEPTINE

Eetlustregulerend *hormoon* dat geproduceerd wordt in de vetcellen.

LIGAMENT

Vezelachtige bindweefselband die twee of meer botten, kraakbeenderen en/of pezen met elkaar verbindt.

M

MELANOCORTINES

Melanocortines vormen een groep *hormonen*, waaronder *ACTH*, *alfa-MSH* en *beta-endorfine*, die door de *hypofyse* worden geproduceerd.

MELASSE

Stroperige vloeistof die verkregen wordt bij de productie van suiker. In paardenvoer wordt melasse gebruikt als bindmiddel. Het bestaat voor circa 50% uit *sucrose*.

MELKZUURBACIL

Gram-positieve bacterie die melkzuurgisting in de dikke darm kan veroorzaken.

METABOLISME

Het geheel van fysieke en chemische processen die plaatsgrijpen in levende cellen ten behoeve van het in stand houden, de afbraak en opbouw van weefsel en de productie van energie.

MICROTROMBOSE

Klein bloedstolsel.

MMP

Matrix metalloprote(ïn)ase. Eiwitafbrekend *(pro-)enzym*.

MMP-TRIGGER

Stof die een overproductie van *MMPs* kan veroorzaken.

MYCOTOXINE

Giftig bijproduct van schimmels, zwammen en gisten.

N

NEUROTRANSMITTER
Chemische stof die zenuwprikkels overdraagt tussen zenuwcellen. Relevante neurotransmitters zijn *ACTH*, *adrenaline*, *dopamine*, *noradrenaline*, *serotonine* en *histamine*.

NIET-STRUCTURELE KOOLHYDRATEN
Zetmeel, *fructanen* (waaronder inuline en oligofructose) en suikers (waaronder *fructose*, *glucose* en *sucrose*).

NORADRENALINE
Aan *adrenaline* verwant *hormoon* (en *neurotransmitter*) dat vrijkomt bij opwinding, stress, pijn, hitte, kou en fysieke inspanning. Het werkt *vasoconstrictief*. Noradrenaline maakt deel uit van de groep *catecholamines*.

NSAID's
Niet-Steroïde Anti-Inflammatoire Drugs. Bepaalde groep pijnstillende en ontstekingsremmende medicijnen.

NSK
Zie: Niet-structurele koolhydraten

O

OBESITAS
Vorm van overgewicht waarbij het vet min of meer gelijkmatig verdeeld is over het lichaam.

OEDEEM
Zwelling door ophoping van weefselvloeistof.

OESTROGEEN
Vrouwelijk geslachts*hormoon*.

OMEGA-VETZUUR
Bepaald soort meervoudig onverzadigd vetzuur. Een vetzuur is de kleinste bouwstof van een vet.

ONTSCHOENING
Een dermate verzwakte verbinding tussen lederhuid en opperhuid dat de hele hoefcapsule loslaat.

ONTSTEKING
Een reactie van het lichaam op weefselschade.

OSTEITIS
Botontsteking.

OSTEOMYELITIS
Beenmergontsteking.

OSTEOPENIE
Vroeg stadium van *botdemineralisatie*. In het geval van osteopenie is er nog geen sprake van pijn of een verhoogd breukrisico.

OSTEOPOROSE
Gevorderd stadium van *botdemineralisatie*. In het geval van osteoporose is er sprake van pijn en een verhoogd breukrisico.

OXIDATIEVE STRESS
Celschade als gevolg van een teveel aan zuurstofverbindingen in een cel.

P

PAARD GRIMAS-SCHAAL
Beoordelingssysteem om de pijnbeleving bij paarden te classificeren.

PEES
Vezelachtige bindweefselband die de verbinding vormt tussen een spier en een bot of een andere structuur.

PEPTIDE
Verbinding van twee of meer *aminozuren*.

PEPTIDEHORMOON
Peptide die door een endocriene klier in de bloedbaan wordt uitgescheiden en een hormonale functie in het lichaam vervult.

PPID
Pituitary Pars Intermedia Dysfunction. Neurodegeneratieve aandoening van dopamine-producerende zenuwen van de hypothalamus met hormonale ontregeling als gevolg.

R

REPERFUSIESCHADE
Schade aan weefsels als gevolg van het weer op gang komen van de doorbloeding. De hernieuwde aanvoer van zuurstof en voedingsstoffen veroorzaakt ontstekingsreacties en *oxidatieve stress*.

S

SCHAAL VAN OBEL
Beoordelingssysteem om de kreupelheid bij hoefbevangenheid te classificeren.

SEROTONINE
Neurotransmitter en *hormoon* dat betrokken is bij onder andere pijnonderdrukking en vasoconstrictie.

SEROTONINE-ANTAGONIST
Medicijn dat de werking van seratonine-receptoren beperkt en daarmee het lichaam minder sterk laat reageren op *serotonine*.

SIRS
Systemisch Inflammatoir Respons Syndroom. Een ontstekingsreactie van het hele lichaam.

SIRS-GERELATEERDE HOEFBEVANGENHEID
Hoefbevangenheid die (indirect) optreedt als gevolg van gifstoffen in de bloedbaan.

STREPTOCOCCUS LUTETIENSIS
Bepaalde *gram-positieve* darmbacterie.

STRUCTURELE KOOLHYDRATEN
De koolhydraten cellulose, hemicellulose en lignine.

SUCROSE
Tweevoudige (biet- of riet)suiker. Valt onder de *ethanol-oplosbare, niet-structurele koolhydraten*.

T

TENOTOMIE
Doorsnijden van de diepe buigpees in een poging de kanteling van het hoefbeen op te heffen. Ook peesklieving genoemd.

TIMP
Tissue inhibitor of metalloproteinase. Eiwit dat de productie en activiteit van *MMPs* reguleert.

TRAUMATISCHE HOEFBEVANGENHEID
Hoefbevangenheid die optreedt als gevolg van zware, langdurige, repetitieve en/of verkeerde belasting van de hoeven op harde ondergrond.

V

VASCULAIRE INSULINERESISTENTIE
Insulineresistentie als (uiteindelijk) gevolg van een verstoring van de *vasodilatieve* effecten van *insuline*.

VASOCONSTRICTIE
Het vernauwen van de bloedvaten door glad spierweefsel in de bloedvatwand.

VASODILITATIE
Het verwijden van de bloedvaten door glad spierweefsel in de bloedvatwand.

VENOCONSTRICTIE
Vasoconstrictie van aderen.

VERBREDE WITTE LIJN
Een vergrote afstand tussen de hoefwand en de zool. Dit is een kenmerk van *lamellaire onthechting*.

VEZELKRAAKBEEN
Zeer elastisch soort kraakbeen dat in staat is om zware druk te weerstaan. Het straalkussen is deels uit vezelkraakbeen opgebouwd.

VRIJE RADICAAL
Schadelijk moleculair bijproduct van het normale metabolisme, ontstekingen, medicijnen, achtergebleven pesticiden op voedsel, zware inspanningen, stress, *obesitas* en *adipositas*.

W

WATER-OPLOSBARE KOOLHYDRATEN
Fructanen (waaronder inuline en oligofructose) en suikers (waaronder *fructose*, *glucose* en *sucrose*).

WOK
Zie: Water-oplosbare koolhydraten

Z

ZETMEEL
Niet *water-oplosbaar, niet-structureel koolhydraat*.

INDEX

I

J

K

L

lymfe 27, 203
lymfevat 27, 30
lymfocyt 204
lysine 178, 218

M

maagzweer 68
maandagziekte,
    zie spierbevangenheid
madentherapie 199
magneetveldtherapie 201
magnesium 105, 148, 206, 212,
    231, 252
magnesiumverbinding 212
manenkam 103
mangaan 178, 206, 215, 244, 253
mannan-oligosacharide 228
manuele lymfedrainage 203
marimastat 225
massage 115
mastitis 19, 81, 95
matrix metalloprotease,
    zie MMP
mechanische
    hoefbevangenheid,
    zie traumatische
    hoefbevangenheid
mediale ader 42
mediale palmaire slagader 42
medicijn 97, 105, 127, 269,
    zie ook verschillende
    soorten medicijnen zoals
    pijnstillend medicijn,
    bloeddrukverlagend
    medicijn enz.

medio-laterale
    hoefbeenkanteling 59, 164,
    185
meidoorn 206
melanocortine 106, 111
melasse 236, 238, 244
melkgift 19, 117
melkstuwing 107
melkzuurbacil 88, 228
melkzuurvorming 87, 88, 90,
    93, 94, 217, 236
merrie 19, 101, 117
mest 98, 108, 118, 261
metabole insulineresistentie,
    zie insulineresistentie
metabolisme 80, 94, 97, 99,
    101, 132, 146, 184, 213, 219
metformine 224
methionine 178, 218
microcirculatie 43
microtrombose 68, 74, 79, 84,
    87, 93, 114, 128, 132, 199,
    218, 223, zie ook endotoxine
    microtrombose
middelste straalgroeve 40
middenkwab (hypofyse) 106
middenlaag (hoefwand) 34
milieuhooi 241
milt 199
MMP 76, 79, 116, 146, 198, 202,
    204, 218, 225
MMP-trigger 76, 78, 92, 146,
    218, 225
moerasspirea 206
monnikspeper 113
monosacharide,
    zie enkelvoudige suiker
moxidectine 257
MRI 112
MSM 227
mycotoxine 95, 242

N

narcose 94
natrium 213, 240, 244, 253
natuurhooi 241
necrotisch weefsel 53, 56, 61,
    67, 75, 130, 169, 174, 176,
    183, 196, 199, 200, 204
negatieve P3 165
neurohypofyse, zie achterkwab
    (hypofyse)
neuropathische pijn 68, zie
    ook pijn
nier 96, 99, 109, 135, 180, 206,
    243
nierbekkenontsteking,
    zie pyelonefritis
nierfilterontsteking,
    zie glomerulonefritis
niet-nuchtere insulinebepaling,
    zie insulinebepaling
niet-structurele koolhydraten,
    zie NSK
nitraat 97, 240
nitriet 97, 240
No-Bute, zie duivelsklauw
nociceptieve pijn 68, zie
    ook pijn
noodzooltje 148
noradrenaline 102, 222
Norit, zie darmzuivering
NSAID 68, 221, 269
NSK 76, 81, 84, 87, 102, 105,
    145, 148, 181, 206, 236, 238,
    246, 263, 268
NSK-preventie 91
nuchtere insulinebepaling,
    zie insulinebepaling

Q

R

S

T

U

V

www.ingramcontent.com/pod-product-compliance
Lightning Source LLC
Chambersburg PA
CBHW041110120626
46547CB00019B/2653